MANUEL

DE

DIAGNOSTIC MÉDICAL

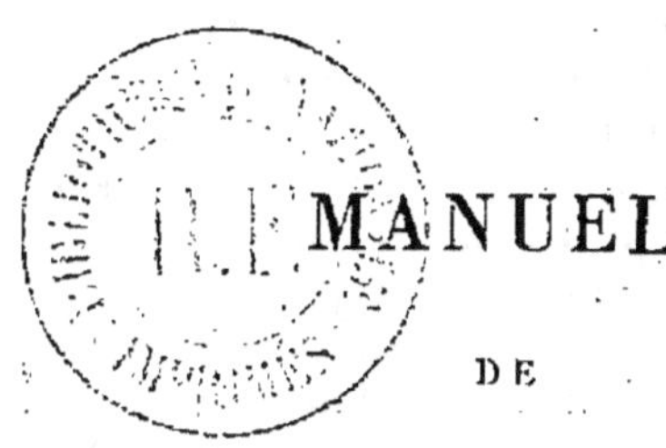

PRINCIPAUX TRAVAUX DU MÊME AUTEUR.

Le Microscope, par le Dr H. FREY, professeur à l'Université de Zürich. Traduit de l'allemand sur la deuxième édition. Paris, 1867.

De la pseudoleucémie (Archives générales de médecine, 1867).

Recherches sur les productions artificielles de tubercules chez les animaux (Archives générales de médecine, 1868).

Des syphilides vulvaires, 1 vol. gr. in-8 avec 3 pl. Paris, 1869.

Du rôle des parasites végétaux dans le développement des maladies (Archives générales de médecine, 1872).

Du rôle de la fatigue et de l'effort dans le développement des affections du cœur (Archives générales de médecine, 1876).

Hématome kystique de la rate (Archives de physiologie, 1876).

Note sur un cas de septicémie puerpérale, 1876.

Traité d'histologie et d'histochimie, par le Dr H. FREY, professeur à l'Université de Zürich ; deuxième édition française, traduite de l'allemand sur la cinquième édition. Paris, 1876.

De l'aérothérapie, 1876.

De la tuberculisation du tube digestif, 1878 (Th. d'agrégation).

Notes sur la pilocarpine, 1879.

Des applications du microphone aux recherches cliniques, 1879.

Contribution à l'histoire du pemphigus aigu, 1880.

Mélanges de clinique médicale, 1881.

De la gangrene des organes génitaux de la femme dans la fièvre typhoïde, 1881.

Article Gangrène, in Dictionnaire encyclopédique des sciences médicales, 1881.

De la destruction du chancre comme moyen abortif de la syphilis, 1882.

De l'influence des eaux sulfureuses dans le traitement de la syphilis, 1882.

Contribution à l'étude des tumeurs du quatrième ventricule (en collaboration avec le Dr SCHMITT), 1882.

Du bacille de la tuberculose. Valeur diagnostique, 1883.

MANUEL

DE

DIAGNOSTIC MÉDICAL

PAR

Le Dr Paul SPILLMANN

Professeur agrégé à la Faculté de médecine de Nancy,
Médecin de l'Hôpital départemental,
Licencié ès sciences naturelles, etc., etc.

PARIS

G. MASSON, ÉDITEUR

LIBRAIRE DE L'ACADÉMIE DE MÉDECINE
120, Boulevard St-Germain, en face de l'École de Médecine

M DCCC LXXXIV

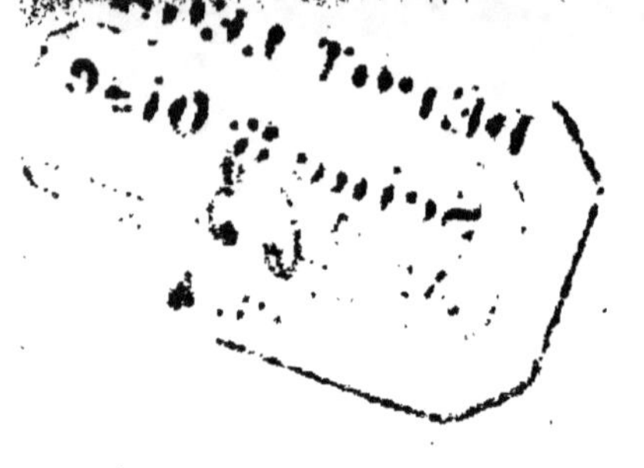

7661 83. — CORBEIL. Typ. et stér. CRÉTÉ.

PRÉFACE

Chargé depuis six ans des conférences de diagnostic médical à la Faculté de médecine de Nancy, j'ai pu me convaincre journellement combien les élèves sont embarrassés quand ils se trouvent en face d'un malade; ils hésitent, ne sachant ni comment ni par où commencer. Autrefois l'étudiant en médecine suivait les visites d'hôpital dès la première année; il était initié peu à peu à l'étude de la clinique. Aujourd'hui, et surtout depuis le nouveau système d'examens, l'élève, au bout de deux années consacrées spécialement à des travaux de laboratoire, pénètre pour ainsi dire sans transition dans la salle d'hôpital. C'est dans le but de le guider au début de ses études cliniques que j'ai écrit ce Manuel; il est la reproduction de mon enseignement.

Nous possédons déjà, il est vrai, un excellent traité de diagnostic médical qui se trouve entre les mains de plusieurs générations médicales. Mais le traité de Racle est surtout un ouvrage de séméiologie, de pathologie générale ; il s'adresse à des élèves déjà rompus à la clinique. Mon but est plus modeste : j'ai cherché à remplir une lacune en mettant entre les mains des débutants un manuel concis, où ils trouveront réunis, à côté des méthodes d'interrogation, l'exposé des principaux procédés d'exploration usités en clinique et la manière d'étudier les maladies des différents organes et appareils.

Les principaux ouvrages classiques de France, d'Angleterre et d'Allemagne m'ont servi de point de départ dans la rédaction de ce Manuel.

Mon collègue, M. Garnier, chargé du cours de chimie à la Faculté de médecine de Nancy, a bien voulu, avec sa compétence si connue, revoir et compléter le chapitre consacré à l'examen des urines.

Je remercie également mon collègue, M. Schmitt, de son affectueux concours.

Je ne me dissimule pas la difficulté de la tâche que j'ai entreprise, mais je me croirai largement récompensé si je parviens à faciliter aux élèves l'étude, souvent si ardue, du diagnostic et de la clinique.

Nancy, 10 janvier 1884.

Dr Paul SPILLMANN.

MANUEL

DE

DIAGNOSTIC MÉDICAL

LIVRE PREMIER

CHAPITRE PREMIER

CONSIDÉRATIONS GÉNÉRALES SUR LA MALADIE ET LES SYMPTOMES.

Pour aborder les études cliniques avec fruit, il faut connaître l'anatomie normale, l'histologie, la physique, la chimie, la physiologie, enfin, et surtout, la pathologie. Se livrer aux recherches cliniques, sans posséder la connaissance théorique de toute la pathologie, est une erreur grave, car l'étude de la théorie avant l'application est chose absolument indispensable. La plupart des élèves suivent malheureusement une voie regrettable ; ils puisent leurs notions de pathologie dans des résumés, destinés à revoir ce qu'on a déjà appris, mais non à apprendre ce qu'on ne sait pas, ce qui est bien différent. Puis, quand ils fréquentent les hôpitaux, ils se gardent bien de compléter par des recherches, et par la lecture d'ouvrages spéciaux, les notions souvent incomplètes qu'ils ont acquises au lit du malade ; l'étude patiente, laborieuse de la clinique se trouve ainsi complètement négligée. Le nouveau système d'études aggrave encore cet état de choses. Il est bien loin de notre pensée de blâmer les exercices auxquels se livrent les élèves dans les différents laboratoires qui sont mis à leur disposition ; mais ils ne doivent pas sacrifier la plus grande partie de leur temps aux recherches qui n'ont pas d'application au lit du malade. En effet, le seul, le vrai laboratoire du médecin et du praticien, c'est la *salle d'hôpital;* plus l'élève y aura vu, examiné, étudié de malades, plus il se sera livré aux exercices cliniques, et plus il deviendra expert au diagnostic et pourra rendre de services à l'humanité.

De la maladie. — En étudiant la pathologie, l'élève s'est familiarisé avec l'idée de maladie ; nous ne chercherons pas à en donner une définition nouvelle et nous dirons, avec M. Hecht, que « la maladie est une *évolution,* un processus organique, dont le mode est absolument inconciliable avec l'idée du type physiologique de l'organisme ; celui-ci étant constitué par l'intégrité et l'harmonie parfaite des organes et des fonctions et leur adaptation aux milieux ambiants. »

La maladie se révèle au clinicien par des troubles organiques et fonctionnels.

Des symptômes. — On désigne sous le nom de *symptômes* ou de *signes diagnostics*, les différents phénomènes perçus par le malade ou par le médecin. Ces phénomènes ou signes peuvent être objectifs ou subjectifs ; on désigne sous le nom de symptômes *subjectifs*, les phénomènes éprouvés directement par le malade, tels que la douleur, l'angoisse, l'amblyopie, etc. Ces symptômes font souvent défaut, soit que la maladie soit latente, soit que les malades ne puissent pas rendre compte de leurs sensations, comme l'enfant, par exemple.

Les symptômes *objectifs* sont étudiés par le médecin lui-même. La vue, l'ouïe, le toucher, lui permettent de recueillir une série d'indications dont l'importance est considérable. Ces signes, dont l'étude devient de plus en plus précise en raison des moyens d'investigation plus puissants et plus perfectionnés que la science met chaque jour à notre disposition, sont évidemment les plus importants. Les symptômes peuvent être *locaux, généraux* ou *sympathiques* suivant qu'on envisage leur siège, le trouble général qu'ils ont produit dans l'organisme ou le rapport qui les rattache à la lésion d'un organe éloigné. Ainsi la chaleur, la douleur, la tuméfaction, l'induration, sont des signes locaux ; l'adynamie, l'ataxie, sont des signes généraux ; le délire, les convulsions, la fièvre, des signes sympathiques.

On peut également distinguer : 1° Des signes *locaux directs* : tels sont, par exemple, la douleur dans une névralgie, la chaleur et la tuméfaction

dans le phlegmon ; 2° des signes *locaux réflexes* :
ainsi le tic facial, suite d'une névralgie, la colique
hépatique provoquée par un calcul biliaire, sont
des signes locaux réflexes. Dans ce cas, le symptôme dépend de l'influence de la cause morbide
locale transmise sur la périphérie d'un nerf sensitif et réfléchie par les centres nerveux sur les nerfs
moteurs de la région ; 3° des signes *locaux* se rap-
portant à une lésion éloignée. Exemple : douleur
du genou dans la coxalgie, douleur fulgurante dans
l'ataxie locomotrice, anesthésie douloureuse dans
les affections de la moelle, etc. Dans ces cas la propagation peut se faire par voie vasculaire ou nerveuse ; 4° symptômes *multiples disséminés* provoqués par des lésions dues à une même cause.
Exemple : rhumatisme articulaire aigu, syphilis, tuberculose, scrofulose, carcinose ; 5° *symptômes disséminés par voie vasculaire.* Exemple : les pyrexies, la
scarlatine, les embolies ; la diphthérie ; 6° *symptômes multiples disséminés par voie nerveuse.* Exemple :
l'hystérie, les myélites. On appelle souvent symptômes généraux ceux qui, sans avoir de localisation
précise, mettent en jeu un certain nombre de fonctions; telles sont la fièvre, l'adynamie.

On peut du reste établir entre les symptômes
locaux ou généraux une distinction assez nette. Les
premiers dépendent de l'organe lui-même et correspondent directement à la lésion de l'organe malade; tel est le point douloureux dans une névralgie
intercostale. Dans d'autres cas, le symptôme local
reflète la lésion d'un organe éloigné ; telles sont la

douleur du genou dans la coxalgie, les douleurs fulgurantes dans l'ataxie. Quant aux symptômes multiples ou généraux, ils occupent un certain nombre d'organes, soit que la lésion siège dans ces organes eux-mêmes, comme dans le rhumatisme articulaire ou dans la fièvre typhoïde, ou bien qu'une lésion locale retentisse, par l'intermédiaire des voies vasculaires ou nerveuses, sur d'autres organes ou fonctions. Dans les pyrexies par exemple, il y a propagation d'un principe morbide par le sang; il s'agit donc, dans ce cas, d'une généralisation primitive ou consécutive d'une maladie par le sang ou la lymphe qui traverse l'organisme. Des enfants atteints de vers intestinaux peuvent être pris de convulsions; un malade atteint d'une affection des voies urinaires peut être pris de paraplégie, un autre, souffrant d'une lésion stomacale, de vertiges : ce sont là des exemples de troubles propagés par les voies nerveuses.

Mais c'est par l'analyse clinique minutieuse qu'il s'agit d'établir la valeur des différents symptômes, leur subordination et leur enchaînement réciproques, la signification et le mécanisme pathogénique de chacun.

Quand, parmi les symptômes, il en est un dont la présence permet de déterminer la nature même de la maladie, on dit qu'il est *pathognomonique*; tels sont, jusqu'à un certain point, les crachats rouillés dans la pneumonie, le bruit de pot fêlé dans les excavations pulmonaires. Certains signes peuvent être *négatifs*, c'est-à-dire qu'ils ne paraissent jamais ou ne s'observent qu'exceptionnellement dans le cours de certaines maladies ; l'existence de ces signes implique donc un diagnostic négatif; tel est, par exemple, l'herpès labial, qu'on ne verra pas ordinairement se produire dans une fièvre typhoïde. Enfin les signes peuvent être communs, c'est-à-dire se retrouver dans une série de maladies ; telles sont la soif, la céphalalgie, la fièvre, etc.

On peut également diviser les signes en signes 1° *commémoratifs*, 2° *actuels ou présents*.

Les signes *commémoratifs* ou *anamnestiques* sont fournis par les conditions antérieures au développement de la maladie, et par l'évolution de la maladie, même avant le moment où nous l'observons. Ils embrassent l'âge, le sexe, la profession, l'hérédité, le tempérament du malade, l'influence des traitements subis, du climat, des saisons, des épidémies, tous les symptômes antérieurs à notre observation et l'influence des traitements subis.

Quant aux symptômes *actuels* ou présents, ce sont les vrais signes, les vrais symptômes, car ils accompagnent et caractérisent la maladie, ils lui donnent sa signature, c'est donc à eux surtout qu'il faut s'attacher.

Les signes en eux-mêmes n'ont pas de portée; il faut savoir les interpréter. Ainsi la céphalalgie, la fièvre, un point de côté constituent des symptômes qui n'ont aucune signification propre : il faut rechercher la nature, les caractères, la cause de ces différents symptômes isolés, et quand ce travail à la fois matériel et intellectuel est opéré, le phénomène perçu prend seulement les caractères d'un véritable signe.

Est-il besoin d'ajouter que rarement un symptôme existe seul, que presque toujours il y en a un grand nombre qui tantôt dépendent de causes variées, distinctes ou reliées entre elles, tantôt se rattachent à une seule cause dont elles indiquent la nature ? Il est évident que les symptômes diffèrent suivant les maladies ; c'est pour cela que celles-ci se reconnaissent ; mais on peut aller plus loin et affirmer que les symptômes d'une même maladie sont modifiés par plusieurs facteurs, 1° par l'organisme, sur lequel ils se développent, et par les conditions d'âge, de sexe, de tempérament, de constitution, d'idiosyncrasie, d'état de santé antérieur qui lui sont inhérentes et qui constituent son individualité propre ; 2° par la maladie elle-même, qui peut modifier les symptômes, par sa forme anatomique spéciale, son siège dans l'organe qu'elle affecte, son intensité, son étendue, sa durée, etc. Ainsi les symptômes d'une pleurite varient selon qu'elle est sèche ou accompagnée d'épanchement, selon que celui-ci est libre ou enkysté, selon qu'il siège à droite ou à gauche, qu'il est d'abondance faible, moyenne ou considérable, qu'il remonte à quelques jours ou à plusieurs mois ; 3° par le monde extérieur, avec ses influences multiples (habitation, profession, alimentation, etc.), tantôt régulières et naturelles, tantôt accidentelles et spéciales, épidémiques, endémiques, etc. Le monde extérieur modifie les symptômes, puisqu'il modifie la maladie et lui imprime un cachet spécial. Les symptômes d'une affection puerpérale, observée dans un service hospitalier, diffèrent par leur gravité et leur acuité de ceux que présentent des affections semblables dans la pratique civile. Dans les pays tropicaux, les fièvres intermittentes et les dysentéries diffèrent très notablement par leurs symptômes de celles qu'on observe dans nos pays. 4° Les symptômes sont enfin modifiés par l'intervention des médicaments, remèdes et agents divers que le médecin administre et emploie dans un but thérapeutique. Il est souvent besoin de toute sa sagacité pour discerner la part qui, dans les changements subis par tous ces symptômes, revient à chacun de ces modificateurs (Hecht).

Ajoutons enfin que, d'une façon très générale, il existe entre les symptômes une certaine relation réciproque, par exemple entre les symptômes généraux et les symptômes locaux, entre les symptômes fonctionnels et les symptômes organiques, de telle sorte que l'intensité des uns commande celle des autres. Il n'y a cependant rien d'absolu à cet égard. Chez les individus à tempérament sanguin ou à tempérament nerveux, des symptômes locaux très minimes et peu étendus peuvent entraîner les symptômes généraux les plus graves ; de même chez les vieillards, des symptômes organiques, tels que des pneumonies très étendues, peuvent arriver à leur dernière période et ne déterminer que des phénomènes généraux et fonctionnels à peine appréciables (Hecht).

CHAPITRE II

DU DIAGNOSTIC.

La science du diagnostic a pour objet de déterminer l'existence, le siège et la nature des maladies par l'intermédiaire des symptômes auxquels elles donnent lieu. On a dit avec raison que le diagnostic était tout à la fois un art et une science. En effet, bien observer une maladie, en étudier avec méthode les différentes phases et les différents symptômes, constitue un art ; bien reconnaître la nature même de la maladie, c'est-à-dire interpréter les différents phénomènes morbides auxquels elle donne lieu, est une science. En somme le diagnostic se compose de deux parties distinctes : l'une consiste à étudier les signes des maladies, l'autre à en apprécier les caractères et à leur attribuer une valeur diagnostique déterminée. Ces différentes opérations, à la fois matérielles et intellectuelles, sont complètement étrangères au malade et personnelles au médecin, qui n'arrivera à un résultat réellement scientifique qu'à force de travail et de méthode.

Le diagnostic est dit *anatomique* quand il désigne la lésion produite par une maladie ; il est *symptomatique* quand il porte sur un des symptômes les plus saillants d'une maladie ; enfin le diagnostic *différentiel* distingue, grâce à l'étude analytique des symptômes, la maladie de toutes celles qui, par une symptomatologie analogue, pourraient être confondues avec elle.

Quand on veut poser un diagnostic, il faut établir un diagnostic *nominal* ou *nosologique*, établir le diagnostic du *siége*, le diagnostic *anatomique*, le diagnostic de la *forme*, des *complications*, de la *période*, le diagnostic *étiologique*, celui du *mode d'évolution*. Quelques exemples feront mieux comprendre l'importance de cette division.

Prenons une pneumonie :

Diagnostic nominal ou *nosologique* : pneumonie.

Siége : pneumonie du sommet, de la base, simple ou double.

Forme : typhoïde, alcoolique, rhumatismale, secondaire, etc.

Complications : hyperthermie, collapsus, adynamie, phénomènes cérébraux, etc.

Période : période d'augment, d'état, de déclin; jour de la maladie.

Étiologie : action du froid; pneumonie secondaire due à une fièvre typhoïde, à la rougeole; pneumonie syphilitique.

Mode d'évolution : aiguë, subaiguë, chronique, stationnaire.

Prenons un second exemple : la fièvre typhoïde.

Diagnostic nominal : fièvre typhoïde.

Siége : dothiénentérie.

Diagnostic anatomique : ulcérations intestinales, bronchite, etc.

Forme : ataxo-adynamique.

Complication : pneumonie.

Période : d'état, trente-cinquième jour.

Étiologie : contagion.

Mode d'évolution : traînante.

Il en serait de même si nous prenions une affection chronique telle que la tuberculose par exemple :

Diagnostic nominal : tuberculose pulmonaire.

Siége : sommet droit.

Diagnostic anatomique : ulcéreuse avec excavations.

Forme : stationnaire.

Complications : ulcérations intestinales, foie gras, néphrite.

Période : d'augment.

Étiologie : hérédité, contagion.

Mode d'évolution : aiguë.

La nécessité du diagnostic n'a pas besoin de démonstration ; sans lui, la médecine est un leurre, car le pronostic et surtout le traitement dépendent absolument de lui. Le rôle du médecin praticien se résume, en effet, dans ces deux termes : *reconnaître* exactement la nature de la maladie pour arriver à la *traiter* convenablement. Le diagnostic aboutit parfois à démontrer au clinicien sa décourageante impuissance. Mais, dans ces conditions mêmes, il a son utilité ; il éclaire le pronostic et met le malade à l'abri d'interventions sinon dangereuses, tout au moins inutiles.

Quand les élèves abordent pour la première fois les études cliniques, ils doivent commencer par se familiariser tout d'abord dans la recherche de certains signes fournis par le palper, la percussion ou l'auscultation et s'habituer à les reconnaître sans chercher à les interpréter. Quand l'éducation des sens sera complète, et qu'ils seront arrivés à reconnaître avec une certaine habileté quelques symptômes, ils auront toujours le temps d'en rechercher la valeur et la portée.

Le *malade* joue un rôle fort important dans la recherche du diagnostic. Quand il est intelligent, il comprend nettement les questions qui lui sont adressées ; il y répond avec franchise et clarté ; le travail devient alors facile. Mais il est un certain nombre de cas où l'expérience, l'habitude, l'exercice clinique jouent un rôle immense et prépondérant. Chez les enfants, le coup d'œil doit diriger le médecin ; il supplée ainsi à l'absence de renseignements. Il en est de même chez l'aliéné, chez les malades plongés dans le coma, chez les vieillards dont les facultés intellectuelles ont baissé. Le médecin doit alors s'aider de tous les moyens d'investigation dont il dispose et baser son diagnostic sur les données que fournit l'examen des différents organes.

Qualités du clinicien. — Ceci nous conduit à dire quelques mots de certaines qualités plus spécialement requises chez le clinicien. Et d'abord ce n'est pas le médecin qui se servira des appareils et des instruments les plus compliqués qui arrivera le plus rapidement à établir un diagnostic sûr. Il faut avant tout que le clinicien ait un esprit droit, réfléchi, un jugement sûr, pour apprécier chaque symptôme à sa juste valeur. Il devra être patient, réservé avec les femmes, doux surtout avec les enfants, maître de lui-même, car les impressions qu'il peut éprouver ne devront pas se refléter sur sa physio-nomie ; le moindre mouvement d'étonnement, de surprise, le froncement d'un sourcil ou le pince-ment d'une lèvre peut inquiéter profondément le malade ou son entourage.

On a désigné sous le nom de coup d'œil, de *tact médical*, une sorte de faculté d'inspiration, de don divinatoire, qui permettrait à certains médecins de diagnostiquer parfois les maladies d'un simple coup d'œil. Qu'un clinicien arrive, à force de travail et d'expérience, à cette habileté inspiratrice, soit, mais elle ne supplée jamais à un examen minu-tieux et approfondi, qui est la seule base solide de tout diagnostic.

« La médecine clinique n'est pas un art, mais une science, a dit fort justement M. Bernheim (1). Le diagnostic ne se fait pas par une sorte d'intuition divinatoire donnée par la Providence à certains cerveaux privilégiés. Il se fait par des méthodes scientifiques plus ou moins exactes d'où découlent des indications plus ou moins précises relatives à la maladie. On ne naît pas médecin, on le devient. Sans doute on naît avec un jugement plus ou moins parfait, avec des sens plus ou moins aptes à cer-taines recherches, et suivant ses aptitudes spéciales on acquiert plus ou moins rapidement certaines

____

(1) *Leçons de clinique médicale,* par le professeur ernheim 1877.

qualités qui font le médecin ; mais les dons naturels, le jugement le plus parfait, ne suppléent pas à la connaissance des méthodes scientifiques. Vous ne devinez pas qu'il y a de l'eau dans le péricarde si vous ne savez ausculter et percuter, qu'il y a un polype dans l'utérus si vous ne savez pratiquer le toucher. Vous ne devinez pas que tel tronc moteur est paralysé si vous n'analysez pas la contractilité des muscles animés par ce nerf. »

CHAPITRE III

RÉGLES A SUIVRE DANS L'EXAMEN DES MALADES.

Méthodes d'interrogation. — Nous venons de voir qu'un bon observateur avait besoin de posséder des qualités diverses pour arriver à apprécier à sa juste valeur les différents symptômes présentés par les malades. Il semble, au premier abord, que la science du diagnostic soit chose simple et facile ; mais quand un élève se trouve pour la première fois en face d'un malade, il est fort embarrassé, il hésite, ne sait comment ni par où commencer ses recherches dans ce nouveau laboratoire dont il ne connaît aucun détour. C'est qu'il s'agit en effet là d'un des problèmes les plus délicats et les plus difficiles de la clinique, car le diagnostic en est pour ainsi dire la clef de voûte. En un mot, pour arriver au diagnostic il faut suivre des règles et une méthode sans lesquelles toute recherche est livrée au hasard.

On a proposé de procéder par séries d'hypothèses, de se demander si le malade n'est pas atteint de telle ou telle maladie, et, quand on a constaté qu'il n'en présente pas les signes, de passer à une autre hypothèse. Cette méthode est évidemment inadmissible, et où conduirait-elle le médecin obligé pour ainsi dire de passer en revue toute la pathologie à propos de chaque malade nouveau?

Une autre méthode, souvent mise en usage, consiste à examiner tous les malades suivant une règle unique et constante, à leur poser toujours les mêmes questions et à explorer tous les organes suivant une règle absolument fixe. Le malade se trouve ainsi transformé en un véritable animal à expérience qu'un expérimentateur plus ou moins habile retourne en tous sens. Le procédé d'investigation est certainement indigne de la vraie clinique. L'initiative personnelle du clinicien, qui constitue le fond même de son caractère, et qui lui permet, dans certains cas, de montrer son habileté à porter un jugement prompt et rapide, se trouve ainsi absolument reléguée au second plan. Cette méthode peut être tout au plus bonne pour des commençants qui apprennent à prendre une observation clinique, ou bien quand il s'agit de faire connaître certains phénomènes accessoires qui peuvent venir compliquer une maladie principale, ou bien pour certains malades peu intelligents qui n'ont pas de symptômes saillants et chez lesquels il faut dépouiller pour ainsi dire toutes les fonctions.

Outre qu'elle ôte au médecin toute initiative personnelle, elle est d'une lenteur extrême. Il est rare qu'on rencontre au début de l'examen le point le plus important et on n'y arrive que par une sorte de hasard, c'est-à-dire au moment où l'on s'occupe de l'organe ou de la fonction lésée. Ce fait me met en mémoire l'histoire d'un malade atteint d'un simple écrasement d'orteils et qui fut examiné suivant cette méthode rigoureuse *a capite ad calcem*. La lésion ne fut découverte qu'au bout d'une demi-heure d'investigations minutieuses qui avaient porté sur les commémoratifs, les antécédents et l'étude de tous les systèmes et appareils. En résumé, cette méthode présente de graves inconvénients ; elle ne saurait être utile que dans les cas où l'on tient absolument à ne rien oublier.

Il est avant tout un point sur lequel nous ne saurions trop insister : *c'est le médecin qui doit diriger le récit du malade*. A des questions claires et précises il devra exiger des réponses nettes et courtes ; il devra empêcher le malade de se livrer à des récits et à des descriptions presque toujours inutiles et qui détournent l'attention des faits principaux qu'il s'agit de connaître. C'est au médecin à s'emparer du malade, à s'en rendre maître, et non au malade à diriger l'interrogation.

Quand on s'approche d'un malade, il importe tout d'abord de constater son *âge* ; s'il s'agit par exemple d'un enfant, on jugera par l'âge si le développement physique est complet ou s'il est retardé, ce qui est fréquent. Il est également des maladies qui

sont plus fréquentes à tel âge qu'à tel autre ; telle
est par exemple la méningite, qui est plus fréquente chez les jeunes enfants que la fièvre typhoïde.
Une hémiplégie droite, survenant lentement chez
un sujet peu âgé, pourra être attribuée à une origine spécifique plutôt qu'à toute autre cause. Il en est
de même de l'épilepsie survenant chez un adulte.

Le *sexe* a également son importance. Les femmes
sont en effet exposées à certaines maladies, à des
troubles de menstruation par exemple. Enfin la
plupart des maladies ont une origine dans des causes qu'il s'agit de déterminer. Elles peuvent avoir
leur racine dans la constitution même du sujet, et
il faut bien se garder de négliger ces renseignements qui peuvent aider au diagnostic de la manière la plus efficace. Combien d'indications précieuses en effet nous sont fournies par l'étude des
maladies antérieures, l'existence de diathèses héréditaires, de la goutte, de la syphilis, du cancer, de
la tuberculose ! Cette question si importante de
l'hérédité est souvent fort délicate à poser en pratique et c'est avec une grande réserve qu'il faut
prendre ses informations dans les familles. Comme
le dit très bien M. Roger, ces questions paraissent
souvent indiscrètes, importunes ; on n'est pas disposé à se reconnaître coupable d'une transmission
morbide par hérédité. La plupart veulent être de
bonne race, forte et saine, et pour les parents, en
règle générale, tous les enfants sont beaux et intelligents par voie de naissance. Les malades n'ac-
ceptent pas qu'il puisse y avoir des rachitiques, des

scrofuleux, des tuberculeux, des cancéreux, des aliénés dans leur famille.

De la constitution et du tempérament. — A l'hérédité se rattache, d'une façon assez directe, l'étude de la *constitution* ou des dispositions héréditaires à certaines affections que présentent quelques malades. Il suffira, en effet, dans bien des cas, d'étudier la constitution d'un malade pour découvrir l'existence d'une *diathèse* dont l'importance peut être considérable pour le diagnostic.

C'est ainsi qu'on juge sans peine qu'un enfant est *scrofuleux* par l'habitus extérieur. La bouffissure des chairs, l'épaississement du tissu cellulaire dans certains points, épaississement qui donne au malade un cachet spécial, l'engorgement fréquent des ganglions du cou, puis les manifestations sur la peau, les muqueuses, les os, les articulations (impetigo, eczéma, lupus, conjonctivite chronique, coryza, otite, otorrhée, angine scrofuleuse, abcès ganglionnaires, fistules, ostéites, tumeurs blanches, etc...) montreront clairement à quel vice héréditaire ou acquis l'on a affaire. Les scrofuleux ont généralement les os longs assez grêles dans leurs diaphyses, tandis que les épiphyses sont volumineuses ; les mains sont plus ou moins difformes, le front est souvent haut, proéminent ; les lèvres sont épaisses, les ailes du nez volumineuses, les cils soyeux ; les dents sont généralement cariées ; les cheveux, très fins, ont une couleur claire. Les strumeux ont de plus la peau délicate et transpirent facilement.

Les strumeux sont prédisposés à la tuberculisation, qui se manifeste dans l'enfance sous la forme de méningite tuberculeuse, et chez l'adulte par des lésions pulmonaires. Quand la syphilis vient à se manifester chez un scrofuleux elle provoque presque toujours des accidents mixtes d'une gravité exceptionnelle.

On peut faire entrer dans la *diathèse arthritique* et le rhumatisme et la goutte. Le rhumatisant (arthritis debiliorum) a le teint pâle, le regard peu animé; il craint le froid; sa peau est flasque et souvent couverte d'une sueur visqueuse, froide et d'odeur fade; il est sujet à des étourdissements, des vertiges, des palpitations, de l'oppression, etc. Le goutteux, par contre (arthritis fortiorum), a une apparence générale robuste; son système osseux est fortement développé, ses muscles sont solides; ses cheveux sont forts, épais et tombent difficilement. La nutrition se fait chez lui d'une façon active; le thorax est développé et la respiration est ample. Le cœur bat avec force et le teint de ces malades est généralement animé. Le pouls des goutteux est ample, fort; ils sont sujets aux affections du système vasculaire (hémorrhagie cérébrale, anévrysme, angine de poitrine, dégénérescence graisseuse du cœur).

L'*herpétique* est sujet, dès son enfance, à des affections spasmodiques (faux croup, asthme infantile, incontinence d'urine, agitation pendant le sommeil). Plus tard survient de la pâleur habituelle, qui par instants fait place à des congestions

de la face, à des épistaxis fréquentes et presque
toujours à de la chlorose et de la chloro-anémie
avec des troubles dyspeptiques. Puis surviennent
des migraines, des névralgies. Les éruptions cutanées se manifestent dès les premiers temps de
l'existence (urticaire, eczéma, lichen, psoriasis);
puis se montrent l'angine granuleuse, des varices,
des hémorrhoïdes. L'herpétique est ordinairement
sec, nerveux, alerte, remuant, actif, s'il ne tombe
dans l'hypocondrie ; mais la déchéance est souvent
précoce et s'annonce par la chute plus ou moins
complète des cheveux des régions antérieure et supérieure de la tête. Les systèmes osseux et musculaire sont généralement développés ; par contre le
tissu cellulo-adipeux est peu prononcé ; aussi la plupart des herpétiques sont minces et grêles. Vers
l'âge de 40 à 50 ans des manifestations articulaires
se présentent sous forme de rhumatisme chronique, rhumatisme noueux, arthrite sèche, défor-
mante, etc. Les ongles des pieds présentent en
même temps des saillies linéaires transversales,
des cannelures ou même un épaississement suivi
de desquamation et de destruction.

Les artères, affectées de battements dans le jeune
âge, s'élargissent plus tard, perdent leur élasticité,
d'où hypertrophie cardiaque avec ses conséquen-
ces sur le cerveau et les reins (ramollissement ou
hémorrhagie cérébrale, albuminurie). Souvent à sa
période terminale l'herpétisme aboutit à une tra-
chéite et bronchite chroniques (Lancereaux).

L'enfant atteint de *syphilis héréditaire* est grêle,

délicat, chétif ; il ne tarde pas à présenter l'aspect d'un petit vieux, avec sa figure amaigrie, ridée.

De même un enfant atteint de syphilis héréditaire tardive a généralement un front proéminent ; il présente en outre de la surdité, de la kératite parenchymateuse et ses dents portent des encoches ou des stries caractéristiques.

Les individus qui présentent ce que l'on est convenu d'appeler un *tempérament nerveux* sont rarement pourvus d'embonpoint. Ils sont, en général, d'une constitution délicate, actifs, infatigables, toujours en mouvement. Leur système osseux est assez grêle et cependant ils possèdent plus de force musculaire que leur taille ne semble l'indiquer. Leur système nerveux s'ébranle facilement ; ils sont sujets à la dyspepsie et à la constipation. Leurs sentiments affectifs sont très développés, mais ils deviennent, avec l'âge, irritables, hypochondriaques. Le tempérament nerveux prédispose aux maladies nerveuses telles que l'hystérie, la gastralgie, les névralgies, l'asthme, etc.

Les individus à *tempérament bilieux* ont généralement la peau brune, les cheveux noirs ; leur conjonctive a une teinte jaune. Ils peuvent être forts ou délicats, actifs ou indolents suivant leur constitution. Quand un individu à tempérament bilieux est simultanément strumeux et qu'il devient tuberculeux, la phthisie se développe souvent avec une rapidité surprenante comme chez les gens de race noire. Le tempérament bilieux expose aux affections gastriques et bilieuses, aux hémorrhoïdes, etc.

Le tempérament *lymphatique* est l'opposé du tempérament nerveux. Élancés, pâles, nonchalants, sans énergie, à intelligence lente, les individus atteints de tempérament lymphatique demandent à être constamment stimulés surtout quand ils sont malades. Leur système osseux est assez bien développé mais leurs muscles sont flasques. Les femmes de cette catégorie sont sujettes aux métrorrhagies et à la leucorrhée.

Le tempérament lymphatique expose à la scrofule, à la tuberculose.

Il faut également s'enquérir de la *profession* des malades. Les gens à habitudes sédentaires, par exemple les écrivains, les gens de lettres, sont exposés à des malaises que n'éprouvent pas les gens qui mènent une vie active. Les ouvriers qui travaillent les métaux tels que le plomb, le cuivre, le mercure, ceux qui absorbent des poussières ou qui manient des produits chimiques, sont exposés à des maladies spéciales qu'il est toujours bon de reconnaître. Il est bon également de s'enquérir du lieu de naissance d'un malade, de savoir s'il a habité des pays chauds où il aurait pu contracter le germe de la dysentérie, d'affections du foie, ou de la fièvre intermittente. Les conditions hygiéniques, le régime alimentaire, les conditions d'habitation, feront aussi le sujet d'une recherche spéciale. Enfin on n'oubliera pas la constitution saisonnière : on sait par exemple que les maladies des voies respiratoires sont plus fréquentes en hiver, les affections abdominales au contraire plus fréquentes en été.

Il ne faut pas oublier non plus d'établir ce que
M. Hecht appelle le *diagnostic dynamique* du malade,
c'est-à-dire d'apprécier l'état général de ses forces
physiques et morales, et d'en déduire le degré
relatif de résistance que son organisme pourra
opposer tant à l'action de la maladie qu'à celle des
moyens thérapeutiques employés. Le diagnostic
dynamique permet de prévoir si l'organisme sera
capable ou non de faire les frais de la maladie ; il
rend le pronostic favorable ou fatal. Au point de vue
du traitement, il peut devenir la source de contre-
indications formelles (émissions sanguines par ex.).

L'expression du visage, c'est-à-dire l'étude de la
physionomie a aussi une valeur réelle. Ainsi, dans
les affections abdominales, dans la péritonite
notamment, le facies présente des caractères particuliers : la face est grippée, les traits sont tirés, le
nez effilé. Dans le choléra la face est froide, les
yeux sont enfoncés dans l'orbite. Un jeune enfant
atteint de syphilis héréditaire ne tarde pas à présenter l'aspect caractéristique du petit vieillard.
Dans les affections thoraciques, avec menace d'asphyxie, dans la bronchite capillaire, la pneumonie,
l'emphysème avec dilatation du cœur, il y a une
anxiété considérable, les ailes du nez battent avec
force et la face est cyanosée ; s'il s'agit d'une affection des centres nerveux, l'expression peut manquer
au visage, qui est immobile et exprime la stupeur ;
ou bien, au contraire, comme dans un accès de
manie ou de délire alcoolique, la figure est vultueuse,
menaçante, et les traits présentent une mobilité

extrême. A la suite de certains empoisonnements
ou d'hémorrhagies profuses la face peut être pâle,
décolorée. En somme on peut arriver, avec de
l'exercice et de l'habitude, en étudiant l'expression
du visage et les différents mouvements de la physionomie, à diagnostiquer parfois le siège ou la
nature d'une lésion. Il ne faudrait pas cependant
transformer cet examen en une sorte de faculté
d'inspiration et se fier à un coup d'œil rapide qui
peut être parfois trompeur.

La *position* des malades a également son importance. Le malade peut être couché sur le dos, sur le
côté, sur le ventre, ou bien être assis sur son lit. En
règle générale les malades sont couchés sur le dos ;
c'est la position la plus agréable. Ils glissent parfois
dans leur lit et la tête s'incline alors sur le thorax.

Quand les malades se couchent sur le côté ils
s'appuient généralement sur le côté lésé ; ainsi
dans la pleurésie avec épanchement considérable,
dans la pneumonie, les malades se couchent sur le
côté compromis pour permettre à la respiration
supplémentaire de se faire plus facilement dans le
poumon resté sain. On observe également le décubitus latéral chez certains malades atteints d'hypertrophie du cœur, de tumeurs volumineuses de la
rate ou de l'abdomen.

Cependant quand il existe une douleur superficielle intense (point de côté) ou une inflammation
profonde et vive, les malades se couchent préférablement sur le côté sain pour éviter l'exacerbation
douloureuse provoquée par la pression. D'autres ma-

lades se couchent sur le ventre. Les enfants atteints
de coliques affectent souvent cette attitude ; elle est
prise également par les malades atteints d'affections aiguës ou chroniques de l'abdomen (coliques
de plomb, coliques hépatiques, néphrétiques, etc.).

L'*attitude* assise s'observe dans les affections
cardiaques et dans certaines maladies des organes
respiratoires. Les malades ont généralement les
bras appuyés sur les genoux, la tête entre les mains.
On observe cette attitude chez les asystoliques et
dans les cas de dyspnée liée à l'asthme, à l'emphysème, à l'hydrothorax ou à quelque lésion profonde
du poumon. De pauvres malades atteints d'or-
thopnée passent ainsi leurs jours et leurs nuits
dans une position assise. Les enfants menacés de
suffocation se jettent éperdûment en arrière.

Certains malades restent absolument immobiles
dans leur lit : tels peuvent être les typhiques, les
malades plongés dans le coma ; d'autres changent
continuellement de position : tel est l'enfant atteint
de méningite qui se roule avec mauvaise humeur
dans son lit.

Ces indications sommaires prouvent combien
l'attitude des malades a d'importance clinique.
Elle seule suffit parfois à faire préjuger de la force
ou de l'état de faiblesse d'un malade, de son état
d'excitation ou de prostration et même du siège et
de la nature de la maladie.

L'attitude des malades qui ne sont pas couchés
a également son importance. Quand un malade
s'incline en marchant, qu'il boite, on songe immé-

diatement à des déformations du bassin ou de la colonne vertébrale.

Certains malades atteints d'affection du système nerveux présentent, quand ils sont debout ou qu'ils marchent, une attitude tout à fait spéciale. Les choréiques, les hystériques, les épileptiques, les cataleptiques, les ataxiques, les malades atteints de mouvements convulsifs ou de maladies du cervelet, sont dans ce cas.

La *démarche* seule d'un malade suffit parfois pour diagnostiquer la nature et le siège d'une lésion de la moelle épinière. Un individu atteint de myélite soulève à peine les pieds du sol et les traîne péniblement pendant la marche ; l'ataxique au contraire lance fortement la jambe en dehors et laisse retomber son pied avec bruit sur le sol. Dans l'hémiplégie, le malade fauche en marchant. Enfin, dans la paralysie agitante, les membres inférieurs présentent un tremblement continuel qui est presque toujours accompagné d'un phénomène analogue dans les bras. Dans les affections du cervelet, on observe de la titubation ou des mouvements gyratoires.

Après avoir posé ces jalons, on prendra une série d'informations sur les maladies antérieures et sur les premiers phénomènes de la maladie actuelle, sur sa marche, la succession des phénomènes qu'elle a présentés depuis son début jusqu'à ce jour ; enfin on interrogera le malade sur la cause présumée de son mal, les traitements employés,

les résultats obtenus. Ces renseignements indispensables suffisent parfois à dévoiler la nature du
mal. Enfin on jettera un coup d'œil rapide pour
savoir s'il s'agit d'une affection aiguë ou chronique ;
car on voit de suite si un malade souffre depuis
longtemps, s'il est affaibli, amaigri, miné par la
maladie, ou au contraire s'il ne souffre que depuis
quelques jours. On consulte en même temps le
pouls et la température pour savoir si le malade a
de la fièvre ou non. Cette indication est des plus
précieuses, car elle peut servir à éliminer du premier coup un certain nombre de maladies.

Quand on a recueilli tous ces renseignements, la
méthode la plus pratique, celle qui mène le plus
rapidement au diagnostic, consiste à commencer
par l'examen de l'organe malade, de la région douloureuse ou de la fonction troublée. La première
question en s'informant des souffrances actuelles
doit être : 1° *Où avez-vous mal? Où souffrez-vous ?
Montrez l'endroit malade.* 2° *Depuis quand souffrez-
vous?* Il faut autant que possible poser ces questions
d'une façon nette et précise, prier le malade d'indiquer du doigt le lieu exact, le siège de son mal,
sans quoi on le laisse aller à mille développements
qui détournent l'esprit du véritable but qu'il cherche.

Ces réponses suffiront parfois pour faire apprécier la nature et le siège de la maladie. Ainsi un
malade se plaint d'un point de côté survenu brusquement depuis deux jours, il a une fièvre intense ;
il sera permis de soupçonner l'existence d'une
pneumonie.

Mais souvent les réponses du malade sont vagues, contradictoires, soit qu'il n'éprouve pas de sensations prédominantes ou bien qu'il ait du délire ou qu'il soit plongé dans le coma. Il vaut mieux alors procéder fonction par fonction en commençant par les plus importantes ou celles qui semblent particulièrement compromises. Il faudra dans ce cas les passer en revue toutes pour ne pas s'exposer à laisser dans l'oubli une maladie latente qui pourrait échapper à un examen superficiel. Du reste, dans les cas où le malade ne peut répondre lui-même aux questions qu'on lui adresse, on cherche à se renseigner auprès des parents ou des personnes de son entourage, pour connaître les différents détails qui se rattachent au début de la maladie, à sa durée, à sa marche.

Chez les enfants, il faut suivre parfois un ordre particulier dans l'examen des fonctions et finir par celle qui semble le plus troublée. Si l'on soupçonne en effet une affection de la gorge chez un enfant et qu'on procède immédiatement à cet examen, on est sûr d'être infailliblement arrêté en route. Il est bon quelquefois d'étudier les malades non seulement pendant la veille, mais encore pendant le sommeil ; l'étude de la respiration par exemple se fait beaucoup mieux dans ces conditions.

Quand un élève prend une observation et qu'il s'est entouré de tous les renseignements que nous venons d'indiquer, il décrit tout d'abord l'état actuel du malade ; pour ce faire il examinera, suivant leur importance, les différents appareils et fonctions en commençant par le plus malade, soit le système nerveux. Il se rendra compte de l'état de l'intelligence de son malade, il se renseignera sur son sommeil pour savoir s'il est entrecoupé de rêves, de cauchemars ou même d'idées délirantes. Il étudiera ensuite la sensibilité sous toutes ses formes, le mouvement; puis il passera à l'étude des organes des sens, de l'appareil locomoteur, de l'appareil digestif et de ses annexes, de l'appareil respiratoire, de la circulation, des sécrétions, des organes génito-urinaires, de la nutrition, etc.

Cela fait, tous les signes fonctionnels et physiques étudiés, on possédera tous les éléments d'un bon diagnostic ; mais ce n'est pas tout : il faut savoir mettre tous ces matériaux en œuvre, assigner à chaque symptôme sa valeur, et ce travail de synthèse dépendra évidemment de l'expérience et de l'intelligence de celui qui en sera chargé. En s'attachant au symptôme dominant, en cherchant à quelle maladie il appartient, on resserrera le diagnostic entre un petit nombre de maladies, et l'on fera le choix de celle à laquelle se rattachent le plus de symptômes. Un diagnostic n'a réellement de valeur qu'autant qu'il est établi sur un ensemble de symptômes et non pas sur un seul.

Il existe en résumé *deux procédés d'interrogation* des malades :

1° *Procédé expéditif.* — Les élèves voient tous les jours employer cette méthode à la consultation des hôpitaux. On ne peut consacrer à chaque malade qu'un temps assez court. Il faut néanmoins, par un coup d'œil rapide et à la suite d'une interrogation sommaire, poser un diagnostic. L'attention se porte immédiatement sur l'organe malade : si l'on se trouve en présence d'un individu à face cyanosée, atteint d'œdème des membres inférieurs, on examinera tout aussitôt le cœur ; s'il s'agit d'un sujet cachectique, amaigri, atteint de toux et de dyspnée, on songera à une tuberculisation pulmonaire. Ce diagnostic expéditif n'empêche pas de reprendre ensuite l'histoire du malade et de recourir plus tard au deuxième procédé, c'est-à-dire à l'examen méthodique.

2° *Procédé méthodique.* — Le procédé méthodique est celui qui est usité dans les hôpitaux. C'est grâce à lui que l'élève fait son apprentissage clinique. Cependant cette méthode qui, dans un certain nombre de cas, est la seule possible, ne saurait être érigée en méthode générale. Nous avons indiqué des questions multiples à poser au malade ; mais ce sont là des jalons qu'il serait oiseux de suivre à la lettre à propos de chaque maladie ; si un malade auquel on demande s'il a de l'appétit et s'il digère bien répond oui, il est inutile de lui adresser une série de questions sur l'état de ses fonctions digestives. De même s'il n'a ni diarrhée, ni constipation, il sera inutile de pousser plus loin l'interrogatoire. En somme il ne faut étudier les détails que dans les cas de symptômes anormaux, sous peine de se perdre dans une foule de descriptions minutieuses qui rendent la lecture des observations à peu près impossible.

Mais peut-on toujours, même après un examen prolongé, détaillé, porter le diagnostic de la maladie qu'on a sous les yeux? Non certes. Il est des cas où le clinicien ne peut formuler un avis certain qu'après avoir étudié la marche de la maladie, ses différentes périodes, l'action de certains médicaments (syphilis par ex.). Le médecin prudent *réservera son diagnostic* dans des conditions pareilles, sous peine de perdre tout crédit auprès de ses malades.

Un mot encore sur les *erreurs de diagnostic*. Elles peuvent relever de plusieurs origines : du malade, de la maladie, du médecin.

a. *Du malade.* — Les enfants, les vieillards, les malades atteints d'affections cérébrales et dont l'intelligence est troublée, obtuse, ou même nulle, ne peuvent souvent répondre aux questions adressées. On est alors réduit à faire de la médecine vétérinaire. Ou bien, au contraire, les malades, les femmes surtout, exagèrent leur mal, simulent des maladies imaginaires.

b. *De la maladie.* — Certaines maladies restent pendant un certain temps latentes, et échappent aux investigations les plus attentives : telles sont les tumeurs, les épanchements, la tuberculose. D'autres maladies se présentent parfois sous une forme fruste, c'est-à-dire sans le cortège de leurs symptômes habituels; enfin elles peuvent être cachées pendant un certain temps par d'autres symptômes, des symptômes nerveux, par exemple, qui obscurcissent le diagnostic.

c. *Du médecin.* — Une erreur peut résulter d'un examen hâtif, incomplet; en négligeant d'examiner attentivement tous les organes, d'analyser les urines, en interprétant faussement certains symptômes, on s'expose à faire fausse route.

« C'est à donner, dès le début, toute la rigueur et la précision possibles au diagnostic de la maladie et du malade ; c'est à en réunir avec soin tous les éléments en puisant aux sources qui les fournissent; c'est enfin à vaincre les difficultés du diagnostic et à en éviter les erreurs, que le clinicien ne doit cesser de consacrer une bonne partie de ses efforts. » (Hecht.)

Marche, durée, terminaison de la maladie. — Une fois le diagnostic posé, les antécédents connus, l'état actuel étudié, l'élève complétera avec soin son observation en inscrivant tout ce qui se rattache à la marche, à la durée et à la terminaison de la maladie qu'il observe. En effet, certaines maladies débutent d'une façon brusque, l'hémorrhagie cérébrale, par exemple ; d'autres, et c'est là le cas le plus fréquent, ont un début lent et insidieux. Le temps qui se passe avant que la maladie se soit déclarée est connu sous le nom de période prodromale. Dans la plupart des affections aiguës, on distingue plusieurs stades dans la marche de la maladie : la période d'augment, la période stationnaire ou acmé, enfin la période de diminution ou de défervescence et la convalescence.

Dans certaines maladies on observe en outre,

entre la période d'acmé et la période de défervescence, un stade particulier d'indécision, auquel on a donné le nom de stade amphybole. Il est évident que la durée des maladies est très variable et dépend en partie de leur état d'acuité ou de chronicité. On désigne généralement sous le nom de maladies aiguës, celles qui sont accompagnées de fièvre, et sous le nom de maladies chroniques celles qui sont apyrétiques. Mais ce serait une erreur de croire que les affections chroniques se développent sans fièvre, car plusieurs d'entre elles ne sont constituées que par une série de stades fébriles. D'autre part, des maladies à courte durée peuvent évoluer sans fièvre.

Les maladies peuvent se terminer de différentes manières :

1° Par la guérison ;

2° Par le passage à l'état chronique ;

3° Par des troubles fonctionnels ou des lésions organiques dus à la maladie primitive et susceptibles eux-mêmes d'évolutions diverses.

4° Par la mort.

La guérison peut se faire rapidement ou progressivement. On désigne sous le nom de crise la terminaison rapide dans l'espace de trente-six heures. La crise est caractérisée par un abaissement de température de deux à cinq degrés et par une diminution dans la fréquence du pouls de vingt à soixante pulsations. Dans le cas de lysis, la terminaison s'opère plus lentement, mais progressivement, dans plus de quarante-huit heures.

En règle générale, la guérison arrive plus lentement et elle est précédée par une période plus ou moins longue de convalescence.

Une maladie peut en déterminer une autre ; une pleurésie peut succéder, par exemple, à une pneumonie franche, une néphrite à une scarlatine, etc.

Enfin la maladie peut se terminer par la mort qui survient, en règle générale, par le cœur, les poumons ou le cerveau. La mort elle-même peut survenir brusquement ou être précédée par un affaiblissement progressif de toutes les fonctions de l'organisme auquel on a donné le nom d'agonie.

Pour qu'une observation soit complète, il faut noter jour par jour les modifications qui se présentent dans la marche de la maladie et les résultats produits par le traitement employé.

Enfin, quand le malade vient à succomber, l'*autopsie* complète et détaillée doit être ajoutée à l'observation, car elle est destinée à confirmer ou à rectifier le diagnostic. C'est l'unique moyen de corriger les erreurs qui peuvent avoir été commises. Ces recherches sur le cadavre n'exigent pas moins d'ordre et de méthode que celles qui sont faites sur l'homme vivant, et il est tout aussi important de ne négliger l'inspection minutieuse d'aucun organe. On découvre ainsi fréquemment des lésions importantes qu'on n'avait nullement soupçonnées pendant la vie.

Nous joignons à cet exposé rapide un tableau, emprunté en partie à Rostan, et qui pourra servir de guide aux élèves pour interroger et examiner les malades.

MÉTHODE A SUIVRE POUR L'INTERROGATION
ET L'EXAMEN DES MALADES.

A. Circonstances individuelles :

Nom, prénoms, âge, sexe, demeure, lieu de naissance, séjours en pays étrangers, profession, régime, conditions hygiéniques.

B. Commémoratifs :

Santé des parents, hérédité, maladies antérieures, diathèses, constitution héréditaire, étude de la maladie actuelle depuis son début jusqu'à ce jour, traitements employés.

C. État extérieur :

Apparence générale, attitude, expression du visage, embonpoint, examen de la peau, éruptions, cicatrices, température, pouls, état des membres.

D. Questions menant a un diagnostic rapide :

1° *Où avez-vous mal? Montrez l'endroit malade.*

2° *Depuis quand avez-vous mal?*

E. État actuel : *Date de la constatation de l'état actuel; état fébrile ou non fébrile.*

Examen, selon leur importance, des appareils et fonctions en commençant par la fonction lésée, soit le système nerveux,

1° **Système nerveux.** — Intelligence, état du sommeil, rêves, délire, somnolence ou coma, céphalalgie, vertiges, hallucinations, troubles de la sensibilité. Sensibilité augmentée, diminuée, pervertie,

abolie; hypéresthésie ou anesthésie localisée, anal
gésie. Fourmillements, abolition du sens de l'acti
vité musculaire. Troubles du mouvement. Para
lysie, convulsions, contractures, ataxie, tremble
ment, soubresauts des tendons, carphologie.

2° **Organes des sens.** — Vue affaiblie ou non.
strabisme, dilatation pupillaire. — Odorat perverti
aboli. — Ouïe : affaiblissement, bourdonnements.
— Goût : perversion.

3° **Appareil locomoteur.** — Articulations : défor
mations articulaires, épanchements, ankyloses.
Muscles hypertrophiés ou atrophiés, rétractés, con
tracturés. Tissu cellulo-fibreux ; œdème.

4° **Appareil digestif et ses annexes.** — Examen
des lèvres, des gencives, des dents. — Langue : volume, couleur, état de sécheresse ou d'humidité.
— Faim augmentée ou diminuée. Soif abolie ou
pervertie. Goût amer, pâteux, acide. Altérations de
la salive. — Mastication. Déglutition. — Digestion.
Nausées; vomissements: matières vomies; éructa-
tions. Douleurs épigastriques. Flatuosités. Borborygmes, gargouillements. — Examen des matières
fécales : quantité, couleur, consistance, odeur,
mélange de sang, de mucus ou de pus, parasites.
— Examen de l'anus. — Hémorrhoïdes, fistules.

Examen du foie. Augmentation ou diminution de
volume. Ictère. Douleurs hépatiques.

Examen de la rate : augmentation de volume.

5° **Appareil circulatoire.** *a)* Cœur. — *b)* Artères. — *c)* Veines. — *d)* Capillaires.

a) *Cœur.* — Mouvements du cœur. Renseignements fournis par le palper, la percussion, l'auscultation. Siège du choc de la pointe, impulsion ; étendue et intensité des bruits ; rhythme ; souffles (siège et temps).

b) *Artères*. — État du pouls : fréquent, rare, précipité, lent, grand, petit, fort, faible, égal, inégal, régulier, irrégulier, intermittent. Étude sphygmographique du pouls. Auscultation des artères. Rigidité des artères (athérôme).

c) *Veines*. — Saillantes, gonflées, aplaties ; mouvements d'ondulation ; pouls veineux ; bruits des veines. Varices, hémorrhoïdes.

d) *Capillaires*. — Coloration des téguments, pâleur, congestion, cyanose.

6° Appareil vocal et respiratoire.

Modifications de la voix et du cri, aphonie ; modifications de la parole, aphasie.

Rire, bâillements, éternûments, hoquets, dyspnée.

Toux fréquente, rare, sèche, humide.

Respiration : fréquence, rhythme (précipitée, lente, profonde ou superficielle, bruyante ou suspirieuse); timbre des bruits. Matières expectorées, mucosités, pus, sang.

Inspection du thorax : palper, percussion, auscultation.

7° Appareil urinaire. — Urines : modifications de quantité, de densité, de coloration, d'odeur, de réaction ; modifications dans la composition chimique de l'urine ; mode d'excrétion des urines. Vacuité ou réplétion de la vessie.

8° **Organes génitaux.** — Sens génésique augmenté, diminué ou aboli ; pertes séminales. Prostate (hypertrophie).

Menstruation : aménorrhée, dysménorrhée, hémorrhagies utérines ; leucorrhée. Examen du vagin, de l'utérus.

9° **Sécrétions.** — Cutanées, muqueuses et séreuses. Sueur ; quantité, odeur, couleur ; siège de la sudation.

10° **Nutrition.** — Augmentée, diminuée, pervertie.

F. Traitement institué.

G. Marche, durée, terminaison de la maladie.

H. Nécropsie ; description méthodique et macroscopique des lésions, complétée par l'examen histologique.

LIVRE DEUXIÈME

DES DIFFÉRENTS PROCÉDÉS D'EXPLORATION.

CHAPITRE PREMIER

INSPECTION.

Nous avons déjà parlé de l'étude de la physionomie, de l'attitude, de la démarche, etc. Quand un
clinicien aborde un malade, il doit examiner d'un
coup d'œil rapide son état physique et psychique,
voir s'il a toute son intelligence, si son caractère
est modifié, s'il répond nettement et clairement aux
questions qui lui sont adressées, s'il a du délire,
s'il a conservé son embonpoint habituel, ou si, au
contraire, il est amaigri et débilité. Nous n'insisterons pas sur une série de détails que nous aurons à traiter à propos de chaque appareil en
particulier (inspection de la poitrine, de l'abdomen, etc.)

1° **Inspection de la peau.** — L'étude de la peau
a une grande importance. Sa coloration, son état de
sécheresse ou d'humidité peuvent fournir des indications précieuses. La coloration rouge indique un

état congestif ; dans la cyanose la peau offre un aspect bleuâtre dû, soit à une diminution des échanges pulmonaires, soit à une stase veineuse ou capillaire. Cette cyanose peut être généralisée ou bien se localiser à la face ou aux membres ; on observe notamment ce phénomène dans les affections cardiaques et à la suite d'un emphysème pulmonaire. Enfin la peau peut être pâle et cet état est dû, soit à un état d'oxydation incomplète du sang, soit à une altération même de ce liquide (hydrémie, leucémie, chlorose, hydropisie). Les muqueuses elles-mêmes participent à cette pâleur qui s'observe surtout au niveau des lèvres et des conjonctives.

A la suite d'hémorrhagies profuses, de catarrhe chronique de l'estomac, on observe parfois aussi une pâleur spéciale de la peau. Après une syncope, pendant le stade de frisson des maladies aiguës, sous l'influence d'un effet psychique dû à la frayeur ou à la colère, un phénomène analogue peut se produire. Il ne faudrait pas confondre cette pâleur spéciale de la peau avec la teinte d'un blanc un peu sale de la cachexie. Dans l'anémie pernicieuse, dans les affections brigthiques, la peau est souvent d'un blanc de cire.

A la suite de la malaria, dans les affections hépatiques, dans les dégénérescences amyloïdes de la rate et du foie, la coloration est d'un brun sale, terreuse, même olivâtre, et sert à préciser le diagnostic.

L'emploi prolongé du nitrate d'argent peut don-

ner lieu à une teinte grisâtre persistante. Dans la
maladie d'Addison il existe une teinte bronzée caractéristique. Enfin la peau présente une teinte
jaune caractéristique dans tous les cas de rétention
de matières colorantes de la bile dans le sang,
que cette rétention soit provoquée par des troubles
de sécrétion biliaire ou par des obstacles mécaniques au cours de la bile. Au début, cette coloration s'observe surtout aux sclérotiques. La teinte
ictérique s'observe encore dans la pneumonie dite
bilieuse et compliquée de catarrhe duodénal, dans
le stade de rupture de la compensation de certaines
affections cardiaques où il se produit une tuméfaction du foie et une stase dans le système de la
veine porte, enfin dans les cas d'ictère hématogène
ou sanguin.

Certaines colorations noirâtres, jaunes ou d'un
bleu foncé peuvent s'observer à la suite de trauma-
tismes ou d'irritation locale de la peau ; des plaques
de même genre se produisent dans le purpura.

On observe encore une série de pigmentations
locales dans certains cas de tumeurs abdominales,
dans la grossesse, dans la tuberculose abdominale,
pigmentations qu'il ne faudrait pas confondre avec
les plaques parasitaires du pityriasis versicolor.

La peau peut également présenter des différences
de consistance et d'élasticité dues à certaines affections cutanées (sclérodermie, ichthyose).

Enfin la peau peut être sèche ou humide. Elle est
sèche, brûlante dans tous les cas d'hyperthermie
(typhus, pneumonie, premier stade des affections

éruptives). Enfin dans le diabète la peau présente une sécheresse tout à fait spéciale. Elle est humide, couverte de sueurs, dans le stade de défervescence de la plupart des maladies aiguës. On observe surtout ce phénomène dans le paroxysme d'un accès de fièvre intermittente ou pendant la période critique de la pneumonie.

L'examen de la peau pourra encore dévoiler l'existence d'affections cutanées récentes ou anciennes se rattachant à la syphilis, à la scrofule, à l'herpétisme, etc.

Nous ne saurions abandonner l'étude de la peau sans dire un mot de l'examen du tissu cellulaire sous-cutané et surtout d'une altération fréquente qu'on y rencontre, nous voulons parler de l'*œdème*. Quand l'œdème se produit dans une région, la peau est généralement très tendue, pâle et à reflets blanchâtres. De plus, en déprimant les tissus avec le doigt, on éprouve une sensation d'empâtement, et le point déprimé conserve pendant plus ou moins longtemps l'empreinte du doigt. Les caractères mêmes de cette dépression ont une importance clinique ; dans certains œdèmes la dépression est fugace, dans d'autres au contraire elle persiste pendant longtemps.

L'œdème peut être produit soit par une stase veineuse, soit par de l'hydrémie. Dans le premier cas il atteint tout d'abord les membres inférieurs, de préférence les malléoles, et gagne ensuite les jambes et les cuisses. On observe généralement cette forme d'œdème à la période de rupture de la

compensation des affections du cœur. Dans la dernière période de l'emphysème pulmonaire, com-
pliqué de catarrhe chronique des bronches et de
dilatation du cœur droit, on observe assez souvent
un phénomène identique.

Enfin dans un certain nombre de maladies de
l'abdomen, il se produit également une stase veineuse qui n'atteint, au début, que le système de la
veine porte. On observe donc en premier lieu de
l'ascite, et, dans la grande majorité des cas, ce symptôme est lié à l'existence d'une cirrhose hépatique, ou d'une tuberculose ou d'un cancer péritonéal.

L'œdème peut être provoqué également par de
l'hydrémie ; on l'observe notamment dans les
maladies aiguës et chroniques des reins, par suite
de l'élimination de l'albumine. A l'encontre de ce
qui se produit dans les affections du cœur, des
poumons et de l'abdomen, l'œdème apparaît ici à
la face et principalement aux paupières, pour de
là s'étendre à d'autres régions du corps, aux
jambes, à la main, etc. En résumé, l'œdème d'origine cardiaque ou pulmonaire débute par les membres inférieurs, l'œdème d'origine abdominale et
surtout hépatique par l'abdomen et l'œdème d'origine rénal par la face.

2° **Inspection de la tête.** — L'examen du crâne
et de la face peut fournir des informations importantes.

Une chevelure forte et épaisse est généralement
l'indice d'une constitution robuste. Chez les gout-

teux les cheveux grisonnent de bonne heure. Les cheveux clairs et fins s'observent chez les individus à constitution délicate, lymphatique ou même strumeuse ; ces cheveux tombent généralement de bonne heure ; chez la plupart de ces individus les cheveux commencent à tomber au milieu de la tête, ce qui constitue une véritable tonsure. Quand les cheveux blanchissent aux tempes on peut être sûr qu'il s'agit d'une vieillesse anticipée. Les cheveux lustrés, brillants, sont l'indice d'une bonne nutrition ; ils perdent leur lustre et deviennent secs et cassants dans la tuberculisation avancée. Dans la syphilis, l'alopécie est temporaire, asymétrique, capricieuse, tantôt localisée, tantôt presque totale : mais la vérole ne fait jamais de chauves.

Dans la teigne faveuse les cheveux s'amincissent, se décolorent et tombent avec la plus grande facilité ; dans la teigne tondante ils tombent par place, se cassent près de la racine et leur chute constitue de véritables tonsures ; dans la teigne décalvante, on observe des places souvent fort étendues, siégeant fréquemment à la nuque, et au niveau desquelles le cuir chevelu, absolument dénudé, présente l'aspect de l'ivoire.

On peut dire, en résumé, qu'un individu qui a une tête bien garnie de cheveux, et qui a en même temps de bonnes dents, possède les signes d'une constitution robuste.

Examen du crâne. — Aucun médecin, appelé à donner des soins à un malade souffrant d'accidents

cérébraux ou de troubles nerveux d'origine centrale, à type chronique, n'a le droit de se dispenser
de l'examen par le palper du crâne et de la face
(Lasègue). Avant tout, il faut s'assurer du volume
du crâne; ce dernier est exagéré dans l'hydrocéphalie congénitale ou acquise, et, à un degré moindre,
c'est un signe de rachitisme. Diminué, le volume
du crâne correspond fréquemment à la microcé-
phalie et à l'idiotie. Le front et le crâne peuvent
être le siège d'éruptions et de tumeurs, d'éruptions
spécifiques, d'exostose, d'encéphalocèle, etc.

Mais ce sont surtout les déformations du crâne,
c'est-à-dire les asymétries, qu'il s'agit de rechercher; elles sont d'autant plus importantes à étudier
qu'elles passent souvent inaperçues.

Quand on veut étudier la configuration du crâne
et de la face, il faut faire concourir le sens de la vue
et celui du toucher. L'*examen visuel* portera tout
d'abord sur la région frontale et sur la saillie des
deux bosses frontales, sur la région temporale; la
tête étant droite, on comparera la distance de la
ligne médiane du front au point d'insertion de
chaque oreille; sur la région sourcilière, on examinera la position relative des deux sourcils, on verra
si l'un est plus élevé que l'autre, s'il est plus oblique; sur la région malaire, on étudiera la saillie
apparente des deux pommettes. On examinera ensuite la bouche largement ouverte pour examiner
la direction oblique ou perpendiculaire du raphé
médian, la conformation de la voûte, la direction
de l'arcade dentaire déviée à droite ou à gauche.

3.

On complétera cet examen par la palpation digitale du pharynx. Enfin on constatera l'écartement des oreilles à partir de l'angle externe de chacun des deux yeux, pour voir si la distance est égale des deux côtés.

L'examen visuel sera complété par l'examen tactile. Pour l'examen de la région frontale il faut se servir simultanément des deux mains. On ne doit pas oublier qu'à côté de la bosse la plus saillante existe, au centre du front, une dépression plus accusée; c'est le plus souvent du côté droit que la saillie frontale s'exagère. La région temporale peut présenter une asymétrie caractérisée par la saillie d'une des deux tempes. Pour étudier la région malaire on prend deux points de repère, l'un sur la face, l'autre sur l'apophyse mastoïde. En appliquant le pouce sur la dépression malaire P, à la limite supérieure de l'apophyse montante du maxillaire, et l'index sur l'apophyse mastoïde I, on détermine un écart qui, s'il est reconnu égal des deux côtés, permet de rejeter l'idée d'asymétrie. L'écart entre l'apophyse montante du maxillaire et l'apophyse mastoïde correspondante peut augmenter d'un côté et diminuer de l'autre. Il peut ainsi se produire des asymétries considérables dont on pourra encore déterminer l'étendue en appliquant le pouce sur la bosse frontale P′ et l'index au niveau de l'apophyse mastoïde I (fig. 1). Ces déformations extrêmes ont seules une signification pathologique, aucun crâne n'étant d'une symétrie irréprochable. Cette asymétrie se rencontre dans la forme la plus commune et

la plus franche de l'épilepsie, celle qui apparaît vers
l'âge de la puberté ou après sa première évolution.
On retrouve en outre l'asymétrie dans certaines espèces d'imbécillité ou d'idiotie, d'arrêt de développement intellectuel ou de perversion tantôt déli-
rante, tantôt vicieuse sans délire, mais avec une
infériorité totale ou partielle de l'intelligence et des

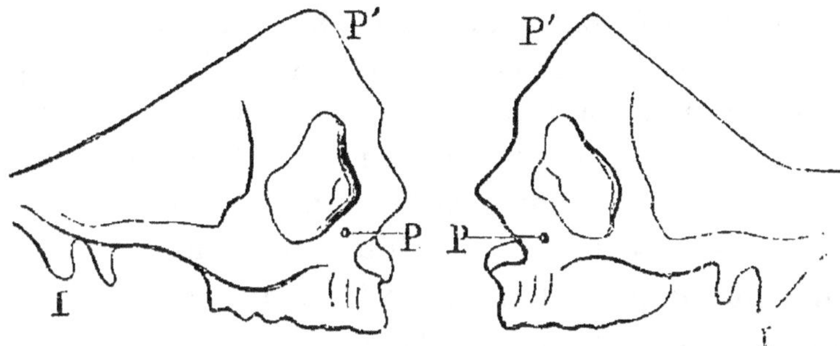

Fig. 1. — Mesure de l'asymétrie crânienne, d'après Lasègue.

sentiments. Elle peut avoir pour effet l'aptitude à
contracter des affections cérébrales ; indifférente
chez l'enfant, elle n'a de signification qu'après l'a-
chèvement de la consolidation osseuse (Lasègue).

Les *sourcils* très arqués, et surtout épais et touffus,
sont généralement l'indice d'une constitution strumeuse. Dans la période secondaire de la syphilis
les sourcils se dégarnissent parfois et deviennent
buissonneux.

Les *cils* sont également modifiés chez les strumeux : ils sont ordinairement très fins, longs et
soyeux et donnent souvent à l'expression de la face

des tuberculeux un cachet de douceur tout à fait spécial.

Les *paupières* peuvent être œdématiées : on observe surtout cet œdème fugace au niveau des paupières inférieures, dans la maladie de Bright, dont il sert fréquemment à révéler l'existence. Cependant cet œdème peut également se rencontrer chez des femmes anémiques ou chlorotiques. En examinant les malades chez lesquels on soupçonne l'anémie, on abaisse généralement la paupière inférieure pour étudier la coloration de la muqueuse. La paupière supérieure peut être paralysée et tombante ; c'est une des formes les plus fréquentes des paralysies d'origine spécifique. Chez les femmes enceintes la peau de la face se charge fréquemment d'un pigment foncé ; chez certaines femmes on voit apparaître, au moment de la menstruation, ou à l'occasion d'un trouble quelconque dans la santé générale, un cercle noirâtre qui entoure la paupière inférieure.

L'*examen de l'œil* doit être fait avec le plus grand soin, car il peut fournir des renseignements de la plus haute importance. Les yeux peuvent devenir saillants et proéminents, notamment dans le cas d'exophthalmie. On observe du strabisme chez beaucoup d'idiots et d'imbéciles, chez des individus qui ont été atteints dans leur jeune âge de convulsions ou d'affections cérébrales. On peut dire en règle générale que l'intelligence des strabiques est plus ou moins affectée. Le strabisme peut être également l'indice d'une affection cérébrale et notam-

ment d'une méningite. A la suite de certaines lésions cérébrales on rencontre la déviation conju-
guée des yeux.

Dans les affections hépatiques, et notamment
dans tous les troubles de la circulation biliaire, la
sclérotique perd sa coloration normale et prend
une teinte plus ou moins jaune; chez les alcooliques elle est habituellement congestionnée. Elle est
bleuâtre chez les sujets lymphatiques et surtout
chez les tuberculeux.

La pupille, généralement ronde et mobile, devient parfois très large, immobile et insensible
aux rayons lumineux. Les pupilles peuvent avoir
des dimensions inégales. Dans l'hémorrhagie cérébrale, notamment, la pupille est souvent dilatée du côté paralysé. L'inégalité de dilatation des
pupilles se rencontre également dans la méningite tuberculeuse. A la suite de l'empoisonnement
par l'opium, et dans les hémorrhagies de la protubérance, les pupilles sont généralement très con-
tractées ; elles se dilatent au contraire sous l'influence de l'atropine.

Des taches laiteuses, plus ou moins étendues
sur la cornée, sont l'indice d'une ancienne kératite
et par conséquent de scrofule.

Les *tempes* se creusent dans les maladies aiguës
et surtout dans les maladies chroniques.

Les *joues*, habituellement rosées, présentent souvent une teinte d'un rouge intense, circonscrite sur
les deux pommettes chez les tuberculeux. Quand
cette rougeur est intense, uni-latérale et accom-

pagnée de fièvre, elle caractérise fréquemment une affection aiguë du poumon correspondant, et notamment une pneumonie. Les joues sont fermes chez les individus bien portants, creuses chez les sujets maigres ; dans les cas de paralysie faciale, la joue s'affaisse et devient flasque du côté paralysé.

Le *nez* s'amincit, s'effile et se refroidit dans le cas de collapsus, dans l'asphyxie et aux approches de la mort. Chez les enfants atteints d'affections des voies respiratoires, les narines battent avec précipitation et sont agitées d'un mouvement rapide.

Les *oreilles* sont froides, pâles et cyanosées, dans les cas d'asphyxie, dans le choléra et dans l'agonie. L'oreille est le siège fréquent de l'eczéma ; on peut de plus y découvrir l'existence d'une otite récente ou chronique. On peut aussi rencontrer dans le pavillon de l'oreille des otolithes, signe pathognomonique de la goutte.

Région parotidienne. — La parotide, qui siège au-dessous et au-devant de l'oreille, peut devenir le siège de tuméfactions considérables. Chez les enfants on observe une tuméfaction généralement symétrique, accompagnée de fièvre, et connue sous le nom d'oreillon. Dans les maladies infectieuses, dans la fièvre typhoïde, dans le choléra, il peut survenir une inflammation de la parotide (parotidite) accompagnée en général des symptômes les plus graves.

Nous renvoyons au chapitre consacré à l'étude du tube digestif pour ce qui a trait aux *gencives*, aux *dents* et à l'examen de la *langue*.

3° **Inspection du cou.** — L'examen du cou est des plus importants. C'est en effet une région de passage dans laquelle on rencontre des vaisseaux, des nerfs, le larynx et la trachée, l'œsophage, etc.

Le cou varie de forme selon l'âge et le sexe. Il est anguleux chez l'homme, généralement arrondi chez la femme et l'enfant. La longueur reste toujours à peu près la même. On a prétendu que les individus dont le cou paraît court étaient prédisposés à l'apoplexie ; mais cette prétendue brièveté du cou est plutôt apparente que réelle ; elle tient surtout à l'embonpoint considérable que présentent les individus atteints d'emphysème pulmonaire et de dilatation du cœur. Le cou peut être plus ou moins large ; il est large chez les individus robustes, dont le développement musculaire est très accentué, étroit et mince au contraire chez les individus à constitution faible et délicate.

Le cou peut être déformé par la présence de tumeurs, depuis la simple adénopathie en chapelet, de la période secondaire de la syphilis, jusqu'aux hypertrophies ganglionnaires de la strume ou de l'adénie. Les lésions du corps thyroïde et les affections de la colonne cervicale entraînent aussi des déformations du cou. Enfin, le cou peut encore être modifié dans sa direction par suite d'un torticolis. Les veines qui parcourent les parties latérales et antérieures du cou demandent aussi à être examinées. Ces vaisseaux peuvent être dilatés et présentent parfois des ondulations ou des battements ; ce fait seul permet d'affirmer, bien souvent, l'existence d'une stase sanguine et d'une lésion du cœur droit.

4° Inspection de la colonne vertébrale. — L'examen de la colonne vertébrale est important à plus d'un point de vue. La colonne vertébrale est souvent le siège de déviations congénitales ou acquises, liées au rachitisme, à l'ostéomalacie ou à des affections pleurales. C'est ainsi que l'on recherchera dans quel sens la déviation s'est produite et s'il existe de la scoliose, de la lordose ou de la ciphose.

5° Inspection des articulations. — On examinera si les mouvements des articulations sont libres ou si au contraire il existe des ankyloses, si les mouvements sont douloureux, si les extrémités articulaires sont tuméfiées, si ces tuméfactions sont aiguës ou chroniques, si elles sont accompagnées de rougeur, de chaleur, de déformation des jointures (arthropathies d'origines diverses). Comme le dit fort bien Lasègue, le palper en bloc avec la main, quand il s'agit de rechercher la douleur dans une jointure, est absolument insuffisant. En effet les souffrances périarthritiques sont localisées dans des points d'élection, et, pour en déterminer le siège, il faut procéder au palper à l'aide du doigt. On arrive souvent ainsi à reconnaître qu'une douleur qu'on supposait articulaire se passe dans les gaines tendineuses du voisinage en se propageant parfois le long d'un muscle, comme dans la goutte.

La recherche d'un épanchement dans les articu-

lations a son importance. Nous n'insisterons pas
sur les procédés d'exploration qui sont surtout du
ressort de la chirurgie et qu'on pourra utiliser dans
certains cas médicaux. Il en est de même de la recherche des crépitations articulaires que l'on rencontre dans les arthrites sèches.

6° **Inspection des membres.** — Les membres
supérieurs et inférieurs peuvent devenir le siège de
phénomènes variés. Ils peuvent être paralysés, contracturés, atrophiés, œdématiés.

Les membres peuvent devenir paralysés et plus
ou moins immobiles à la suite de différents états
pathologiques. L'immobilité peut être partielle, et
résulter d'une affection rhumatismale, d'une compression nerveuse, d'une paralysie saturnine, par
exemple, qui n'affecte que les extenseurs. Elle peut
aussi porter sur toute une moitié du corps et
constituer ce qu'on appelle l'hémiplégie. Dans ce
cas les malades ont une démarche tout à fait spéciale ; ils tournent d'une façon particulière la jambe
affectée, traînant en fauchant la pointe de leurs
chaussures à terre. L'épaule du côté opposé est souvent rejetée en dehors à chaque pas que fait le
malade, de manière à élever le bassin du côté
hémiplégié et à faciliter le mouvement de la jambe.
Le bras paralysé est pendant sur le côté du corps ;
la main est souvent fermée et les doigts sont contracturés. Dans la paraplégie, les pieds ne sont point sou-
levés du sol, mais traînés à terre. Nous n'insistons
pas sur tous les symptômes paralytiques ; nous aurons à y revenir à propos du système nerveux ; il

en est de même pour les contractures, le tremblement, etc.

Les membres peuvent être augmentés de volume
sous l'influence d'un œdème ou d'un anasarque,
dans l'éléphantiasis des Arabes, dans l'hypertrophie
musculaire.

L'atrophie musculaire a une importance plus
grande au point de vue de la recherche, car il est
souvent urgent de la reconnaître au début. On
peut diviser ces atrophies en primitives et secondaires. Les atrophies musculaires primitives sont
liées à une lésion du muscle ou bien à une affection du système nerveux central ou périphérique.
Le palper met souvent le médecin sur la voie avant
que le malade se plaigne d'aucune diminution de
force. Pour palper un muscle il faut obtenir du
malade le maximum de tension : on ne saurait en
effet palper des muscles relâchés. Pour examiner
par exemple les muscles de la cuisse on fera coucher le malade sur un plan droit en faisant contracter les muscles aussi longtemps que possible.
On pourra ainsi reconnaître s'il y a atrophie ou
non, ou si les contractions, au lieu d'être continues,
se font par secousses, ce qui s'observe notamment
chez les ataxiques. Pour rechercher l'état des fléchis-
seurs on fera coucher le malade sur le ventre et
ainsi de suite pour les autres masses musculaires.
Le palper ainsi pratiqué, en saisissant les muscles
entre le pouce et l'index, et en cherchant à apprécier leur degré de contraction, est évidemment plus
important que la simple mensuration qui peut s'a-

dapter à la circonférence totale d'un membre sans porter sur ses différents éléments. Pour être utile le palper devra être complété par l'examen des muscles symétriques.

Quant aux atrophies musculaires secondaires, qui surviennent dans le cours ou à la suite de lésions extrinsèques aux muscles, leur diagnostic est souvent fort délicat. Elles peuvent être liées à des lésions du squelette ou d'un appareil splanchnique (arthrites chirurgicales, rhumatisme, pleurésie, fractures avec immobilisation prolongée). La recherche de l'atrophie dans le cours d'un rhumatisme est indispensable ; elle n'est pas le résultat de l'immobilisation comme on l'a prétendu, et elle fournit un élément de diagnostic précieux, tout rhumatisme n'ayant pas au même degré la tendance à atrophier les muscles afférents à l'articulation (Lasègue). Ces atrophies musculaires, dues au rhumatisme, ne portent souvent que sur les parties rapprochées de l'articulation malade.

C'est également à la suite de névrites ou de névralgies qu'on observe des atrophies musculaires dont le type se trouve réalisé dans la sciatique. Dans ces cas le palper devra être répété souvent de manière à étudier les progrès du mal qui trop souvent se transforme en une atrophie définitive.

En examinant les membres on jettera un coup d'œil rapide sur la peau qui les recouvre ; on pourra ainsi découvrir les traces d'affections cutanées, récentes ou anciennes, des cicatrices, des varices, des ulcères, etc., dont l'importance diagnostique se comprend.

Os et ongles. — Ne quittons pas ce chapitre sans dire un mot des os et des ongles.

Les *os* peuvent présenter des altérations diverses dues au rachitisme, à l'ostéomalacie, à l'ostéoporrose ; des périostoses ou des exostoses peuvent mettre sur la voie d'une affection spécifique.

Quant aux *ongles*, ils changent souvent de forme dans les maladies chroniques et notamment dans les affections pulmonaires et cardiaques. Chez les tuberculeux, chez les malades atteints de cachexie cardiaque, l'extrémité des ongles se recourbe sur l'extrémité des phalanges à la façon d'un bec d'oiseau. En même temps la pulpe du doigt semble augmenter de volume et s'élargit.

Chez les goutteux, les ongles deviennent cannelés ou striés ; ces striations surviennent parfois à chaque accès de goutte qui laisse pour ainsi dire son empreinte sur les ongles. Dans la syphilis, les ongles deviennent cassants: enfin, chez les dartreux, ils subissent des altérations profondes et persistantes.

7° **Inspection des différentes régions de la cage thoracique.** — Quand on veut explorer avec fruit la cage thoracique et l'abdomen il faut examiner attentivement les différentes régions qui s'y trouvent situées.

La cage thoracique se divise en trois grandes régions : régions antérieure, latérale et postérieure. La région antérieure se subdivise à son tour en plusieurs régions secondaires : les régions sus-claviculaire, sous-claviculaire, sternale et

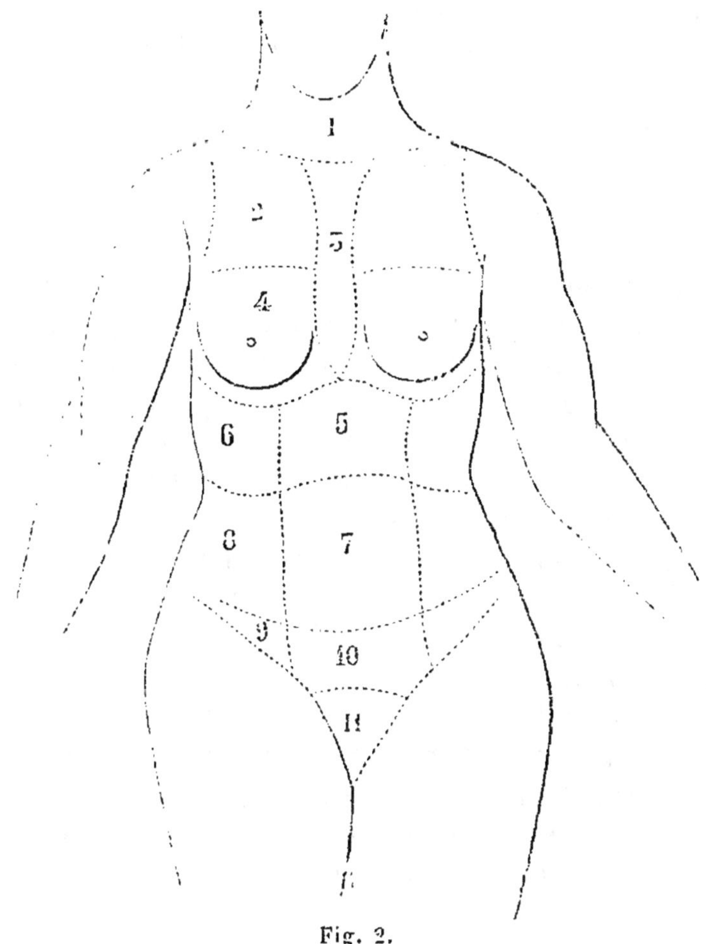

Fig. 2.

1, région sus-claviculaire. — 2, région sous-claviculaire. — 3, région sternale. — 4, région mammaire. — 5, région épigastrique. — 6. les hypochondres. — 7, région ombilicale. — 8, région iliaque. — 9, région inguinale. — 10, région hypogastrique. — 11, région pubienne.

mammaire. Ces régions sont divisées par les lignes

verticales suivantes : lignes sternale, parasternale, mammaire, et axillaire (fig. 2).

Latéralement, on observe la région axillaire, limitée en avant par la ligne axillaire antérieure et en arrière par la ligne axillaire postérieure ; elle se subdivise à son tour en deux régions : la région axillaire supérieure et la région axillaire inférieure.

En arrière on distingue la région sus-épineuse, la région scapulaire et la région interscapulaire.

Il est indispensable de savoir à quels organes répondent ces différentes régions et quelles sont les données fournies, à l'état normal, par la percussion et l'auscultation de ces différentes régions.

Région antérieure. — Les deux régions *sus-claviculaires* abritent les sommets des poumons qui y pénètrent dans l'étendue de plusieurs centimètres ; la saillie du poumon droit est généralement plus grande que celle du poumon gauche. Les artères carotides et sous-clavières, les veines jugulaires et sous-clavières traversent la même région. La percussion donne, à ce niveau, un son clair. A l'auscultation on perçoit immédiatement au-dessus de la clavicule le murmure respiratoire dans toute sa netteté.

Dans la région *sous-hyoïdienne*, comprise entre l'hyoïde, le sternum et les deux sterno-mastoïdiens, on rencontre la trachée et, dans certains cas pathologiques, on y observe des battements énergiques (anévrysme de l'aorte). La percussion de cette région fournit un son très clair, trachéal. A l'auscultation on perçoit un bruit respiratoire intense aux deux temps de la respiration (respiration trachéale).

La région *sternale* peut se diviser en deux : région sternale supérieure et inférieure.

Dans la région sternale supérieure on rencontre le tronc brachió-céphalique gauche et une partie du tronc brachio-céphalique droit (la veine cave supérieure longe son bord droit), la portion ascendante et transversale de la crosse de l'aorte, la trachée et sa bifurcation ainsi que des ganglions bronchiques ; au niveau de la deuxième côte on trouve une partie de l'oreillette droite, les restes du thymus et la partie supérieure du médiastin. La percussion fournit de la submatité ; à l'auscultation on perçoit nettement les deux bruits aortiques.

La région sternale inférieure recouvre la moitié droite du cœur, une portion du foie et parfois même de l'estomac. A la percussion, sonorité allant en diminuant à mesure qu'on approche du foie.

La région *claviculaire* recouvre une bande de tissu pulmonaire, d'environ deux centimètres de large, la bifurcation du tronc brachio-céphalique à droite, à gauche la carotide et l'artère sous-clavière. A la percussion, son clair, à résonnance spéciale.

La région *sous-claviculaire* correspond aux lobes supérieurs des poumons. Au niveau du deuxième espace intercostal droit on perçoit le maximum des bruits aortiques, à gauche celui des bruits pulmonaires. Son de percussion clair.

La région *mammaire* droite correspond à la base du poumon et à la partie convexe du foie. Le son pulmonaire clair fait place, à partir de la sixième côte, à la matité hépatique.

Au niveau de la région mammaire gauche, le son de percussion pulmonaire fait place, à partir de la quatrième côte, à la matité cardiaque qui s'étend jusqu'à la pointe du cœur, entre la cinquième et la sixième côte. Au-dessous on rencontre l'espace semilunaire de Traube. En dessous de la ligne mamillaire on perçoit à la percussion, jusqu'au niveau de la septième côte, le son clair du poumon; au-dessous on rencontre le son tympanique de l'estomac.

La région *axillaire* correspond au poumon qui s'étend jusqu'à la septième côte; au-dessous, on rencontre à droite le foie et à gauche l'estomac.

Région postérieure. — La région *sus-épineuse* (fig. 3) abrite la portion supérieure des sommets des poumons. Il faut percuter avec une certaine force pour obtenir, à ce niveau, le son pulmonaire.

Dans toute l'étendue de la *région scapulaire* on rencontre le poumon. Le son de percussion y est moins clair qu'en avant; le bruit respiratoire moins net.

La région *sous-scapulaire* correspond aux poumons; à droite le poumon s'étend jusqu'à la neuvième ou dixième côte. A partir de ce point, le son pulmonaire fait place à la matité hépatique. A gauche, on rencontre, à partir de la neuvième côte, la matité splénique.

La région *interscapulaire* est fort importante; on

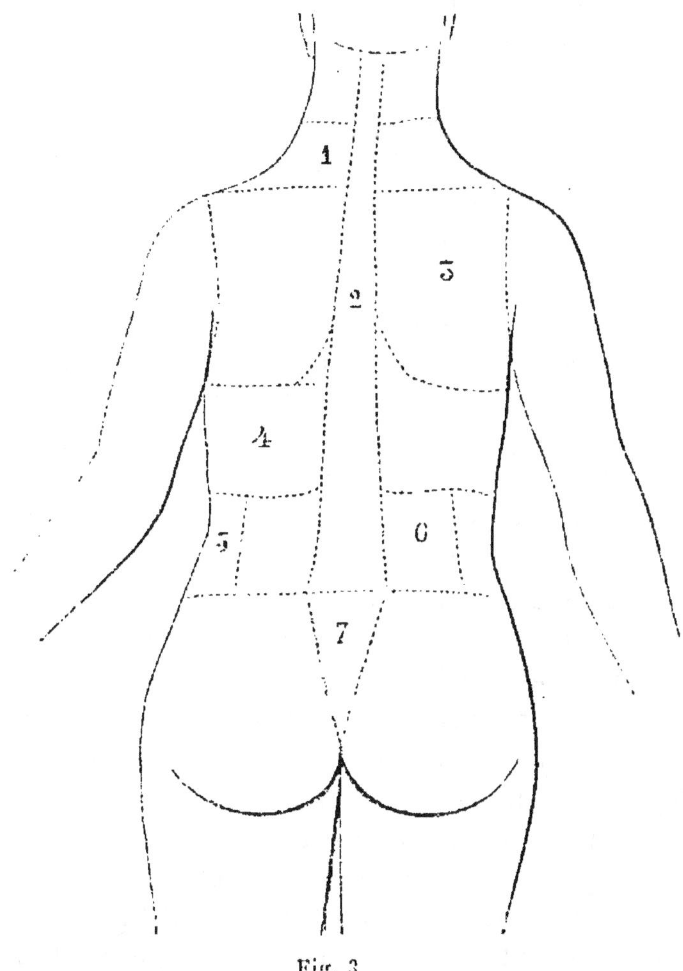

Fig. 3.

1, région sus-épineuse. — 2, région interscapulaire. — 3, région
sous-épineuse. — 4, région sous-scapulaire. — 5, région iléo-lom-
baire. — 6, région lombaire. — 7, région sacrée.

y trouve, de chaque côté de la colonne vertébrale,

une languette de poumon, la trachée, les bronches, les racines des poumons, plus bas l'œsophage et l'aorte. C'est à ce niveau qu'on perçoit surtout la respiration trachéale et la bronchophonie à l'état pathologique.

Quant aux régions lombaires et latérales de l'abdomen, elles abritent la partie inférieure du foie, de la rate et les reins.

8° **Inspection des différentes régions de l'abdomen.** — Avant de passer à l'étude détaillée de chaque région, on examinera si les muscles de l'abdomen ont leur tension normale, si les parois sont épaisses, chargées de graisse, ou au contraire amincies, si elles cèdent à la pression ou si elles sont résistantes, tendues. On recherchera également s'il existe à la surface de l'abdomen des veines dilatées ; si le ventre est ballonné, distendu, ou au contraire affaissé, déprimé ; si la distension est limitée, localisée ou générale. En examinant la région épigastrique on étudiera en même temps la manière dont se fait la respiration (dépression du creux épigastrique au moment de l'inspiration, correspondant à une paralysie du diaphragme, soulèvement des muscles abdominaux ; respiration abdominale). On recherchera s'il existe des battements épigastriques pouvant correspondre à une affection cardiaque ou à une lésion aortique ; chez la femme, on verra si la peau de l'abdomen présente des vergetures, traces d'une précédente grossesse. On cherchera en même temps s'il n'y a pas de points douloureux à la pres-

sion, de traces d'éruptions, de plaies, de fistules.
On pratiquera aussi le palper pour rechercher s'il
y a des tumeurs ou du liquide épanché dans l'abdomen.

L'ABDOMEN (fig. 2) peut être divisé en neuf régions,
qu'on obtient en traçant deux lignes perpendiculaires,
partant de la portion moyenne du ligament de Pou-
part, et se dirigeant vers le thorax, et deux lignes
transversales, perpendiculaires aux premières ; la
première, située à environ deux centimètres et
demi au-dessus de l'ombilic, l'autre réunissant les
deux crêtes iliaques. On obtient ainsi la région
épigastrique, la région ombilicale et la région hypogastrique qui occupent la ligne médiane, puis,
latéralement, les hypochondres droit et gauche,
les flancs droit et gauche, et les régions ingui-
nales.

A l'*épigastre*, on rencontre une portion du lobe droit
et le lobe gauche du foie, la portion sous-diaphrag-
matique de l'œsophage, l'extrémité pylorique de
l'estomac et la portion du duodénum qui y fait suite,
le pancréas, une partie du côlon transverse. On
désigne sous le nom de creux épigastrique la dépression qui est située immédiatement au-dessous
de l'appendice xyphoïde. On perçoit généralement
à ce niveau les battements du cœur.

La percussion donne un son mat au niveau du
lobe gauche du foie ; le son est tympanique au niveau de l'estomac.

En auscultant la région épigastrique, on perçoit
un son métallique, avec résonnance amphorique,

quand des gaz et du liquide se trouvent mélangés dans l'estomac.

L'*hypochondre* droit est presque entièrement occupé par le lobe droit du foie qui, à l'état normal, ne doit pas dépasser les fausses côtes ; chez les enfants et les femmes, il déborde un peu leur bord inférieur. Le fond de la vésicule biliaire, qui répond aux cartilages des neuvième et dixième côtes, déborde le bord antérieur. Au-dessous du foie se trouve la portion gauche du côlon transverse ; en arrière, on rencontre la capsule surrénale et le bord supérieur du rein.

L'*hypochondre gauche* renferme le grand cul-de-sac de l'estomac, en avant duquel sont situées, chez beaucoup de sujets, une portion du lobe gauche du foie, la portion gauche du côlon transverse et la première portion du côlon descendant ; plus profondément se trouvent la rate et le sommet du rein gauche.

La région *ombilicale* correspond à une partie du côlon transverse, au jejunum, à une portion de l'iléon et au mésentère. Au-dessous du péritoine se trouve l'aorte abdominale qui se divise sur le côté gauche du corps de la quatrième vertèbre lombaire ; chez les sujets amaigris on peut sentir l'artère à l'aide du palper.

A la percussion on perçoit, à ce niveau, un son franchement tympanique qui se modifie quand les intestins renferment des liquides ou des matières solides et suivant l'état de tension de la paroi abdominale. A l'auscultation, on peut percevoir des bruits de frottement, en cas de péritonite.

Les flancs droit et gauche correspondent aux portions ascendantes et descendantes du côlon, aux reins droit et gauche.

L'hypogastre a des rapports très variables avec les viscères abdominaux. Quand la *vessie* est vide, le péritoine qui tapisse sa partie postérieure est en contact avec la convexité des circonvolutions de l'intestin grêle. Quand elle est remplie de liquide, au contraire, en s'élevant du bassin dans l'abdomen, elle soulève le péritoine, chasse la masse du petit intestin et s'applique contre le bord postérieur des grands droits. Chez la femme, l'utérus vient encore compliquer ces rapports, selon qu'il est ou non dans l'état de gestation, ou renferme des corps fibreux.

La région *iliaque* droite est occupée par des anses de l'intestin grêle qui recouvrent elles-mêmes le cæcum et son appendice vermiculaire ; ces derniers sont tantôt appliqués contre le muscle iliaque, tantôt flottants à l'aide d'un mésocæcum. Plus profondément, on rencontre les muscles psoas-iliaques et le nerf crural.

Dans la région *iliaque gauche*, les rapports sont les mêmes, seulement le cæcum est remplacé par l'S iliaque du côlon descendant, qui remplit, en se contournant, presque tout l'espace qui existe entre les parois abdominales et les muscles psoas iliaques.

4.

CHAPITRE II

EXPLORATION MANUELLE.

L'exploration manuelle comprend l'application de la main sur les parties malades, la palpation, le toucher, etc.

A. L'*application de la main* peut fournir des renseignements très précieux. Elle permet de reconnaître la température de la peau et de constater ainsi d'une façon rapide l'existence de la fièvre, l'état lisse ou rugueux de l'épiderme, l'état des muqueuses superficielles, qui peuvent être sèches, humides ou granuleuses, l'existence de la sueur, les frémissements musculaires, l'état du pouls, les battements superficiels ou profonds, les frémissements hydatiques et cataires, les mouvements du fœtus, la situation de la pointe du cœur, etc.

B. *Palpation.* — La palpation consiste dans l'application de la main combinée à certaines manipulations. La palpation a pour but de déterminer les changements de forme, de volume, de mobilité, de consistance, de sensibilité et de température survenus dans un point profond de l'organisme. Pour arriver à des résultats pratiques, le palper doit être fait d'après certains principes sans lesquels on s'expose à des erreurs. Le palper vrai suppose que l'objet à examiner puisse être saisi entre deux doigts, ce qui n'est pas toujours possible. La main qui palpe se contente alors d'explorer les parties accessibles, elle constate ainsi la consistance, la forme, l'état lisse ou les inégalités de la surface, ses adhérences avec le voisinage, etc. En règle générale, c'est avec la main tout entière et même avec les deux mains que la palpation a lieu. De plus, les doigts qui sont appliqués sur la partie malade transmettent à l'organe une série de secousses qui peuvent donner lieu à des sensations de frôlement, de succussion, de fluctuation ou de flot, de battement, suivant la nature et le siège de l'organe à examiner. Inutile de dire que pour bien palper, l'observateur devra placer le malade dans une posture convenable; si l'on veut palper un membre, par exemple, ou des parties molles, il faut placer le muscle dans le relâchement, de manière à s'opposer à des contractions qui pourraient donner lieu à des erreurs. Il faudra placer le malade dans des positions différentes suivant chaque région à examiner.

C. *Toucher*. — Le toucher n'est, à proprement parler, qu'une variété de palpation. Il consiste à introduire dans certaines cavités, telles que le pharynx, le rectum ou le vagin, un ou plusieurs doigts pour explorer les parties profondes et cachées à la vue. C'est ainsi que l'exploration de l'arrière-bouche peut faire reconnaître l'œdème de la glotte, les altérations des vertèbres cervicales, les abcès rétro-pharyngiens. Le toucher rectal a une importance considérable non seulement pour le diagnostic des rétrécissements, des tumeurs du gros intestin, mais

aussi pour celui des lésions de la prostate, de la
vessie et de l'utérus. Quant au toucher vaginal, il
est employé journellement pour reconnaître l'état
des parties intérieures des organes de la généra-
tion, les vices de conformation du bassin, les changements survenus dans le segment inférieur de
l'utérus, et la nature des tumeurs ou des corps
contenus dans la matrice. Inutile d'ajouter que le
toucher vaginal est indispensable pour suivre les
progrès du travail de l'accouchement.

CHAPITRE III

MENSURATION.

La mensuration a pour but de déterminer l'étendue et le volume des organes à l'état pathologique.
Ce procédé d'exploration a une grande importance
dans certaines maladies où il s'agit de savoir si un
organe augmente ou diminue de volume. La mensuration de la poitrine est surtout importante, car
elle peut fournir des données cliniques très utiles.
Les instruments de mensuration les plus habituellement employés sont le ruban métrique, le compas
d'épaisseur et le cyrtomètre; mais, qu'il s'agisse de
l'un ou de l'autre de ces modes d'exploration, il est
indispensable de suivre certaines règles, sous peine
d'enregistrer des résultats dissemblables. La pression, par exemple, devra toujours être uniforme,
le malade sera placé dans la même position, les

moyens de mensuration toujours les mêmes seront adoptés sur des points identiques ; enfin, on fera bien de tracer des points de repère à l'aide d'un crayon dermographique.

1° *Mensuration par le ruban métrique.* — Ce procédé grossier en apparence peut donner avec un peu d'habileté d'excellents résultats. On fera bien de se servir de rubans en cuir dont l'extensibilité est presque nulle et qui s'appliquent exactement sur les parties malades. On fera bien également de choisir des points de repère ou jalons ; ainsi, pour le thorax, la saillie de la base de l'appendice xiphoïde, celle de l'apophyse épineuse de la vertèbre dorsale correspondante, enfin, un point intermédiaire, saillie d'une côte, mamelon ou angle inférieur de l'omoplate.

Quand on veut mesurer les deux côtés du thorax à la fois ou successivement, on peut examiner le sujet couché, assis ou debout. Quand le sujet est couché, on glisse le ruban sur le dos au niveau du point de repère postérieur, on le fait dépasser du côté opposé et on en saisit les deux chefs que l'on ramène dans un plan perpendiculaire à l'axe du sujet ; on les relève ensuite en les faisant passer par le jalon costal et on vient les croiser en avant au niveau du point de repère antérieur. Le nombre de centimètres circonscrit par un tour complet de ruban exprime la mesure cherchée. Pour un malade debout et assis, le manuel opératoire est le même.

Pour la poitrine, ces procédés grossiers donnent

souvent lieu à erreur. Ainsi, avec le même périmètre, la capacité de la poitrine augmente sensible-
ment si, d'ovale dans le sens transversal, elle tend
à devenir circulaire. Frappé de ces faits, Woillez
établit, dès 1835, que les deux côtés de la poitrine
ne sont pas égaux en dimensions circulaires et que
le côté droit est plus développé que le gauche dans
la grande majorité des cas. En imaginant le cyrtomètre il a apporté une grande clarté dans l'étude
des diamètres et de la mensuration en général. Cet
instrument peut en effet fournir, non seulement le
périmètre de la poitrine, mais encore ses *diamètres*,
et un tracé sur le papier de la coupe transversale
de la poitrine montrant toutes ces données à la
fois. On obtient donc par l'emploi de cet instrument tous les signes que peut fournir la mensuration des coupes horizontales du thorax.

Le cyrtomètre (fig. 4) se compose d'une tige ar-

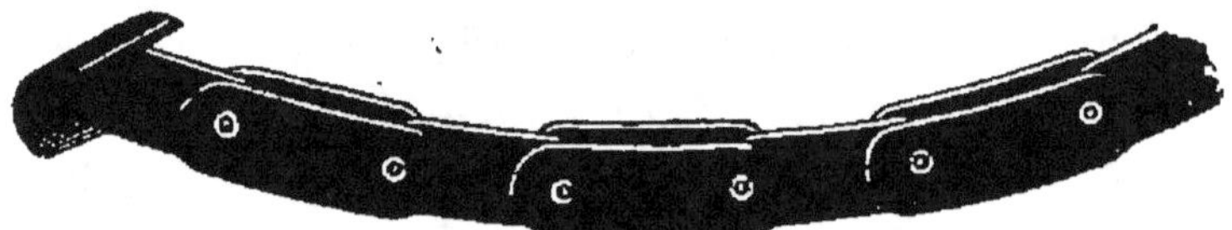

Fig. 4. — Cyrtomètre de Woillez.

ticulée de 2 en 2 centimètres, à double frottement, s'appliquant par sa tranche et présentant
sur sa longueur une ou deux articulations mobiles,
qui permettent de retirer l'instrument appliqué sur
une surface d'un pourtour plus étendu qu'un demi-
cylindre sans le déformer, et qui fait ensuite que

l'on restitue sa forme d'application à la tige, au moyen d'un crochet d'arrêt dans le sens concentrique.

Le malade étant couché sur le dos, on glisse l'extrémité initiale de l'instrument jusqu'à l'épine vertébrale à la hauteur de la base de l'appendice xiphoïde, que l'on a marquée d'avance à l'encre ou au crayon, puis on circonscrit le thorax à l'aide de l'autre main avec le cyrtomètre placé de champ, son côté résistant touchant la peau. On note avec soin le point qui correspond à la base de l'appendice xiphoïde. L'instrument est retiré facilement, grâce à ses articulations mobiles; on le porte sur le papier et on trace au crayon une courbe qui permet de déterminer le périmètre général du thorax.

Fourmentin a également indiqué un instrument destiné à obtenir le tracé circulaire de la poitrine. C'est une ingénieuse application du pantographe à la détermination mathématique du périmètre et des courbes du thorax. L'appareil se compose : *a*) d'un ressort circulaire que l'on applique autour du thorax; *b*) d'un système pantographique qui inscrit une réduction de la courbe. Mais ces méthodes de mensuration, qui ont une valeur incontestable pour les recherches scientifiques, ne sont guère pratiques. Le procédé cyrtométrique par les lames métalliques, composées d'un alliage de plomb et d'étain, nous semble plus facile à manier. On prend une lame de plomb de 0,015 à 0,02 de large, sur environ 0,50 de long et 0,002 d'épaisseur. Trois points de repère sont choisis et marqués sur le

côté du thorax que l'on veut mesurer, l'un à la base
de l'appendice xiphoïde, l'autre en arrière, à la vertèbre dorsale correspondante, le troisième sur la
ligne verticale passant par le mamelon. On applique
ensuite la lame de plomb aussi exactement que
possible sur l'espace compris entre les deux jalons
extrêmes et de telle façon que son bord inférieur
passe par les trois points de repère. L'opérateur la
saisit alors par ses deux extrémités avec précaution
et fermeté et la dégage. Il la transporte sur une
feuille de papier placée sur une planche, la faisant
reposer par son bord inférieur, et en trace le contour au crayon.

La lame métallique, très malléable, s'applique sans
difficulté et se moule aux parties sous-jacentes; mais,
pour la dégager et la transporter sur le papier, il
est impossible de ne pas la déformer; on peut,
pour obvier à cet inconvénient, munir la tige d'une
charnière à sa partie postérieure, ou bien contrôler les tracés obtenus par la mensuration des
diamètres à l'aide d'un compas d'épaisseur. M. Four-
nié a modifié heureusement le procédé opératoire. Au lieu de prendre le point de repère antérieur à la base de l'appendice xiphoïde, il le prend
sur la ligne verticale passant par le mamelon, les
deux bras étant préalablement fixés symétrique-
ment. Le plus grand diamètre, le vertébro-mam-
maire, correspond dès lors aux deux extrémités de
la lame de plomb. Quand le tracé est pris des deux
côtés, on prend celui de l'espace intermammaire.
La déformation de la lame métallique est moins à

craindre avec ce procédé qui exige cependant beaucoup de précautions.

Quand on veut mesurer les diamètres du thorax on se sert fréquemment du compas d'épaisseur ; on n'applique plus guère aujourd'hui le compas de Chomel, qui ressemble assez à celui que les cordonniers prennent pour mesurer les diamètres du pied. Le compas de Baudelocque, le plus généralement employé, est un grand compas d'environ 20 centimètres de hauteur, dont chaque branche est composée de deux portions ; l'une, voisine de l'articulation, est droite, l'autre est courbe, de telle sorte que, le compas étant fermé, les deux branches incurvées se touchent par leurs extrémités, situées sur l'axe de la portion droite, et circonscrivent un cercle. La portion droite est le tiers de la longueur totale de l'instrument. Au point de jonction des deux portions est une règle graduée fixée à l'une d'elles et reçue par l'autre dans une rainure ; les graduations de la règle égalent un tiers de centimètre, c'est-à-dire qu'il y a entre l'une de ces graduations et le centimètre le même rapport qu'entre la longueur de la portion droite et la longueur totale de l'instrument.

Pour prendre un diamètre avec cet instrument, on n'a qu'à placer l'extrémité des branches courbes aux points aboutissants du diamètre que l'on veut avoir, et à lire sur la règle le degré d'écartement.

Nous croyons inutile d'insister ici sur la description de l'appareil de Sibson, destiné à apprécier l'étendue des mouvements antéro-postérieurs de la

poitrine. L'instrumentation clinique est déjà assez
variée pour qu'on ne cherche pas encore à la compliquer, d'autant plus que le compas d'épaisseur
de Baudelocque remplace parfaitement l'instrument
en question.

CHAPITRE IV

PERCUSSION.

Quand on percute une partie quelconque du
corps à l'aide du doigt, on obtient des sons qui
sont en rapport avec la structure normale ou pathologique des organes.

La découverte de la percussion thoracique est
due à Avenbrugger (*Inventum novum*, 1781). Il re-
connut la portée de sa découverte pour le diagnostic des affections pulmonaires, mais il n'alla pas
plus loin. Piorry (*la Percussion médiate*, 1828)
étendit la percussion à l'examen des organes abdominaux et inventa le plessimètre. Tous deux avaient
eu pour but de placer entre les mains des cliniciens un procédé à la fois facile et pratique destiné
à faciliter la recherche des maladies profondes;
mais ils avaient laissé complètement de côté l'étude
physique des bruits produits par la percussion.

L'école allemande, à la tête de laquelle il faut
placer Skoda, chercha à ramener les qualités particulières du son de percussion à leurs causes
physiques générales et à appliquer les lois de

l'acoustique à l'étude de ces bruits. A ces recherches, plus scientifiques que pratiques, Skoda ajouta la notion du tympanisme sous-claviculaire. Quant aux questions relatives à la tonalité, elles furent surtout étudiées par Skoda et Traube.

La percussion *immédiate*, indiquée par Avenbrugger, s'exerce en frappant directement avec toute la surface de la main ou bien avec l'extrémité des doigts fléchis. On peut reconnaître ainsi les différences grossières de sonorité ou de matité et constater même l'existence d'un épanchement pleurétique, d'une hépatisation pulmonaire, d'un pneumo-thorax ou d'une ascite. Mais ce procédé ne suffit pas à faire apprécier des différences de sonorité indispensables à un examen sérieux. Aussi n'emploie-t-on plus aujourd'hui que la percussion médiate.

La percussion *médiate* peut s'exercer de trois manières différentes, soit que l'on interpose entre les doigts qui percutent et le corps un doigt de l'autre main, soit que l'on interpose un plessimètre, soit enfin que l'on percute ce dernier à l'aide d'un marteau.

La percussion *digitale*, c'est-à-dire celle qui consiste à percuter à l'aide d'un ou plusieurs doigts de la main droite, l'index ou, mieux encore, le médius de la main gauche appliqué sur le corps, est à peu près la seule employée en France ; elle défie toute critique (fig. 5). En tout cas, avant d'apprendre à percuter avec un plessimètre ou un marteau, l'élève fera bien d'apprendre à percuter avec ses doigts, instruments qu'il a toujours à sa disposition, et qui lui donneront sur l'élasticité et la résonnance des parties percutées des notions qui ne pourraient lui être que difficilement transmises par les instruments.

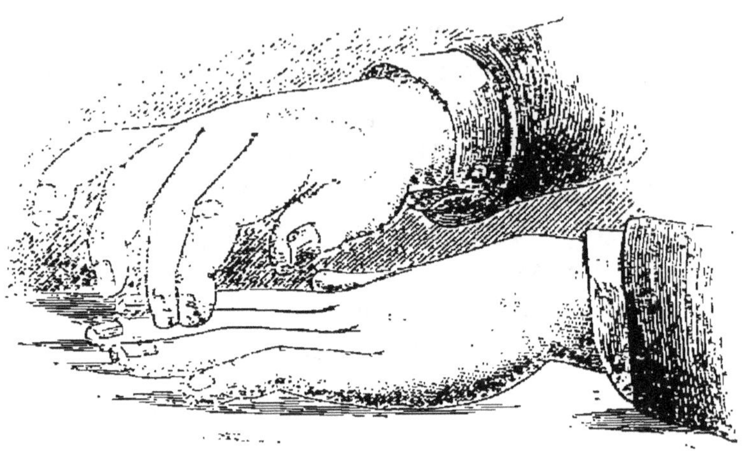

Fig. 5. — Percussion digitale

Pour percuter avec la main droite, on se sert quelquefois exclusivement de l'indicateur ou du médius isolés et à demi recourbés. Plus souvent on emploie l'indicateur et le médius maintenus rapprochés de niveau à leur extrémité, comme le montre la figure 6.

Quand on percute avec la main, il faut avoir le soin de faire jouer l'articulation du poignet et non celle du coude ; il est essentiel que l'élève s'exerce facilement à faire ces mouvements. Du reste, tout élève qui aura percuté beaucoup percutera bien. Les mouvements de la percussion se feront sponta-

nément par l'effet de l'habitude seule, qui donnera
à l'élève la souplesse articulaire mieux que ne
sauraient la fournir les meilleures règles à celui qui
n'en a pas l'habitude. Quelques médecins substi-

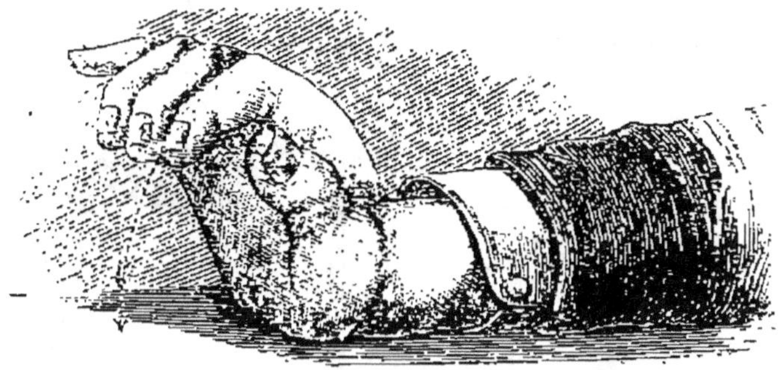

Fig. 6.

tuent encore au doigt le plessimètre de Piorry, composé d'une plaque d'ivoire d'environ 5 centimètres
de diamètre, munie de deux ailerons pour la maintenir appliquée (fig. 7). Mais en percutant à l'aide

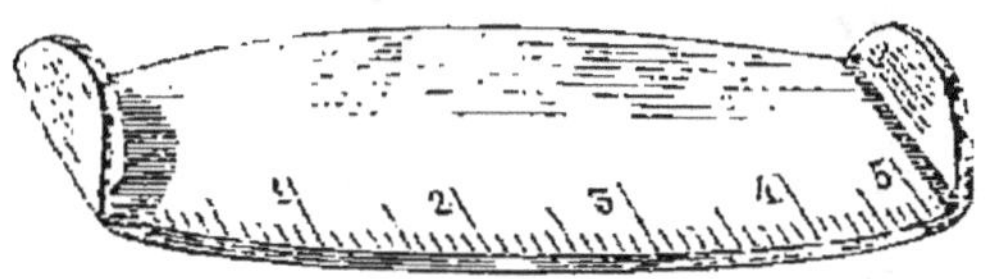

Fig. 7. — Plessimètre.

du plessimètre on provoque toujours la production
d'un bruit surajouté, qui constitue pour l'élève une
difficulté de plus dans l'étude de la percussion.
Les Allemands, qui utilisent fréquemment le plessimètre, ont employé tour à tour l'ivoire, le caout-

chouc, le cuir, les métaux à la confection de ces instruments. La forme même du plessimètre a été modifiée ; c'est ainsi que M. Peter l'a transformé en une sorte de petite colonne de 1 centimètre de diamètre et de 10 centimètres de hauteur, à laquelle il a donné le nom de plessigraphe (fig. 8). Cette

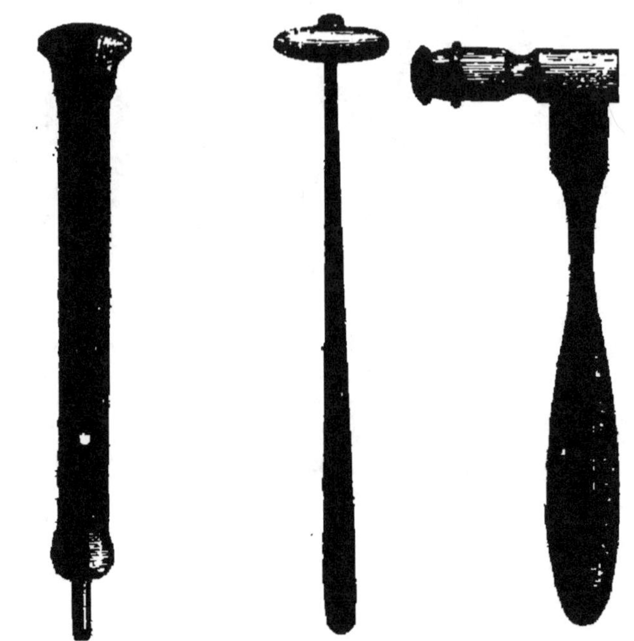

Fig. 8. — Plessigraphe
de M. Peter.

Fig. 9. — Marteaux de Vernon
et de Wintrich.

tige, élargie supérieurement en un petit plateau circulaire que l'on percute, s'applique par son autre extrémité caoutchoutée sur la poitrine. Un bouton latéral, glissant dans une rainure, fait saillir un crayon qui sert à marquer les limites des organes.

Enfin, pour certains médecins, et notamment en Allemagne, le marteau à percussion est devenu le complément obligé du plessimètre. Tous ces instruments, de forme plus ou moins bizarre, souvent lourds, encombrants, ont l'inconvénient de produire sur le plessimètre un bruit de choc retentissant, et privent l'observateur de la donnée importante résultant de la sensation tactile pour les doigts qui percutent. Les uns ont un manche flexible en baleine, surmonté d'un renflement circulaire plus ou moins dur, confectionné en cuir, en étoffe de laine ou en cautchouc : tel est celui de Vernon (fig. 9). Wintrich lui a donné la forme d'un marteau percutant des deux côtés.

Il ne faut pas croire que la percussion exige une grande dépense de forces. Il suffit que le choc soit sec et court, et en percutant avec douceur on obtient souvent des renseignements plus précis et plus exacts. Cette percussion, dite superficielle ou faible, servira à délimiter les épanchements liquides de la plèvre ou du péritoine, le bord inférieur de certains organes, tels que le foie. Cependant il est des cas où la percussion doit se faire avec plus de force, notamment quand il s'agit d'examiner un organe profondément situé ou séparé de la surface par des couches musculaires ou osseuses épaisses. On pratique dans ce cas la percussion profonde, qui doit se faire avec une certaine force; inutile d'ajouter que le malade devra toujours être prévenu de ce mode spécial de percussion. Ce mode de percussion sert à déterminer la résonnance d'un organe rempli d'air, situé en arrière d'un organe compacte ou liquide, à faire résonner par exemple le parenchyme pulmonaire situé en arrière d'un épanchement, ou une caverne située au-dessous d'une portion de poumon infiltrée.

La position à donner au malade varie évidemment suivant la région à examiner ; c'est ainsi que pour examiner la partie antérieure du thorax et l'abdomen on fera coucher le malade ; on le fera asseoir au contraire ou tenir debout pour examiner toute la région thoracique postérieure. Certains médecins ont imaginé, pour mieux percuter certaines régions de l'abdomen en cas d'épanchement, de faire mettre les malades à quatre pattes. Ce procédé, absolument inutile, doit être rejeté. Sauf quelques raisons extra-médicales il faudra, autant que possible, percuter à nu et se placer debout à la gauche du malade, le doigt percuté s'appliquant plus facilement sous la clavicule dans cette position.

En matière de percussion il est quelques règles à suivre : 1° Percuter toujours sur les parties saines ou supposées telles, pour arriver progressivement au point malade. 2° Quand il s'agit d'un organe double, comme le poumon, percuter les points symétriques et avec une force égale. 3° Enfin maintenir toujours le doigt percuté dans la même position.

Dermographie. Dessins schématiques. — Quand on veut des examens précis, il faut marquer avec un crayon lithographique, ou bien avec l'encre, les limites des différents organes que l'on percute. En clinique on pourra même remplacer l'encre ou le crayon par le nitrate d'argent, de manière à suivre, de visu, les modifications de volume survenues dans les organes malades.

Pour compléter l'étude des limites d'un organe on fera bien d'établir, comme pour une carte géographique, une série de points de repère, qu'on trouvera dans les arêtes osseuses environnantes, les vertèbres, les côtes, les os du bassin, etc. On pourra se servir également des lignes perpendiculaires et transversales bien connues à l'aide desquelles on divise le thorax et l'abdomen (fig. 2 et 3). Le volume du cœur, du foie, de la rate ne se détermine bien exactement qu'à l'aide de ces procédés. Pour mieux faire encore, et pour étudier jour par jour les modifications présentées par la percussion, on pourra établir des schèmes, sortes de cartes géographiques sur lesquelles les arêtes et les principales lignes normales seront tracées et sur lesquelles on pourra reporter, à l'aide de crayons de couleur, les changements de volume que l'on aura constatés.

Caractères généraux et théories des bruits de percussion. — Nous avons déjà fait entrevoir que l'on ne pouvait donner aucune base scientifique, c'est-à-dire aucun contrôle instrumental à la percussion. Le son donné par la percussion ne saurait en effet ni être mesuré ni enregistré, c'est simple affaire d'habitude et de pratique, et les notions scientifiques rentrent dans un arrière-plan comme un simple accessoire.

Tout son ou bruit présente différents caractères

5.

qui peuvent se résumer dans les trois suivants : l'*intensité*, c'est-à-dire l'ampleur avec laquelle s'effectuent les vibrations dans un temps donné ; la *tonalité*, c'est-à-dire la rapidité des vibrations ou la hauteur musicale du son ; enfin le *timbre*, qui ne peut se définir et dépend de la nature du corps vibrant. De ces trois qualités du son, les plus importantes de beaucoup sont l'intensité et la tonalité. Le timbre est en effet difficile à définir et quelques auteurs refusent cette qualité à la plupart des bruits, ne les appliquant, comme Woillez par exemple, qu'aux bruits de pot fêlé ou aux sons amphoriques.

On a cherché, pour classer les sons, à rapporter chacun d'eux à un nom d'organe ; c'est ainsi que pour Piorry le son pouvait être fémoral, jécoral, stomacal, etc. Le père de l'organographisme abandonna bientôt lui-même sa classification et il ne subsista dans la science que la notion de sonorité et de matité avec les différentes nuances intermédiaires.

Skoda chercha depuis à établir une classification nouvelle et distingua quatre séries de sons : 1° du son plein au son vide ; 2° du son clair au son sourd ; 3° du son tympanique au son non tympanique ; 4° du son aigu au son grave. Nous verrons plus tard la signification à ajouter à ces mots.

Ce que l'on peut dire, c'est que les organes absolument privés d'air fournissent un son obscur allant jusqu'à ce qu'on appelle la matité et auquel on peut donner comme type le son que l'on obtient en percutant la cuisse. Les masses liquides donnent à la percussion une matité à peu près analogue. Enfin chaque fois que l'on obtient un son qui diffère notablement du son mat et obscur, on peut être à peu près sûr qu'il y a de l'air ou du gaz dans l'organe percuté.

Nous admettons, pour notre compte, la classification suivante, qui nous semble correspondre à toutes les variétés de sonorité :

1° Le son peut être clair, et cette clarté atteindre le tympanisme ; il peut être obscur, et cette obscurité peut aller jusqu'à la matité.

2° Il peut être ample ou bref.

3° Enfin il peut être élevé ou profond.

1° **Son clair**. — Les caractères du son clair sont très variables. Nous n'en voulons pour preuve que la percussion normale du thorax. En percutant par exemple depuis la clavicule jusqu'à la région hépatique le son sera plus clair au niveau de la clavicule qu'au-dessous, et enfin plus clair en cet endroit qu'au niveau de la région mammaire. Il en est de même du son que l'on obtient en percutant les différentes régions latérales et postérieures du thorax. Ces différences tiennent évidemment à l'épaisseur variable des parois. La paroi thoracique donne par elle-même un son obscur. Les ondes sonores fournies par les organes sous-jacents se trouveront donc modifiées et affaiblies par cette paroi. Dans les points où la cage thoracique est épaisse une percussion pratiquée à forces égales produira une sonorité bien moindre que dans les points où la paroi est mince. De même le son sera plus ou moins clair suivant que l'épaisseur du parenchyme pulmonaire sous-jacent sera plus ou moins considérable. Ainsi, dans le cinquième espace intercostal droit, au niveau duquel la percussion ne peut mettre en vibration qu'une portion restreinte de parenchyme pulmonaire, le son sera moins clair qu'au quatrième espace. Il en est de même du côté gauche, où le son fourni par le troisième espace est moins clair que celui que l'on obtient au deuxième espace. La présence du foie, dans le premier cas, et du cœur dans le second, modifie le bruit produit.

Le son clair dépend encore de la tension du tissu pulmonaire, de la paroi et de la forme même de la cage thoracique. Plus la convexité de la cage thoracique est grande, moins le son est intense.

Il existe des transitions entre le son clair et le son obscur. Ainsi le son clair se trouve obscurci quand le poumon renferme moins d'air ou quand des masses liquides ou solides viennent s'interposer entre lui et la cage thoracique. Il faut faire rentrer dans la première catégorie de faits tous les cas de condensation du poumon provoqués par la pneumonie aiguë ou chronique, par la tuberculose, par des infarctus, par des néo-formations, etc. Plus ces altérations seront profondes et étendues, moins il y aura d'air dans le poumon et plus le son sera obscurci. Quand l'infiltration atteint ses limites extrêmes, le son clair disparaît et fait place au son obscur et même à la matité.

On s'est demandé quelle étendue devait avoir une portion atélectasiée du poumon pour donner à la

percussion un son relativement obscur. Skoda prétend que la portion atélectasiée doit avoir l'étendue
d'un plessimètre et avoir 3 pouces d'épaisseur ; pour
Wintrich elle doit atteindre 5 centimètres de diamètre et 2 centimètres de profondeur. Ce fait prouve
qu'en obtenant, à la percussion, une sonorité absolument normale, on n'est pas en droit d'affirmer
qu'il n'existe pas à la périphérie des foyers morbides
d'une certaine étendue. On comprendra facilement
tout l'intérêt pratique de ce fait. Cependant, quand
il existe au sommet du poumon des foyers, même
fort peu étendus, on obtient à la percussion un son
relativement obscur.

Si des foyers, même superficiels, ne peuvent être
constatés à l'aide de la percussion, qu'à condition
d'avoir une étendue déjà notable, on comprendra
facilement que des lésions profondes et centrales
du poumon échappent à toute investigation. Ces
foyers peuvent être volumineux, étendus, mais,
pourvu qu'ils soient distants de 3 à 4 centimètres
carrés de la surface du poumon, ils échapperont
certainement à toute investigation et n'obscurciront
en rien le son de percussion (Weil).

Le son clair peut être obscurci par la présence d'un
liquide ou d'une néoformation solide situés entre le
poumon et la cage thoracique. C'est surtout dans la
pleurésie que ce fait peut être constaté et notamment à la base du thorax, quand le poumon se
trouve refoulé et soulevé par le liquide.

Les déformations thoraciques provoquées par la
scoliose vertébrale, quand elles sont accompagnées

par une saillie anormale des côtes d'un côté, et un aplatissement de l'autre, avec rétrécissement des espaces intercostaux, peuvent amener des modifications inattendues dans le son de percussion.

Le son tympanique lui-même peut être plus ou moins clair. Ainsi, pour la cavité abdominale la clarté du son varie suivant l'étendue de l'organe percuté, l'épaisseur et la tension de la paroi. A tension égale, l'estomac donne un son plus clair que l'intestin ; quand la tension des parois stomacales, intestinales et abdominales va en augmentant, le son s'obscurcit. Si un corps dense et privé d'air, tel que le lobe gauche du foie, vient à s'interposer entre l'estomac et la paroi, le son sera obscurci. A l'état pathologique un phénomène analogue se produit chaque fois qu'une masse privée d'air vient s'interposer entre les organes du thorax ou de l'abdomen, qui donnent, à l'état normal, un son tympanique. Quand on percute, à l'aide d'un plessimètre, la surface d'un liquide contenu dans un vase qui renferme une vessie pleine d'air ou une portion de poumon, le son s'obscurcit au fur et à mesure que la vessie ou le poumon gagne le fond du vase et la matité devient complète quand l'un ou l'autre se trouve à 10 ou 12 centimètres de la surface (Weil). A l'état pathologique on observe ce fait dans le cas d'ascite. Une portion de poumon infiltrée se trouvant interposée entre la paroi thoracique et une excavation peut donner lieu à des résultats analogues.

Beaucoup d'auteurs ont prétendu qu'un organe

privé d'air, situé en arrière d'un autre organe rempli d'air, modifiait la sonorité de ce dernier en
l'obscurcissant. On pourrait ainsi, en pratiquant la
percussion forte, reconnaître à travers le poumon
la présence du foie, du cœur, de la rate. Or ce fait
est absolument faux. Dans tous les cas où la portion
de poumon est d'au moins 3 centimètres et au plus
de 4 centimètres, le son est aussi clair que s'il n'y
avait aucun organe au-dessous.

SON TYMPANIQUE. — Le *son tympanique* est une
variété du son clair. On lui a donné ce nom à cause
de son analogie avec le bruit du tambour. Pour
qu'un son tympanique puisse se produire, il faut
que les parois qui renferment l'air mis en vibration
ne soient pas tendues; en effet, quand ces parois
sont très tendues, l'intensité du tympanisme diminue et il peut même disparaître absolument. Il
suffit, pour s'en convaincre, de percuter sur le
cadavre l'estomac ou une portion d'intestin; on
obtient alors un son tympanique très net. Si l'on
insuffle ces organes, de manière à tendre fortement
les parois, le tympanisme disparaît et le son devient
obscur. La tonalité du son tympanique dépend de
la longueur de la colonne d'air vibrante et du diamètre de l'orifice à l'aide duquel l'organe percuté
communique avec l'air extérieur. Ainsi le son est
d'autant plus profond que le diamètre de l'orifice,
à l'aide duquel la cavité communique avec l'air extérieur, est plus étroit. La tonalité dépend également du volume de l'air enfermé. Cependant on
ne saurait appliquer d'une façon absolue ces lois

de l'acoustique à ce qui se passe dans les cavités irrégulières de l'organisme.

On obtient le son tympanique en percutant l'estomac, les intestins, mais on ne l'observe jamais sur le thorax normal. Pour qu'il se produise dans l'appareil respiratoire il faut des modifications pathologiques spéciales. Le son tympanique peut se développer dans une masse d'air qui communique avec l'atmosphère extérieure. C'est ainsi qu'on le produit normalement en percutant la cavité buccale, le larynx, la trachée, et, à l'état pathologique, en percutant une caverne pulmonaire ou une bronche dilatée communiquant avec l'air extérieur.

Le son tympanique peut également se produire dans des espaces qui ne communiquent pas avec l'air extérieur. C'est ce qui a lieu notamment pour l'abdomen. En effet l'estomac, le gros intestin, l'intestin grêle, constituent, quand les parois abdominales ne sont pas trop tendues, des cavités enveloppées de toutes parts par des parois membraneuses. Dans le pneumothorax, des conditions analogues se trouvent réalisées.

Le son tympanique n'indique pas toujours la présence d'une grande cavité d'air sous le doigt qui percute. Nous verrons que certaines conditions physiques du poumon peuvent y donner lieu.

Tympanisme n'est pas synonyme d'amplitude ni d'intensité du son. Un son peut être très peu ample ou très peu intense et avoir cependant une résonance tympanique. Nous étudierons plus tard les conditions physiques qui donnent lieu à ces différences.

Son obscur. — Le son obscur est caractérisé par
son peu d'intensité, son peu d'amplitude et son absence presque complète de timbre. Le son de percussion est dû principalement à l'élasticité des
masses qui sont mises en branle ; or, on sait que
l'élasticité des masses solides et liquides de l'organisme est fort peu considérable quand on la compare à celle d'organes qui renferment des gaz. On
peut donc dire que le son deviendra obscur chaque
fois que la percussion ne mettra en vibration que
des organes privés d'air. Ceci a lieu à l'état normal
pour le foie, pour les reins et, en partie, pour le
cœur et la rate. Cependant la percussion de ces
deux derniers organes ne donne pas lieu à une matité aussi franche que celle de la cuisse par exemple. On provoque, en effet, par la percussion de ces
organes, la résonnance de l'estomac ou du poumon, et l'on obtient ainsi à la percussion une sorte
de zone de transition qui gêne considérablement
quand il s'agit de déterminer minutieusement le
volume des organes.

A l'état pathologique, on observe le son obscur
chaque fois que des organes normalement remplis
d'air, et donnant par conséquent un son clair ou
légèrement tympanique, se transforment en masses compactes et privées d'air. Cette modification
peut avoir deux origines : ou bien la structure de
l'organe se modifie, le poumon, par exemple, s'infiltre ; ou bien les cavités se remplissent de masses
solides ou liquides, qui comblent des espaces jusqu'alors remplis d'air (estomac, intestins), ou bien

refoulent et compriment ces organes (pleurésie, épanchement ascitique, kystes de l'ovaire, etc.). Il est évident que le son deviendra d'autant plus obscur qu'à l'état normal le son était déjà moins clair, et que l'obscurité sera d'autant plus intense que les lésions dont nous venons de parler seront plus profondes et plus étendues.

Quand la quantité d'air contenue dans le poumon diminue, le son est obscurci ; quand le parenchyme devient absolument imperméable, il est mat. Cette matité absolue s'observe chaque fois que l'on percute un organe solide, tel que le foie, la cuisse. Une oreille exercée reconnaît facilement une forte matité ; quand au contraire la matité est faible, comme dans le cas d'infiltration d'un des sommets (submatité), il faut pratiquer la percussion symétrique des deux côtés pour la reconnaître.

2º **Le son peut être ample ou bref.** — Le son ample est en général clair. Il est ample quand, après le choc de percussion, les vibrations persistent encore pendant un certain temps, allant en diminuant petit à petit. Le type du son ample s'observe dans la percussion du thorax à l'état normal. Quant au son bref, il est caractérisé par des vibrations sonores de très courte durée ; il se produit quand la quantité d'air qui vibre sous le doigt est diminuée et que les vibrations se passent dans un tissu moins aéré et plus solide. Le son bref peut être clair, tympanique ou obscur. On le rencontre à l'état pathologique, notamment dans les cas d'infiltration tuberculeuse du poumon.

3° **Le son peut être élevé ou profond.** — On sait que la hauteur d'un son dépend du nombre de ses vibrations. A l'état physiologique, cette hauteur variera suivant le degré de tension de la colonne aérienne dans les alvéoles pulmonaires pendant l'inspiration et l'expiration. La hauteur du son change avec les modifications de l'élasticité pulmonaire. Quand la tension pulmonaire diminue, le son devient plus grave ; quand la tension augmente, il devient plus aigu. Même à l'état normal, la hauteur du son n'est pas la même dans les différentes régions du thorax, à tel point que certains élèves prennent, au début, pour de la matité, le son bref ou peu ample d'une région, comparé au son clair et plus ample d'une autre.

Chaque fois que la tension du parenchyme pulmonaire diminue dans un état pathologique, le son de percussion devient plus profond. C'est ce qui se produit par exemple dans le cas de pleurésie ou de pneumonie, où les portions du poumon restées accessibles à l'air diminuent de tension.

Ce phénomène s'observe surtout dans la région sous-claviculaire. Cependant dans la pneumonie et dans la pleurésie double, on voit souvent le son de percussion devenir plus élevé dans cette région ; en même temps il peut devenir tympanique pendant l'inspiration et redevenir plus profond pendant l'expiration. Cela tient à ce que la tension du parenchyme pulmonaire est augmentée pendant l'inspiration.

Il nous reste à dire quelques mots de ce que certains auteurs appellent le *son plein* et le *son vide*. Cette terminologie, qui est adoptée par quelques rares cliniciens, a été introduite par Skoda. Ce caractère particulier du son, auquel Skoda attribue une signification spéciale, se rapporterait aux corps sonores : ainsi une grosse cloche donnerait un son plein, une petite cloche un son vide. Or, cette qualité physique du son est presque universellement rejetée. Le son plein est un son ample à grandes vibrations ; quant au son vide, c'est un son bref à courtes vibrations.

Sensations tactiles. — Outre les impressions sonores qui arrivent à son oreille, l'explorateur doit tenir compte des sensations d'élasticité ou de résistance éprouvées par le doigt qui percute. Ces sensations ont une valeur incontestable dont on se prive bénévolement en se servant d'un corps inerte intermédiaire pour la percussion. La sensation d'élasticité se perçoit surtout à la partie antérieure du thorax chez les sujets jeunes ; chez les vieillards, au contraire, l'élasticité diminue. Quant à la sensation de résistance, elle est beaucoup plus considérable au niveau d'un organe privé d'air qu'au niveau d'un autre qui en est rempli. Ainsi le son obscur et le son mat correspondent généralement à une sensation de résistance prononcée ; le son clair, par contre, a une sensation de résistance beaucoup moindre. D'après le témoignage de beaucoup d'observateurs, les épanchements péricardiques ou pleuraux abondants donnent lieu à une sensation de résistance extrême.

CHAPITRE V

AUSCULTATION.

L'auscultation est un moyen d'exploration approprié à la recherche et au classement des bruits ou sons qui se passent dans l'intérieur des organes. Le médecin utilise ses perceptions auditives pour interpréter l'état physique des organes et établir le diagnostic des maladies.

C'est à Laennec que revient l'honneur d'avoir découvert l'auscultation et d'avoir décrit la plupart des signes qui servent encore aujourd'hui à la recherche des affections du poumon et du cœur. Les données établies par ce merveilleux observateur ont pu être complétées, mais non modifiées.

On a essayé, depuis Laennec, à établir une base scientifique à l'étude de l'auscultation, mais toutes ces tentatives ont échoué, et aujourd'hui encore on en est réduit à des conjectures, à des à-peu-près et à une nomenclature presque grossière.

On distingue deux méthodes d'auscultation : l'auscultation *immédiate*, qui se pratique par l'application directe de l'oreille sur la poitrine, et l'auscultation *médiate* qui se fait par l'intermédiaire du stéthoscope.

1° L'*auscultation immédiate* a bien des avantages ; elle évite de porter sur soi un instrument souvent embarrassant, elle permet d'entendre avec plus de force les bruits qui se passent sous l'oreille, enfin elle constitue un procédé d'exploration beaucoup plus rapide quand il s'agit notamment d'examiner la face postérieure du thorax. Ces différentes raisons ont fait et font encore le succès de l'auscultation immédiate, et il est beaucoup de médecins qui ne recourent au stéthoscope que dans des cas exceptionnels.

Cependant ce procédé a ses inconvénients. Sans parler de certaines considérations extra-médicales pour lesquelles il sera préférable d'utiliser le sté·thoscope, son emploi est à peu près indispensable quand il s'agit d'explorer des régions telles que les régions sus-claviculaires, dont l'exploration est d'une si haute importance et au niveau desquelles l'oreille a peine à s'appliquer.

Quand on le peut, il faut ausculter à nu pour éviter tout bruit étranger résultant du frottement des cheveux dans le voisinage de l'oreille, et accepter tout au plus l'interposition d'un linge fin (Lasègue).

2° L'*auscultation médiate* se fait par l'intermédiaire du *stéthoscope*. Les modèles en sont variés et leur choix n'a au fond que peu d'importance, chaque observateur ayant à cet égard une prédilection basée sur l'habitude. Nous croyons donc inutile d'entrer ici dans des détails circonstanciés sur la structure de ces instruments. Pour qu'un stéthoscope soit bon, il faut simplement que son extrémité thoracique ait un diamètre convenable et que son extrémité auriculaire présente une légère concavité pour s'adapter à l'oreille (fig. 10). On a fait

des stéthoscopes en bois de différentes essences, en
gutta, en. métal. P. Niemeyer a même proposé
l'emploi d'un stéthoscope formé par un cylindre
plein en bois. Les Américains (fig. 11 et fig. 12)

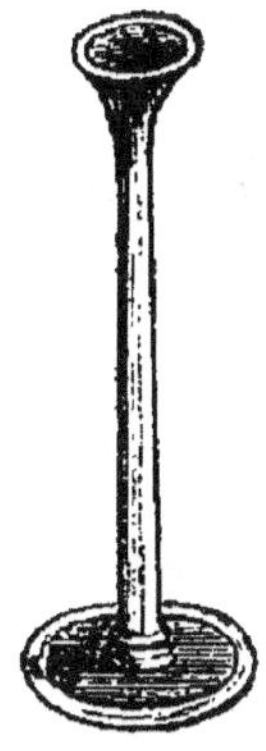

Fig. 10.

et M. Constantin Paul ont eu l'idée de se servir
de tubes flexibles communiquant avec l'oreille par
un embout spécial et munis à l'autre extrémité d'un
petit entonnoir. Nous ne ferons à ces instruments
qu'un seul reproche, c'est que la transmission des
sons se fait plus difficilement dans un tube flexible
que dans un tube en bois. Qu'il s'agisse de l'un ou
de l'autre de ces instruments, il faut éviter avec soin
de presser d'une façon exagérée sur les organes
que l'on explore, ou de frotter à l'aide des doigts
sur les différentes parties de l'instrument. On pourrait ainsi donner naissance à des bruits accessoires
qui rendraient l'usage de l'instrument fort infidèle.

Auscultation à distance. — Certains bruits sont
assez intenses pour s'entendre à distance. Ils se

développent spontanément, tels que les râles tra-

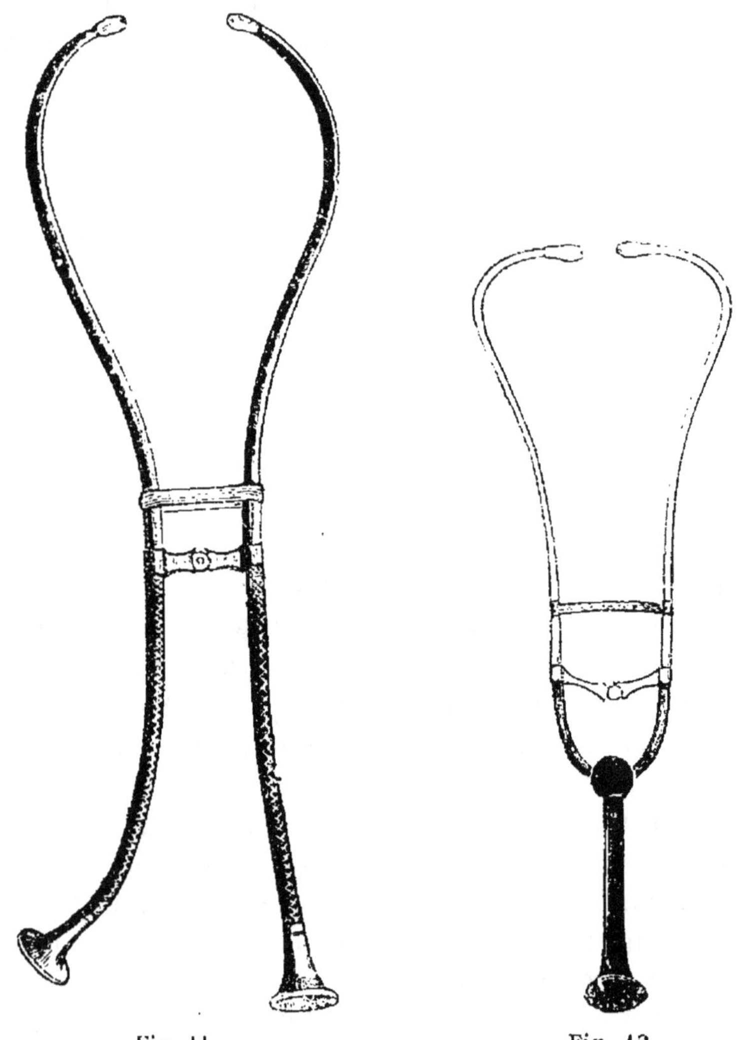

Fig. 11.   Fig. 12.

chéaux, le cornage laryngé, le glou-glou stomacal,
ou bien ils se produisent à l'aide d'un artifice, tel

que le bruit de succussion hippocratique, le clapotement stomacal, la crépitation des os, le gargouillement intestinal, etc.

L'inspection des organes profonds se fait à l'aide
d'une série d'instruments tels que le laryngoscope,
l'ophthalmoscope, le spéculum, l'uréthroscope,
l'otoscope, etc. De même l'électricité constitue un
mode d'exploration indispensable dans certaines
affections du système nerveux. Il est plusieurs de
ces méthodes spéciales d'exploration que nous ne
pouvons esquisser ici en quelques mots, et pour lesquelles nous renvoyons aux traités spéciaux. C'est
ainsi qu'on trouvera dans le *Guide pratique d'élec-
trothérapie* du Dr Onimus toutes les indications
concernant l'électricité. Nous renvoyons pour ce
qui a trait à l'ophthalmoscopie et à la microscopie aux *Manuels d'ophthalmologie*, de MM. Daguenet
et Chauvel, et au *Manuel du microscope*, de MM. Duval et Lereboullet. On trouvera dans le manuel de
M. Lutaud tout ce qui a trait à l'examen des organes génitaux de la femme.

CHAPITRE VI

LARYNGOSCOPIE.

L'exploration directe du larynx est rendue impossible par la situation profonde de cet organe.
La laryngoscopie a pour but de remédier à cet état

de choses en permettant, à l'aide d'une réflexion de miroirs, de découvrir le larynx ainsi que les por-

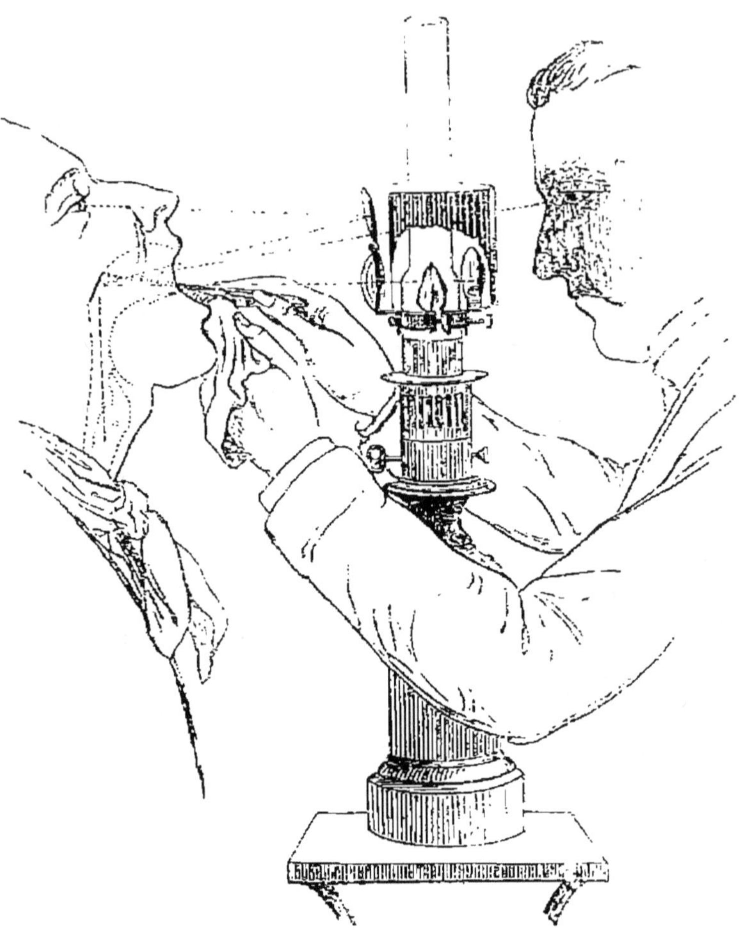

Fig. 13. — Examen au laryngoscope.

tions inférieures du pharynx. Nous ne nous éten-
drons pas sur les théories scientifiques du laryngoscope ni sur la description des différents instru-

ments dont on trouvera le détail dans les traités spéciaux. Le laryngoscope de Czermak peut être considéré comme le type de ces instruments ; on y a apporté beaucoup de modifications sans en changer les principes (fig. 13).

L'outillage de la laryngoscopie se compose d'abord *d'un réflecteur* destiné à recevoir la lumière d'un foyer lumineux et à la projeter au fond de la gorge. Ce réflecteur est un miroir légèrement concave ; il peut être placé en arrière d'une lampe, ou bien au contraire fixé à une paire de lunettes, et placé ainsi au devant du front. Quant aux miroirs laryngiens, ce sont de petits plans en verre et mieux en acier, quadrangulaires, à bords arrondis et fixés par un de leurs angles à une tige rigide, à angle obtus, de 8 à 10 centimètres jusqu'au manche. La dimension moyenne de ces miroirs est de 20 à 35 millimètres (fig. 14). Comme ces miroirs seraient rapidement ternis par l'air expiré du larynx, il faut les plonger dans de l'eau chaude ou les chauffer à la chaleur d'une lampe.

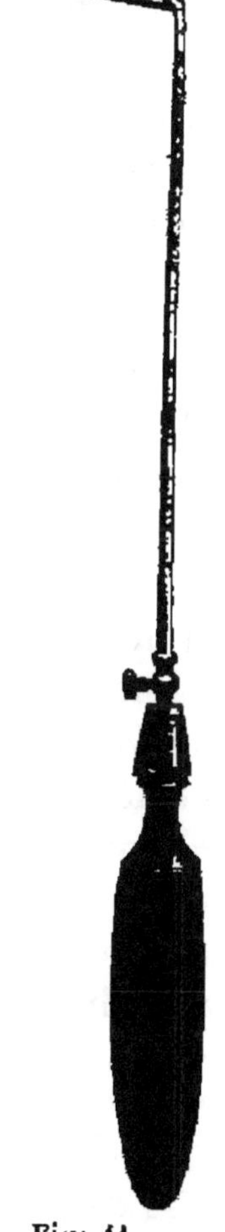

Fig. 41.

En résumé, réflecteur destiné à projeter la lumière au fond de la gorge, et miroir laryngé destiné à examiner les parties que l'on veut observer, tel est le laryngoscope.

Mode opératoire. — Le malade doit être autant que possible à jeun, pour éviter les vomissements provoqués par le chatouillement de la luette ; il faut faire incliner la tête en arrière, la bouche étant largement ouverte. Le malade tient lui-même sa langue abaissée à l'aide d'un mouchoir. Pendant l'examen, on fait émettre au malade quelques voyelles à timbre clair. Quant au médecin, il se trouve en face du malade, assis ou debout. L'appareil d'éclairage, fourni le plus souvent par une lampe, doit être placé entre le malade et le médecin ; ce dernier pourra ainsi facilement diriger les rayons vers la cavité buccale.

Le miroir laryngoscopique étant ensuite saisi de la main droite, le médecin l'introduit sans tâtonnements dans la cavité buccale, jusqu'au-dessous de la luette, qu'il soulève par un mouvement de déplacement ; il cherche ensuite la position qui donne l'image la meilleure. Quelques sujets ont une sensibilité telle que l'examen devient presque impraticable. On peut les préparer en leur faisant prendre pendant un ou deux jours un peu de bromure de potassium.

Pour comprendre une figure laryngoscopique, il faut avoir présent à l'esprit qu'elle ne représente pas l'objet réel, mais l'image de l'objet, telle qu'elle se trouve réfléchie sur le miroir d'inspection.

A l'état physiologique on aperçoit l'épiglotte, le bourrelet muqueux et cartilagineux qui borde supé-

rieurement l'orifice du larynx, les cordes vocales
inférieures et supérieures, l'espace interarythé-
noïdien, et parfois même des anneaux de la trachée (fig. 15).

A l'état pathologique, on peut apercevoir les ulcérations de l'épiglotte, des replis ary-épiglottiques et
des cordes vocales (ulcérations tuberculeuses, syphilitiques, etc.). Des polypes, des excroissances

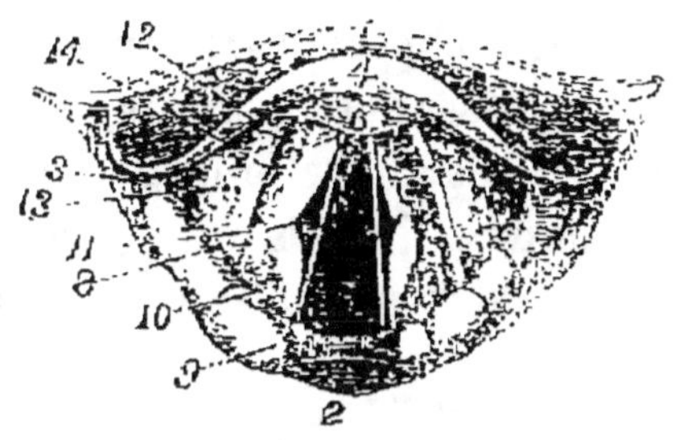

Fig. 15. — Larynx normal pendant la respiration ordinaire.

variqueuses peuvent être reconnus et extirpés. Enfin, l'examen laryngoscopique est d'un grand secours dans les différentes espèces d'aphonie, surtout dans celles que détermine une altération des
muscles laryngés.

L'examen laryngoscopique peut nous faire reconnaître des modifications de coloration, des pertes
de substance, des tumeurs, des rétrécissements,
l'existence de corps étrangers et les troubles dans
la motilité des muscles laryngés.

1° *Modifications de coloration.* — A l'état normal,
les cordes vocales ont une teinte blanche très nette ;
le reste de la muqueuse a une teinte d'un rose

clair, enfin l'épiglotte offre une teinte jaunâtre. Quand il existe un état catarrhal de la muqueuse, cette dernière devient rouge, et l'on peut même suivre à sa surface le trajet des vaisseaux ; parfois même on peut reconnaître, dans le cas d'une inflammation vive, des extravasations vasculaires ou des dépôts de fausses membranes.

2° Les *ulcérations* de la muqueuse laryngée sont tantôt superficielles, tantôt profondes, arrondies, cratériformes. Leur aspect varie suivant la cause qui leur a donné naissance (syphilis, tuberculose).

3° *Tumeurs.* — Les altérations des cartilages du larynx peuvent donner lieu à des suppurations et, par conséquent, à des tuméfactions de la muqueuse.

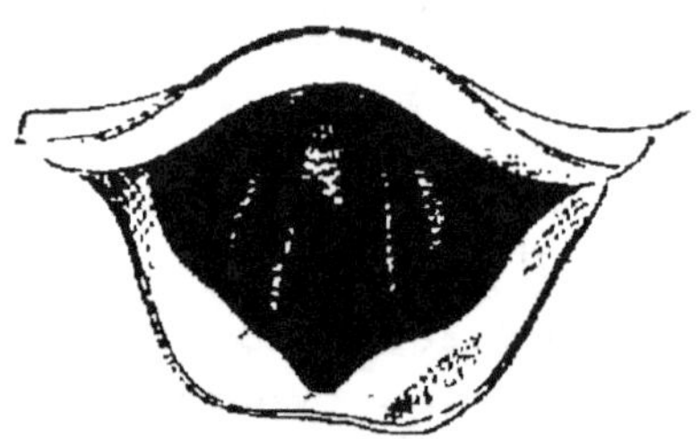

Fig. 16. — Polype implanté sur la corde vocale droite.

On observe ce fait dans la périchondrite qui accompagne parfois les complications laryngées de la fièvre typhoïde. Parmi les tumeurs qui se développent dans le larynx, on peut citer les polypes, les papillômes, les sarcomes et les tumeurs cancéreuses (fig. 16).

4° *Rétrécissements.* — Les rétrécissements du larynx peuvent se produire à la suite d'inflamma-

lion ou d'ulcération du larynx; il se forme alors
des cicatrices vicieuses qui obstruent une partie
de la cavité laryngée. Des tumeurs de voisinage,
telles que les tumeurs thyroïdiennes, des dégénérescences cancéreuses, des tumeurs anévrysmales
compriment parfois le larynx et provoquent un
rétrécissement (fig. 17).

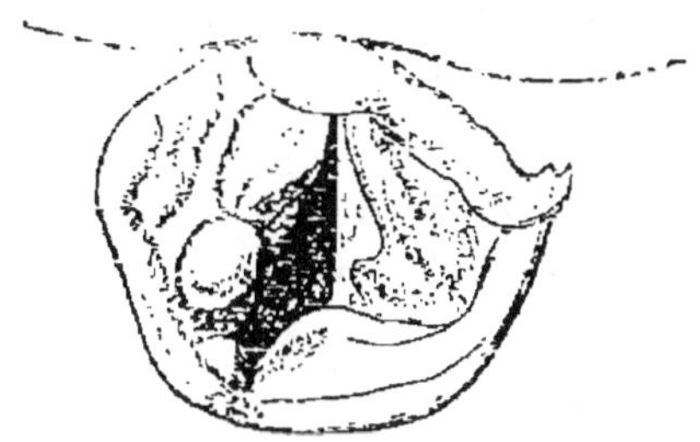

Fig. 17. — Cicatrices et pertes de subsance du larynx.

5° *Corps étrangers.* — Des corps étrangers peuvent
pénétrer dans le larynx et donner lieu à des phénomènes de suffocation. L'examen laryngoscopique
est d'une extrême importance dans ces cas.

6° *Paralysies.* — Les paralysies des différents muscles laryngés peuvent être également reconnues à
l'aide du laryngoscope. Ainsi, dans la paralysie des
muscles thyro-ary-épiglottiques, qui ont pour but
d'attirer l'épiglotte en arrière ou d'empêcher les
aliments de pénétrer dans le larynx pendant la déglutition, on est forcé de nourrir les malades à l'aide
d'une sonde œsophagienne pour empêcher tout accident; en pratiquant l'examen laryngoscopique, on
trouve l'épiglotte immobile, dressée et appuyée
contre la base de la langue.

Tous les autres muscles du larynx obéissent au nerf récurrent, et ils ont pour but de contracter ou de dilater la glotte. Parmi les premiers nous citerons les thyro-aryténoïdiens interne et externe, le crico-aryténoïdien latéral et l'aryténoïdien. Parmi les derniers se trouve le crico-aryténoïdien postérieur. Dans le cas de paralysie d'un seul récurrent, la corde vocale correspondante reste complètement immobile pendant l'inspiration et l'expiration. Quand les deux récurrents sont paralysés, les cordes vocales présentent la même disposition que sur le cadavre et semblent absolument immobiles.

Dans la paralysie du crico-aryténoïdien postérieur, la corde vocale du côté paralysé reste immobile dans une position médiane. Quand ces deux muscles sont paralysés, les deux cordes vocales se touchent et il se produit une dyspnée très vive à l'inspiration.

CHAPITRE VII

RHINOSCOPIE.

C'est encore à Czermack qu'on doit les premières applications de la rhinoscopie. Dans ce procédé on éclaire la partie postérieure des fosses nasales à l'aide d'un petit miroir placé derrière la luette, ramenée en avant par un crochet. Cependant la titillation de la luette par le crochet est insuppor-

table à la plupart des malades. Avant de pratiquer
l'examen rhinoscopique, il est bon de faire garga-
riser le malade, afin de détacher les mucosités ; la

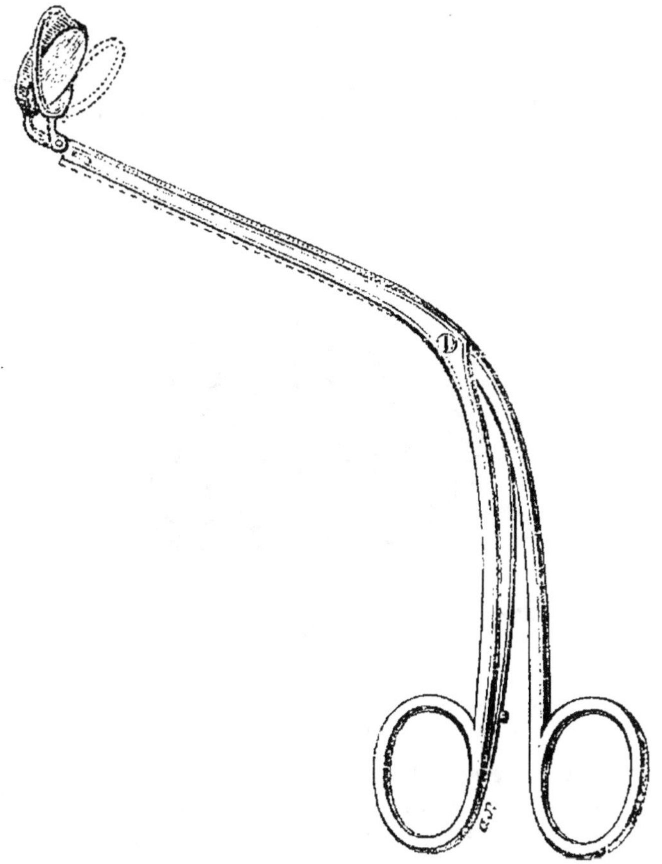

Fig. 18. — Rhinoscope releveur de la luette, de Duplay.

position sera la même que pour l'examen laryngoscopique. Le rhinoscope est introduit sur la ligne
médiane, la surface réfléchissante dirigée vers la

région pharyngo-nasale. On le pousse en passant à côté de la luette jusqu'au voisinage de la paroi postérieure du pharynx, qu'il faut éviter de toucher. Stærk et Duplay (fig. 18) ont imaginé chacun un rhinoscope où le miroir est au bout d'une des branches d'une pince; l'autre branche relève la luette. Il ne faut pas, dans l'examen rhinoscopique, tirer

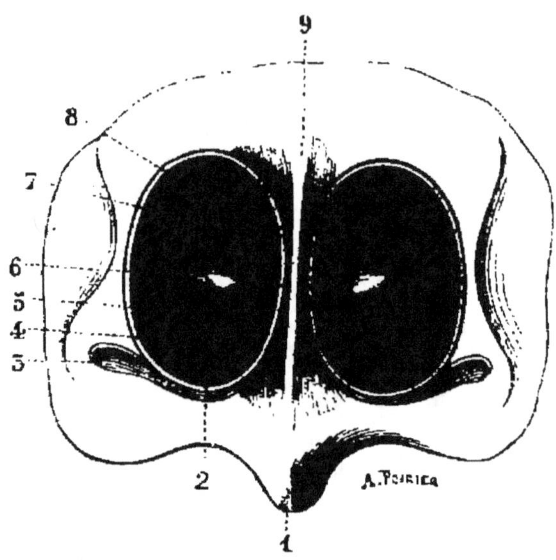

Fig. 19. — Image rhinoscopique.

1, face postérieure de la luette. — 2, méat inférieur à peine visible. — 3, orifice de la trompe d'Eustache. — 4, cornet inférieur. — 5, méat moyen. — 6, cornet moyen. — 7, méat supérieur. — 8, cornet moyen. — 9, cloison du nez.

la langue hors la bouche, mais au contraire la faire rentrer autant que possible et même l'abaisser avec une spatule. L'examen rhinoscopique, bien que d'une pratique assez délicate, peut néanmoins fournir des renseignements précieux dans le cas de polypes des fosses nasales et d'ulcérations spécifiques qui passeraient presque complètement inaperçues sans cet examen (fig. 19).

CHAPITRE VIII

DE LA DYNAMOSCOPIE.

Les bruits profonds de la contraction musculaire peuvent être appréciés par l'oreille et étudiés par l'auscultation. M. Collongues a désigné cette nouvelle méthode d'exploration sous le nom de dynamoscopie. En plaçant un doigt de la main d'un homme à l'état sain ou malade, dans le conduit auditif externe, on entend un bruit continu très semblable à un bourdonnement. A ce bruit s'ajoutent, par intervalles irréguliers, des crépitations bien distinctes du bruit de bourdonnement, et qu'on peut appeler pétillement ou grésillement. Les bourdonnements et les pétillements sont plus sensibles lorsqu'on se sert d'un intermédiaire entre le doigt et le conduit auditif; les meilleurs conducteurs sont le liège et l'acier; aussi Collongues a-t-il inventé un instrument du nom de dynamoscope, composé d'une tige de 10 à 15 centimètres en liège ou en acier, dont une extrémité pénètre dans l'oreille de l'observateur, tandis que l'autre, en forme de dé à coudre, reçoit le doigt du sujet à observer, ou se place sur différents points de la surface du corps (fig. 20). On perçoit à l'aide de cet instrument des bourdonnements ou pétillements qui sont surtout très marqués à l'extrémité des doigts ou à la paume de la main. M. Collongues prétend que les nerfs seuls peuvent être la cause de ces phénomènes ; l'absence du bourdonnement ferait distinguer une paralysie complète d'une paralysie incomplète ; elle serait le signe le plus certain de la paralysie vraie, et la ferait distinguer de la paralysie simulée. On considère généralement aujourd'hui les différents bruits perçus à l'aide du dynamoscope comme le résultat du murmure rotatoire de Laennec, qui aurait pour origine la contraction fibrillaire des muscles, et, plus particulièrement, le frottement des tendons dans leur gaine. En tout cas, la signification clinique des différents bruits perçus par le dynamoscope est plus que douteuse.

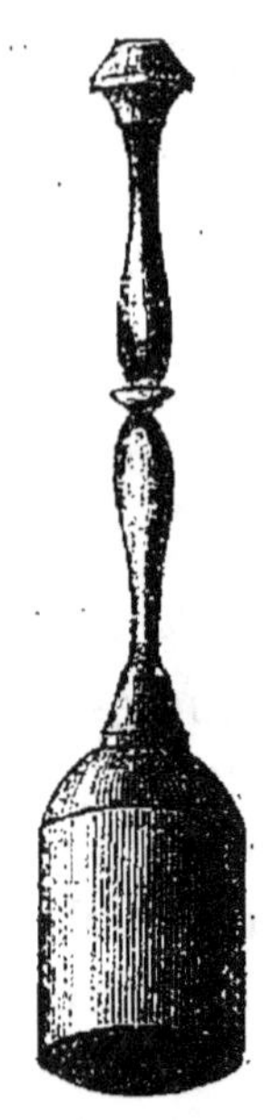

Fig. 20. — Dynamoscope de Collongues.

CHAPITRE IX

ÆSTÉSIOMÉTRIE. ÉTUDE DU SENS MUSCULAIRE.

Pour étudier les différentes sensations tactiles, sensations de pression, sensations de traction, sensations de température, on a imaginé une série d'instruments qui peuvent rendre dans certains cas de signalés services.

Les *sensations* de *contact* et de *pression*, quoique de même nature, diffèrent cependant par certains caractères ; ainsi la sensation de contact disparaît quand il existe des cicatrices qui ont détruit la couche papillaire ; la sensation de pression persiste, par contre, parce qu'elle est sous la dépendance des corpuscules de Paccini situés plus profondément.

La sensation de contact diffère de nature suivant les corps ; elle est différente suivant que le corps touché est un métal, du liquide, du bois, etc. De même l'étendue de la région impressionnée augmente la force de la sensation. On se sert, pour étudier la sensation du contact, soit de poids placés directement sur la peau, ou bien d'une balance dont un plateau est muni, à sa face inférieure, d'une pointe qui appuie sur la peau ; enfin on peut utiliser la pression d'une onde liquide (tube de caoutchouc rempli d'eau qu'on soumet à des pressions rhythmiques).

Pour étudier les sensations de pression et de douleur à tous leurs degrés, on peut se servir de l'aiguille æsthésiométrique de Beaunis, qui permet de graduer la pression dans les limites les plus étendues sur des régions déterminées de la peau. L'appareil se compose d'une aiguille munie d'un plateau qu'on charge de poids et qui s'abaisse ou s'élève à volonté, en glissant sans frottement dans un tube vertical. L'aiguille et son plateau peuvent, suivant le but qu'on se propose, être construits en bois, en liège, en métal, et, par conséquent, il est facile de leur donner le poids voulu pour les expériences suivant les régions sur lesquelles on opère. Eulenburg a construit, sur le modèle des bascules ordinaires, un instrument qu'il appelle le baræsthésiomètre. On utilise aussi l'appareil de Bitot, le stasimètre, à l'aide duquel l'auteur apprécie la consistance des corps mous.

Les impressions tactiles peuvent être simultanées ou successives ; simultanées, elles peuvent être doubles ou multiples.

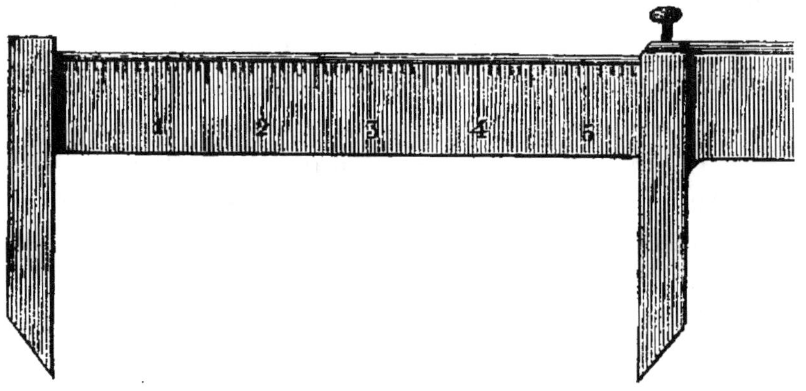

Fig. 21. — Æsthésiomètre de Weber.

Les sensations doubles ne se produisent que lorsque les excitations de la peau se font à une certaine distance l'une de l'autre ; si elles sont trop rapprochées, la sensation reste simple. On se sert, pour étudier ce phénomène, de l'æsthésiomètre de Weber (fig. 21), composé d'une tige horizontale graduée, munie de deux pointes dont l'une, mobile, peut se rapprocher ou s'éloigner à volonté de l'autre restant fixe, ou bien d'un compas suffisant pour l'exploration clinique et indiqué par Jaccoud. Il est long de 9 centimètres et muni d'un arc de cercle qui porte 12 divisions; chacune de ces divisions, qui correspond à un centimètre d'écartement des branches, est partagée en 4 parties, de sorte que la graduation permet de mesurer les divers degrés d'écartement par quart de centimètre. L'arc de cercle est mobile et peut être reployé sur les branches du compas, qui présente ainsi un très petit volume. Si l'on écarte les pointes de l'un ou l'autre de ces deux instruments et qu'on les applique sur la peau, on aura la sensation de deux pointes. Si on les rapproche successivement, il arrivera un moment où, malgré l'écartement de deux pointes, on n'en sentira plus qu'une. Il y a donc un minimum d'écart en deçà duquel les deux pointes ne donnent plus qu'une seule sensation. Ce minimum d'écart varie suivant les différentes régions de la peau, comme l'indique un tableau dressé par M. Weber. C'est ainsi que ce minimum est de $1^{mm},1$ pour la pointe de la langue, de $2^{mm},2$ pour la face palmaire de la troisième phalange des doigts, de $11^{mm},2$ pour le dos de la deuxième phalange des doigts, de $15^{mm},7$ pour la face dorsale de la première phalange des doigts, de $31^{mm},5$ pour le dos de la main, et de $67^{mm},6$ pour la cuisse et les bras. La sensibilité tactile augmente par conséquent de la racine du membre à sa périphérie. Ce minimum d'écart peut servir, jusqu'à un certain point, pour examiner la sensibilité cutanée d'une région.

Si, au lieu de prendre le compas de Weber ou celui de Jaccoud, on prend un compas à trois, quatre et même cinq branches, instrument que l'on peut parfaitement remplacer par un simple morceau de liège, dans lequel on implante un plus ou moins grand nombre d'aiguilles, on pourra encore percevoir trois, quatre et même cinq sensations distinctes. Cependant, la sensation perd de sa netteté à mesure que le nombre des contacts se multiplie, et au delà de quatre ou cinq pointes, la sensation devient absolument confuse.

Pour étudier les *sensations de température*, c'est-à-dire la sensation de froid ou la sensation de chaleur, en un mot, pour explorer la sensibilité

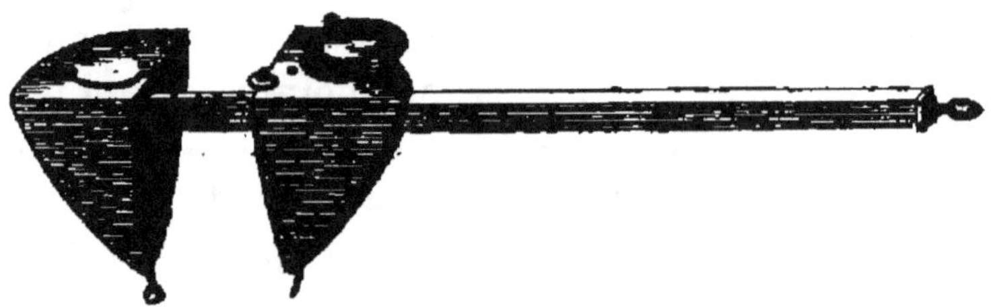

Fig. 22. — Æsthésiomètre de Liégeois.

thermique de la peau, on peut se servir d'un compas, dont les deux pointes sont inégalement chauffées, ou de l'æsthésiomètre de Liégeois (fig. 22). Cet instrument est construit sur le même principe que l'æsthésiomètre de Weber, seulement les pointes sont en rapport avec deux petits prismes creux qu'on remplit de liquide à une température donnée. L'écart minimum entre les deux pointes est plus faible quand ces deux pointes sont à une température différente. La sensibilité thermique n'est pas la même dans les différentes régions du corps. Elle atteint son maximum à la face, aux joues, à la pointe de la langue ; sur les membres, elle augmente à mesure que l'on se rapproche de la racine du membre. De plus, certaines températures s'apprécient plus facilement que d'autres, et on peut arriver à distinguer des différences de 1/6 degré, en plongeant successivement deux doigts dans le liquide.

Procédés cliniques pour déterminer le sens musculaire. — Le sens musculaire est l'impression qui donne au sensorium la notion de la contraction musculaire et de son degré. Pour étudier le degré d'anesthésie musculaire, on se sert de la méthode pondérale imaginée par Weber. Ce physiologiste a reconnu que l'homme sain peut différencier, par la sensibilité musculaire des membres supérieurs, des poids qui sont entre eux comme 39 à 40. M. Jaccoud a montré que cette sensibilité est beaucoup moins délicate aux membres inférieurs, et qu'il faut un écart de 60 à 70 grammes pour que deux poids soient jugés différents. Dans certaines maladies, notamment dans le tabes, on observe la perte du sens musculaire, et les poids ne sont en général jugés d'avoir des valeurs pondérales distinctes que lorsqu'il n'existe entre eux qu'une différence de 100 à 150 grammes. Le procédé indiqué par M. Jaccoud, pour déceler avec précision l'état de la sensibilité musculaire, est le suivant : il prend deux sacs carrés ; le bord ouvert porte à chacun de ses angles un cordon qui sert à fixer le sac au cou-de-pied. La constriction doit être assez forte pour qu'il n'y ait pas de ballottements et pour que le petit appareil ne puisse pas glisser sur la jambe lorsque l'individu la soulève. On place d'avance dans chacun de ces sacs un poids différent. Le sujet est ensuite couché de manière que ses membres inférieurs dépassent le bord du lit. Cela est facile si celui-ci n'a pas de montants à son extrémité. Dans le cas contraire, on fait coucher le malade en travers, et un aide maintient le haut du corps. Les yeux étant alors bandés, on fixe le sac le plus léger à l'un des cous-de-pied, et l'on prescrit l'élévation de la jambe. On laisse les choses en cet état pendant quelques instants pour que l'impression soit parfaitement perçue, et on fait placer le malade dans sa position première. Alors, et avec toute la rapidité possible, on substitue le sac le plus lourd et on recommence l'épreuve. Si le sens musculaire est intact, l'individu apprécie la différence de poids par l'effort plus grand qu'il est obligé de faire pour le soulever et le porter avec sa jambe dans l'extension. Si, au contraire, la sensibilité spéciale est diminuée ou perdue, il faut donner au poids un écart suffisant pour qu'il soit apprécié ; souvent même l'appréciation est faite en sens inverse, et le poids le plus lourd est indiqué comme le plus léger.

Un autre procédé, plus rapide, consiste à fixer aux deux membres inférieurs des poids différents et à faire élever les membres simultanément: en cas d'anesthésie musculaire, le malade n'accuse aucune différence d'un côté à l'autre, alors même que les poids varient de 100 à 500 grammes et au delà.

Jeannel a proposé de simplifier le premier procédé; il dénoue le premier sac et fixe le second en se servant d'un lien muni d'un crochet fixé à la jambe du malade. Il suffirait, par conséquent, pour faire l'expérience, de prendre des poids munis d'anneaux qu'il serait facile de substituer l'un à l'autre.

CHAPITRE X

EXAMEN AU SPÉCULUM.

Le toucher vaginal fournit à lui seul des renseignements précieux, ce qui faisait dire à Aran que, si des divers modes d'exploration il était mis en demeure d'en choisir exclusivement un seul, ce serait le toucher qu'il garderait à sa disposition préférablement à tout autre, fût-ce même le spéculum. Mais il est certains cas où il est indispensable de permettre au regard d'arriver jusqu'aux organes internes et surtout à la portion cervicale du col utérin. On y arrive à l'aide d'instruments qui portent le nom de *spéculums*.

L'usage de ces instruments semble remonter à

une haute antiquité, ainsi que le démontrent les fouilles récentes faites à Pompéï. On distingue généralement plusieurs variétés de spéculums : les spéculums pleins ou tubulaires, à valves, en bec de cane et univalves.

Le spéculum de Récamier est encore le type le plus commode et le plus répandu. Il est composé d'un tube métallique creux, représentant un cône

A

MATHIEU

B

Fig. 23. — Spéculum plein avec tubes A et B permettant de faire circuler un courant d'eau.

tronqué, auquel Dupuytren ajouta un manche recourbé à angle droit. Madame Boivin y adapta un mandrin en bois, à extrémité mousse, pour en faciliter l'introduction (fig. 23).

Les spéculums cylindriques ont un diamètre à peu près égal dans toute leur longueur ; le plus usité est celui de Fergusson (fig. 24) ; c'est un cylindre en verre, taillé en biseau à son orifice interne ou utérin, et en entonnoir à son orifice vulvaire. La surface externe est étamée, ce qui rend l'éclairage intérieur très intense. Cet instrument, facile à nettoyer, n'est

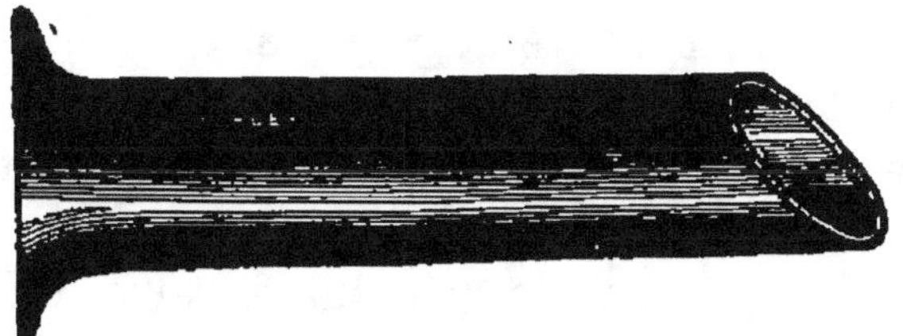

Fig. 24. — Spéculum de Fergusson.

pas d'une application douloureuse. On en a construit en verre dépoli, en porcelaine et en gutta. Mais ces

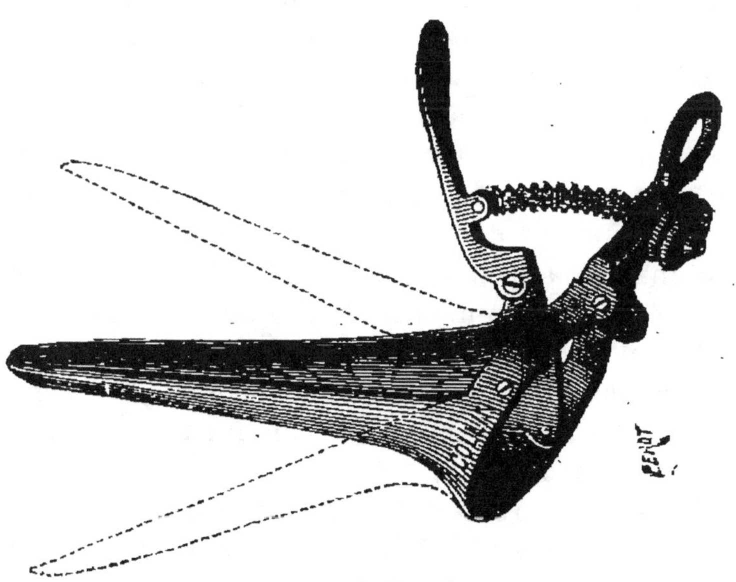

Fig. 25. — Spéculum de Cusco.

spéculums cylindriques ont un inconvénient ; il faut en effet avoir toujours une série de calibres diffé-

7.

rents à sa disposition. C'est pour obvier à cet inconvénient qu'on a imaginé les spéculums à valves, spéculum brisé à développement, spéculum bivalve de Ricord, quadrivalve de Ségalas, de Jobert, etc. Les spéculums en bec de cane remplacent avantageusement ces dispositions compliquées et incommodes.

Le plus employé est le spéculum bivalve de Cusco, ou spéculum en bec de cane, qui, entre autres avantages, présente celui d'être articulé, de façon à dilater le moins possible l'anneau vulvaire au moment de l'écartement des branches (fig. 25). Le col utérin, parfaitement éclairé, se présente de lui-même ; de plus, les parois vaginales déplissées peuvent être facilement examinées quand on retire doucement l'instrument. Ce spéculum présente un autre avantage, c'est qu'il se maintient de lui-même en place, grâce à la vis de pression dont il est muni ; l'opérateur a ainsi les deux mains libres pour les cautérisations, les pansements et les opérations. M. E. Lévy a modifié l'instrument de Cusco en pratiquant à la valve inférieure une fenêtre allongée qui permet l'introduction du doigt et, par conséquent, le toucher du col. L'introduction d'instruments est plus facile avec ce spéculum (fig. 26).

Nous ne citerons qu'un spéculum univalve, celui de Marion Sims (fig. 27). Il se compose d'une valve unique creusée en gouttière et munie d'un manche recourbé, ou bien de deux valves d'inégales dimensions montées sur le même manche. Ce spéculum, qui n'est en réalité qu'un dilatateur du vagin

est surtout employé dans toutes les opérations laborieuses qui se pratiquent sur le col et les culs-de-
sac vaginaux et notamment dans l'opération de la
fistule vésico-vaginale. On se sert aussi avec avan-

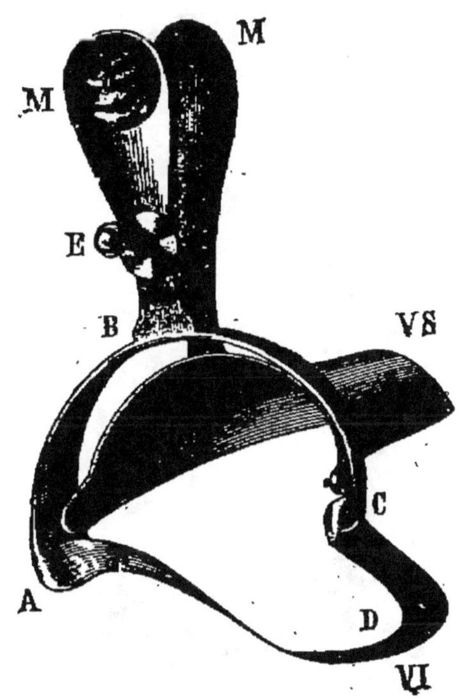

Fig. 26. — Spéculum de Lévy.

tage, dans cette dernière opération, du spéculum
univalve du professeur Herrgott. Citons encore, pour
mémoire, les spéculums grillagés, destinés à l'examen détaillé des replis de la muqueuse vaginale.

En résumé, le meilleur spéculum est celui qui
permet d'éclairer facilement les parties à explorer

et qui est d'un maniement facile. La plupart des
médecins ont recours au spéculum plein pour les
explorations habituelles, au spéculum de Cusco
pour les explorations rapides, réservant celui de

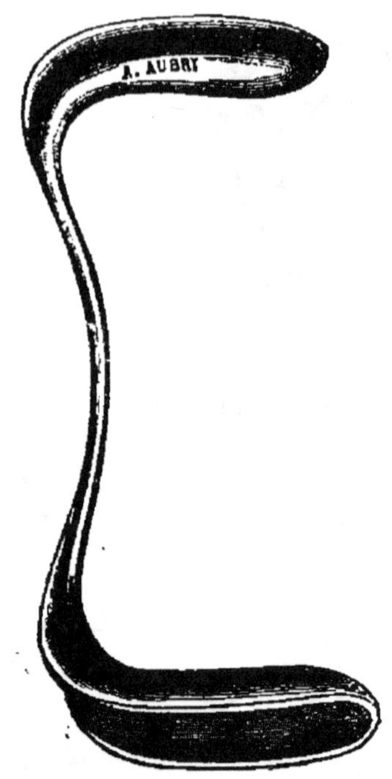

Fig. 27. — Spéculum de Sims.

Marion Sims pour les cas spéciaux auxquels il est
destiné.

Mode d'application. — La position à donner à la
malade est le décubitus dorsal, le bassin légèrement élevé, les membres inférieurs fléchis et
écartés, position que l'on obtient facilement à l'aide
du fauteuil ou du lit à spéculum ; dans la pratique,

il faudra placer un lit en regard d'une fenêtre et consolider le bord des matelas à l'aide d'un traversin, d'un oreiller ou d'un tabouret. En Angleterre et en Amérique, on fait prendre aux malades le décubitus latéral gauche comme dans la pratique des accouchements.

Pour aller sûrement à la rencontre du col, il faut, avant de procéder à l'application du spéculum, pratiquer le toucher. Cela fait, l'instrument étant convenablement chauffé, condition indispensable en hiver, et enduit d'un corps gras, le médecin écartant les grandes et les petites lèvres avec deux doigts de la main gauche, saisit le spéculum entre le pouce et les trois premiers doigts de la main droite, présente l'extrémité utérine à la vulve dont il déprime la commissure postérieure et introduit l'instrument de bas en haut et d'avant en arrière en appuyant toujours sur le périnée.

L'instrument franchit ainsi facilement l'anneau vulvaire. Si l'on fait usage d'un spéculum plein, on n'a plus alors qu'à chercher à mettre le col dans l'axe de l'instrument, ce qui est généralement facile. Dès que le spéculum a pénétré dans le vagin on retire l'embout ou le mandrin. On voit alors à l'extrémité de l'instrument une ligne transversale formée par les parois vaginales accolées qui se séparent l'une de l'autre à mesure que celui-ci pénètre. Cette ligne est un point de repère qui permet toujours d'arriver sur le col. Selon, en effet, qu'elle se rapproche du bord supérieur ou inférieur du spéculum, on doit ou en abaisser ou en relever le manche pour rester dans l'axe du vagin. Et si la muqueuse paraît unie et tendue c'est que la direction n'est plus bonne. Grâce à cette ligne on n'est pas forcé d'aller en tâtonnant à la recherche du col ou de retirer et de réintroduire son instrument, ce qu'il est toujours préférable d'éviter (de Sinety).

L'application du spéculum de Fergusson nécessite quelques précautions. La pointe en bec de flûte de l'extrémité utérine doit être maintenue sur la face postérieure du vagin et appliquée sur la fourchette ; on risquerait sans cela de blesser les parties à l'aide du bord tranchant de l'instrument. Pour bien introduire ce spéculum, il faut, après avoir écarté les lèvres, le saisir en le tenant presque verticalement, l'extrémité utérine dirigée en haut. On appuie ensuite le bec de flûte sur la fourchette et on ramène l'extrémité externe de bas en haut et d'arrière en avant, de manière à opérer un mouvement de bascule en pressant fortement sur le périnée.

Quant aux spéculums à valve, il ne faut les ouvrir que quand l'instrument est introduit complètement. La recherche du col est généralement facile avec ces instruments, surtout avec le spéculum de Cusco ; l'écartement des valves étant considérable, le col se présente pour ainsi dire tout seul dans l'instrument. Cusco insiste pour que l'on introduise son instrument par le plan antéro-postérieur en le ramenant pendant l'introduction dans le plan transversal.

Pour introduire le spéculum de Marion Sims sur

une femme couchée selon la méthode anglaise,
c'est-à-dire sur le côté gauche, les deux cuisses
pliées à angle droit sur le bassin, la droite plus

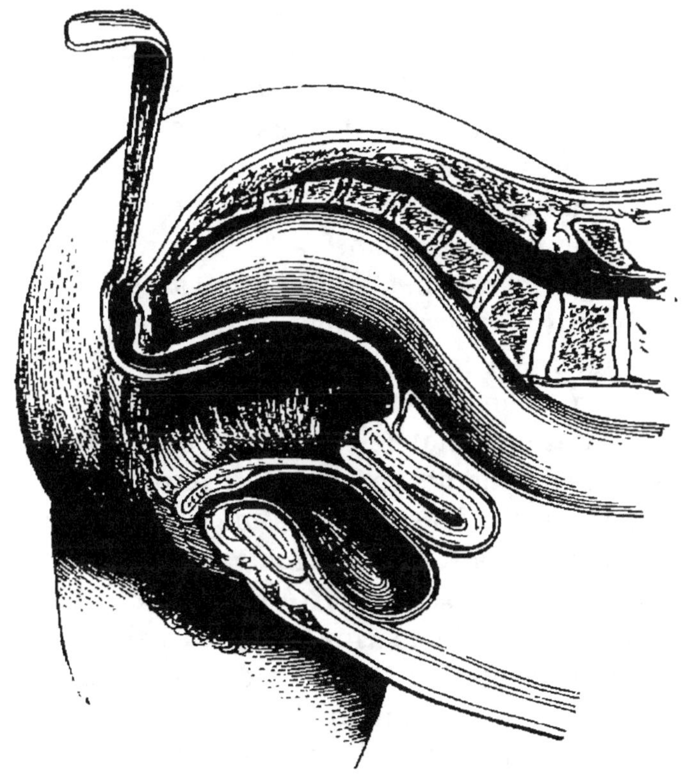

Fig. 28. — Coupe du bassin pendant l'introduction du spéculum
de Sims.

fortement que la gauche, un aide relève la fesse
droite, tandis que l'instrument est placé sur
l'index de la main droite et tendu, de telle sorte
que son extrémité utérine| soit légèrement coiffée

par la pulpe du doigt. On écarte avec soin les deux lèvres, en appuyant le dos de l'index sur la fourchette. On introduit à la fois le doigt et l'instrument, en déprimant toujours le périnée, et on retire le doigt lorsqu'on est sûr que le spéculum a dépassé le col utérin. On peut ainsi apercevoir le vagin largement déplissé, le col utérin et toute la paroi antérieure (fig. 28). Quand on veut obtenir une vue plus nette du col, il suffit de faire écarter la paroi antérieure du vagin par une autre valve de plus petite dimension.

En règle générale, c'est la lèvre antérieure que l'on découvre en premier lieu à l'état normal ; quant aux détails sur lesquels doit porter l'examen au spéculum, coloration du col, volume, vascularisation, déviations, état de ses lèvres et de son orifice, ce sont là des points spéciaux sur lesquels nous ne pouvons insister ici et dont l'étude est du reste faite dans tous les traités de gynécologie.

Exploration de la cavité utérine. — L'exploration de la cavité utérine se fait à l'aide de spéculums intra-utérins, ou à l'aide de sondes analogues à celles que l'on emploie pour la vessie.

Jobert, Mathieu, Busch, etc., ont inventé successivement des spéculums intra-utérins, destinés à être introduits entre les lèvres de l'orifice, à en augmenter la béance et à permettre d'apercevoir jusqu'au milieu du canal cervical. Mais l'examen fait à l'aide de ces instruments, quelque ingénieux qu'ils soient, est incapable de fournir des renseignements précis, et, de plus, il n'est pas sans danger. Aussi a-t-on généralement recours au cathétérisme utérin, qui a été surtout introduit dans la pratique par Simpson, Huguier et Walleix. Il se fait à l'aide de sondes intra-utérines ou hystéromètres. Ces instruments sont généralement composés d'une tige métallique mousse et légèrement recourbée à son extrémité.

Samuel Lair se servait d'une sonde ordinaire ou même d'un stylet. Huguier a construit un cathéter, dont la courbure est copiée sur la direction normale de l'utérus. Le cathéter de Simpson porte une série d'encoches numérotées, destinées à mesurer la longueur de sonde introduite dans la cavité utérine. L'instrument de Walleix était divisé en centimètres le long de sa tige et muni d'un curseur à frottement dur, destiné à servir de point de repère dans la mesure de la hauteur de la cavité utérine. Walleix supprima ensuite le curseur, et le remplaça par une encoche placée à 6 centimètres 1/4 de l'extrémité de l'hystéromètre, hauteur moyenne de l'utérus normal. Cette encoche devait servir de point de repère au doigt pour mesurer les différences pathologiques.

La sonde de Sims présente des avantages considérables. Elle est mince, souple et très flexible, ce qui lui permet de prendre très facilement la direction du canal cervical.

L'hystéromètre le plus généralement employé est composé d'une tige métallique arrondie, de 15 à 16 centimètres de longueur sur 2 millimètres de diamètre, et légèrement effilée et recourbée de façon à former un arc de cercle de 10 centimètres de rayon à partir des 4 derniers centimètres.

L'hystérométrie fournit d'utiles renseignements sur l'état de la cavité du col et du corps de l'utérus, sur leurs dimensions, la direction de leur axe, les déviations qu'elles peuvent avoir subies, l'existence de tumeurs dans la cavité du col ; mais elle ne constitue pas seulement un élément de diagnostic, elle permet en outre le redressement de la cavité utérine dans les cas de version.

Mode d'application. — Il est indispensable, avant de pratiquer le cathétérisme utérin, de se convaincre de l'état de vacuité de l'utérus. Le médecin le pratiquera donc après les règles et après avoir reçu de la malade l'assurance qu'elle n'a pas eu de rapports sexuels depuis cette époque. La malade à examiner doit être placée dans la même position que pour l'application du spéculum. Après avoir recouvert l'extrémité de l'hystéromètre d'un corps gras on procède à son introduction. Quelques médecins appliquent au préalable le spéculum, pour mettre le col à découvert (fig. 29), ce qui est toujours préférable. Au lieu du spéculum plein on peut avoir recours au spéculum de Sims employé dans la position dorsale, comme l'indique la figure 30 ; d'autres, et ce sont les plus nombreux, introduisent directement l'hystéromètre sans le secours d'aucun instrument. Ce dernier procédé est le plus simple ; en effet, dans le premier cas, il faut enlever le spéculum dès que la sonde a pénétré dans le col utérin, ce qui est facile avec

le spéculum de Ricord qui n'a qu'une charnière,
mais ce qui est plus difficile avec celui de Cusco
dont les valves sont articulées avec deux charnières.
Quand on introduit l'hystéromètre sans spéculum,
il faut tout d'abord assurer la bonne position
et l'immobilité de la malade ; cela fait, on pra-

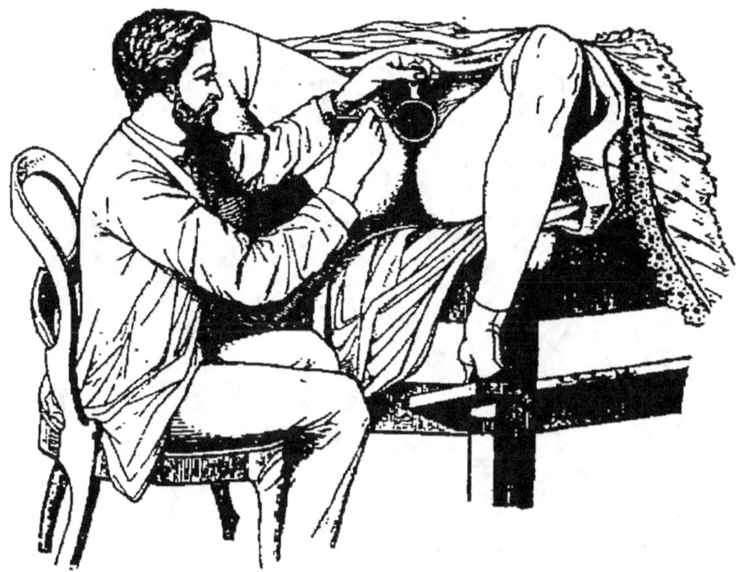

Fig. 29. — Position de la femme et de l'opérateur pour l'introduction
du spéculum et pour le cathétérisme utérin.

tique le toucher avec l'indicateur gauche et on
place ce doigt, la pulpe tournée en haut, de manière
à l'appuyer sur la lèvre postérieure du museau de
tanche immédiatement en arrière de l'orifice. On
fait ensuite glisser l'hystéromètre, la concavité
dirigée en avant, sur la pulpe du doigt explorateur ;
quand l'instrument a atteint la pulpe du doigt

et se trouve conduit à l'orifice externe du col, on cherche à l'introduire dans la cavité cervicale en abaissant doucement le manche de l'instrument de manière à en faire basculer le bec et à lui faire suivre la direction de l'axe du canal utérin. Ces

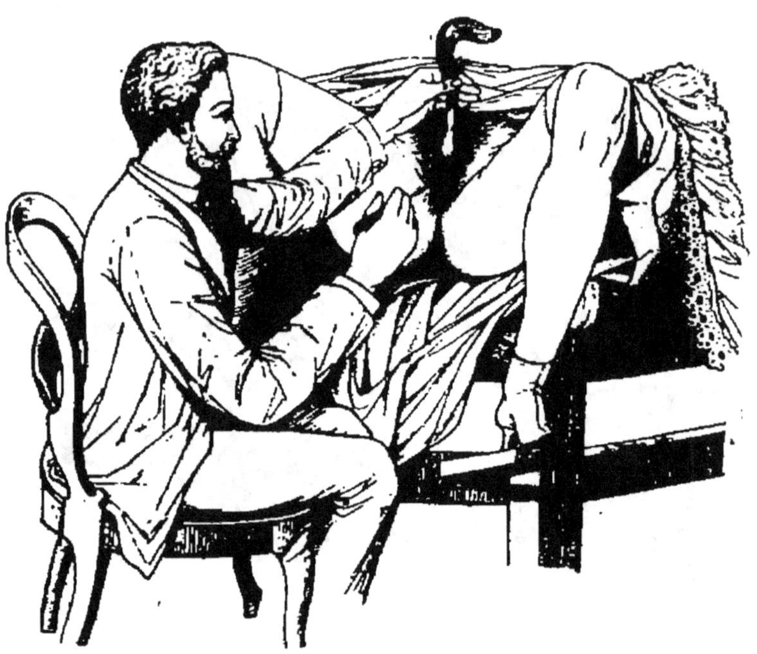

Fig. 30. — Emploi du spéculum de Sims dans la position dorsale pour l'examen du col utérin et de la muqueuse vaginale.

différents mouvements doivent s'opérer sans le moindre effort, et l'instrument doit, pour ainsi dire, pénétrer dans la cavité utérine par son propre poids. On s'exposerait, en employant la force, à provoquer des accidents graves. Ainsi le bec de la sonde peut s'engager dans un repli de la muqueuse,

faire fausse route et pénétrer dans la cavité péritonéale. Il peut se faire que l'orifice du col soit exces-
sivement étroit ; l'hystéromètre glisse alors sur le
col sans pouvoir pénétrer dans la cavité cervicale.
Le plus simple, dans ce cas, est d'appliquer un spéculum, de débrider au besoin ou bien de se servir
d'un instrument de plus petit calibre.

Quand on franchit l'orifice interne du col, on
éprouve presque toujours une certaine résistance.
On peut alors, après avoir porté le doigt au point
d'affleurement de l'orifice externe, retirer l'hystéromètre de manière à calculer la longueur de la
région cervicale, qui varie en moyenne de 25 millimètres à 3 centimètres.

Dans les cas de version de l'utérus, la direction
même que l'on est obligé de donner à l'instrument,
pour pénétrer, pose le diagnostic. On est forcé, dans
ces cas, d'imprimer à l'hystéromètre des mouvements de rotation en différents sens.

Quand la sonde a pénétré dans la cavité utérine,
l'opérateur a presque toujours la sensation d'une
résistance vaincue ; la malade elle-même manifeste
une sensation de malaise. Pour juger des dimensions de la cavité utérine, il faut que l'instrument
soit introduit et arrivé jusqu'au fond de l'utérus ;
on marque alors, à l'aide du doigt maintenu en
place, le niveau de l'orifice externe. Les dimensions
verticales de la cavité utérine sont, en moyenne,
de 0,05 à 0,055 chez la nullipare, et de 0,06 à
0,065 chez la femme qui a eu des enfants. Quand
les dimensions verticales dépassent 0^{m},07, la ca-

vité utérine est augmentée de volume. M. Gallard a indiqué un autre procédé pour calculer la capacité de la cavité utérine ; il consiste à injecter une certaine quantité d'eau dans la matrice et à noter le moment précis où l'eau reflue par l'orifice externe du col. A l'état normal, chez les femmes n'ayant pas eu d'enfants, on ne pourrait pas introduire plus de 2 à 3 centimètres cubes de liquide ; chez les multipares, la moyenne serait de 3 à 5 centimètres cubes.

Nous ne saurions trop insister sur la prudence avec laquelle il faut manier l'hystéromètre, surtout chez les femmes atteintes de métrite, et dont l'utérus est mou et facile à perforer.

Nous ne parlerons pas ici d'une série d'autres moyens complémentaires d'exploration de la cavité utérine dont on trouvera la description dans le précis des maladies des femmes du Dr Lutaud.

CHAPITRE XI

PROCÉDÉS D'EXPLORATION DU SENS DE LA VUE.

L'examen de l'intérieur de l'œil et surtout celui de la rétine, à l'aide de l'ophthalmoscopie, constitue une des conquêtes les plus importantes de la science. Il nous permet, en effet, d'étudier les lésions des milieux de l'œil, ceux de la choroïde, de la rétine, du nerf optique. Dans les différentes espèces de

méningites, dans la plupart des affections cérébrales, dans la glycosurie, l'albuminurie, dans la
syphilis, etc., il se produit fréquemment des lésions
caractéristiques dont l'étude aide puissamment au
diagnostic.

Le nombre des ophthalmoscopes est très grand.
On en distingue deux grandes variétés : 1° les
ophthalmoscopes mobiles, 2° les ophthalmoscopes
fixes.

Les ophthalmoscopes mobiles sont les plus employés à cause de leur peu de volume et de leur
maniement facile. Ils sont composés d'un miroir et
d'une lentille indépendants l'un de l'autre. Le miroir est généralement concave, fait en verre étamé ;
la partie centrale est laissée transparente dans
une étendue de 4 à 5 millimètres. Quant à la lentille
dont on se sert, elle doit avoir 2 pouces 1/4 à 3
pouces de foyer.

*Règles à suivre pour le maniement de l'ophthalmos-
cope.* — Il est de toute nécessité de pratiquer cet
examen dans une *chambre noire* et de dilater artificiellement la pupille. On obtient la dilatation au
bout d'un quart d'heure en instillant dans l'œil 2 ou
3 gouttes d'un collyre (2 centigrammes de sulfate
neutre d'atropine pour 10 grammes d'eau). Avec
de l'habitude on parvient cependant de bonne
heure à se passer de la dilatation pour examiner
l'œil.

La lumière artificielle (gaz, lampe) doit être placée
sur les côtés du malade, un peu en arrière, à la
hauteur des yeux.

L'observateur se place en face du malade, sur un siège relativement un peu plus élevé que ce dernier, et à une distance de 40 centimètres environ.

Le malade dirige ensuite les yeux de la façon

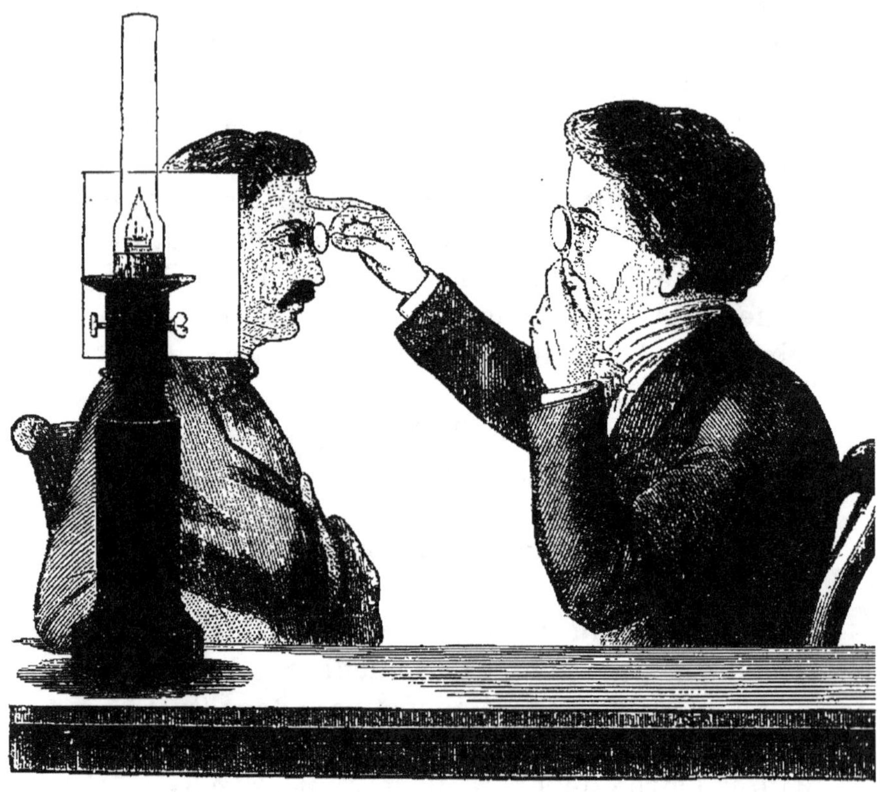

Fig. 31.

suivante : si on examine son œil droit, il doit regarder dans la direction de l'oreille droite de l'observateur placé en face de lui; pour l'œil gauche, il doit regarder l'oreille gauche. Cette rotation du globe oculaire a pour but d'amener la pupille en face de l'observateur.

L'observateur tient le miroir de la main droite et le place devant l'œil droit, en lui faisant prendre un point d'appui sur le bord supérieur de l'orbite. Il cherche ensuite à diriger la lumière réfléchie sur l'œil observé. Le miroir seul peut déjà révéler les altérations de transparence des milieux réfringents et renseigner sur l'état de la réfraction de l'œil examiné.

Quant à la lentille, l'observateur la tient verticalement au-devant de l'œil examiné avec la main gauche dont les derniers doigts sont appuyés sur la région orbitaire du malade. La lentille doit être éloignée de l'œil d'une distance un peu supérieure à celle de son foyer, sans quoi l'observateur, distrait par l'image des parties antérieures du globe oculaire, n'accommoderait pas suffisamment pour voir l'image de la rétine beaucoup plus rapprochée de lui, puisqu'elle se trouve au foyer principal de la lentille (Giraud-Teulon) (fig. 31).

Quand ces diverses conditions sont réalisées, on cherche d'abord à trouver la pupille, puis on explore le fond de l'œil, en suivant la direction des vaisseaux rétiniens (1).

La plupart des lésions du système nerveux central donnent lieu à des troubles visuels qu'il est

____

(1) Nous avons emprunté ces indications au *Manuel d'ophthalmoscopie* du Dr Daguenet. On trouvera dans cet ouvrage la description et le diagnostic des affections du nerf optique et de la rétine, de la choroïde, etc.

important de pouvoir reconnaître et étudier. Avant tout il faut chercher à mesurer l'acuité visuelle. Le procédé le plus pratique consiste à faire lire au malade des caractères d'imprimerie quelconques placés à une distance fixe ; on juge de l'acuité d'après le caractère qui est lu avec le plus de facilité.

Le strabisme, surtout le strabisme paralytique, conséquence si fréquente des lésions cérébrales, se reconnaît en général à la simple inspection des mouvements de l'œil. En faisant tourner les yeux fortement à gauche ou à droite, il est facile de remarquer que l'un d'eux ne plonge pas aussi profondément que l'autre dans l'angle interne ou dans l'angle externe.

Pour étudier la diplopie, qui est le signe fonctionnel le plus saillant du strabisme, il suffit généralement de promener devant les yeux du malade un doigt et de lui demander s'il perçoit une ou deux images. On est obligé néanmoins, dans certains cas, de recourir à un verre coloré que l'on interpose entre l'œil et l'objet à examiner. L'image appartenant à l'œil soupçonné sera vue colorée et par conséquent nettement différenciée par le malade. Dans la diplopie du strabisme divergent, les images doubles sont croisées, c'est-à-dire que l'image située à droite du malade appartient à l'œil gauche, et l'image située à gauche à l'œil droit ; l'interposition d'un verre coloré permettra facilement de reconnaître ce fait. Dans la diplopie du strabisme convergent, par contre, les images dou-

bles sont homonymes, c'est-à-dire situées du même
côté que l'œil qui les perçoit. Quand il y a paralysie d'un des muscles obliques, les images sont
placées l'une au-dessus de l'autre ; la diplopie n'a
lieu que pour une moitié inférieure ou supérieure
du champ visuel.

Quand il existe une paralysie de la quatrième
paire (grand oblique), le strabisme est à peine
marqué et souvent difficile à reconnaître, malgré la
diplopie à images homonymes superposées, et la
position de la tête du malade qui est tournée en
bas et de côté.

Le daltonisme ou dyschromatopsie est également
très intéressant à étudier. Des individus dont la
vue est du reste normale ne peuvent pas différencier les nuances d'une même couleur ; d'autres
ne reconnaissent qu'imparfaitement certaines cou-.
leurs ; il en est enfin qui ne distinguent absolument que du noir ou du blanc. Pour étudier le
daltonisme on se sert de feuillets de diverses couleurs correspondant aux couleurs du spectre.

Nous ne saurions entrer ici dans plus de détails
sur l'examen de la vision. Les élèves feront bien
de consulter, à cet égard, l'ouvrage de M. Char-
pentier (l'*Examen de la vision*, Paris, 1881).

CHAPITRE XII

PROCÉDÉS D'EXPLORATION DU SENS DE L'OUIE. — OTOSCOPIE.

L'examen complet de l'appareil auditif comprend : 1° l'exploration du conduit auditif externe et de la membrane du tympan; 2° l'exploration de l'oreille moyenne et de la trompe d'Eustache; 3° l'exploration de l'état de la fonction auditive (1).

1° *Exploration du conduit auditif externe et de la membrane du tympan.* — Il faut, pour arriver à ce but, dilater le conduit et l'éclairer. Pour le dilater, on se sert d'un spéculum *auris*, consistant en un tube d'argent poli, à parois minces, de 4 centimètres de longueur, largement évasé à son extrémité externe (fig. 32). Pour éclairer les parties profondes de l'oreille, on utilise la lumière solaire ou la lumière artificielle projetée à l'aide du miroir réflecteur. Il est toujours bon, avant de faire cet examen, d'injecter dans l'oreille une certaine quantité d'eau tiède pour écarter tous les enduits qui pourraient gêner l'examen.

Quand on examine la membrane du tympan à l'état normal, on voit qu'elle affecte la forme d'un petit diaphragme qui obture exactement le fond

---

(1) Nous avons résumé ici les indications données par M. Duplay dans le *Traité de pathologie externe.*

du conduit auditif externe (fig. 33). Obliquement
dirigée de haut en bas et de dehors en dedans,
elle est, en outre, concave en dehors et convexe en
dedans. On aperçoit de plus une ligne d'un blanc
jaunâtre étendue du pôle supérieur jusqu'au delà

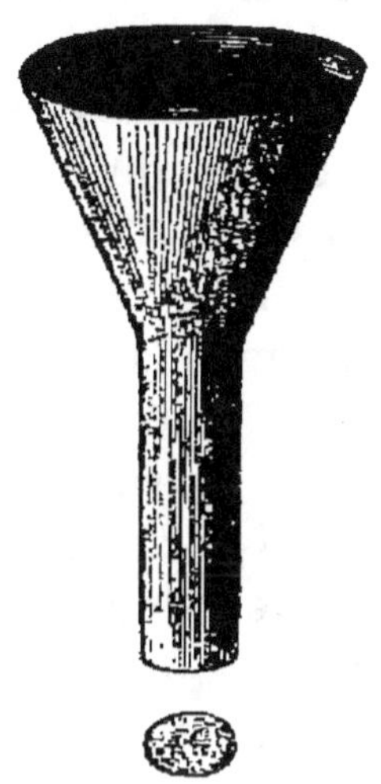

Fig. 32. — Spéculum
de Toynbee.

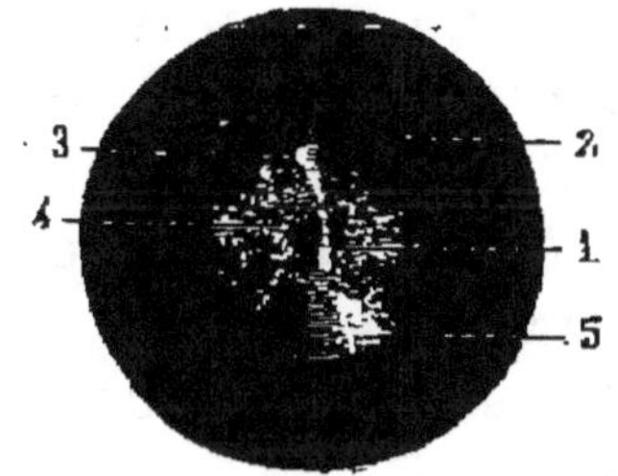

Fig. 33. — Membrane du tympan
normale (oreille droite).

du centre du tympan, partageant cette membrane
en deux moitiés, l'une antérieure, l'autre postérieure, cette dernière plus grande que la première.
Cette ligne marque la direction du manche du marteau. A l'origine supérieure de ce manche on
aperçoit une petite saillie, qui regarde du côté du
conduit auditif, et qui est formée par l'apophyse
externe du marteau. Le point le plus concave correspond à l'extrémité du manche du marteau et a

8.

reçu le nom d'ombilic du tympan. A l'état normal, la membrane du tympan offre une couleur argentée, brillante ; elle est de plus translucide, mais non transparente ; on peut parfois distinguer, à son reflet jaunâtre, la paroi interne de la caisse et plus souvent encore la branche verticale de l'enclume qui apparaît, en arrière du manche du marteau, comme une ligne opaque parallèle à celui-ci. Cette translucidité de la membrane du tympan explique comment certaines altérations de la caisse peuvent modifier la coloration normale de la membrane. Quand on examine le tympan à une vive lumière, on aperçoit, à sa partie inférieure et antérieure, un triangle lumineux dont la base correspond au bord du tympan et le sommet à l'ombilic ; les changements d'éclat, de forme et de siège de ce triangle indiquent généralement des modifications pathologiques de la membrane ou de la caisse.

2° *Exploration de l'oreille moyenne et de la trompe d'Eustache*. — L'examen de la membrane du tympan permet à lui seul de reconnaître des lésions profondes ; sa teinte est d'un rouge pâle quand la muqueuse de la caisse est très injectée ; elle est jaune ou grisâtre quand il y a du muco-pus. Les altérations dans la direction du manche du marteau ou dans la forme et les dimensions du triangle lumineux fournissent également des renseignements utiles sur les altérations de la caisse. Dans le cas de perforation de la membrane tympanique on peut arriver à explorer directement l'intérieur de la caisse ; mais un point essentiel à déterminer, c'est l'état de perméabilité de la trompe d'Eustache. Pour arriver à ce but, il faut provoquer l'entrée ou la sortie de l'air à travers la trompe d'Eustache ou constater que l'air circule en réalité dans l'oreille moyenne. Pour provoquer la circulation de l'air dans la trompe d'Eustache, on se sert généralement du procédé de Politzer. Il consiste à introduire dans une narine un tube à insufflation nasale ; puis, les narines étant hermétiquement fermées, on insuffle de l'air dans le tube au moment où le malade exécute un mouvement de déglutition. L'air se trouve ainsi comprimé dans une cavité close en avant par la fermeture des narines et en arrière par le relèvement du voile du palais. L'air comprimé cherche à s'engager dans les trompes d'Eustache dilatées pendant les mouvements de déglutition. Pour que le phénomène se produise, il suffit parfois de faire avaler sa salive au malade ; mais il est en général préférable de lui faire avaler une gorgée d'eau, et c'est à ce moment précis qu'il faut pratiquer l'insufflation d'air.

Mais le cathétérisme de la trompe d'Eustache constitue le procédé le plus parfait d'exploration de l'oreille moyenne. On se sert généralement pour cette opération d'une sonde en argent de $0^m,16$ de long (fig. 34), dont le bec recourbé présente un renflement inverse et dont l'extrémité opposée, légèrement évasée, est munie d'un anneau destiné à indiquer la situation du bec de l'instrument. Voici le procédé, indiqué par M. Duplay, pour le cathétérisme de la trompe (fig. 35). Le malade étant assis, la tête appuyée contre le dossier d'une chaise, on introduit dans la narine le bec de la sonde, la concavité de la courbure regardant directement en bas. En même temps qu'on pousse doucement la sonde d'avant en arrière, on élève graduellement la main de manière à donner à l'instrument une direction horizontale ; puis on lui fait exécuter un quart de rotation qui porte son bec en dehors. Par suite de cette manœuvre, la sonde a traversé la cavité des narines et pénétré dans le méat inférieur des fosses nasales où elle vient se placer de telle sorte que le bec répond au-dessous du cornet inférieur. C'est là un point de repère important, car il suffit de faire glisser doucement la sonde dans la cannelure formée par le cornet inférieur jusqu'à ce que la sensation d'une résistance vaincue indique que le bec de la sonde a dépassé l'extrémité postérieure du cornet et s'est engagée dans le pavillon de la trompe qui répond, comme on le sait, à quelques millimètres en arrière de l'extrémité du cornet inférieur. Au moment où le bec de la sonde pénètre dans la trompe, on rapproche de la cloison l'extrémité externe de l'instrument, ce qui tend à enfoncer davantage l'autre extrémité dans le pavillon de la

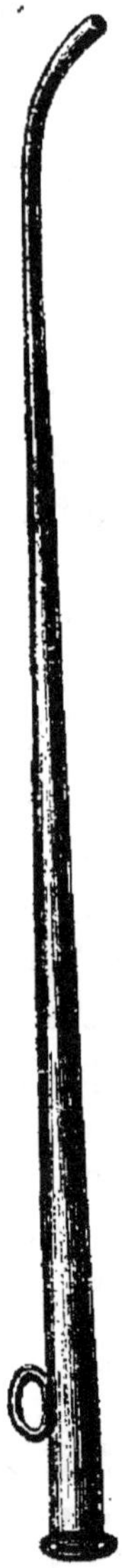

Fig. 34. —
Sonde d'Itard.

trompe. A ce moment l'anneau de l'instrument regarde l'oreille du côté opposé. Il arrive souvent qu'en pratiquant pour la première fois le cathétérisme de la trompe, on dépasse l'ouverture tubaire pour tomber dans la fossette de Rosenmüller; avec un peu d'habitude on évitera facilement cette erreur. Il n'en est pas de même de certains obsta-

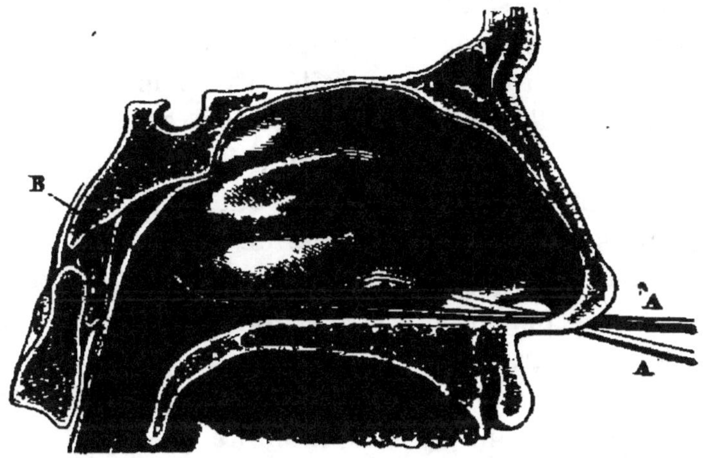

Fig. 35. — Cathétérisme de la trompe d'Eustache.

cles tels qu'étroitesse du méat, déviation de la cloison, tumeurs, etc., qui gênent souvent l'opérateur et qu'on ne parvient à contourner qu'avec beaucoup de douceur et de patience.

Le catéthérisme de la trompe d'Eustache, à lu seul, ne fournit aucun signe au diagnostic; il doit être complété par une opération ultérieure. En effet le bec de la sonde s'engage à peine dans le conduit tubaire. La sonde doit donc servir à y faire pénétrer des instruments plus petits, ou bien à y injecter de l'air. On parvient facilement à faire pénétrer dans la trompe et glisser jusque dans la caisse de petites bougies très fines en gomme ou en baleine. On peut reconnaître ainsi si le conduit est libre ou s'il existe un obstacle sur son trajet.

Le cathétérisme est surtout utile parce qu'il permet de faire pénétrer de l'air dans l'oreille moyenne. On se sert généralement à cet effet d'un ballon terminé par un embout conique destiné à être introduit dans l'extrémité évasée de la sonde. On peut, à l'aide de la compression, envoyer ainsi dans la caisse une véritable douche d'air. On peut également se servir dans ce but d'une pompe à compression. Le cathétérisme de la trompe, combiné avec l'insufflation d'air, a une importance diagnostique considérable. Il permet en effet de reconnaître si la trompe et la caisse sont perméables à l'air, si la membrane du tympan et la chaîne des osselets jouissent de leur mobilité normale, si la trompe et la caisse renferment des produits de sécrétion, etc. Mais il faut, pour obtenir ces renseignements, recourir à d'autres moyens complémentaires que nous allons indiquer sommairement.

Moyens propres à constater que l'air circule dans l'oreille moyenne. — Quand la pression intra-tympanique est modifiée par l'entrée de l'air, le sujet en expérience éprouve dans l'oreille une sensation de plénitude souvent accompagnée d'un petit craquement particulier. Pour se rendre un compte exact de la production de ce phénomène, il faut recourir à l'exploration de la membrane du tympan, à l'otoscopie manométrique et à l'auscultation de l'oreille.

Exploration de la membrane du tympan. — Si, pendant qu'on examine attentivement la membrane du tympan, on augmente brusquement la pression de l'air contenu dans la caisse, on constate que la membrane tout entière se porte en dehors ; le manche du marteau se déplaçant dans le même sens paraît plus long, enfin le triangle lumineux s'élargit.

Otoscopie manométrique. — Politzer a eu l'idée d'explorer à l'aide du manomètre les variations de pression intra-tympaniques. Ce procédé peut assurément fournir des notions importantes sur l'état de mobilité de la membrane tympanique et l'état de perméabilité des trompes ; mais il est d'un maniement fort délicat et par cela peu pratique.

Auscultation de l'oreille. — C'est le meilleur moyen de s'assurer de l'état de la trompe et de la caisse. Il consiste à ausculter l'oreille du malade au moment où l'air circule dans la trompe et dans la caisse. On perçoit les bruits en appliquant sa propre oreille sur celle du malade, ou bien en se servant d'un stéthoscope ordinaire appliqué sur l'apophyse mastoïde ou sur le pavillon, ou bien enfin en faisant usage d'un instrument spécial, l'otoscope de Toynbee, composé d'un tube en caoutchouc de $0^m,70$ à $0^m,80$ de longueur, terminé à chaque extrémité par un embout olivaire en corne, dont l'un est placé dans l'oreille du malade, et l'autre dans celle du médecin (fig. 36). Quand, chez un individu sain, on ausculte l'oreille à l'aide de l'otoscope, au

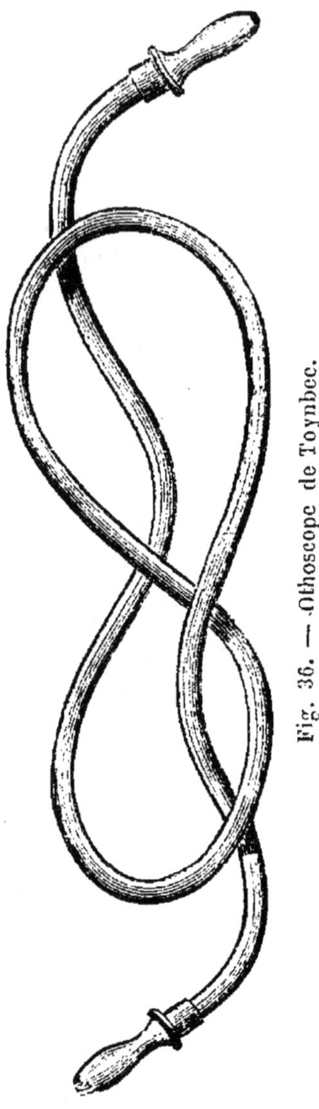

moment où il avale sa salive, le nez et la bouche étant fermés, on perçoit un léger bruit de craquement produit par la membrane du tympan. Pour pratiquer l'examen complet de la trompe et de la caisse, il faut avoir recours au cathétérisme de la trompe suivi d'insufflation d'air par la sonde, et à l'auscultation simultanée de l'oreille. Quand un jet d'air pénètre ainsi dans l'oreille moyenne, on perçoit, à l'état normal, un bruit particulier ressemblant à un bruit de soupape ou de souffle. Ce bruit sera évidemment modifié suivant l'état de sécheresse ou d'humidité de la caisse, ou l'état de la membrane du tympan, et les bruits modifiés et perçus par l'oreille constitueront autant de signes diagnostiques importants.

Fig. 36. — Othoscope de Toynbee.

3° *Exploration de l'état de la fonction auditive.* —

Cette exploration a pour but de déterminer si les ondes sonores se transmettent normalement à travers les différentes parties de l'appareil auditif. On pourrait se servir, à la rigueur, du son de la voix; mais il est impossible de régler ce moyen d'exploration qui convient à peine pour un examen superficiel. On se sert presque toujours d'une montre qui, tenue d'abord éloignée à la distance maximum de la portée auditive, est rapprochée graduellement jusqu'à ce que le malade en perçoive nettement le tic-tac. Il vaut mieux procéder ainsi que d'appliquer d'abord la montre contre l'oreille. Avec ces derniers procédés, le malade conserve le souvenir d'une impression reçue et ne fournit presque toujours que des renseignements inexacts.

Beaucoup de médecins se servent du diapason que l'on fait vibrer et qui s'emploie de la même manière que la montre, mais il faut, pour se servir de ce moyen d'exploration, avoir à sa disposition des diapasons accordés à des tons différents. En effet, certaines surdités existent seulement pour les sons élevés ou pour les sons bas.

L'on peut encore explorer la sensibilité auditive en recherchant jusqu'à quel degré les sons de ces instruments sont transmis à l'oreille interne par l'intermédiaire des os du crâne. En effet, quand un corps sonore est mis en contact avec les os du crâne, une partie des vibrations est transmise directement à l'épanouissement du nerf auditif par le squelette, mais une autre partie n'arrive à l'oreille interne qu'après avoir passé des os du crâne sur la membrane du tympan et sur les osselets. De plus, on entend beaucoup mieux le son d'une montre appliquée en un point du crâne quand on bouche légèrement les conduits auditifs. Aussi, chaque fois que l'appareil conducteur du son se trouve dans un état normal, les vibrations transmises par les os du crâne sont doublées et transmises avec une impression plus forte sur l'expansion du nerf acoustique. Il résulte de là que si chez un malade, atteint de surdité, le son du diapason appliqué sur le sommet de la tête est beaucoup mieux perçu du côté affecté, si la surdité est unilatérale, et du côté le plus malade, si elle est double mais d'inégale intensité, il est permis de conclure que le labyrinthe est intact et que l'affection siège dans un des points de l'appareil conducteur du son (conduit auditif externe, membrane du tympan, caisse). Si, par contre, le sujet entend mieux le diapason du côté normal ou du côté le moins malade, on peut supposer que la sensibilité du nerf acoustique est atteinte, et qu'il existe une affection labyrinthique soit primitive soit secondaire. Ce procédé d'exploration a une grande importance diagnostique, mais exige le concours intelligent du malade. Aussi Politzer a-t-il cherché à substituer à ce procédé un autre mode d'examen qui permet au médecin d'apprécier par lui-même le degré de transmission des ondes sonores à travers l'oreille du sujet en expérience. Il se sert d'un otoscope à trois branches dont deux extrémités sont placées dans les oreilles du malade, et une troisième dans celle de l'obser-

vateur. Un diapason en vibration se trouvant appliqué sur les os du crâne, les vibrations s'échapperont par les branches de l'otoscope dont il suffira
de comprimer alternativement l'une des branches
pour apprécier isolément les sons qui s'écoulent de
chaque oreille.

CHAPITRE XIII

DYNAMOMÉTRIE. — DYNAMOGRAPHE.

Pour juger de la force musculaire d'un malade
ou explorer la motilité, on peut, en clinique, se
passer d'instruments; ainsi, en demandant au
malade de serrer la main aussi énergiquement que
possible, on jugera de la force musculaire par le
degré de pression exercé. On pourra en outre faire
exécuter au malade des mouvements de flexion,
d'extension, d'abduction, d'adduction. Pour étudier
la force dans les membres inférieurs, on pourra
faire marcher le malade les yeux bandés ou non
bandés. Mais quand on désire explorer exactement
et scientifiquement la force musculaire, il faut recourir à des instruments connus sous le nom de
dynamomètres. Nous croyons inutile de décrire ici
le dynamomètre de Leroy, connu sous le nom de
coup de poing, celui de Graham et Désaguliers, de
Régnier, de Burq, de Duchenne (de Boulogne), de
Sédillot, etc. On se sert généralement dans les cliniques des dynamomètres de Mathieu ou de Collin,

formés l'un et l'autre d'un ressort elliptique à l'une
des extrémités du petit diamètre duquel est solide-
ment fixé le sommet d'un cadran demi-circulaire,
de façon que le grand diamètre du cadran soit parallèle au diamètre de l'ellipse formée par le ressort
(fig. 37). L'aiguille placée au centre du cadran porte
une roue dentée avec laquelle est engrenée une
crémaillère droite. Celle-ci est de telle longueur
que le ressort étant au repos, elle puisse venir

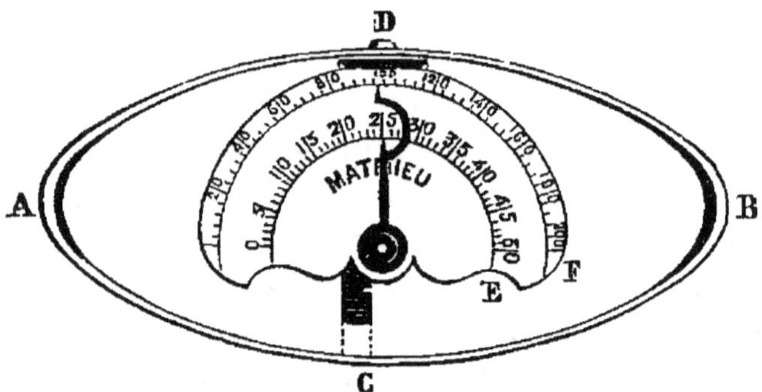

Fig. 37. — Dynamomètre de Mathieu.

butter contre celle de ses branches restée libre. On
comprend que, lors de la tension, la branche sur
laquelle butte la crémaillère, se rapprochant de
l'autre, pousse cette crémaillère, qui à son tour,
fait tourner la roue dentée qu'elle engrène et, par
conséquent, l'aiguille. Dans le dynamomètre de
Collin, le cadran a deux aiguilles, dont l'une est
folle ; de plus, au lieu de la crémaillère droite qui
commande l'aiguille de l'appareil de Mathieu, on y
voit une seconde roue dentée mise en mouvement

par une tige qui lui est fixée et est articulée avec
le ressort. Les pressions s'exercent suivant le petit
diamètre et les tractions suivant le grand diamètre
de l'ellipse ; dans les deux cas, l'effort tend à rapprocher les branches.

L'homme en bonne santé, entre 25 et 30 ans, a
une force de pression égale à 50 kilogrammes, et
une force de préhension égale à 132. Il conserve
ces mêmes degrés de force jusqu'à l'âge de 50 ans,
âge où celle-ci commence à diminuer. Quant à ces
mêmes forces musculaires chez la femme, on peut
les évaluer aux deux tiers de celles d'un homme de
25 à 30 ans.

Le dynamomètre est utile pour mesurer et suivre
le retour des forces dans le traitement des paralysies. Il sert aussi pour apprécier l'état d'affaiblissement du pouvoir contractile des muscles sans paralysie à proprement parler (amyosthénie), état
qu'on observe dans les affections aiguës et dans
une série de maladies chroniques.

Dynamographe. — Cet instrument a son importance pour le diagnostic des affections du système
nerveux. Il se compose d'un dynamomètre auquel
est fixé un levier coudé qui met en mouvement une
tige en acier. Cette tige communique avec le bout
du ressort elliptique et soulève un levier qui supporte un crayon. Ce crayon trace sur une plaque
mobile, recouverte de papier, des lignes dont la
hauteur et la régularité sont déterminées par la
fermeté et la constance de la pression exercée sur
le dynamomètre. Le dynamographe retrace sché-

matiquement la force et la tonicité musculaire du sujet, et indique le degré de perfection de ce qu'on a appelé le sens musculaire. Quand un individu en pleine santé se sert de l'instrument, le crayon tracera une ligne droite; s'il y a paralysie des muscles du bras ou incoordination motrice, la ligne sera irrégulière.

CHAPITRE XIV

DU PESAGE.

Il est fort important de noter, dans une série d'états pathologiques, le poids des malades ; de même on ne saurait se rendre compte de l'effet de certains traitements sans prendre en considération la diminution ou l'augmentation de poids qui en résulte. La perte de poids indique un état de dénutrition qui peut résulter, soit d'un trouble digestif, soit d'une lésion organique, souvent latente, des poumons, du foie ou de tout autre organe. L'amaigrissement, quand il ne réveille pas l'attention du malade lui-même, est souvent, à lui seul, pour le médecin, l'indice d'un mal profond qui ne tardera pas à se développer.

Chez l'adulte on se sert, pour le pesage, de balances à bascule ; il est évident que les pesées comparatives devront se faire, autant que possible, aux mêmes heures, et qu'on aura le soin de faire la tare des vêtements qui auront été portés à chaque pesée.

Si la notion du poids des malades est parfois, chez l'adulte, la source d'un renseignement très utile au diagnostic et au traitement, il est encore bien plus important à noter chez l'enfant dont il révèle, pour ainsi dire, l'accroissement normal et progressif. Si l'enfant augmente de 20 à 25 grammes de poids par jour pendant les premiers mois, puis de 10 à 15 grammes, on peut être sûr que l'allaitement se fait dans de bonnes conditions. Si au contraire l'enfant pâlit, s'il diminue de poids, si des symptômes intestinaux se manifestent, l'enfant est en souffrance et il faut modifier les conditions d'allaitement. Il est, du reste, un excellent moyen de s'assurer si une nourrice a du lait en suffisance. C'est de pratiquer une pesée avant et après boire. La différence de poids indiquera la quantité de lait absorbée. Cette quantité doit varier entre 80 et 100 grammes quand la nourrice est bonne (Bouchut).

CHAPITRE XV

TROCART EXPLORATEUR DE DUCHENNE.

Cet instrument a une grande importance pour le diagnostic de certaines affections du système nerveux, et notamment de celles du système musculaire qui en dépendent. C'est un simple emporte-pièce histologique auquel on fait traverser la peau et qu'on ouvre quand il est arrivé à la profondeur voulue. Le petit morceau de tissu musculaire qui s'est engagé entre le crochet de la pointe de l'instrument et l'extrémité libre de l'autre moitié de la tige, est divisé par ses bords tranchants, et se trouve ainsi enfermé dans la cavité de la pointe. On retire ensuite l'emporte-pièce fermé sans accrocher les tissus qu'il traverse. Cet instrument doit être introduit perpendiculairement à la direction du muscle à explorer, et son crochet doit prendre le muscle transversalement sous peine de ne rien ramener. Afin de diminuer la douleur que l'instrument peut occasionner, Duchenne conseille de tendre fortement la peau, puis de faire pénétrer l'instrument en ayant soin de le retirer fermé rapidement. Le sujet, assure-t-il, n'accuse alors que la sensation faible d'un petit choc. Les enfants euxmêmes crient à peine si l'on prend la précaution de ne pas leur laisser voir l'instrument. Inutile d'insister sur le soin minutieux avec lequel il faut toujours nettoyer cet instrument.

CHAPITRE XVI

THERMOMÉTRIE.

Il est indispensable que nous fassions précéder l'étude de la thermométrie de quelques considérations générales sur la fièvre.

On désigne sous le nom de *fièvre* un état complexe caractérisé par une élévation de température, souvent précédée de frisson, par des troubles de

circulation, de respiration, de digestion et de sécrétion.

C'est en général après une sensation de froid ou
bien un frisson violent que survient une sensation
de chaleur plus ou moins vive, suivie de sueurs.
L'élévation de température qui accompagne ces
phénomènes est à coup sûr le symptôme le plus
essentiel de l'acte fébrile.

La diminution de la quantité d'urine émise, sa
coloration plus foncée, l'accroissement de la proportion d'urée, d'acide urique, de matières extrac-
tives et de sels dans les urines n'est que le corollaire du phénomène précédent.

Les contractions cardiaques sont en même temps
plus intenses et plus accélérées, bien que, dans certaines affections toxiques ou d'origine cérébrale, le
pouls puisse être ralenti.

La respiration est accélérée; il y a de l'inappé-
tence, du dégoût pour les aliments, des nausées,
parfois des vomissements, de la soif, quelquefois de
la diarrhée. En résumé, l'économie tout entière
souffre de cet état particulier, et elle traduit cette
souffrance par une déperdition des forces et par
un amaigrissement en rapport avec l'intensité et la
durée de la fièvre.

La température de l'homme est à peu près constante à l'état normal; elle est en moyenne de 37°
centigrades prise sous l'aisselle. Dès que la température dépasse, en deçà ou au delà, et de plus d'un
degré, la température sus-mentionnée, il y a état
pathologique.

Il est inutile d'insister ici sur l'importance des observations thermométriques. Nous indiquerons successivement les procédés d'explorations thermométriques, les modifications de la température à l'état normal et les variations morbides.

Méthodes d'exploration. — On se sert généralement, pour les recherches cliniques, de thermomètres à mercure dont l'échelle porte un intervalle de 20 degrés centigrades, de 25° à 45°. Cette échelle doit être graduée de manière à ce que les divisions par dixième de l'échelle soient facilement lisibles. On emploie de préférence les thermomètres à mercure bien qu'ils mettent un temps plus long à s'échauffer. En effet les thermomètres construits avec de l'alcool coloré se segmentent très facilement.

On s'est servi dans ces derniers temps de thermomètres à maxima. Ces derniers, bien que d'un maniement plus délicat, sont très commodes dans la pratique, car ils peuvent être placés dans les mains de garde-malades et renseignent le médecin sur l'état de la température à une heure donnée. Il faut autant que possible vérifier de temps en temps l'exactitude des thermomètres, et se servir autant que possible du même instrument pour le même malade. Le meilleur serait évidemment de ne se servir que d'instruments qui auraient été confrontés avec un thermomètre étalon.

Pour étudier les températures locales on se sert de thermomètres à cuvette plate que l'on fixe sur les parties à explorer à l'aide d'un peu de coton et d'une bande.

Quand on ne prend qu'une seule température par jour, on peut se rendre compte uniquement de l'état de fièvre ou d'apyrexie ; quand on veut suivre sérieusement une affection fébrile, il est de toute nécessité de multiplier les explorations thermométriques ; le mieux est de prendre la température entre 7 et 9 heures du matin et entre 4 et 6 heures du soir. Dans les cas graves, l'examen thermométrique peut même être répété plus souvent.

On fixe généralement le thermomètre dans l'aisselle, en l'appliquant le plus étroitement possible dans le creux axillaire, et en faisant placer ensuite le bras contre la paroi thoracique. Quand le malade est en sueur, il faut toujours avoir soin d'essuyer la cavité axillaire de manière à éviter toute cause d'erreur. Il suffit en général de laisser le thermomètre en place de six à sept minutes, quand on a eu le soin de bien fermer la cavité axillaire, pendant quelques instants, avant d'y placer le thermomètre. Quand on ne prend pas cette précaution, il faut attendre de dix à quinze minutes pour obtenir la température exacte. On fera bien d'appliquer toujours le thermomètre dans la même cavité axillaire ; en effet, s'il s'agit d'une affection thoracique, il peut y avoir une différence d'un demi à un degré entre les deux aisselles.

On a proposé d'appliquer le thermomètre dans la bouche, soit au-dessous de la langue, soit entre les gencives et la joue. C'est un procédé désagréable. Nous n'indiquerons que pour mémoire l'application du thermomètre dans le conduit auditif, au-des sous des paupières ou dans le canal de l'urèthre.

Chez les enfants, j'applique d'habitude le thermomètre au pli de l'aine, en fléchissant la cuisse sur l'abdomen.

On applique parfois le thermomètre dans le vagin ou le rectum parce qu'on peut ainsi obtenir la température exacte au bout de cinq minutes; mais il est évident que dans bien des cas ce mode d'exploration est impraticable. Toujours est-il que la température rectale ou vaginale est de plusieurs dixièmes plus élevée que la température axillaire.

Pour inscrire les observations thermométriques on se sert de tableaux qui permettent d'indiquer les variations de la température. On obtient ainsi des courbes auxquelles on peut joindre celles du pouls et de la respiration.

Variations de la température à l'état normal. — Nous avons dit que la température moyenne de l'homme sain était de 37° centigrades. La température peut présenter des modifications suivant l'âge et suivant le moment de la journée où on l'observe. Chez l'enfant, on observe le maximum de la température immédiatement après la naissance; celle-ci est alors de 38°. Chez l'adulte, la température s'abaisse généralement au-dessous de 37°; elle dépasse ce chiffre chez le vieillard.

A l'état normal, on observe des fluctuations particulières (fig. 38) (1). La température la moins élevée

(1) Ces figures et les suivantes sont empruntées à l'ouvrage d'Eichhorst : *Lerbuch der Untersuchung's - methoden Innerer Krankheiten.*

existe de 6 à 8 heures du soir jusqu'à 6 heures du matin ; la température la plus basse s'observe après minuit ; après le premier repas du matin la température s'élève de quelques dixièmes et atteint un premier maximum entre 9 et 11 heures ; elle s'abaisse ensuite pour remonter à nouveau et atteindre un second maximum entre 4 et 6 heures du soir ; à partir de ce moment la température s'abaisse. En

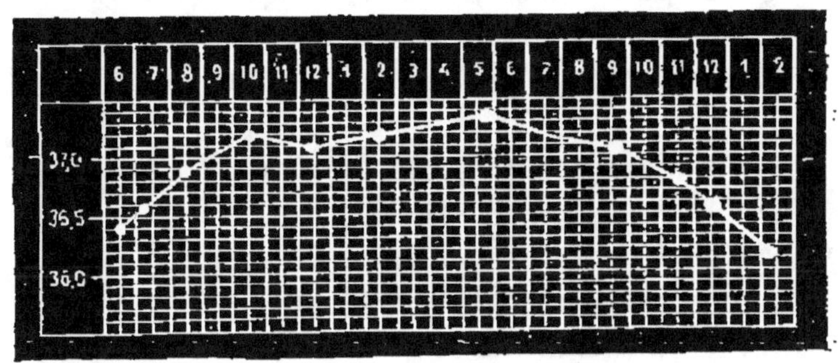

Fig. 38. — Courbe de la température prise aux différentes heures de la journée, d'après Liebermeister (les chiffres de la ligne transversale indiquent les heures de la journée).

somme, la température, prise du matin jusqu'au soir, forme une courbe ascendante avec des oscillations qui peuvent aller de un à deux degrés. Ces fluctuations de la température ne tiennent pas au mouvement et à l'alimentation, car on les observe aussi bien chez les individus au repos qui s'abstiennent de toute alimentation.

Variations morbides de la température. — L'élévation de la température peut être locale ou générale. Elle peut rester locale dans un certain nombre de processus chroniques où l'on observe, au niveau du siège même de la maladie, une élévation de quelques dixièmes à un degré de température. Ainsi dans la pleurésie, dans la tuberculose pulmonaire on a signalé des élévations de température du côté malade (Peter). Le même fait a été signalé pour la péritonite, pour les membres paralysés. Mais dans la grande majorité des cas l'élévation de température est généralisée, et elle indique le degré plus ou moins élevé de la fièvre. On peut, d'après les indications de Wunderlich, établir l'échelle suivante :

1° Température normale, 37°,0 à 37°,4 ;

2° Fièvre légère, 37°,5 à 38° ;

3° Fièvre proprement dite :

a) Fièvre légère, 38°,0 à 38°,4 ;

b) Fièvre moyenne, 38°,5 à 39° le matin et jusqu'à 39°,5 le soir ;

c) Fièvre vive, 39°,5 le matin, 40°,5 le soir ;

d) Fièvre élevée, plus de 39°,5 le matin et plus de 40°,5 le soir.

Le degré de la fièvre a une importance considérable. La physiologie nous apprend, en effet, que la vie n'est compatible qu'avec un certain degré de température au delà duquel les éléments et les tissus subissent des altérations profondes et irrémédiables. Ainsi quand la température dépasse 41°,7 et qu'elle se maintient à ce degré, le pronostic peut être considéré comme extrêmement grave, et lorsque la température atteint ou dépasse 42°,5 il n'y a plus d'espoir. Quand il existe des tempéra-

tures aussi élevées, il y a *hyperthermie*. La vie est
cependant compatible avec l'hyperthermie, quand
cette dernière est de très courte durée; c'est ce qui
s'observe fréquemment dans la fièvre intermittente.
Hirtz a publié une observation de fièvre intermittente tierce dans laquelle la température s'est élevée
jusqu'à 44°.

Quand on étudie la courbe journalière fournie par
la température dans une maladie aiguë, on s'aperçoit que la température est généralement plus basse
dans la matinée et plus élevée dans la soirée. On
désigne ces deux variations sous le nom de rémission matinale et d'exacerbation vespérale. Parfois,
cependant, l'exacerbation se produit dans la matinée
et la rémission le soir; Traube a désigné ce fait
sous le nom de type inverse. On le rencontre parfois
dans la tuberculose pulmonaire, sans qu'on puisse
dire cependant, avec Brüniche de Copenhague,
que ce type soit caractéristique de la granulie. Enfin,
et c'est là un fait important à noter, il est des cas
dans lesquels l'exacerbation se produit à midi ou à
minuit, de sorte qu'en ne prenant que les deux
températures habituelles du matin et du soir on
peut croire que le malade n'a qu'une fièvre légère.
On désigne sous le nom de température minimum
le degré le moins élevé de la température dans les
vingt-quatre heures, et de température maximum
celle qui correspond au point le plus élevé de l'exacerbation fébrile. La différence qui existe entre ces
deux températures extrêmes constitue le type
fébrile. On distingue généralement quatre types

fébriles : 1° le type continu ; 2° le type rémittent ;
3° le type intermittent ; 4° le type récurrent.

1° *Fièvre continue.* — On dit qu'il y a fièvre continue quand la différence entre la température minimum et la température maximum ne dépasse pas un degré centigrade et que le thermomètre marque au moins 39°,0 C. Quelques auteurs distinguent une fièvre continue proprement dite, et une

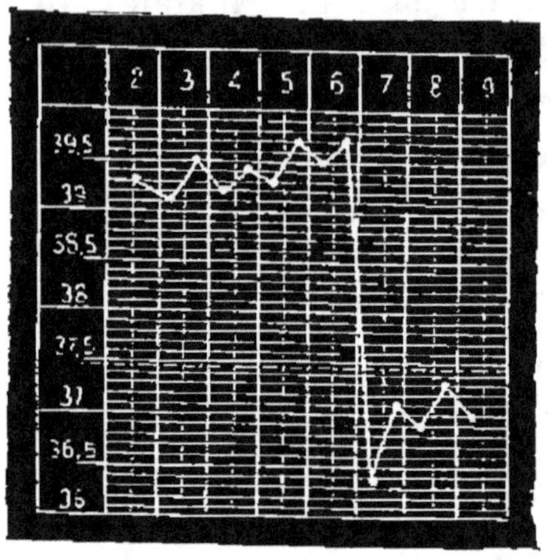

Fig. 39. — Fièvre continue, dans un cas de pneumonie fibrineuse,
d'après Frerichs.

fièvre sub-continue. Dans cette dernière la différence entre la température minimum et la température maximum peut aller jusqu'à un degré (fig. 39).

2° *Type rémittent.* — On dit qu'il y a fièvre rémittente quand les différences de température journalière oscillent entre un et trois degrés. On a désigné également sous le nom de fièvre hectique une variété de fièvre rémittente dans laquelle la température est extrêmement élevée pendant le stade d'exacerbation, tandis qu'elle peut être inférieure même à la normale pendant le stade de rémission. On observe ce type particulier dans les fièvres de suppuration, dans la septicémie, dans la pyohémie

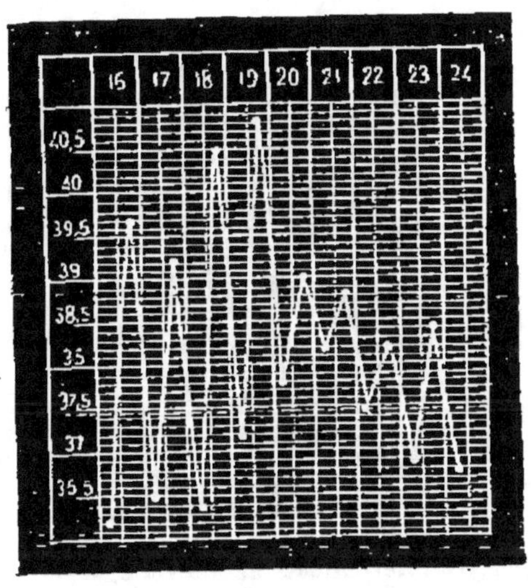

Fig. 40. — Fièvre rémittente (hectique) dans le troisième septénaire d'une fièvre typhoïde, d'après Naunyn.

et même dans certains stades de la fièvre typhoïde (fig. 40) (Eichhorst).

3° Dans la *fièvre intermittente* il existe des accès fébriles qui durent généralement plusieurs heures. Dans l'intervalle de ces accès il y a une apyrexie complète. Quand l'accès se reproduit tous les jours, on dit que la fièvre est quotidienne (fig. 41); quand il se reproduit toutes les quarante-huit heures, on dit qu'elle est tierce; enfin quand il se reproduit toutes les soixante-douze heures, elle est dite quarte.

4° Enfin on désigne sous le nom de *type récurrent* une fièvre à forme continue, de cinq à sept jours de durée, à laquelle succède une apyrexie de durée à

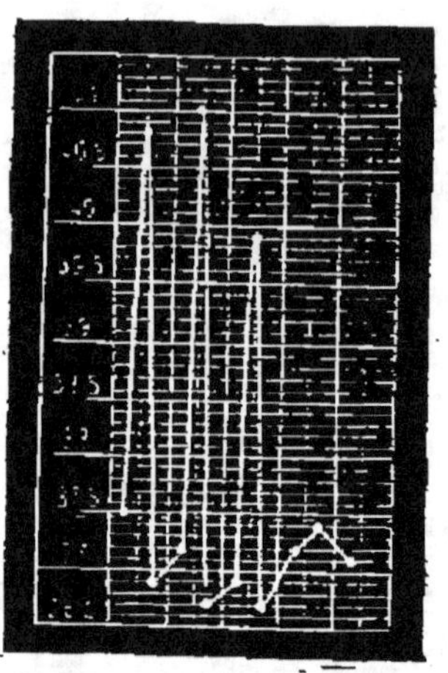

Fig. 41. — Fièvre intermittente quotidienne, d'après Frerichs.

peu près égale ; puis survient un nouvel accès de fièvre continue, de cinq à sept jours de durée également, qui se termine encore brusquement comme le premier (fig. 42). Des accès semblables peuvent ainsi se répéter, à plusieurs reprises, et ils vont généralement en s'affaiblissant.

On divise généralement les fièvres, ou plutôt les maladies fébriles, d'après leur durée, en fièvre aiguë, subaiguë et chronique. Quand une affection fébrile ne dure pas plus de quinze jours, on dit qu'elle est aiguë : quand elle se prolonge pendant six semaines, elle est subaiguë ; quand sa durée est encore plus considérable, on dit qu'elle est chronique. Enfin l'on désigne sous le nom de fièvre éphémère des accès souvent intenses, mais de courte durée, qui ne semblent se rattacher à aucune cause connue et qui s'observent fréquemment chez les enfants.

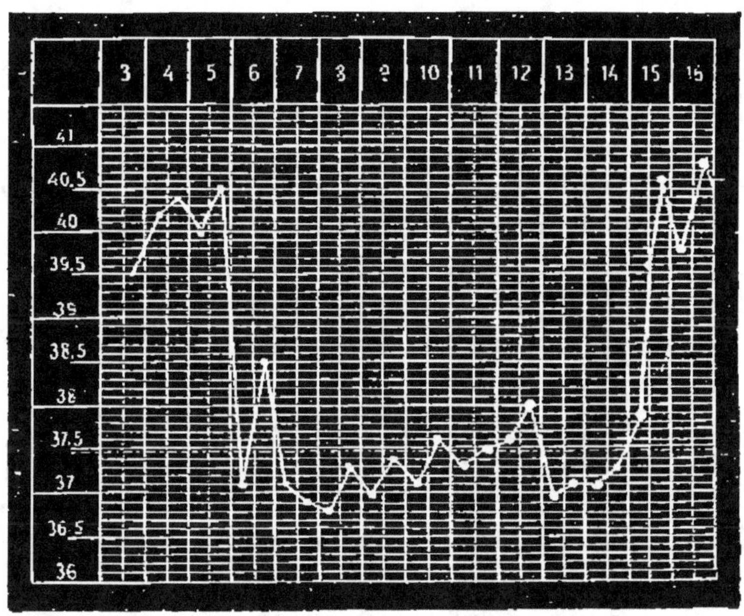

Fig. 42. — Fièvre récurrente (crise incomplète à la suite du premier accès). d'après Naunyn.

Quand on étudie la marche de la température pendant un accès de fièvre, on constate plusieurs stades thermiques qui correspondent aux stades cliniques, à savoir au frisson, à la chaleur et à la sueur. La température s'élève généralement dès le début du frisson, et c'est à la fin de ce dernier qu'elle atteint son maximum, même dans les cas où les extrémités, c'est-à-dire le nez, les joues, les oreilles, le front, semblent froides. Du reste la durée du frisson est variable; elle peut aller de quelques minutes à plusieurs heures. Un frisson unique et violent s'observe en général au début d'une pneumonie, d'une septicémie, d'un exanthème aigu (variole, scarlatine, typhus exanthématique); un frisson irrégulier plusieurs fois répété s'observe dans la fièvre intermittente, dans le typhus récurrent, dans la pyohémie.

Le maximum atteint par la température à la fin du stade de frisson se prolonge généralement pendant toute la durée du stade de chaleur. Au moment de l'apparition de la sueur, la température s'abaisse, presque toujours avec plus de lenteur qu'elle n'est montée, et elle revient à la normale ou même au-dessous de la normale. On a désigné ces différents stades fébriles sous le nom de stade pyrétogène ou période d'invasion, d'augment; période d'état, d'acmé ou fastigium, et, enfin, période de déclin ou de défervescence.

Quand une maladie doit se terminer par la guérison, la température peut s'abaisser d'une façon rapide ou progressive. Quand la défervescence est rapide, c'est-à-dire s'effectue entre 12 et 36 heures, on désigne ce mode sous le nom de terminaison critique (fig. 43). Le début de la crise est fréquemment caractérisé par des sueurs abondantes; le pouls se ralentit, les urates sont en abondance dans les urines. On avait cru, jusque dans ces dernières années, que les jours critiques étaient toujours des jours impairs, mais des recherches plus récentes ont prouvé que cette assertion était erronée. Quand, au contraire, la chute de la fièvre se fait entre un ou plusieurs jours, on dit que la terminaison se fait par lysis.

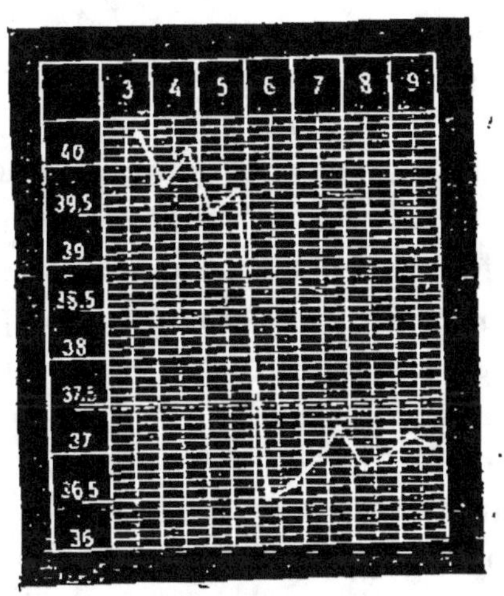

Fig. 43. — Terminaison critique, dans un cas de pneumonie, chez un enfant de sept ans, d'après Eichhorst.

Quand la fièvre est tombée, le malade entre en convalescence, et dans ce cas la température s'abaisse fréquemment au-dessous de la normale. Cependant, on observe fréquemment dans le cours de la convalescence des élévations passagères de la température dues à différentes causes (phénomènes psychiques, alimentation, mouvements hors du lit, etc.). Il peut se produire dans ces conditions des frissons de convalescence, des récidives ou des rechutes, et l'on ne saurait trop insister pour que la température soit prise avec soin dans cette période de la maladie.

Quand la fièvre a une terminaison fatale, il peut se produire pendant le stade agonique des variétés très remarquables de température. Dans un certain nombre de cas, on observe de l'hyperpyrexie ; dans d'autres, une température hyponormale. Enfin, après la mort, la température peut présenter également de grandes variétés. Ainsi, quand il y a eu hyperpyrexie pendant le stade agonique, la température s'élève parfois jusqu'à 44° passés après la mort ; on observe ce fait après le typhus, la variole, la scarlatine, la rougeole, la pyohémie, la pneumonie, l'érysipèle, le rhumatisme articulaire aigu, le tétanos, l'épilepsie.

En étudiant la température dans les différentes maladies, on arrive à reconnaître qu'elle suit, dans un certain nombre de cas, une marche typique, de sorte qu'il est possible quelquefois de diagnostiquer la nature de la maladie par l'examen du simple tracé de la température. On a désigné ces affections sous le nom de *fièvres typiques* : tels sont la pneumonie, la fièvre récurrente, le typhus exanthématique, la fièvre intermittente, la rougeole, la scarlatine, la variole.

Il est un autre groupe de maladies fébriles dans lesquelles la fièvre suit également un type à peu près régulier : tels sont la pyohémie, la septicémie, l'érysipèle de la face, le rhumatisme articulaire aigu, la méningite, la pleurésie, la péritonite, la tuberculose pulmonaire, etc.

Enfin, l'on désigne sous le nom de *fièvres aty-*
piques celles dans lesquelles la température suit une
marche irrégulière, comme la diphthérie, l'endo-
cardite, les affections du foie et de la rate, la dysenterie, etc.

Valeur diagnostique des températures hyponormales.
— A l'état normal, la température du corps s'abaisse
tout au plus de un degré ; il faut être en éveil dès
qu'elle est inférieure à 36°,25. Dans un cas de
sclérème des nouveau-nés, Hardy a vu la température s'abaisser à 22° centigrades.

La température ne s'abaisse en général que dans
le collapsus : elle peut alors s'abaisser à 35° et
même à près de 33° centigrades. En opposition avec
ce qui se passe pour la température, le pouls devient toujours extrêmement fréquent dans ce cas.
En dressant sur le même tableau la courbe de la
température et celle du pouls, on voit que les deux
courbes, au lieu de marcher parallèlement comme
d'habitude , s'éloignent au contraire l'une de
l'autre.

Chez des gens ivres, des aliénés, des individus
qui ont perdu beaucoup de sang, on observe également un abaissement de plusieurs degrés de
température. Un abaissement considérable de température a été signalé au niveau des membres atteints de gangrène.

De la température dans les maladies aiguës.
— Nous allons indiquer rapidement la marche
typique de la température dans un certain nombre
de maladies.

1° Pneumonie franche. — Fièvre à évolution cyclique : en 24 ou 36 heures, la fièvre atteint son fastigium (39°,5 à 41°). Elle se maintient à cette hauteur pendant quatre à six jours, avec des rémissions matinales insignifiantes ; la défervescence est souvent rapide, brusque ; elle se fait du cinquième au neuvième jour ; elle est précédée quelquefois d'une nouvelle ascension de température (ascension procritique).

2° Rougeole. — Ascension lente de la température dépassant rarement 40°. Au cinquième jour, ascension procritique coïncidant avec la terminaison de l'éruption. Défervescence généralement brusque en 24 ou 36 heures.

3° Scarlatine. — Ascension brusque de la température allant jusqu'à 39°,5 et 40°,5 ; fièvre avec rémission insignifiante, persistant pendant deux à trois jours. Défervescence en terrasse en trois à huit jours.

4° Variole. — Au bout de 24 heures, la température arrive brusquement à 40° ou 41°, mais souvent le fastigium n'est atteint qu'au bout de deux ou trois jours. Dès que l'exanthème apparaît, c'est-à-dire du troisième au cinquième jour, défervescence généralement rapide avec apyrexie d'un à deux jours ; puis nouvelle poussée fébrile (fièvre de suppuration).

Dans la variole confluente, il n'y a pas de rémission absolue, et la fièvre d'éruption se confond avec la fièvre de suppuration.

5° Fièvre typhoïde. — Période d'ascension lente :

la température s'élève d'environ un degré tous les soirs ; le lendemain matin, rémission de 1/2 à 3/4 de degré. Vers le troisième ou quatrième soir, la température atteint 40° environ.

La période d'état offre une durée qui varie entre 19 et 30 jours, et l'écart entre la température du soir et celle du matin est d'environ un demi-degré; vers la fin du troisième ou le commencement du quatrième septénaire, il peut survenir des rémissions ou exacerbations irrégulières (période amphibole).

Défervescence lente et graduelle : tantôt la température suit un type rémittent, c'est-à-dire que la température du soir reste élevée, celle du matin pouvant atteindre la normale ; ou bien, au contraire, la défervescence se fait en gradins.

Quand, dans le second septénaire, les températures du soir se maintiennent entre 39°,5 et 40°, la maladie suit généralement une marche bénigne, et la défervescence se montre dans le troisième ou quatrième septénaire. Quand la température vespérale oscille pendant le second septénaire entre 40° et 40°,5, la convalescence se montre rarement avant le quatrième septénaire. Quand la température du matin atteint 40° et celle du soir 41°, le cas est généralement grave.

Ces données, établies par Wunderlich, n'ont pas été confirmées à la clinique de Nancy (Bernheim).

De la température dans les maladies chroniques — C'est surtout chez les tuberculeux que la température a été étudiée. La fièvre présente chez eux, vers la fin de la maladie, les caractères de la fièvre hectique, c'est-à-dire des exacerbations vespérales, avec des rémissions matinales à peu près complètes. On a remarqué, dans les paralysies, que la température baisse quand elle est d'origine cérébrale ou périphérique, et qu'elle augmente, au contraire, dans les membres paralysés quand elle est d'origine spinale.

Thermométrie chez les enfants. — Les variations de température se maintiennent à peu près chez les enfants dans les mêmes limites que chez l'adulte. Il est rare que chez eux la température atteigne 40°; quand elle tombe au-dessous de 32°,5, la mort est la règle. Dans la fièvre typhoïde la chaleur peut atteindre 41° et 42°, et l'accélération du pouls rester modérée. Quand, au contraire, ce maximum de chaleur coïncide avec un nombre de pulsations supérieur à 130, il faudra songer à une méningite. Un abaissement de température allant jusqu'à 35° et 36°, entre deux périodes d'exaltation, chez un enfant atteint de symptômes cérébraux, indique presque certainement une méningite. Enfin, en cas d'hésitation entre une bronchite capillaire et une pneumonie lobulaire, au début, si le thermomètre atteint 40°, on peut affirmer l'existence d'une pneumonie (R. Roger).

Thermométrie chez les vieillards. — Les vieillards frissonnent peu, et pendant la défervescence la température est presque toujours hyponormale. Dans la pneumonie, qui s'accompagne chez l'adulte d'une élévation insolite de la température, quand elle doit avoir une issue fatale, il se produit, au contraire, chez le vieillard, une défervescence trompeuse qui peut aller jusqu'au chiffre normal. Il est toujours nécessaire, chez le vieillard, de comparer la température axillaire avec la température rectale. En effet, chez lui, la température périphérique s'abaisse fréquemment, tandis que celle des parties centrales s'élève de plusieurs degrés.

CHAPITRE XVII

EXAMEN DU SANG.

Nous croyons inutile d'insister sur l'importance de l'examen du sang. La numération des globules, l'étude de leurs altérations multiples, celle des parasites qui se développent au milieu du sérum sanguin, la recherche des modifications chimiques du liquide sanguin, ont ouvert, dans ces dernières années, des horizons nouveaux à la médecine et permis de préciser l'origine et la nature de plus d'une maladie diathésique ou infectieuse.

Numération des globules. — C'est à Malassez et à Hayem que nous devons les recherches les plus intéressantes sur ce sujet ; ces deux observateurs ont indiqué chacun un procédé spécial d'étude.

Procédé de M. Malassez. — On commence par diluer le sang. On emploie, à cet effet, un sérum artificiel formé de : 1 volume d'une solution de gomme arabique, 3 volumes d'une solution, à parties égales, de sulfate de soude et de chlorure de sodium. On mélange le sang au sérum à l'aide

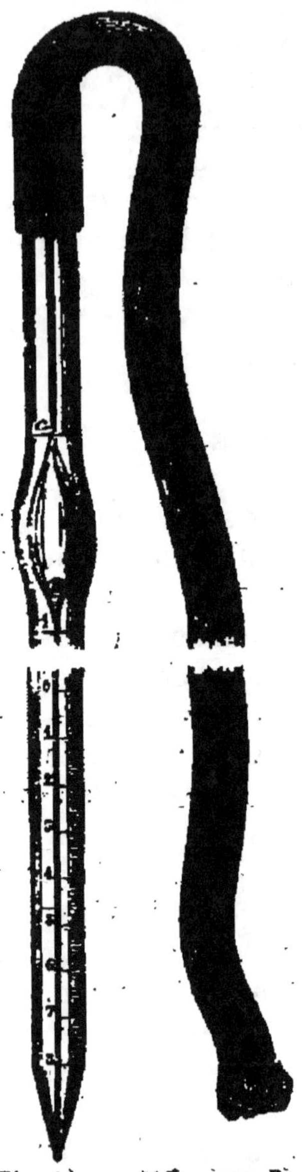

Fig. 44. — Mélangeur Po-
tain. (On n'a représenté
que la partie moyenne et
les deux extrémités de
l'appareil.)

du *mélangeur de Potain*, tube capillaire fin, présentant sur son trajet une dilatation ampullaire dans laquelle se trouve une petite boule en verre (fig. 44). La longue portion du tube est calibrée de manière à représenter exactement la centième portion de la partie renflée. Un trait, placé de chaque côté du renflement, indique d'une façon précise le niveau auquel ces proportions se trouvent être exactes. Un autre trait, placé sur la longue portion, se divise en deux parties d'égale capacité. Pour faire un mélange au centième, on plonge la pointe de la longue portion dans le sang à examiner, et on aspire doucement par le tube en caoutchouc annexé à la courte portion, de façon à faire monter le sang jusqu'au niveau du trait qui sépare la longue portion de la dilatation ampullaire ; on essuie ensuite la pointe de l'instrument, et, la plongeant dans le sérum, on aspire de nouveau par le tube en caoutchouc jusqu'à ce que le sang et le sérum remplissent la dilatation et arrivent au niveau du trait supérieur. On agite ensuite l'appareil pour obtenir un mélange homogène. Puis on souffle par le tube en caoutchouc et on examine le liquide obtenu.

L'appareil de M. Malassez est complété par un petit tube en verre (capillaire artificiel) destiné à permettre d'examiner le mélange (fig. 45). Ce capillaire est com-

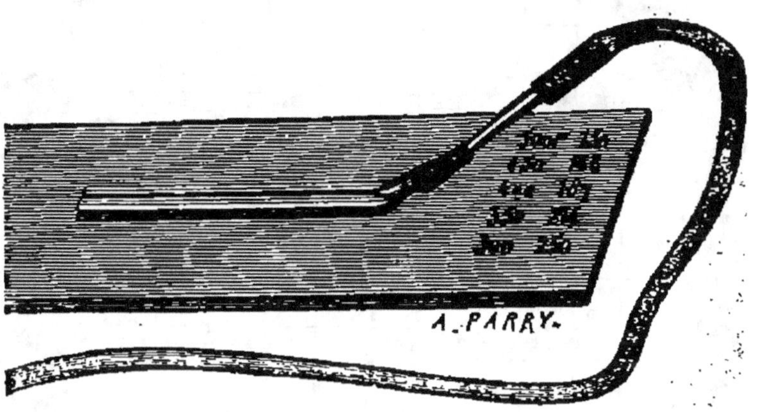

Fig. 45. — Capillaire artificiel de Malassez.

posé d'une bande de verre, fixée sur une glace porte-objet, et dans laquelle, très près de sa face supérieure, se trouve un canal aplati, dont une extrémité est libre, et dont l'autre, relevée en tube, communique avec un fin tube en caoutchouc. Ce capillaire a été calibré et cubé ; des chiffres gravés indiquent les longueurs et les capacités correspondantes. En déposant une gouttelette du mélange à examiner sur la lame porte-objet, contre l'extrémité libre du

10.

capillaire, elle pénètre par capillarité. On examine ensuite avec un oculaire micrométrique; on compte le nombre de globules qui se trouvent dans une longueur donnée (fig. 46). Le nombre ainsi obtenu est

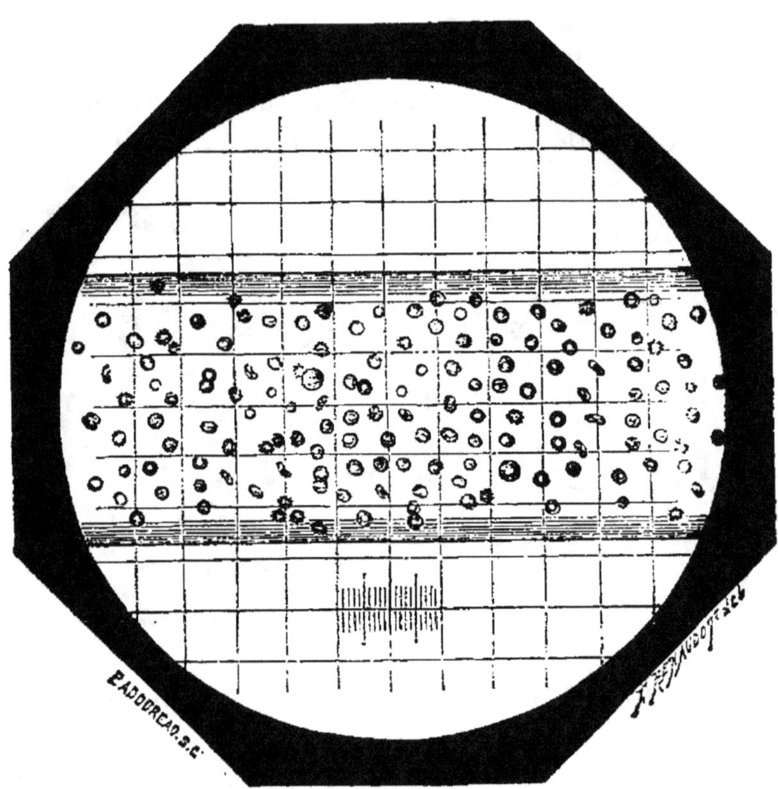

Fig. 46. — Numération des globules sanguins (procédé Malassez).

multiplié : 1° par le chiffre qui se trouve en regard de la longueur dans laquelle les globules auront été comptés ; 2° par le titre du mélange. Le produit donne le nombre de globules par millimètre cube de sang.

Le *procédé de M. Hayem* est plus simple et permet d'éviter certaines erreurs qui résultent de la
pénétration inégale du liquide et des parties solides
dans le tube capillaire.

M. Hayem dilue le sang à l'aide d'une pipette et
d'une petite éprouvette, dans de la sérosité naturelle.
On place ensuite le mélange dans une cellule exactement calibrée qui remplace le capillaire de Malassez
(fig. 47); une goutte du mélange étant déposée dans
la cellule, et le tout recouvert d'une lamelle de verre

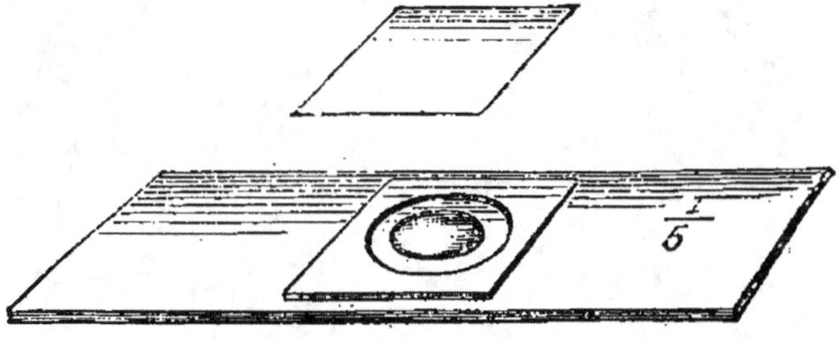

Fig. 47. — Cellule calibrée de M. Hayem pour la numération
des globules.

plane, on obtient une couche de liquide dont l'épaisseur est d'un cinquième de millimètre. On compte
ensuite les globules. Pour ce faire on a disposé
dans l'oculaire une glace sur laquelle est gravé un
carré, et le tube rentrant du microscope est enfoncé dans sa monture jusqu'à un trait, calculé de
manière que le côté du carré ait, avec l'objectif
dont on se sert, une valeur d'un cinquième de
millimètre de côté. On a donc ainsi sous les yeux
la projection d'un cube d'un cinquième de millimètre de côté (fig. 48). Les globules ne tardent pas à

tomber, par leur propre poids, au fond de la cellule. Il est ainsi facile de les mettre au point et de compter ceux qui sont contenus dans un cube d'un cinquième de millimètre de côté. En multipliant ensuite par 125, on obtient ce que renferme, en globules, 1 millimètre cube du mélange, et, en multi-

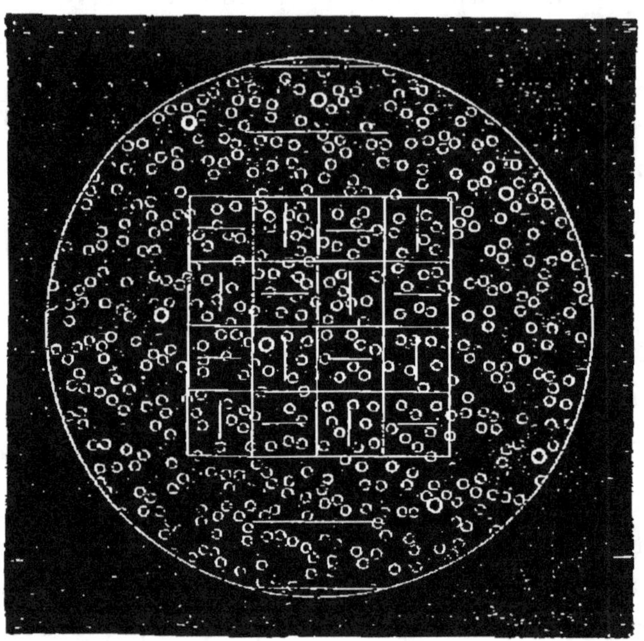

Fig. 48 — Numération des globules sanguins (procédé Hayem).

pliant le dernier chiffre trouvé par le titre du mélange, on connait la valeur, en globules, de 1 millimètre cube du sang sur lequel on a expérimenté.

M. Malassez a remplacé la cellule Hayem-Nachet par une chambre humide graduée, de construction plus facile. Elle se compose d'une lame de métal nickelé de même dimension que les porte-objets ordinaires. Elle est percée au milieu par une perforation circulaire, bouchée par un disque de cristal, dont la face supérieure est séparée de son encadrement métallique par une rainure profonde, circulaire, de 1 millimètre environ. En dehors de cette gouttière, la lame métallique est traversée par trois vis placées à égale distance les unes des autres. Leur pointe est dirigée en haut et peut être réglée. En plaçant sur ces vis un couvre-objet plan, on aura un espace à faces parallèles de hauteur connue. La saillie des vis est réglée de manière que leurs pointes dépassent de 1/5 de millimètre la face supérieure du disque micromètre. Celui-ci est quadrillé et porte 100 rectangles disposés par rangées de 10. Ils ont 1/4 de millimètre de long sur 1/5 de large ; leur surface est donc le 1/20 d'un millimètre carré. La hauteur étant de 1/5 de millimètre, chaque prisme ayant pour base un de ces rectangles représentera 1/100 de millimètre cube. Si la dilution a été faite au centième, il suffira d'ajouter quatre zéros au nombre compté pour connaître le nombre de globules que renferme 1 millimètre cube de sang.

Nombre des globules. — Le nombre moyen des globules contenus dans 1 millimètre cube de sang est évalué par Malassez à 4,310,000 pour l'adulte sain ; Hayem l'estime à 5,000,000.

Nous ne pouvons donner ici des détails complets sur la numération des globules à l'état physiologique et pathologique. Il est important toutefois de savoir que la qualité du globule est bien plus importante que celle du chiffre globulaire, attendu que pour avoir une base réellement scientifique il faudrait connaître chez chaque sujet le chiffre normal des globules.

L'augmentation du nombre des globules ne paraît pas tenir à une élévation réelle du nombre des globules par production plus active, mais à la concentration du liquide sanguin. Ainsi, dans tous les cas où l'organisme s'est appauvri en liquide séro-muqueux, dans le choléra, dans l'algidité, dans l'atrophie aiguë chez les enfants, le nombre des globules se montre anormalement élevé.

De même la diminution des globules rouges peut provenir de la dilution du sang. Cette condition se produit dans les cas d'anémie aiguë, d'origine hémorrhagique, et tient à ce que l'eau du sang se répare plus vite que les globules.

L'observation directe a prouvé l'affaiblissement direct du globule rouge dans toutes les affections fébriles aiguës. Cet abaissement croît avec la violence et la durée de la fièvre. Mais l'abaissement des hématies atteint surtout de grandes proportions dans le cours des maladies chroniques. Il est d'autant plus prononcé que l'anémie est plus grande. Chez certains cachectiques, syphilitiques, paludéens, saturnins, tuberculeux, cancéreux, la déglobulisation atteint un degré à peine croyable ; le chiffre des globules tombe de 5 millions à 3 et même 2 millions par millimètre cube. Cette diminution est toujours d'un pronostic grave. Cependant il y a

encore là des causes d'erreur : ainsi chez un diathésique profondément cachectique, mais atteint
simultanément d'un flux intestinal, le sang pourra
avoir une richesse apparente.

Étude microscopique du sang. — On trouvera
dans le manuel de microscopie de MM. Duval et Lereboullet tout ce qui se rapporte à l'étude microscopique du sang. Nous insisterons simplement ici sur
quelques points relatifs au diagnostic de certaines
maladies spéciales.

Quand on veut examiner le sang d'un malade, on
commence par faire une piqûre à l'extrémité d'un
doigt préalablement lavé avec soin. On laisse le
sang s'écouler naturellement sans exercer aucune
pression, on approche ensuite une lame de verre
de la gouttelette sanguine, sans l'appuyer contre la
peau, et on recouvre le tout avec un verre mince. Il
faut éviter que la quantité de sang soit trop considérable, ce qui rend l'examen plus difficile. Il est
bon de procéder immédiatement à l'examen du sang,
car au bout de quelques instants les éléments sanguins subissent des altérations, surtout au bord de
la préparation.

Quand on étudie la composition d'un sang pathologique on peut avoir à rechercher : des altérations
des éléments normaux du sang; l'apparition très
abondante et, par conséquent, anormale d'éléments
normaux du sang; des éléments absolument anormaux.

A. Il est une série de maladies dont le diagnostic
s'impose par l'examen du sang : telles sont la leu-

cémie, la mélanémie, le sang de rate, la fièvre à rechutes ou fièvre récurrente, l'hématurie endémique des contrées tropicales, la chylurie, le lympho-scrotum, le craw-craw, et certaines formes d'éléphantiasis.

On sait, depuis Virchow, que le nombre des globules blancs est considérablement augmenté dans la *leucémie* ; tandis que dans le sang normal on trouve à peine un globule blanc, sur 300 à 600 globules rouges, dans la leucémie le nombre des globules blancs arrive à égaler et même à dépasser ces derniers. Bien plus, l'examen du sang permet de distinguer la forme de leucémie à laquelle on a affaire. Dans la leucémie ganglionnaire les globules blancs ont un volume égal à celui des éléments ganglionnaires et ne renferment en règle générale qu'un seul noyau volumineux. Dans la leucémie liénale, au contraire, les globules blancs sont beaucoup plus volumineux et renferment plusieurs petits noyaux. Neumann a décrit dans la leucémie myélogène des formes intermédiaires, c'est-à-dire des globules rouges renfermant à leur centre un noyau granuleux.

Il faut distinguer de la leucémie, dans laquelle l'augmentation des globules blancs est permanente, la *leucocythose*, qui est caractérisée par une augmentation passagère des globules. On l'observe à la suite des affections fébriles de longue durée et dans tous les états cachectiques.

A la suite d'affections paludéennes on observe parfois la *mélanémie*, qui est caractérisée par la pré-

sence de granulations pigmentaires dans le sang.
Ce pigment est généralement noir, plus rarement
d'une teinte brune ocreuse, bien plus rarement
encore d'un jaune rougeâtre. Ces granulations
pigmentaires peuvent flotter librement dans le sang
ou bien, au contraire, s'accumuler sous forme de
petites masses arrondies ou irrégulières, ou bien
enfin être emprisonnées dans les éléments cellulaires.

Le *sang de rate* est caractérisé par la présence de
bactéries (*bacillus anthracis*) (fig. 49). Ces bactéries se

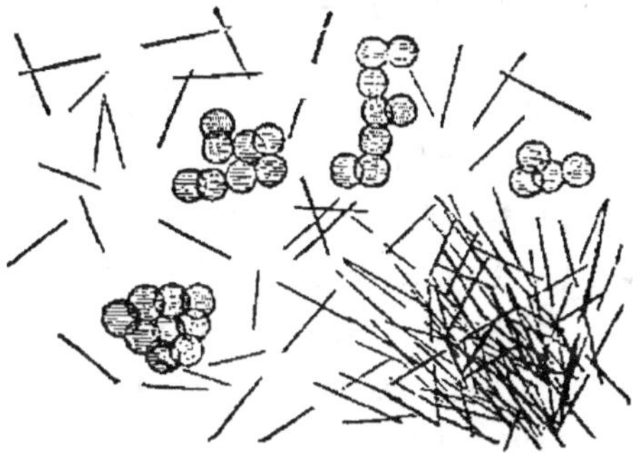

Fig. 49. — Sang charbonneux.

présentent sous la forme de petits bâtonnets ou de
filaments de 2 à 12 millièmes de millimètre de longueur.

Dans la *fièvre à rechute* ou récurrente, maladie
répandue en Irlande et dans certaines régions du
nord de l'Allemagne, Obermeier a trouvé, d'une
façon constante, des organismes spéciaux constitués
par des filaments spiroïdes en état de mouvement
continuel (spirilles). On les rencontre quelques

heures après le début de la première attaque, et leur proportion augmente jusqu'à la fin du premier accès ; puis ils disparaissent pour se montrer de nouveau au moment de la rechute ; ils ne se trouvent que dans le sang. Tous les auteurs qui ont repris cette étude ont vérifié l'exactitude des faits avancés par Obermeier. Heydenreich n'a pas vu les spirilles faire une seule fois défaut dans 54 observations. Ce sont des filaments spiroïdes, grêles, de 1 μ d'épaisseur et de 150 à 200 μ de longueur. Sous le microscope, leurs mouvements continuent pendant plusieurs heures.

Sous l'impulsion des travaux de Pasteur, les idées médicales relatives à la cause probable des maladies épidémiques et contagieuses se sont absolument transformées. L'idée de parasitisme, qui n'est encore qu'une hypothèse, a fait un chemin immense, et on attribue aujourd'hui à l'influence des microorganismes la production de maladies nombreuses. Malgré l'importance des recherches qui ont été faites dans cette voie et l'autorité des observateurs et des expérimentateurs, bien que nous soyons persuadé que l'étude des ferments est destinée à éclairer d'une vive lumière la pathogénie des maladies infectieuses, nous ne pouvons encore qu'indiquer ici des faits qui sont encore à l'étude. C'est ainsi que nous signalerons le microbe de la septicémie, celui de la fièvre puerpérale, de la rage, de l'érysipèle, du typhus, de la syphilis, de la diphthérie, du pemphigus aigu, etc.

Certaines maladies semblent produites par un

parasite spécial. Ainsi l'*hématurie endémique* des contrées tropicales est due au *distoma hæmatobium*, qui habite les branches de la veine-porte et les petites branches de l'appareil urinaire (fig. 50). Il est endémique en Égypte où on le trouve dans le tiers environ des autopsies. Il est bisexué, appar-

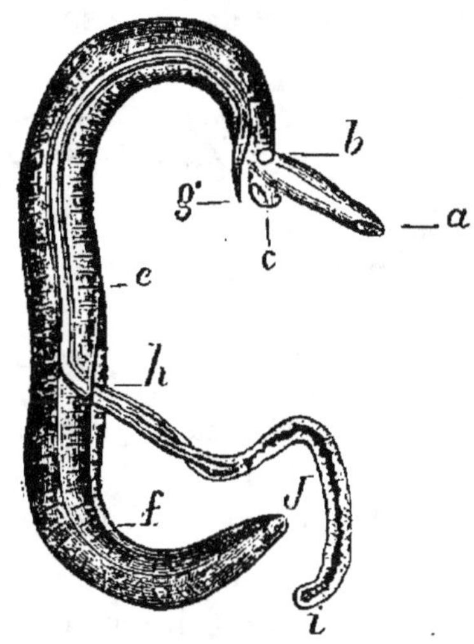

Fig. 50. — Douve hématobie (*).

(*) *a,b*, mâle. — *g,i*, femelle. — *a*, ventouse buccale. — *a,b*, tronc. — *c*, ventouse ventrale. — *d,b*, queue. — *e,f*, ouverture ventrale constituant le canal gynécophore. — *g,h*, portion de la femelle incluse dans le gynécophore. — *h,i*, portion de la femelle retirée du gynécophore.

tient aux trématodes et mesure de 5 à 8 millimètres. Logé dans le système porte, il donne naissance à l'état morbide connu sous le nom de chlorose d'Égypte.

La chylurie, le lympho-scrotum, le craw-craw, certains cas de varices lymphatiques et d'éléphantiasis, paraissent réellement provoqués par la présence d'un parasite de grandes dimensions que l'on désigne sous le nom de Filaire du sang humain. quoique son habitat de prédilection soit plutôt le réseau lymphatique (fig. 51).

Ce parasite se rencontre soit dans la lymphe seule, soit simultanément dans le sang et la lymphe

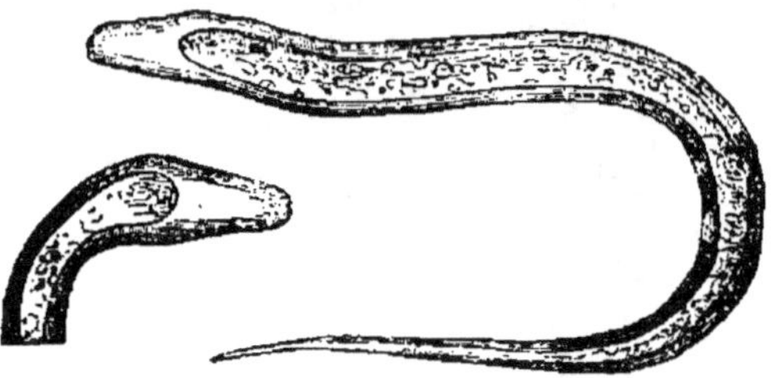

Fig. 51. — Filaire du sang humain.

des malades atteints de l'une quelconque des maladies précédentes. Il s'y montre à l'état de larve, sous l'apparence d'un ver filiforme, long et étroit, ayant à peu près le diamètre d'un globule rouge ; il est enfermé dans une enveloppe tubulée, hyaline, fermée aux deux extrémités.

B. En dehors des éléments parasitaires on peut observer dans le sang des éléments normaux modifiés ; ces modifications ne sont pas constantes et leur valeur diagnostique reste encore à préciser.

Chez les anémiques, et les malades atteints d'hydrémie, les globules rouges du sang sont fréquemment altérés. Leur dimension est généralement moindre (globules nains) et cependant quelques-uns d'entre eux peuvent atteindre un volume tel qu'on les a désignés sous le nom de globules géants (Hayem). Les globules peuvent diminuer au point d'apparaître sous forme de petites gouttelettes colorées. Parfois les globules rouges semblent beaucoup plus pâles qu'à l'état normal ; leur forme peut même s'altérer et ils présentent alors des prolongements amiboïdes (Friedreich et Mosler).

En examinant le sang d'individus sains, on observe parfois de petits globules rouges biconvexes et arrondis (Max Schultze).

Ces globules se caractérisent par leur petite dimension et leur coloration intense. On les rencontre chez les individus atteints d'anémie ou d'hydrémie. On les a désignés sous le nom de mycrocithes. Suivant Hayem, cet aspect serait dû à un vice de préparation.

Quant aux globules blancs, leur nombre est fort variable dans l'anémie ; tantôt il est augmenté, tantôt il est diminué.

On peut également observer dans le sang des masses assez volumineuses de protoplasma qui renferment une ou plusieurs vacuoles transparentes. Ces masses semblent provenir de la rate. On les a rencontrées dans le sang de malades atteints de typhus ou de fièvre récurrente. Enfin Eichhorst a trouvé dans le sang de malades atteints de fièvre typhoïde de grandes cellules renfermant des globules sanguins.

En étudiant attentivement le sang, on rencontre presque dans chaque préparation de petites masses de protoplasma qui renferment des granulations pigmentaires. Elles ont été signalées pour la première fois par Frerichs dans la fièvre intermittente. Ce pigment dérive, selon toute vraisemblance, de la destruction des hématies qui se produit dans la rate pendant la congestion paludéenne. On peut également rencontrer dans le sang des granulations azotées et graisseuses. La présence de ces corpuscules se reconnaît à l'œil nu par l'aspect lactescent du sérum ; ces granulations sont solubles dans l'acide acétique et résistent à l'éther, tandis que les granules adipeux, indifférents à l'acide acétique, se dissolvent dans l'éther. On n'a guère signalé les molécules azotées que chez les albuminuriques. Quant aux granulations graisseuses (opalescence adipeuse du sérum), on peut les rencontrer chez les diabétiques, les alcooliques atteints de stéathose du foie, dans la chylurie, etc.

Il nous resterait à préciser les indications que peuvent fournir l'étude de la variation de la masse totale du sang et l'analyse chimique; mais il s'agit là de recherches spéciales, destinées à fournir des indications seméiologiques et thérapeutiques sérieuses, mais sur lesquelles le cadre restreint de cet ouvrage ne nous permet pas d'insister.

LIVRE TROISIÈME

SYSTÈME NERVEUX.

L'étude de la structure intime et des fonctions de la moelle et du cerveau a facilité considérablement le diagnostic des maladies du système nerveux. Les difficultés s'aplanissent de jour en jour et le temps n'est pas éloigné sans doute où les maladies cérébrales et médullaires nous seront aussi familières que celles des autres organes. Aussi nous a-t-il paru indispensable de résumer rapidement les notions anatomiques et physio logiques qui intéressent plus spécialement le médecin.

CHAPITRE PREMIER

GÉNÉRALITÉS SUR L'ANATOMIE ET LA PHYSIOLOGIE DES CENTRES NERVEUX

1º Anatomie de la moelle. — La moelle est constituée par un cylindre nerveux qui s'étend depuis l'arc de l'atlas jusqu'à l'union de la première et de la deuxième vertèbre lombaire. Elle se divise en trois parties : cervicale, dorsale et lombaire. On rencontre au niveau des portions cervicale et lombaire un renflement qui correspond à l'origine des troncs nerveux qui se rendent aux membres supérieurs et inférieurs. Le renflement cervical atteint son maximum au niveau de la cinquième ou de la sixième vertèbre cervicale, le renflement lombaire au niveau de la douzième dorsale. A partir de ce point la moelle se termine rapidement par un cône (queue de cheval). Il suit de là que la moelle n'a pas la même longueur que le canal rachidien ; de plus l'origine des nerfs médullaires ne correspond pas à leur point de sortie.

Comme la moelle peut être compromise dans certaines affections vertébrales, il est important de connaître la position respective des racines médullaires et des corps vertébraux ou plutôt des apophyses épineuses correspondantes. Ainsi les sixième, septième et huitième paires cervicales correspondent aux quatrième, cinquième et sixième apophyses épineuses. Le premier nerf dorsal correspond à la septième apophyse épineuse cervicale. C'est ainsi que la septième paire de nerfs dorsaux correspond à la cinquième vertèbre dorsale, et la douzième paire à la dixième vertèbre. La première paire lombaire correspond à la onzième vertèbre dorsale, la troisième et la quatrième à la douzième ; la cinquième paire lombaire et la première sacrée naissent entre la douzième dorsale et la première lombaire. Quant aux autres nerfs sacrés, nés de la queue de cheval, ils correspondent à l'apophyse épineuse de la première vertèbre lombaire.

Il est bon de se rappeler également que le nerf accessoire de Willis et la racine sensitive ascendante du trijumeau naissent dans la portion cervicale de la moelle, et que l'hypoglosse, le glosso-pharyngien et le nerf vague, ainsi que le trijumeau et le facial naissent dans la moelle allongée. Tous ces faits demandent à être présents à la mémoire quand on veut déterminer exactement le siège de la lésion.

La planche que nous empruntons à Gowers fait bien comprendre l'importance de ces rapports (fig. 52).

Quand on examine une coupe de la moelle (fig. 53), on voit qu'elle est séparée en deux moitiés par un premier sillon, sillon médian antérieur *a*, et le sillon médian postérieur *b*, qui est plutôt un septum qu'un véritable sillon. Chacun de ces sillons est marqué à la surface de la moelle par une dépression. On observe de plus à la surface de la moelle d'autres dépressions, l'une au point où la racine postérieure pénètre dans la moelle *e*, l'autre entre cette dernière et le

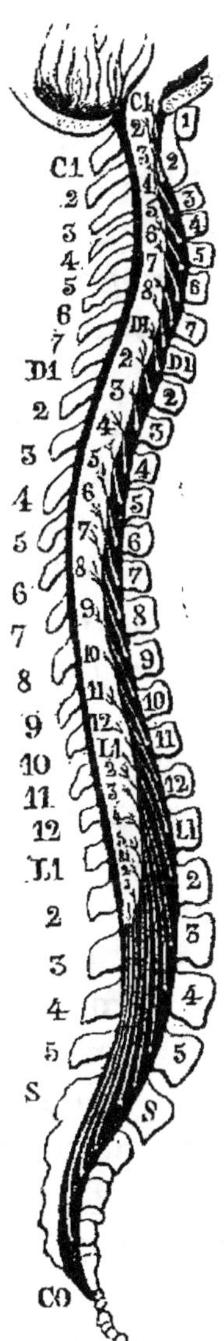

Fig. 52.

sillon postérieur *g*. Les deux sillons ne se rencontrent pas ; ils sont séparés par une commissure composée, comme l'indique une coupe transversale, de substance grise et de substance blanche. Le sillon antérieur se termine au niveau de la substance blanche ; le sillon postérieur pénètre jusqu'à la substance grise. Cette dernière renferme également le canal central ou épendymaire qui constitue les derniers vestiges de la cavité de la moelle embryonnaire.

Quand on examine une coupe transversale colorée, on distingue parfaitement, à l'œil nu, la substance grise qui a une teinte rose et la substance blanche qui a une teinte plus pâle. La substance blanche forme une masse ovale qui enveloppe comme un anneau le noyau de substance grise ; celui-ci présente la forme d'un H. La substance blanche forme plusieurs cordons : cordons antérieurs, latéraux, postérieurs. Quant à la substance grise, elle se divise de chaque côté en cornes antérieure et postérieure. La corne postérieure est plus longue et plus effilée que l'antérieure. Ces cornes donnent naissance aux racines des nerfs rachidiens.

La partie des cordons postérieurs qui limite le sillon postérieur a reçu le nom de cordon de Goll, à cause de sa structure histologique particulière et du rôle qu'on lui fait jouer en pathologie. Quant à la portion de substance blanche, située entre le cordon de Goll en dedans et la corne postérieure en dehors, elle porte le nom de zone radiculaire postérieure. Les histologistes ont également appelé l'attention sur deux petits faisceaux triangulaires situés à la partie interne des cordons antérieurs : ce sont les cordons de Türck. La zone radiculaire antérieure comprend toute la portion des cordons antéro-latéraux sauf les cordons de Türck et le faisceau pyramidal. Ce dernier comprend les fibres qui, partant de la couronne rayonnante, passent dans la moelle après s'être entre-croisées au niveau des pyramides. Ce faisceau ne devient manifeste que dans les cas de dégénérescence secondaire.

Si, de cet examen à l'œil nu, nous passons à une étude histologique plus minutieuse, voici ce que nous apercevons. La commissure grise postérieure est formée de fibres médullaires très fines, à direction transversale, qui se portent en arrière ou de côté, en formant un arc, et vont sans doute former en partie la racine postérieure, à la limite du cordon postérieur et de la corne postérieure. Il est plus que probable que des fibres sensitives s'entre-croisent à ce niveau. L'expérience prouve en effet qu'une lésion intéressant la moitié de la moelle provoque de l'anesthésie du côté opposé et à très peu de distance de la lésion.

Dans les cornes antérieure et postérieure, on observe de grandes cellules multipolaires réunies entre elles par un réseau très fin de fibrilles nerveuses ; ces éléments cellulaires sont de plus réunis les uns aux autres par des ramifications longitudinales. Les cellules les plus volumineuses sont situées par groupe dans la portion la plus an-

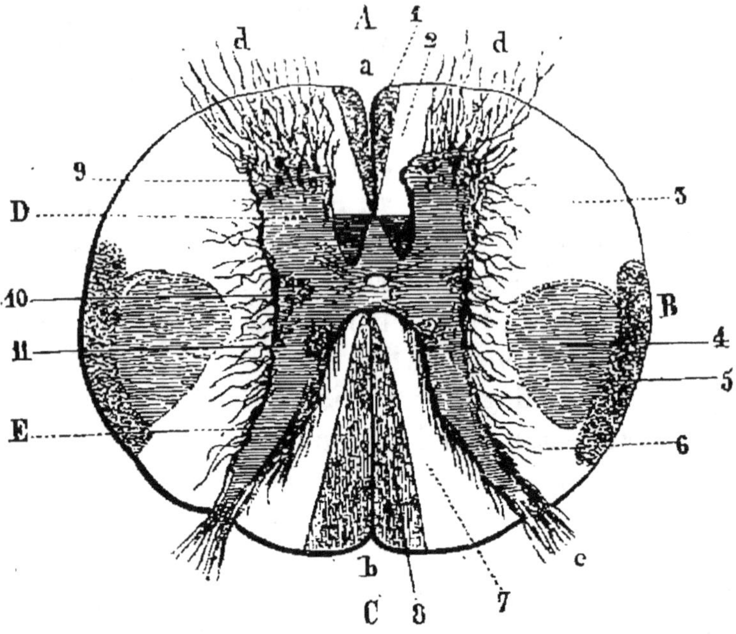

Fig. 53. — Coupe de la moelle (*)

(*) *a*, sillon médian antérieur.
b, sillon médian postérieur.
c, canal central de la moelle.
d,d, racines antérieures (motrices).
e,e, racines postérieures (sensitives).
La substance blanche comprend :
A. *Cordon antérieur* divisé en deux parties

L'interne (1) *faisceau de Türck*, formé de fibres longues, qui, partant des diverses régions motrices de l'encéphale, passent par la capsule blanche interne, le pédoncule cérébral, et sans s'entre-croiser au niveau du bulbe, se rendent aux différents étages de la moelle. Dans le cas de dégénérescence secondaire descendante, le faisceau de Türck dégénère donc du côté de la lésion.

L'externe (2) partie fondamentale du cordon antérieur, formé de fibres courtes commissurales, reliant divers points rapprochés de la moelle.

B. *Cordon latéral* divisé en quatre parties :

Une *partie fondamentale* (3) également formée de fibres commissurales courtes.

térieure des cornes antérieures. Comme des fibres
se rendant aux racines motrices semblent naître

Un faisceau triangulaire sur une coupe (4), *faisceau pyramidal*,
mais qui n'est visible que dans certains cas de dégénérescence où il
tranche alors sur la partie fondamentale ; il est formé de fibres
longues, parties des régions motrices de l'encéphale, qui ont traversé
la capsule blanche interne, le pédoncule cérébral, se sont entre-
croisées au bulbe, et se rendent aux différents étages de la moelle.
Dans le cas de dégénérescence, il dégénère du côté opposé à la lésion,
d'où le nom de faisceau pyramidal croisé qu'on lui donne encore,
par opposition au faisceau de Türck ou faisceau pyramidal direct.

Entre le bord externe de ce faisceau et le bord externe de la
moelle se trouve le *faisceau cérébelleux direct* (5), formé de fibres
centripètes, mettant en relation divers étages de la substance grise
de la moelle avec le cervelet.

La partie du cordon latéral, située entre le faisceau pyramidal et
les racines postérieures, est désignée parfois sous le nom de *zone
radiculaire externe* (6).

C. *Cordon postérieur* divisé en deux parties :

Une partie externe (7), *faisceau radiculaire* ou zone radiculaire
interne.

Les zones radiculaires sont formées de deux ordres de fibres: des
fibres commissurales réunissant des étages rapprochés de la moelle
et des fibres des racines postérieures dont les unes plongent directement dans la substance grise, et dont les autres se dirigent de bas
en haut et ne pénètrent dans les cornes postérieures qu'après un certain trajet vertical. C'est au niveau des zones radiculaires que se
trouve la lésion dans l'ataxie locomotrice progressive.

Une partie externe (8), *faisceau de Goll*, formée de fibres longues
mettant en rapport des étages très éloignés de substance grise centrale et se terminant en haut dans un amas ganglionnaire situé sur
le plancher du quatrième ventricule (noyau des faisceaux de Goll).
Ces faisceaux dégénèrent, ainsi que le faisceau cérébelleux direct,
dans les cas de dégénérescence ascendante.

La substance grise présente :

D. *La corne antérieure* dans laquelle on trouve :

Trois groupes de grosses cellules multipolaires (9), cellules motrices de la corne antérieure qui paraissent être en rapport avec la
nutrition des muscles ; leur dégénérescence atrophique constitue en
effet la lésion caractéristique de l'atrophie musculaire progressive.

E. *La corne postérieure*. Dans la partie grise intermédiaire entre
la corne antérieure et la corne postérieure, se trouvent :

de ces éléments cellulaires, on leur a donné le nom de cellules motrices ou de centres moteurs. Dans les cornes postérieures on observe également des cellules nerveuses, mais plus petites et fusiformes. C'est surtout au niveau de la portion dorsale de la moelle et à la face interne et médiane de la base de la corne postérieure que ces éléments forment un groupe particulier, connu sous le nom de colonne de Clarke. La plupart de ces cellules ont des prolongements dits protoplasmiques qui s'effilent et semblent s'anastomoser avec les prolongements des cellules voisines. Chaque cellule est en outre pourvue d'un prolongement nerveux proprement dit, ou prolongement de Deiters, qui se dirige vers les racines antérieures. Tous ces éléments sont réunis les uns aux autres par une gangue conjonctive (névroglie).

Quant à la substance blanche, elle est composée de fibres nerveuses médullaires, de tissu conjonctif et de vaisseaux. Au niveau de la commissure blanche antérieure les fibres nerveuses s'entrecroisent. Une partie de ces fibres s'étend des cellules ganglionnaires motrices à la portion postérieure et latérale du cordon antérieur du côté

En arrière et en dedans, et plus spécialement dans la région thoracique, un groupe de cellules arrondies, à prolongements distincts, qui forme la *colonne de Clarke* (11), et semble l'aboutissant des racines postérieures.

Plus en avant, et en dehors de celle-ci, se trouve un autre groupe de cellules qui ne forme pas une colonne continue, mais se présente sous forme d'amas isolés et superposés, c'est le *tractus intermediolateralis* (10), qu'on dit être l'origine des fibres du grand sympathique.

opposé, et prend une direction ascendante. Les autres traversent la commissure et vont se rendre entre la corne antérieure et postérieure vers la partie postérieure du cordon latéral. Quand on examine la direction des tubes nerveux dans les cordons de la moelle, on s'aperçoit qu'ils ont une direction longitudinale. Ces faisceaux nerveux sont constitués par des fibres plus longues qui semblent tirer leur origine du cerveau ou bien qui s'y rendent, et d'autres plus petites qui réunissent entre elles les cellules de la substance grise de la moelle. On sait, du reste, en pathologie que certaines lésions cérébrales entraînent des dégénérescences graisseuses de faisceaux de fibres déterminées de la moelle. Ainsi les lésions des centres moteurs cérébraux entraînent la dégénérescence des cordons antéro-latéraux de la moelle. On sait également qu'une section transversale de la moelle amène au-dessus et au-dessous de la section des dégénérescences de faisceaux médullaires parfaitement déterminés.

Les fibres des colonnes blanches se terminent à des niveaux différents ; de là le volume graduellement plus petit de ces colonnes. C'est ainsi que la dégénérescence descendante se fait dans un champ de plus en plus restreint à mesure que l'on descend vers le renflement lombaire. Quant aux fibres des tractus pyramidaux directs (cordons de Türk) elles disparaissent dans la région dorsale et passent probablement dans la substance grise en s'entre-croisant.

En effet, dans la dégénérescence descendante d'origine cérébrale, cette dégénérescence s'observe dans la colonne latérale dorsale inférieure et lombaire du côté opposé.

Bulbe et protubérance. — La substance grise du bulbe est la continuation de celle de la moelle. La tête des cornes antérieures, bientôt séparée de la base par les fibres des cordons latéraux qui vont prendre part à la décussation des pyramides, fournit le noyau antérieur de l'hypoglosse et le noyau moteur des nerfs pneumogastrique, spinal et glosso-pharyngien. La base de ces cornes, refoulée peu à peu en arrière, fournit le noyau postérieur de l'hypoglosse.

La tête des cornes postérieures donne le noyau sensitif du trijumeau; la base, le noyau sensitif du pneumogastrique, du spinal et du glosso-pharyngien. A cette substance grise viennent s'ajouter l'olive et son noyau accessoire.

Quant à la substance blanche, les pyramides antérieures du bulbe sont constituées par la partie postérieure des cordons latéraux du côté opposé (décussation motrice des pyramides), par les cordons de Türk du même côté, par une partie du cordon cunéiforme du côté opposé (décussation sensitive). Les fibres provenant du cordon latéral sont superficielles et forment la partie interne des pyramides; celles du cordon de Türk sont situées en dehors; celles du cordon cunéiforme sont situées plus profondément. Les pyramides postérieures sont la continuation du cordon de Goll. Quant aux corps restiformes, ils paraissent constitués principalement par des fibres en connexion avec le cervelet, par la partie des cordons postérieurs qui n'a pas pris part à l'entre-croisement sensitif et par le faisceau cérébelleux direct de Flechsig. Le faisceau intermédiaire ou latéral du bulbe est formé par la partie non entre-croisée des cordons latéraux et par la partie externe des cordons antérieurs. Des fibres transversales mettent en outre en rapport les divers amas de substance grise soit entre eux, soit avec les fibres blanches.

La substance grise de la protubérance est en partie la continuation de celle du bulbe. Les noyaux gris de l'hypoglosse, du facial supérieur et, plus haut, du moteur oculaire commun et du pathétique représentent le prolongement de la base des cornes antérieures, la tête étant représentée par le noyau inférieur de l'hypoglosse et le noyau d'origine du nerf masticateur. A la base des cornes postérieures correspondent les noyaux de l'acoustique et du trijumeau ; à leur tête (tubercule cendré de Rolando), la racine ascendante du trijumeau. A cette substance grise vient s'ajouter la masse de l'olive supérieure.

Quant à la substance blanche de la protubérance, elle est aussi en partie la continuation de celle du bulbe (pyramides antérieures, cordons postérieurs, corps restiformes, faisceau intermédiaire) ; mais à ces fibres verticales viennent s'ajouter : 1º les fibres obliques, puis verticales des pédoncules cérébelleux supérieurs ; 2º les fibres transversales dont la plus grande partie constitue les pédoncules cérébelleux moyens et qui réunissent l'hémisphère du cervelet, soit à l'hémisphère cérébelleux opposé, soit à la moitié opposée de l'encéphale; 3° des fibres verticales qui se continuent avec le faisceau externe du pied des pédoncules cérébraux.

2° **Physiologie de la moelle.** — Chaque segment médullaire constitue un centre d'où partent les incitations motrices volontaires, motrices réflexes, vaso-motrices et trophiques, pour se distribuer à une aire limitée du corps.

La moelle est un conducteur, c'est-à-dire un appareil de transmission, mais elle joue également le rôle de centre nerveux.

Quand on sectionne transversalement et dans toute leur épaisseur, au niveau de la région dorsale, les faisceaux postérieurs de la moelle, la sensibilité est conservée dans les membres inférieurs. Si, au contraire, on sectionne toute la moelle en ne respectant que les faisceaux postérieurs, on observe une anesthésie complète des membres inférieurs. Il semble résulter de ce fait que la transmission des conductions sensitives se fait surtout par la substance grise. Du reste chez l'homme l'anesthésie des membres inférieurs est toujours l'indice d'une lésion de la substance grise; les altérations des cordons postérieurs, par contre, n'entraînent aucun trouble de sensibilité.

Les fibres des racines postérieures qui transmettent les impressions sensitives s'entre-croisent après leur entrée dans la moelle. En effet, quand on sectionne une moitié de la moelle au niveau de la région dorsale, on observe une paralysie motrice du côté correspondant à la section, tandis que la sensibilité y reste intacte. L'autre membre au contraire devient anesthésié. Il semble résulter de cette expérience que la conductibilité motrice est directe, tandis que la conductibilité sensitive est croisée.

Quand on sectionne des faisceaux antéro-latéraux, on abolit la motilité volontaire qui persiste quand on sectionne toute la moelle à l'exception de ces faisceaux. Il semblerait résulter de là que les faisceaux antéro-latéraux sont la seule voie des mouvements volontaires. Cependant les lésions de la substance grise, notamment au niveau de la région dorsale, amènent une diminution de la motilité volontaire, et l'on sait que la sclérose des cornes antérieures de la moelle est accompagnée de paralysie motrice. Les faisceaux antéro-latéraux ne s'entre-croisent que dans le bulbe ; aussi chez des malades atteints d'un foyer hémorrhagique qui a intéressé la capsule interne, on voit survenir au bout d'un certain temps des altérations de la partie postérieure du cordon latéral médullaire du côté opposé à la lésion encéphalique.

Mais la moelle ne joue pas seulement le rôle de conducteur comme nous l'avons dit, elle est encore un centre d'innervation. Ainsi quand chez un animal décapité on excite une surface quelconque du corps, on voit survenir des mouvements qui varient suivant la nature de l'excitation. Ce sont des

mouvements réflexes qui président à l'accomplisse-
ment d'une série d'actes complexes. Vient-on à
détruire la substance grise dans une certaine hauteur, les réflexes ne se produisent plus dans la
partie correspondante. De même si les zones radiculaires postérieures sont altérées dans une certaine étendue, les mouvements deviennent incoor-
donnés. Ce qu'il y a de remarquable, c'est qu'après
l'ablation du cerveau ou la section du bulbe, les
mouvements réflexes sont, non seulement conservés, mais même exagérés, ce que l'on observe
de même chez l'homme après un traumatisme
ayant intéressé la totalité de la moelle ou à la suite
d'une myélite nettement localisée.

La moelle exerce également une grande influence sur le système musculaire. C'est sous sa
dépendance que se trouve, par exemple, la tonicité
de certains sphincters, tels que les sphincters anal
et vésical. De même, quand un muscle est paralysé,
son antagoniste en se contractant provoque une
déviation du membre dans un sens opposé.

La moelle a aussi une influence sur la calorifi-
cation. La section d'une moitié de la moelle entraîne une perte de tonicité des muscles vasculaires
et par là même une augmentation de température
dans le membre correspondant. L'excitation, au
contraire, de la moelle augmentant la tonicité des
mêmes muscles, provoque un abaissement de la
température. Ainsi s'expliquent également les
troubles de sécrétion (sueurs, urines), la production d'œdème partiel.

Enfin la moelle joue encore le rôle de centre trophique. C'est ainsi qu'à la suite de certaines lésions médullaires on observe des gangrènes, des eschares, des atrophies musculaires, des arthrites. C'est surtout la myélite centrale qui produit les accidents gangréneux les plus rapides (décubitus aigu). Les lésions musculaires s'observent dans les myélites antérieures aiguës ou chroniques ; les lésions osseuses et articulaires, dans les altérations des cordons postérieurs.

Il convient de rappeler ici que les fibres des faisceaux pyramidaux croisé et direct ont leurs centres trophiques dans la portion motrice de l'écorce cérébrale. Toute lésion séparant ces faisceaux de leurs centres trophiques amènerait leur dégénération dans les segments inférieurs.

Les fibres des racines postérieures et leurs prolongements médullaires ont leur centre trophique dans le ganglion des racines postérieures. Toute lésion qui séparera ces fibres du ganglion aura pour conséquence une dégénération secondaire ascendante ; ainsi les lésions du faisceau postéro-externe sont suivies de la dégénération secondaire du cordon de Goll et des faisceaux cérébelleux directs de Flechsig.

Il existe également des relations fonctionnelles entre les deux moitiés latérales du segment médullaire. Ainsi dans une hémiplégie, les mouvements volontaires de la main non paralysée peuvent être accompagnés de mouvements semblables du côté paralysé ; une irritation portée sur un membre peut produire des mouvements réflexes des deux côtés, etc.

De plus il existe une connexion des différents segments médullaires entre eux. Cette connexion était indispensable pour amener la coordination et le groupement des impulsions motrices.

De même que la moelle, le bulbe est un appareil conducteur et un centre nerveux, centre important puisque le pneumogastrique, entre autres, préside aux fonctions les plus essentielles de la vie. Les faisceaux blancs qui constituent l'appareil conducteur destiné à relier les nerfs à l'encéphale sont situés à la partie antérieure; les amas de cellules nerveuses ou noyaux d'origine des nerfs bulbaires sont au contraire situés à la partie postérieure, au-dessous du plancher du quatrième ventricule. De là la différence considérable des lésions qui occupent l'une ou l'autre de ces parties. Dans le cas d'hémisection du bulbe, les troubles de sensibilité sont analogues à ceux que l'on observe pour la moelle, c'est-à-dire anesthésie plus ou moins complète du côté opposé à la section et exagération de la sensibilité du côté de la section. Mais il se produit, à l'encontre de ce qui a lieu pour la moelle, une paralysie des mouvements du côté opposé à l'hémisection, car les faisceaux conducteurs s'entre-croisent à la partie inférieure du bulbe. Il suit de là qu'une lésion d'une des moitiés latérales du bulbe doit amener une hyperesthésie du côté lésé et une hémiplégie accompagnée d'hémianesthésie du côté opposé. Quant aux lésions de la portion

du bulbe située au niveau des racines du pneumogastrique, elles entraînent rapidement la mort par
syncope ou par asphyxie. Nous ne ferons que signaler ici les expériences de Claude Bernard touchant l'influence du plancher du quatrième ventricule sur les sécrétions, notamment sur la glycosurie.

3° **Anatomie et physiologie du cerveau.** —
Nous nous contenterons de résumer rapidement ici
les principales notions anatomiques et physiologiques indispensables à l'étude et au diagnostic des
lésions cérébrales.

Le cerveau se compose de deux hémisphères
reliés entre eux par le corps calleux et rattachés à
la moelle [par les pédoncules cérébraux. Chaque
hémisphère se compose : 1° de la substance grise
qui recouvre les circonvolutions ; 2° de masses
grises centrales accolées au prolongement du
pédoncule cérébral constituant la capsule interne ;
enfin, 3° d'une masse de substanceblanche remplis-
sant l'espace situé entre la substance grise périphérique et la substance grise des masses centrales.
Chaque hémisphère cérébral présente deux faces,
une externe, l'autre interne. Quand on examine la
face externe, on observe tout d'abord une scissure
profonde qui loge l'artère cérébrale moyenne et
qui porte le nom de scissure de Sylvius ; une autre
scissure importante, qui se dirige presque perpendiculairement sur la première, porte le nom de scissure de Rolando. Ces différentes scissures parta-
gent le cerveau en trois lobes : le lobe frontal situé

au-devant de la scissure de Rolando, le lobe pariétal compris entre le sillon de Rolando et le prolongement postérieur de la scissure de Sylvius, et enfin le lobe temporo-occipital situé au-dessous de la scissure de Sylvius.

En examinant le lobe frontal, on y observe trois circonvolutions antéro-postérieures et horizontales, 1re, 2e et 3e circonvolutions frontales. La 3e confine par sa partie postérieure à la scissure de Sylvius; cette circonvolution, connue également sous le nom de circonvolution de Broca, est le centre du langage articulé. Enfin en arrière de ces trois circonvolutions horizontales se trouve une circonvolution verticale qui forme le bord antérieur du sillon de Rolando et qui est connue sous le nom de circonvolution frontale ascendante.

Quant au lobe pariétal, il est limité en avant par la circonvolution pariétale ascendante qui borde en arrière le sillon de Rolando. On y observe également quelques points importants, tels que le lobule pariétal supérieur, le lobule du pli courbe et enfin le pli courbe lui-même.

Le lobe temporal renferme trois circonvolutions connues sous le nom de 1re, 2e et 3e circonvolutions temporales.

Quant à la face interne de chaque hémisphère, elle présente, au-dessous d'une encoche formée par l'extrémité supérieure du sillon de Rolando, un lobule connu sous le nom de lobule paracentral. En arrière de ce lobule se trouvent le lobe carré ou avant-coin, puis le cunéus. Nous croyons inutile d'insister ici sur la constitution histologique détaillée de chacune des couches qui forment la substance des circonvolutions et dont on trouvera le détail dans tous les traités d'anatomie.

Quand on pratique une coupe transversale d'un hémisphère cérébral au niveau du sillon de Rolando, on peut facilement étudier les gros noyaux qui sont accolés à la capsule interne, prolongement du pédoncule cérébral. En effet quand on fait cette coupe, on aperçoit tout d'abord un tractus blanc ou capsule interne, à la face supérieure et interne de laquelle se trouvent deux noyaux gris : l'un, le plus volumineux, la couche optique ; l'autre, plus petit, le noyau caudé ou intra-ventriculaire du corps strié. A la face externe de cette même capsule se trouve un troisième noyau de forme triangulaire, c'est le noyau lenticulaire ou extra-ventriculaire du corps strié. Quand on examine ce noyau, on y reconnaît trois zones de coloration différente : la zone externe fortement colorée porte le nom de putamen ; en dehors du noyau lenticulaire, on trouve un tractus blanc ou capsule externe ; enfin, on rencontre une bandelette de substance grise, l'avant-mur. Plus en dehors sont situées les circonvolutions de la scissure de Sylvius qui ont reçu le nom de circonvolutions de l'insula.

Quand on sectionne les lobes cérébraux pour mettre à nu les ventricules latéraux, on découvre les couches optiques et les noyaux caudés ou intra-ventriculaires du corps strié. La couche optique forme dans chaque hémisphère un noyau ovoïde à peu près libre sur ses faces supérieure et interne, tandis que sa face externe adhère à la capsule interne. Le noyau caudé est pyriforme, situé en avant et en dehors de la couche optique, et sa face externe adhère également à la capsule interne. Pour arriver à étudier le noyau lenticulaire, il faut pratiquer des coupes transversales ou longitudinales. Ce noyau, de forme triangulaire, a une longueur plus considérable que le noyau caudé ou la couche optique, et adhère par sa face interne à la capsule interne.

Chaque pédoncule cérébral présente deux étages de substance blanche : l'un inférieur ou pied, l'autre supérieur ou tegmentum ; ces deux étages sont séparés par une couche de substance grise qui a reçu le nom de locus niger de Sommering. Les fibres du pédoncule cérébral pénètrent entre les noyaux gris centraux et s'étalent pour constituer la capsule interne et, plus haut, la couronne rayonnante de Reil. Les noyaux gris centraux sont reliés à la substance grise corticale par des fibres rayonnantes qui constituent avec des fibres pédonculaires la couronne rayonnante proprement dite.

Quand on examine la substance blanche centrale, on y trouve les fibres transversales des corps calleux qui réunissent les hémisphères l'un à l'autre, des commissures antéro-postérieures, des fibres arciformes.

Un mot encore sur la disposition des nerfs optiques. On sait que ces derniers, après avoir constitué

le chiasma, se continuent par les bandelettes optiques que l'on suit facilement jusqu'aux corps genouillés. D'autres faisceaux d'origine des nerfs optiques se rendent dans les tubercules quadrijumeaux
et dans les couches optiques. Puis de ces différents
noyaux d'origine partent des fibres qui, se réunissant à d'autres fibres sensitives, vont se rendre à la
partie postérieure de la couronne rayonnante et
dans les circonvolutions occipitales. Quand une
lésion siège sur le trajet d'un nerf optique, en A
par exemple, il en résulte une amblyopie du même
côté ; si elle siège sur la bandelette optique en B,
on observe une hémiopie latérale qui s'explique
par l'entre-croisement incomplet du nerf optique
au niveau du chiasma. Les traits pleins indiquant
sur la figure le trajet des fibres nerveuses intéressées montrent que les moitiés gauches des rétines
deviennent insensibles à l'action de la lumière. Le
malade ne voit plus que la moitié gauche des objets qui sont placés devant lui ; autrement dit il
existe une hémiopie latérale. Une lésion siégeant
au point C intéresserait les fibres qui se rendent
aux parties internes des deux rétines, d'où une
forme spéciale d'hémiopie double, l'hémiopie temporale (fig. 54). Les lésions qui portent sur la partie
postérieure de la couronne rayonnante entraînent
non pas l'hémiopie ainsi qu'on aurait pu s'y attendre,
mais l'amblyopie croisée ; pour expliquer ce phénomène on peut admettre que les fibres du nerf optique qui n'ont pas subi l'entre-croisement au niveau
du chiasma s'entre-croisent en arrière, en H par

exemple. On conçoit alors qu'une lésion siégeant en E

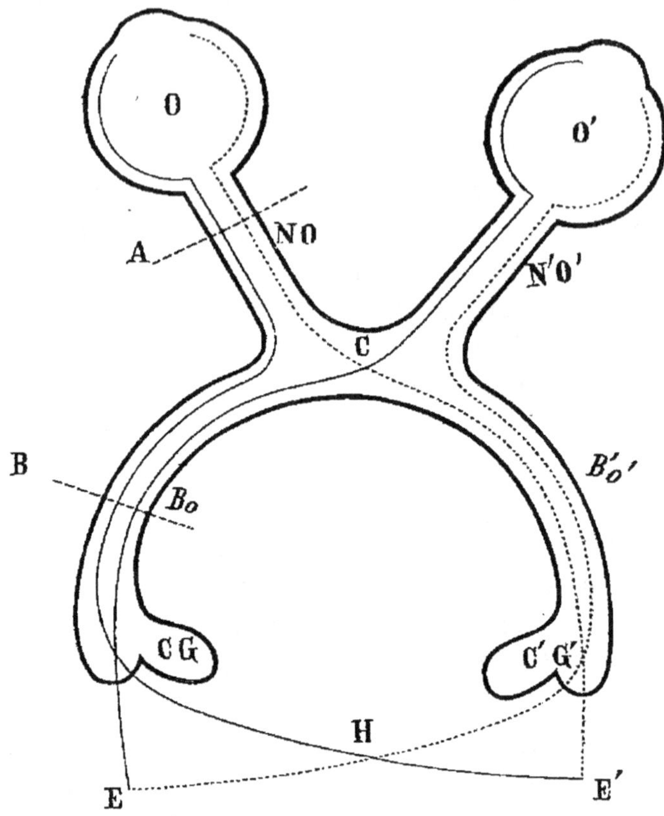

Fig. 54. — Figure schématique destinée à faire comprendre l'entrecroisement des fibres des nerfs optiques d'après Charcot (*).

(*) NO, N'O', nerfs optiques. — O, O', globes oculaires. — Bo, B'o', bandelettes optiques. — CG, C'G', corps genouillés. — La marche des fibres dans les bandelettes optiques est figurée d'un côté par des traits pleins, de l'autre côté par un pointillé ; on voit que les fibres qui ne s'entre-croisent pas en avant au point C s'entre-croisent en arrière au point H.

puisse donner lieu à une amblyopie du côté opposé.

La distribution des vaisseaux sanguins dans la masse cérébrale offre un intérêt considérable. Nous ne pouvons nous arrêter ici à la description détaillée de ces vaisseaux. Il nous suffira d'insister sur ce fait que chaque branche artérielle a son territoire vasculaire spécial, et que dans le cas où un rameau artériel vient à être oblitéré par une thrombose ou par une embolie, la circulation ne se rétablit que difficilement. De là les nécroses localisées et les foyers de ramollissement qui s'observent surtout au niveau des ramifications de l'artère sylvienne.

On avait cru jusque dans ces dernières années que toutes les parties du cerveau concouraient à chacun des actes et à chacune des fonctions auxquelles préside cet organe. Des recherches modernes semblent prouver qu'il existe tout au moins pour la motilité et la sensibilité certains centres déterminés. Broca avait déjà cherché à localiser la faculté du langage dans la partie postérieure de la troisième circonvolution frontale gauche. Fritsch, Hitzig, puis Ferrier déterminèrent chez les animaux, chez le chien et surtout chez le singe, des centres psycho-moteurs d'un grand intérêt. Ils parvinrent ainsi à délimiter, à la surface des circonvolutions cérébrales, des zones déterminées dont l'excitation provoquait à volonté des mouvements dans les membres antérieurs, dans les membres postérieurs, des mouvements de rotation de la tête et du cou, des mouvements dans les muscles de la face, de la langue, des mâchoires, des yeux, des oreilles, etc. (fig. 55).

Des faits cliniques nombreux sont venus confirmer les observations de ces physiologistes. Carville et Duret ont complété les expériences des physiologistes cités plus haut en excisant les portions de

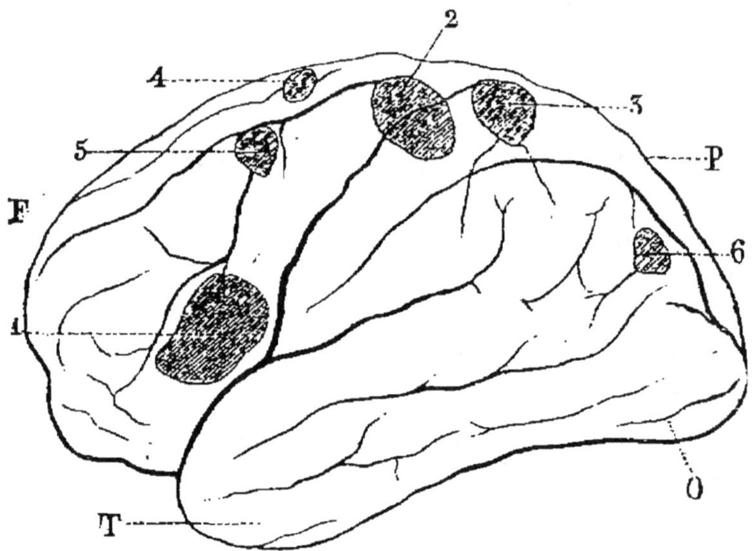

Fig. 55. — Schéma probable des centres moteurs volontaires chez l'homme (*).

(*) F, lobe frontal. — P, lobe pariétal. — O, lobe occipital. — T, lobe temporal (ou sphéroïdal). — 1, centre du langage articulé. — 2, centre des mouvements du membre supérieur. — 3, centre des mouvements du membre inférieur. — 4, centre des mouvements de la tête et du cou. — 5, centre des mouvements des lèvres. — 6, centre des mouvements des yeux.

substance grise corticale qui sont le siège des centres moteurs. Ils ont provoqué ainsi des paralysies des groupes musculaires qui se trouvaient sous la dépendance des zones enlevées. Ils ont montré également que les paralysies ainsi produites peuvent disparaître au bout de quelques jours, et ils ont admis pour expliquer ce fait que les zones de substance grise avoisinante agissaient par suppléance. Un fait analogue peut se produire chez des aphasiques ou chez des paralytiques qui recouvrent, les uns l'usage de la parole, les autres l'usage de leurs membres, bien que la lésion primitive persiste. Mais on n'a pas seulement cherché à déterminer les localisations pour les parties périphériques, on a également étudié les fonctions des parties centrales de la masse cérébrale. Ce sont surtout les lésions de la capsule interne et de la couronne rayonnante qui donnent lieu aux symptômes les plus caractéristiques. Türck, Charcot et Bouchard ont en effet prouvé par leurs recherches que l'hémiplégie qui succède à la lésion de la capsule interne se complique bientôt de contracture des membres paralysés. Ce fait tient à ce que la destruction de la capsule interne d'un des hémisphères entraîne une dégénérescence secondaire que l'on peut suivre dans le pédoncule cérébral correspondant, dans la protubérance, dans la pyramide antérieure du bulbe et dans le faisceau pyramidal de la moelle du côté opposé à la lésion encéphalique. Suivant Charcot, les lésions corticales des circonvolutions motrices peuvent, quand elles sont étendues, donner lieu également à des dégénérescences secondaires, ce qui serait une preuve de l'existence de faisceaux directs allant de la capsule interne aux circonvolutions sans interruption au niveau des noyaux gris centraux. Les lésions de la partie

antérieure de la capsule interne provoquent également-
ment de l'hémiplégie sans anesthésie et des contractures secondaires. Par contre les lésions de la
partie postérieure de la capsule interne provoquent
de l'hémianesthésie et souvent de l'hémichorée.
Quand cette partie postérieure a été détruite, l'hémianesthésie persiste; si, au contraire, elle a été
simplement comprimée par suite d'un épanchement, elle peut n'être que passagère. Il est vrai de
dire que dans l'hystérie on observe fréquemment
de l'hémianesthésie caractéristique sans qu'il y ait
pour cela de lésions matérielles du cerveau. L'hémichorée, qui accompagne fréquemment l'hémianesthésie, aurait son siège, d'après Charcot, dans
les fibres qui se trouvent dans la couronne rayonnante, à côté et en avant de celles qui servent de
voie de transmission aux impressions sensitives.

CHAPITRE II

DIAGNOSTIC DES MALADIES DU SYSTÉME NERVEUX.

Le diagnostic des affections du système nerveux
comprend quatre éléments :

1° Reconnaître les manifestations morbides, les
symptômes par lesquels ces affections se révèlent :
c'est le *diagnostic symptomatique* ;

2° Rattacher, d'après les indications qui nous sont
fournies par l'étude de la physiologie pathologique

du système nerveux, les symptômes observés à telle ou telle lésion : *diagnostic anatomique;*

3° Rechercher par l'étude des antécédents du malade et l'évolution de la maladie les causes qui ont pu leur donner naissance : *diagnostic étiologique;*

4° Grouper les symptômes et les lésions pour les rapporter à un type clinique défini : *diagnostic nosologique.*

Un exemple fera comprendre immédiatement l'importance de ces quatre opérations.

Un malade est atteint d'une hémiplégie :

1° Diagnostiquer que la paralysie est limitée à un seul côté constitue le *diagnostic symptomatique.*

2° Rapporter cette paralysie à une lésion de l'hémisphère opposé du cerveau, siégeant par exemple dans les circonvolutions fronto-pariétales, constitue le *diagnostic anatomique.*

3° Constater que le sujet est athéromateux et rapporter la maladie à une projection athéromateuse dans l'artère sylvienne, c'est le *diagnostic étiologique.*

4° Conclure enfin que l'embolie a provoqué un foyer de ramollissement cortical, c'est le *diagnostic nosologique.*

I. Diagnostic symptomatique et anatomique.

Le système nerveux commande à quatre grandes fonctions : l'intelligence, la motilité, la sensibilité, enfin la nutrition des différentes parties de l'organisme. Aussi la symptomatologie des affections du système nerveux comporte-t-elle l'étude des troubles intellectuels, moteurs, sensitifs et de nutrition ou trophiques. Ces différents symptômes présentent des caractères différentiels, suivant qu'ils accompagnent un trouble de telle ou telle partie du système nerveux, et leur étude permet, dans bien des cas, de déterminer le siège même de la lésion.

La paralysie en elle-même est toujours identique, qu'elle tienne à une affection cérébrale ou médullaire, ou à celle d'un nerf moteur, ou à celle du muscle lui-même. Elle est toujours due, sauf ce dernier cas, à une interruption dans le trajet des conducteurs centrifuges ; mais dans un cas l'interruption portera sur les conducteurs d'une région limitée, dans un autre elle atteindra les fibres motrices de toute une moitié du corps. Qu'une eschare, par exemple, occupe un point quelconque de la surface cutanée, ses caractères sont toujours les mêmes, mais sa portée diagnostique variera suivant son siège. En effet, suivant qu'elle sera située sur le sacrum ou sur l'une des fesses, elle devra être attribuée à une lésion cérébrale ou à une affection médullaire. Ces différences sont encore plus tranchées pour d'autres manifestations symptomatiques ; aussi croyons-nous devoir réunir dans une même description l'étude du diagnostic symptomatique et anatomique. Après avoir étudié le symptôme en lui-même et montré comment il faut le rechercher et le reconnaître, nous le rattacherons immédiatement, d'après les différentes particularités qu'il peut présenter, à telle ou telle lésion du système nerveux.

A. Troubles de la motilité.

Les principaux troubles du mouvement observés chez les malades atteints d'affections du système nerveux et dont la valeur diagnostique est réellement importante, sont les suivants : la *paralysie*, à laquelle nous rattacherons l'aphasie ; les *convulsions* et les *contractures*, le *tremblement* et l'*ataxie*. Nous joindrons à cette description l'étude des réflexes tendineux et de la trépidation épileptoïde.

1º Paralysie.

La paralysie est la perte complète ou incomplète de la contractilité musculaire. On l'observe également dans les muscles volontaires et dans ceux qui sont indépendants de la volonté. Très variable quant à son étendue et à son intensité, elle peut n'atteindre qu'un seul muscle (paralysie du diaphragme), ou un groupe de muscles congénères (paralysie des extenseurs), ou un membre (monoplégie brachiale) ; elle peut occuper tout un côté du corps (hémiplégie) ou sa moitié inférieure seulement (paraplégie). La paralysie est dite complète, quand les mouvements sont entièrement abolis ; incomplète (parésie), s'ils ne sont qu'affaiblis ou diminués. Dans certains cas, elle se produit subitement, brusquement ; dans d'autres, au contraire, elle s'établit d'une façon lente et progressive, en sorte que le malade assiste pour ainsi dire au développement de sa paralysie.

Il est en général très facile de reconnaître une paralysie complète, étendue à un grand nombre de muscles, ou occupant un organe important. Un membre ainsi paralysé ne peut exécuter aucun mouvement, et, quand on le soulève, il retombe comme une masse inerte.

Par contre le diagnostic d'une paralysie limitée ou incomplète peut présenter de sérieuses difficultés; pour la reconnaître, on procède généralement de la manière suivante : s'il s'agit d'un membre inférieur, on fera lever le malade; il pourra se soutenir sur sa jambe si la paralysie est peu marquée, mais si on prolonge la station debout, il fléchira bientôt du côté parésié. Si on lui commande de marcher, il s'appuiera plus lourdement et s'inclinera sur le côté malade ou bien il n'y portera le poids du corps que pendant très peu de temps, ce qui donnera à sa démarche un caractère de sautillement; quelquefois il traînera la jambe en faisant glisser la pointe du pied sur le sol. Si le malade ne peut se soutenir sur ses jambes, on lui fera exécuter dans son lit des mouvements de flexion, d'extension, d'abduction, d'adduction. Ces mouvements exigent parfois de la part du patient un effort considérable que l'on peut apprécier à première vue. Puis, la jambe étant fléchie, on lui commandera de l'étendre pendant que l'on appuiera sur la plante du pied et le médecin pourra ainsi évaluer d'une façon approximative la quantité d'effort que le malade est obligé de faire pour surmonter une pression donnée. S'il s'agit du membre supérieur, on demandera au malade de porter sa main sur sa tête et on comparera l'énergie et l'activité de ce mouvement avec celui du côté opposé. En demandant un serrement de main aussi énergique que possible, on pourra juger de la force musculaire par l'intensité de la pression ; de même en faisant exécuter des mouvements de flexion et d'extension, on pourra évaluer le degré de la paralysie à la mesure de l'effort que l'on sera obligé de faire pour résister au mouvement exécuté par le malade. Pour mesurer d'une façon plus précise encore l'intensité de la paralysie on pourra se servir du dynamomètre, dont nous avons déjà indiqué la description et l'emploi (p. 145).

La diminution de la puissance motrice s'apprécie par la comparaison de l'effort donné au dynamomètre par le malade avec celui qu'il produirait à l'état de santé. Il est vrai de dire que ce dernier élément de comparaison nous manque dans la plupart des cas. On compare alors l'effort produit par le malade avec celui que peut fournir un homme sain ou celui que fournit le membre non paralysé quand il n'y en a qu'un seul d'atteint. On n'obtient ainsi qu'une donnée approximative, mais elle suffit dans le plus grand nombre des cas.

Pour la paralysie faciale, l'exploration se fait de même en provoquant la contraction des muscles. Si la paralysie est unilatérale et que l'on commande au malade de souffler, de siffler, de simuler le rire, de froncer le sourcil, on voit que du côté paralysé les rides s'effacent, l'œil entr'ouvert ne peut se fermer, l'aile du nez n'est plus soulevée, la bouche est déviée du côté opposé à la paralysie et la commissure des lèvres du côté sain est relevée par les muscles congénères non paralysés dont le tonus n'est plus contrebalancé. La langue paralysée d'un côté peut encore être portée au dehors de la bouche, mais la pointe est déviée du côté malade par la contraction des génioglosses sains.

La paralysie du voile du palais donne lieu à la flaccidité de cet organe, au nasonnement, et, quand elle est unilatérale, à la déviation de la luette du côté sain.

Si le pharynx est atteint, les aliments liquides surtout seront avalés avec difficulté, rejetés par les fosses nasales, et l'introduction d'une partie du liquide dans le larynx déterminera des accès de toux et de suffocation.

La paralysie du rectum provoque la constipation; celle du sphincter de l'anus, l'incontinence des matières fécales; celle de la vessie, la rétention et l'incontinence d'urine; celle de l'estomac et de l'intestin, la distension de ces viscères et leur réplétion par des liquides ou des gaz, etc. En un mot chacune de ces paralysies offre des caractères différents en rapport avec la fonction de l'organe affecté.

Quelquefois, malgré l'abolition complète du mouvement volontaire, on observe dans les membres paralysés sous l'influence d'une piqûre, du chatouil-

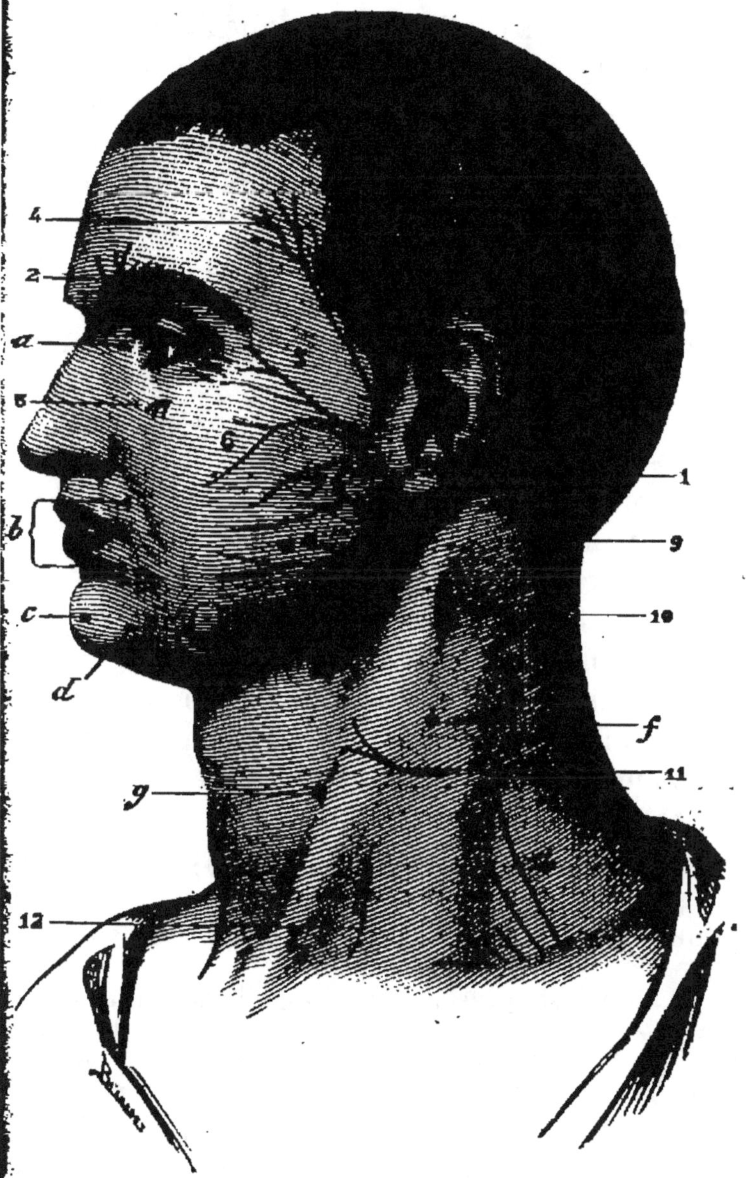

Fig. 56 (*).

(*) 1, tronc du facial. — 2, trou sus-orbitaire. — 3, trou sous-orbi-

lement, d'une irritation quelconque de la peau, un mouvement involontaire dont le malade n'a pas conscience et qui tient à cette faculté spéciale de la moelle de transformer une excitation impressive en excitation motrice, en dehors de toute intervention cérébrale. Ce sont là les *mouvements réflexes* dont l'étude et la recherche sont de la plus haute importance clinique. La portée de ces faits pour la localisation des lésions est des plus évidentes.

ÉTUDE DE LA CONTRACTILITÉ ÉLECTRIQUE.

Les mouvements provoqués par l'électricité obéissent aux mêmes règles que les réflexes obtenus par toute autre excitation. Bien que l'étude de la contractilité électrique chez un malade atteint de paralysie soit plus intéressante pour le physiologiste que pour le clinicien, il n'en est pas moins vrai qu'elle peut avoir dans certains cas une importance diagnostique et pronostique considérable.

Excitabilité des muscles. — On doit toujours interroger l'excitabilité faradique et galvanique. Quand on se sert des courants continus, il faut, pour appliquer les électrodes, suivre la méthode des pôles

taire. — 4, branche frontale. — 5, branche de l'orbiculaire des paupières. — 6, branche du zygomatique. — 7, rameaux buccaux d facial. — 8, rameaux cervicaux du facial. — 9, nerf occipital. — 10, ganglion cervical supérieur. — 11, branche transverse du plexu cervical. — 12, nerf phrénique. — 13, plexus cervical (Dans ce figures les traits et les chiffres indiquent les régions où il faut place les réophores pour agir sur les nerfs; les points et les lettres indi quent les régions où il faut placer les réophores pour électriser le muscles).

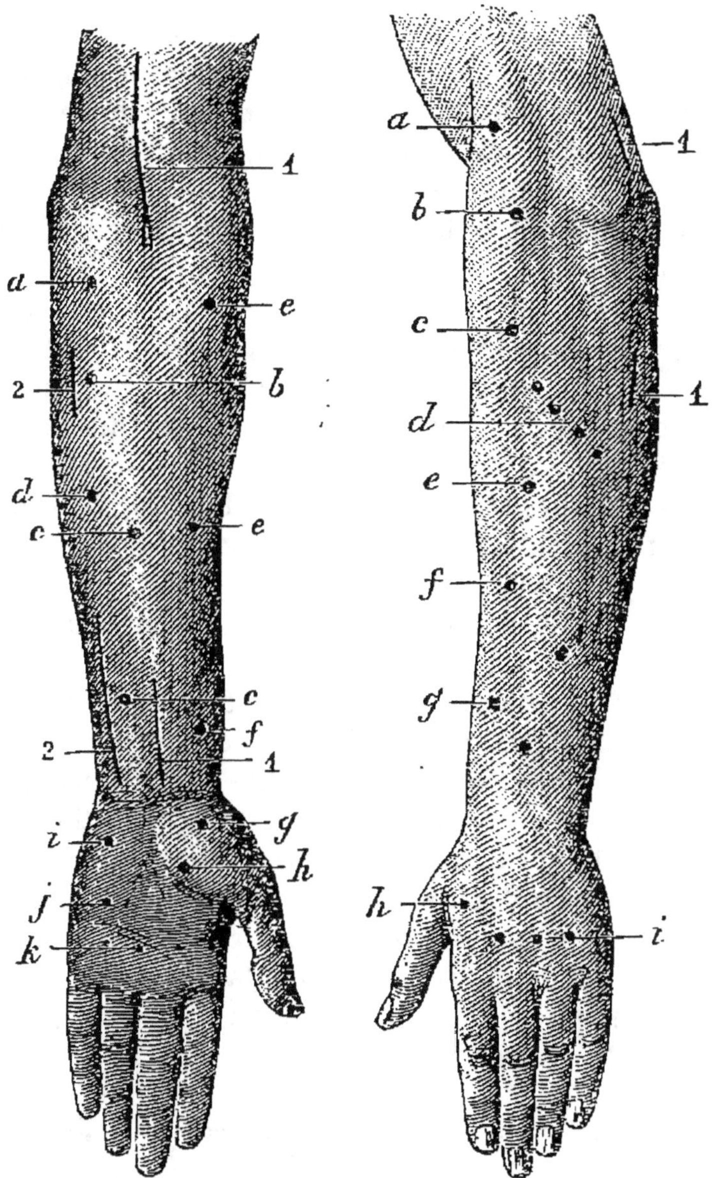

Fig. 57 et 58 (*).

*) 1,1, nerf médian. — 2,2, nerf cubital. — *a*, rond pronateur.

c'est-à-dire appliquer un des pôles à une certaine distance sur une partie neutre comme la poignée du sternum ou les vertèbres cervicales, l'autre sur le muscle ou le tronc nerveux dont on fait l'examen. L'action respective des deux pôles, et c'est là un point diagnostique important, peut être facilement distinguée.

Quand on veut faire agir un muscle dans tout son entier ou agir sur le muscle par l'intermédiaire du nerf, il faut placer l'électrode sur le point précis où le nerf pénètre le muscle. Ce point est dit point moteur.

Les planches suivantes, tirées de l'ouvrage d'Onimus, indiquent les positions des principaux points moteurs (fig. 56, 57, 58, 59, 60, 61).

Quand on se sert des courants faradiques, la méthode des pôles n'a pas la même importance, et on les place généralement à peu de distance l'un de l'autre sur le muscle que l'on veut exciter.

Pour l'étude de la contractilité électrique, on peut diviser le trajet d'un nerf en deux portions : l'une allant de l'extrémité périphérique du nerf jusqu'à son centre spinal ou bulbaire, l'autre se rendant de ce centre à l'écorce grise cérébrale, centre d'impulsion du mouvement volontaire.

Or la manière dont le muscle ou le nerf réagit à l'excitation électrique varie selon que la lésion,

— *b,* grand palmaire. — *c,c,* fléchisseur superficiel. — *d,* petit palmaire. — *e,e,* long supinateur. — *f,* fléchisseur propre du pouce. — *g,* adducteur du pouce. — *h,* opposant du pouce. — *i,* adducteur du petit doigt. — *j,* court fléchisseur du petit doigt. — *k,* lombricaux.

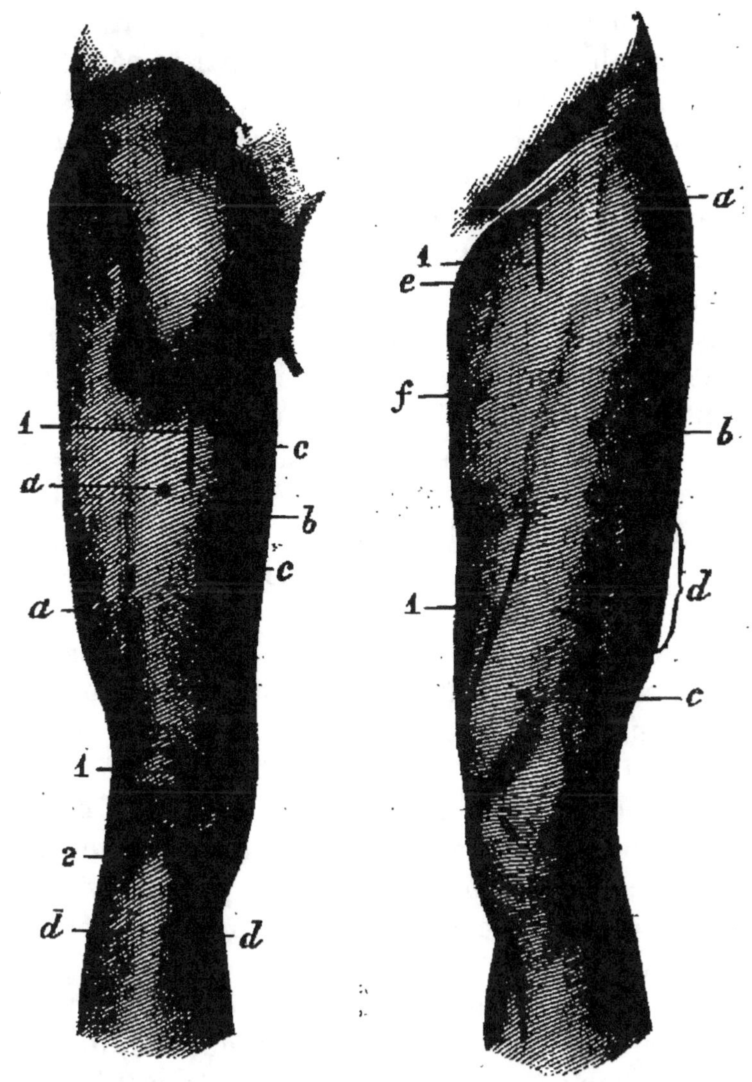

Fig. 59 (*).   Fig. 60 (**).

(*) 1,1, nerf sciatique. — 2, nerf péronier.
(**) 1,1, nerf crural. — a, tenseur du fascia lata. — b, droit antérieur. — c, vaste interne. — d,d, vaste externe. — e, pectiné. —
f, grand adducteur.

quelle qu'en soit du reste la nature, agit sur la partie centrale, cérébrale, ou sur la partie périphérique, spinale, d'un conducteur centrifuge.

On peut, pour explorer la contractilité électrique des nerfs ou des muscles, se servir du courant continu ou du courant induit.

Le courant induit appliqué sur le nerf ou le muscle provoque des contractions cloniques d'abord, puis toniques, le tétanos.

Pour les courants continus, les effets varient suivant la nature du pôle (négatif ou positif) appliqué sur l'organe que l'on explore, suivant l'intensité du courant; ils varient aussi au moment de l'ouverture ou de la fermeture du courant.

Or sur un nerf ou un muscle à l'état physiologique voici ce qui se passe :

1° Avec un courant faible, le pôle négatif (désigné aussi sous le nom de kathode, par abréviation Ka) donne une forte secousse (S) au moment de la fermeture (F).

2° Avec un courant moyen, le pôle négatif donne une forte secousse à la fermeture et rien à l'ouverture (O), le pôle positif (ou anode, par abréviation An) donne une secousse faible à l'ouverture et à la fermeture.

3° Avec un courant fort, le pôle négatif donne à la fermeture une contraction tétanique (Te), une secousse faible à l'ouverture ; et le pôle positif, une secousse forte à l'ouverture et à la fermeture.

On désigne ces divers effets des courants constants par les formules suivantes :

1° Courant faible: K*a* F S.

2° Courant moyen : K*a* F S. A*n* F S. A*n* O S.

3° Courant fort : K*a* F T*e*. K*a* O S. A*n* F S. A*n* O S.

D'où l'on voit que le pôle négatif excite plus que le pôle positif et plus à la fermeture qu'à l'ouverture : le pôle positif excite moins que le pôle négatif et à peu près également à l'ouverture et à la fermeture.

Si maintenant de l'état physiologique nous passons à l'état pathologique, trois cas peuvent se présenter :

1° Ou bien il n'y a aucune modification de l'excitabilité électrique au courant induit ou faradique et au courant continu ou galvanique : c'est la règle dans les paralysies cérébrales, dans certaines paralysies spinales, dans les paralysies périphériques légères ;

2° Ou bien l'excitabilité électrique est modifiée en quantité, c'est-à-dire augmentée ou diminuée.

Augmentée, quand un courant faible produit des phénomènes équivalents à ceux que produit un courant moyen ou fort dans les conditions physiologiques.

Diminuée dans le cas contraire.

L'augmentation de l'excitabilité électrique se rencontre rarement ; on ne l'observe guère qu'au début de quelques paralysies cérébrales ou périphériques (Ranvier) et dans certaines paralysies spinales.

La diminution, beaucoup plus fréquente, est aussi plus importante. Elle ne se rencontre jamais ou du moins que très tardivement dans les paralysies d'origine cérébrale ; on l'observe dès les premiers stades de certaines paralysies spinales avec atrophie musculaire, dans la paralysie infantile, par exemple ; enfin elle est fréquente dans les paralysies périphériques.

3° Ou bien l'excitabilité électrique est modifiée dans sa qualité, c'est là la *réaction de dégénérescence*. Signalée en France par Hallé, dès le commencement du siècle, elle a été spécialement étudiée dans ces dernières années par Erb, en Allemagne. Dans ce cas, le nerf et le muscle ne réagissent plus de la même manière, comme ils le font à l'état physiologique.

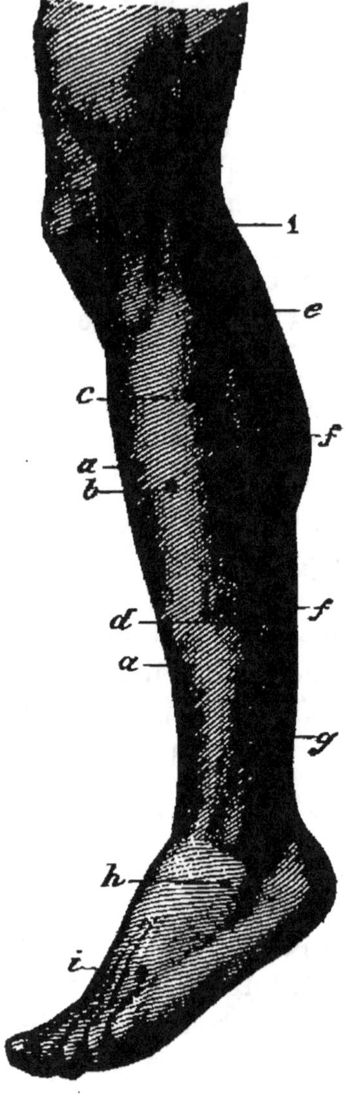

Fig. 61 (*).

(*) 1, branche péronière.

a,a, jambier antérieur. — b, extenseur du gros orteil. — c, long péronier. — d, court péronier. — e, jumeaux. — f, f, soléaire. — g, fléchisseur propre du gros orteil. — h, pédieux. — i, interosseux.

Le nerf, au début, présente une augmentation légère et passagère de l'excitabilité; puis, dès le deuxième ou le troisième jour, l'excitabilité diminue pour les deux sortes de courants faradique et galvanique et vers le septième, le huitième, le douzième jour, toute excitabilité a disparu. Si la paralysie doit guérir, l'excitabilité reparaît graduellement, mais lentement; le mouvement volontaire revient avant la contraction électrique. Au contraire, l'excitabilité reste perdue, si la lésion entraîne une paralysie persistante.

Pour le nerf donc, les modifications électriques sont les mêmes, qu'on l'excite par le courant continu ou le courant induit. Pour les muscles, la réaction est différente, selon le courant que l'on emploie. Au courant induit, la réaction est la même que pour le nerf; l'excitabilité diminue, puis disparaît et reste perdue, ou revient graduellement selon l'incurabilité ou la curabilité de la paralysie. Au courant constant, au contraire, après une diminution pendant les huit premiers jours, l'excitabilité augmente graduellement.

Tableau des réactions électriques dans les principales maladies du système nerveux.

NOM DE LA MALADIE.	EXPLORATION DE LA CONTRACTILITÉ.		EXPLORATION DE LA SENSIBILITÉ.	DURÉE de la PÉRIODE D'EXCITATION LATENTE.
	EXCITATION faradique.	EXCITATION galvanique.		
1° *Lésions centrales cérébrales.*				
Hémorrhagie, ramollissement.	Conservée, quelquefois exagérée.	Conservée.	Le plus souvent normale, quelquefois disparue (hemi-anesthésie).	Normale s'il n'y a pas complication, diminuée s'il y a contracture, augmentée s'il y a atrophie.
Paralysie hystérique.	Normale ou accrue. Souvent contractions réflexes dans les antagonistes.	Diminuée dès le début, puis exagérée (caractéristique).	Très irrégulière, souvent anesthésie, quelfois hypéresthésie, surtout au début.	Normale (?), diminuée s'il y a contracture.
2° *Lésions centrales spinales.*				
Ataxie locomotrice.	Accrue au début, épuisement rapide ; plus tard affaiblie et surtout inégale.	Accrue au début, plus tard affaiblie et inégale.	Exagérée au début, plus tard souvent diminuée et retard dans la perception.	Augmentée, quand il y a paralysie et troubles trophiques.
Paralysie agitante.	Exagérée au début.	Exagérée.	Au début, sensibilité réflexe accrue ; sensations subjectives de lumière, d'odeur et de goût.	Augmentée irrégulièrement des deux côtés.

Sclérose en plaques.	Diminuée très rapidement, épuisement rapide.	»	Généralement diminuée et retard de la perception.	Augmentée si la maladie est ancienne.
Tabes dorsal spasmodique.	Augmentée.	Augmentée.	Normale.	Très diminuée.
Chorée.	?	?	?	Diminuée.
Atrophie musculaire.	Diminuée, épuisement rapide, contraction plus longue et plus prolongée.	Diminuée.	Normale.	Diminuée à mesure que le muscle s'atrophie.
Paralysie pseudo-hypertrophique.	Très amoindrie, plus tard disparue.	Intacte ou exagérée au début, puis diminuée.	Normale.	?
3° Lésions périphériques.				
Traumatisme, compression des nerfs.	Diminuée dès le 1er jour, abolie du 5e au 7e jour.	Généralement diminuée ou disparue ; souvent persiste quelque temps pour l'excitation névro-musculaire ou musculaire.	Disparue si la lésion porte sur un nerf mixte.	Très augmentée.
Paralysie à frigore.	1er cas (paralysie légère), conservée.	1er cas, conservée.	Conservée si la lésion ne porte que sur un nerf mixte (facial).	?
	2e cas (paralysie grave), diminuée, puis disparue, la disparition se fait du centre vers la périphérie. L'inverse a lieu lors de l'amélioration.	2e cas, normale ou accrue, l'accroissement se fait du centre vers la périphérie. L'inverse a lieu lors de l'amélioration.	Id.	?
Paralysie saturnine.	Disparue.	Disparue.	Ordinairement normale.	?

Un courant d'une intensité si faible qu'il ne fait plus contracter les muscles sains produira une contraction sur les muscles paralysés. De plus les règles physiologiques de la contraction se sont totalement changées. Le pôle positif deviendra plus puissant que le pôle négatif, et la secousse d'ouverture plus forte que la secousse de fermeture.

Avec un courant faible, la secousse de fermeture du pôle positif (An F S), nulle à l'état normal, devient plus forte que la secousse de fermeture du pôle négatif (Ka F S), la secousse d'ouverture du pôle négatif (Ka O S) dépasse la secousse d'ouverture du pôle positif (An O S). En même temps la forme de la contraction sera modifiée ; la contraction au lieu d'être brusque, brève, sera lente, traînante, prolongée.

Ce n'est qu'après quatre à huit semaines que cette irritabilité exagérée par le courant continu diminuera, pour disparaître complètement si la paralysie est incurable, ou pour s'arrêter aux caractères normaux, si la guérison doit avoir lieu.

Cette forme de la réaction électrique (réaction de dégénérescence) est pour Erb de la plus haute portée pratique, car elle indique des altérations anatomiques notables dans les nerfs et les muscles, et ne se rencontre que dans les paralysies périphériques.

La paralysie infantile et la paralysie saturnine qui, toutes deux, présentent la réaction de dégénérescence, seraient les deux seules exceptions à cette règle.

La paralysie une fois reconnue, il faut en rechercher la cause. Cette cause peut siéger soit dans une
altération des muscles eux-mêmes, soit dans une
modification qualitative ou quantitative du sang qui
les nourrit, soit dans une lésion du nerf qui les
anime, et cette lésion nerveuse peut occuper les filets
qui se rendent au muscle, ou la moelle, ou encore
l'encéphale lui-même. Enfin dans quelques cas qui
tendent à devenir de plus en plus rares, la paralysie
se montre sans que jusqu'ici on ait pu trouver une
lésion qui s'y rapporte. La paralysie est dite alors
fonctionnelle ou neurolytique. Mais ces différences
étiologiques n'impriment à la paralysie aucun caractère spécial; et au point de vue clinique, c'est plutôt par l'étendue de la paralysie qu'il est possible de
se rendre compte rapidement de l'affection qui lui
a donné naissance.

Il faut donc rechercher, avant tout, si on a affaire
à une paralysie occupant une moitié du corps, *hémiplégie*, ou si les membres inférieurs sont seuls
atteints, *paraplégie*, ou enfin s'il n'y a que des paralysies partielles.

1° Hémiplégie.

Dans l'immense majorité des cas, l'hémiplégie
reconnaît pour cause une lésion cérébrale siégeant
dans l'hémisphère opposé au côté paralysé.

L'hémiplégie est souvent précédée d'une attaque
apoplectique; le malade tombe privé de connaissance, insensible à toute réaction; ses membres sont
dans la résolution, et c'est après la disparition de

cet état, qui peut durer de quelques heures à quelques jours, qu'une paralysie occupant une moitié du corps se manifeste. D'autres fois, l'hémiplégie apparaît brusquement, sans apoplexie préalable; ailleurs, et c'est un cas fréquent dans la syphilis, elle ne s'établit que lentement, graduellement.

L'hémiplégie peut occuper les membres seuls ou s'étendre à la face (l'orbiculaire des paupières excepté), à la langue, au voile du palais, aux viscères (vessie, rectum), au sympathique lui-même (élévation de la température du côté paralysé).

Parfois on observe une variété d'hémiplégie assez caractéristique au point de vue de la localisation de la lésion, c'est l'*hémiplégie alterne* (Gubler) : la face est paralysée du côté opposé à la paralysie des membres, c'est-à-dire du côté de la lésion. Dans ce cas l'altération occupe le plus souvent la protubérance annulaire, c'est-à-dire un point où les cordons médullaires n'ont pas encore subi leur décussation alors que les fibres du facial, qui s'entre-croisent au-dessus de l'isthme, sont déjà décussées.

Quant à l'hémiplégie double, elle ne saurait se comprendre qu'avec une lésion cérébrale double également ou avec une altération qui, limitée d'abord à un hémisphère, se serait étendue ensuite à l'hémisphère du côté opposé. Dans ce cas, du reste, la paralysie est toujours plus prononcée d'un côté.

Les lésions encéphaliques qui entraînent le plus habituellement l'hémiplégie sont : l'hémorrhagie et le ramollissement, le traumatisme, la pachyméningite avec hématome de la dure-mère, les tumeurs et la syphilis.

Les éléments de diagnostic entre ces différentes lésions doivent être tirés de l'histoire clinique tout entière ; car, pris isolément, le symptôme hémiplégie ne revêt guère de caractères bien différents suivant qu'il appartient à telle ou telle lésion ; souvent même on n'arrivera qu'à une présomption plus ou moins fondée.

L'hémiplégie consécutive à une hémorrhagie cérébrale se rencontre d'ordinaire dans la seconde moitié de la vie et peut succéder à une attaque d'apoplexie franche. Survient-elle chez un vieillard dont les artères périphériques sont fortement athéromateuses, ou chez un jeune homme rhumatisant ou atteint d'affection cardiaque, s'établit-elle lentement et après une période prodromique de céphalalgie, de vertiges, d'éblouissements, on songera plutôt au ramollissement par thrombose ou par embolie. Un traumatisme violent pourra déterminer un épanchement sanguin intra-crânien ou un enfoncement de la boîte crânienne, et une hémiplégie due à ces lésions.

Une hémiplégie survenant brusquement chez un aliéné ou chez un alcoolique, après une période d'affaissement intellectuel, fait penser à un hématome de la dure-mère.

Enfin si l'hémiplégie a débuté d'une façon graduelle et progressive, s'accompagnant d'une céphalalgie intense et de paralysies limitées de l'un ou de l'autre des nerfs crâniens, si, de plus, on observe,

en quelque autre point du corps, une néoformation
(tubercule, cancer), on pourra attribuer l'hémiplégie
au développement d'une tumeur semblable dans
l'un des hémisphères cérébraux ; existe-t-il des
traces d'une syphilis ancienne, et le traitement
spécifique amène-t-il une disparition rapide des
symptômes, il est probable que c'est une lésion syphilitique qui a été en jeu.

Si l'hémiplégie est, dans l'immense majorité des
cas, liée à une affection cérébrale, il n'en est cependant pas toujours ainsi. On peut la rencontrer également (le fait cependant est extrêmement rare, si
toutefois il a été observé) dans des affections spinales ; mais il faut alors que la lésion occupe un
point où soient condensées toutes les fibres qui vont
à un côté du corps ; le fait ne se réaliserait guère
que dans le cas de lésion d'une pyramide. La tête
et la face ne participeraient évidemment pas à la
paralysie.

Enfin l'hémiplégie se rencontre parfois dans
l'hystérie, et elle présente alors la variabilité, l'in-
constance qui caractérisent tous les symptômes de
cette névrose.

2° PARAPLÉGIE.

La paraplégie appartient presque exclusivement
aux affections de la moelle, et elle devient ainsi un
signe précieux pour le diagnostic de ces maladies.

Mais pour que la paraplégie se produise, il faut
que la lésion intéresse le segment antérieur de l'axe

spinal, c'est-à-dire la portion chargée de la transmission des incitations motrices.

Comme toutes les paralysies en général, la paraplégie peut être complète ou incomplète ; elle se manifeste subitement ou ne s'établit que lentement, graduellement.

Ici surtout l'étude des réflexes peut fournir des indications diagnostiques très importantes.

Tandis que les mouvements volontaires sont impossibles dans les membres inférieurs paralysés, on y observe souvent une exagération considérable de la motilité réflexe. Cela se voit quand la maladie de la moelle n'en a affecté qu'une certaine étendue et qu'il existe au-dessous d'elle un segment de moelle saine; si la moelle, au contraire, est complètement désorganisée ou détruite depuis le siège de la lésion jusqu'à l'extrémité de la queue de cheval, les réflexes sont abolis en même temps que les mouvements voulus. La paralysie peut être strictement bornée aux membres inférieurs, ou bien elle atteint également les sphincters, la vessie, le rectum, les parois abdominales, etc., selon que le mal siège en un point plus ou moins élevé de l'axe spinal.

La paraplégie peut s'observer à la suite d'un traumatisme ayant déterminé une fracture, une luxation du rachis, une plaie de la moelle ; ou dans le cours du mal de Pott. Elle est due à une compression du segment antérieur de l'axe spinal et, dans ces cas, l'étude des commémoratifs ou la présence de la déformation caractéristique éclairera suffisamment le diagnostic.

C'est également par compression, et en déterminant une myélite au niveau du point comprimé, qu'agissent les rares tumeurs que l'on trouve dans le canal rachidien, soit qu'elles proviennent du conduit osseux (hyperostose, cancer vertébral) ou du tissu cellulo-adipeux du rachis (carcinome, kyste hydatique, abcès), ou des méninges (psammome, sarcome, pachyméningite cervicale hypertrophique), soit qu'elles se développent dans la substance médullaire elle-même (gliome, tubercule, gomme syphilitique).

Mais, avant tout, c'est dans les myélites aiguës ou chroniques que la paraplégie se montre habituellement, pourvu que les parties antérieures de la moelle soient intéressées. C'est sur l'étude des symptômes concomitants que se basera le diagnostic différentiel des diverses variétés de myélites.

La paraplégie s'observe encore à la suite d'empoisonnement par le plomb, le mercure, le phosphore, l'oxyde de carbone, ou dans le cours de certaines fièvres graves (fièvres éruptives, fièvre typhoïde, diphthérie), ou chez des individus affaiblis par des hémorrhagies profondes ou des affections cachectisantes de longue durée (affections vésicales et intestinales, diarrhées prolongées). Ces paraplégies que l'on appelait autrefois réflexes et que l'on tend aujourd'hui à rapporter à des myélites ou à des troubles circulatoires (anémie ou congestion) de la moelle, sont habituellement très incomplètes et cessent d'ordinaire quand la cause qui les a produites a elle-même disparu.

Parfois enfin la paraplégie est un des symptômes de l'hystérie, et l'on se base, pour établir le diagnostic, sur les symptômes concomitants et sur le caractère fugace de la paralysie qui, dans ce cas encore, peut se terminer brusquement par le rétablissement des fonctions musculaires.

3° PARALYSIES PARTIELLES.

Parfois la paralysie, au lieu d'avoir une localisation aussi nette, aussi étendue que celles que nous venons d'étudier jusqu'ici, est limitée à des régions plus restreintes, à un muscle, à un groupe de muscles, à un membre, etc. La valeur de ces paralysies partielles est plus difficile à établir, car elles peuvent tenir à des lésions extrêmement variables. Tantôt elles sont liées à une altération organique des muscles ou des nerfs (paralysies organiques), tantôt elles tiennent à l'insuffisance du sang qui irrigue les parties paralysées (paralysies ischémiques), quelquefois c'est une altération qualitative du sang qui la détermine (paralysies dyscrasiques), ailleurs elles se montrent indépendamment de toute lésion appréciable (paralysies fonctionnelles).

Nous allons rapidement passer en revue ces diverses variétés de paralysies partielles.

A. *Paralysies organiques*. — Elles peuvent tenir à une lésion du cerveau, de la moelle, des nerfs, des muscles.

Nous savons déjà que les lésions cérébrales donnent le plus habituellement lieu à l'hémiplégie ;

parfois cependant elles donnent lieu à des paralysies plus restreintes. Depuis un certain nombre
d'années, les recherches de Fritch et Hitzig, en
Allemagne, de Ferrier en Angleterre, de Carville et
Duret en France, ont prouvé qu'il existe, dans la
partie antérieure des couches corticales du cerveau, une zone excito-motrice dont les lésions peuvent être l'origine de certaines paralysies limitées.
Cette zone comprend le lobule paracentral, la circonvolution frontale ascendante, la circonvolution
pariétale ascendante, et peut-être aussi les pieds
des circonvolutions frontales ; si une lésion quelconque de cette zone motrice corticale s'établit
brusquement et l'occupe dans une certaine étendue, elle peut donner lieu à une hémiplégie avec
tous les caractères de l'hémiplégie de cause cérébrale. Si au contraire elle est restreinte, elle donne
lieu à des monoplégies limitées. C'est ainsi qu'une
paralysie du membre supérieur peut être due à une
lésion siégeant dans le tiers moyen de la circonvolution frontale du côté opposé ; qu'une paralysie
d'un membre inférieur seul peut reconnaître pour
cause une lésion occupant soit la partie supérieure
de la circonvolution pariétale ascendante, soit le
point d'union de la deuxième frontale avec la frontale ascendante. Une paralysie de la face seule,
c'est-à-dire intéressant seulement les muscles
innervés par la portion du nerf facial, dite facial
inférieur, dépend parfois d'une lésion de la partie
tout à fait inférieure de la zone motrice située vers
le tiers inférieur des circonvolutions ascendantes,

au voisinage de la scissure de Sylvius. On a signalé même (Grasset et Landouzy) des cas de paralysie du releveur de la paupière supérieure seul, due probablement à une lésion de la région postérieure du lobe pariétal du côté opposé.

Les affections du bulbe peuvent également donner lieu à des paralysies limitées. L'étude des lésions bulbaires est encore hérissée de difficultés ; mais il existe un grand syndrome clinique, décrit pour la première fois par Duchenne et qui donne lieu à une localisation bien nette de la paralysie en rapport avec une lésion des noyaux de l'hypoglosse, du facial inférieur, du pneumogastrique et du spinal : la paralysie labio-glosso-laryngée. C'est une affection paralytique qui envahit successivement les muscles de la langue, ceux du voile du palais et l'orbiculaire des lèvres, qui produit conséquemment des troubles progressifs dans l'articulation des mots et dans la déglutition, qui, à une période avancée, se complique de troubles respiratoires ; dans laquelle enfin les sujets succombent ou à l'impossibilité de s'alimenter ou dans une syncope.

Dans les lésions organiques de la moelle, c'est la paraplégie qui est la règle ; cependant là encore on peut retrouver des paralysies partielles.

C'est ainsi qu'une paralysie des nerfs moteurs de l'œil (troisième ou sixième paire) est souvent le premier phénomène de l'ataxie locomotrice progressive, qui se caractérisera plus tard par l'incoordination des mouvements. C'est ainsi que dans l'atrophie musculaire progressive, la faiblesse de

certains muscles ou de certaines parties de muscles
est parfois le premier phénomène qui attire l'attention ; mais bientôt la distribution irrégulière de
ces parésies, coïncidant avec l'atrophie des masses
musculaires et augmentant à mesure que cette
atrophie progresse, éclaire le diagnostic.

Une paralysie étendue d'ordinaire aux quatre
membres et survenue subitement le, plus souvent
pendant un accès fébrile, puis quittant certains
membres, pour se fixer dans d'autres, et enfin se
localisant dans ces derniers à certains groupes
musculaires, paralysie s'accompagnant d'atrophie
dans les muscles atteints, caractérise une autre
affection de la moelle, la polyomyélite antérieure
aiguë (atrophie scléreuse des cellules motrices des
cornes antérieures), et porte le nom de paralysie
atrophique de l'enfance, ou de paralysie spinale
aiguë de l'adulte.

Parfois une myélite diffuse occupant un côté
seulement de l'axe spinal donne lieu à une paralysie d'un membre inférieur avec anesthésie de
l'autre ; c'est le syndrome clinique désigné par
Brown-Séquard sous le nom d'hémiparaplégie spinale avec hémianesthésie croisée.

Il est évident qu'une tumeur agissant sur une
moitié latérale seulement de la moelle produira les
mêmes phénomènes.

Enfin une paralysie, avec ou sans atrophie,
apparaissant dans un ou dans les deux membres
supérieurs, après une période souvent fort longue
de douleurs localisées à la nuque ou irradiée dans

les bras constitue un des phénomènes dominants d'une affection médullaire étudiée depuis peu, la pachyméningite cervicale hypertrophique.

Passons aux paralysies dues à une lésion des cordons nerveux cérébro-rachidiens, à ce que l'on désigne sous le nom de paralysies périphériques.

Quand une paralysie est limitée à un groupe musculaire innervé par un même nerf, il semble évident que c'est à une lésion de ce nerf qu'il faille la rapporter. L'action du froid (paralysies à frigore) et le traumatisme des nerfs sont les causes les plus communes de cette variété de paralysies. S'il n'y a qu'un filet d'affecté, il n'y a qu'un ou plusieurs muscles atteints ; si c'est un tronc, tous les muscles qu'il influence sont paralysés ; si la lésion occupe un plexus, tout un membre peut être pris. La plus intéressante de ces paralysies périphériques est la paralysie faciale ; si la lésion siège au-dessous du trou stylo-mastoïdien, les muscles de la face seuls sont atteints ; si elle existe sur le trajet du nerf dans le rocher, avant la naissance des filets qui vont à la langue ou au voile du palais, on constate un certain degré de paralysie du goût, la paralysie du voile du palais, etc.

Peut-on distinguer ces paralysies périphériques des paralysies partielles d'origine centrale ? Tout d'abord la distribution de la paralysie à tout le domaine d'un nerf a déjà une grande valeur séméiologique ; mais il y a d'autres moyens de diagnostic. Et d'abord la suppression complète des mouvements réflexes plaide pour l'origine périphérique ;

en effet dans les paralysies cérébrales, les réflexes sont en général conservés ; dans les paralysies spinales, ils le sont habituellement, ils peuvent même être exagérés (au-dessous de la lésion) ; ils disparaissent seulement quand le centre de réflexion lui-même est détruit dans la moelle. Les troubles trophiques (éruptions, atrophies musculaires et osseuses, arthropathies) sont exactement limités au domaine du nerf. Enfin la réaction de dégénérescence indique d'ordinaire une origine périphérique de la paralysie.

Quelquefois enfin, un muscle seul est atteint de paralysie; il est naturel de rechercher alors, dans le muscle lui-même, la cause de cette perte du mouvement. La contusion, le traumatisme, l'action du froid, peuvent occasionner cette variété de paralysie, dont la paralysie du deltoïde est un fréquent exemple.

B. *Paralysies ischémiques.* — Ces paralysies sont rares ; on sait que la ligature de l'aorte chez le chat (expérience de P. Bérard) détermine une paralysie du train postérieur ; et l'on explique de la sorte la paralysie d'un membre après la ligature de l'artère principale qui s'y rend, l'engourdissement des membres chez les individus affectés d'anévrysme de gros troncs artériels, etc.

C. *Paralysies dynamiques.* — Quelques empoisonnements chroniques par le plomb, le mercure, l'arsenic, le sulfure de carbone, présentent également des paralysies parmi leurs symptômes ; la plus importante est la paralysie saturnine. Elle affecte une prédilection particulière pour les extenseurs des mains ; leur siège classique est la partie postérieure des avant-bras, de sorte que la main pendante et en pronation peut être considérée comme l'attitude saturnine. Cette paralysie s'accompagne de perte de la contractilité électrique et parfois d'atrophie des muscles.

D. *Paralysies fonctionnelles*. — On désigne sous ce nom des paralysies *sine materia* que l'on observe dans quelques affections aiguës ou chroniques et dans quelques névroses. Nous en avons déjà dit quelques mots à propos de la paraplégie ; on peut également, à la suite d'affections aiguës, observer quelques paralysies partielles ; on en a cité à la suite du choléra, de la fièvre typhoïde, des fièvres éruptives et même à la suite de quelques phlegmasies franches. Les plus importantes sont celles qui succèdent à la diphthérie. Dans ce cas, elles atteignent le plus souvent le voile du palais et le pharynx, quelquefois le larynx et les muscles moteurs de l'œil, parfois les membres eux-mêmes. La connaissance de la maladie antérieure donnera l'éveil sur la cause véritable de ces accidents.

Parmi les névroses, c'est l'hystérie qui donne lieu le plus souvent à la paralysie ; nous connaissons déjà la paraplégie et l'hémiplégie hystériques : mais on peut observer les localisations les plus diverses sur les muscles, le larynx, la vessie, le rectum, etc., etc.

Ces dernières variétés de paralysies ischémiques, dyscrasiques et fonctionnelles existent-elles réellement en dehors de toute lésion organique? Les paralysies ischémiques ne sont-elles pas liées d'habitude à une irrigation insuffisante des centres nerveux par le liquide circulatoire? Des altérations de la moelle épinière ne jouent-elles pas un rôle prépondérant dans la genèse des paralysies saturnines, diphthéritiques, dans celles que l'on observe à la suite des maladies aiguës? Les paralysies hystériques elles-mêmes n'ont-elles pas une origine centrale? Les récents progrès de l'histologie, sans répondre absolument à ces questions, semblent toutefois donner à l'affirmative une apparence de vérité.

2° Aphasie.

A l'étude des paralysies, il faut, au point de vue clinique du moins, rattacher celle des désordres ou de l'abolition de la parole, désignés sous le nom d'aphasie. L'aphasie peut se rencontrer dans trois cas bien distincts :

1° Ou bien, l'intelligence est abolie, les idées font défaut, le malade ne parle pas parce qu'il n'a aucune idée à rendre, c'est l'*aphasie par défaut intellectuel* que l'on observe dans les altérations organiques ou fonctionnelles portant sur une grande étendue de l'encéphale; par exemple, dans l'apoplexie, le coma, certaines formes d'aliénation mentale. La preuve que chez ces malades le défaut d'idéation est seul en jeu, se trouve dans le phénomène connu sous le nom d'*écho*. Le malade qui ne parle pas spontanément peut, dans certains cas, répéter d'une façon automatique et réflexe, sans en comprendre le sens, comme un écho enfin, les paroles que l'on prononce devant lui ;

2° Ou bien, la pensée est intacte, mais l'appareil moteur est altéré soit dans sa portion cérébrale, soit dans sa portion périphérique ; le malade parle, mais en bredouillant, d'ordinaire parce que la moitié de la langue est paralysée. Cette forme d'aphasie s'accompagne souvent d'hémiplégie. Si l'hémiplégie occupe le côté opposé à la paralysie de la langue, la lésion qui l'a produite siège certainement dans l'appareil spinal au niveau du bulbe, c'est-à-dire en un point où les fibres de l'hypoglosse sont déjà décussées, tandis que celles destinées aux membres ne le sont pas encore : si la paralysie de la langue est du même côté que celle des membres, la lésion occupe le faisceau cérébral du nerf, c'est tout ce qu'il est possible d'en dire ;

3° Ou bien enfin, l'intelligence est intacte, l'appareil moteur de la parole fonctionne librement et cependant le malade ne peut parler, lire, etc., car il ne peut traduire sa pensée par des formules verbales ; en un mot, c'est l'idéation verbale qui lui fait défaut. Dans le langage clinique habituel, c'est là la véritable aphasie. Ce trouble de la parole peut présenter différents degrés ; ou bien le malade, quand il veut exprimer sa pensée, ne trouve aucun des mots pour la rendre, et répète toujours un même monosyllabe, un même mot, une même phrase ; ou bien dans une phrase, il remplace certains mots par d'autres toujours les mêmes ; ou

14.

encore, dans le courant d'une conversation, il lui arrive fréquemment qu'un mot, un seul, le même parfois, lui échappe et il est obligé d'user d'un détour, d'employer les mots chose, machine, etc., pour achever sa phrase. On peut du reste multiplier presque à l'infini ces variétés de l'aphasie, le fond reste toujours le même : *amnésie verbale*. On étudiera également les troubles de l'écriture, du langage mimique, du calcul qui présentent souvent des particularités identiques.

Or l'expérience a démontré que cette troisième forme d'aphasie correspond à une lésion de la troisième circonvolution frontale gauche, au voisinage de l'insula de Reil. C'est là en effet que Broca a placé le centre du langage articulé.

L'aphasie peut se produire quelle que soit la nature de la lésion, hémorrhagie, embolie, tumeur, etc., mais c'est dans le ramollissement qu'on l'observe le plus souvent.

Ce trouble peut exister isolément, mais d'ordinaire il s'accompagne d'une hémiplégie droite, la paralysie des membres étant, comme toujours, du côté opposé à la lésion cérébrale.

Il est inutile d'insister davantage pour montrer combien ce seul symptôme, aphasie, peut aider à la localisation de la lésion.

Plusieurs schémas ont été imaginés pour figurer le mécanisme de la formation des mots et les troubles aphasiques consécutifs par la lésion de certains points de cet appareil. M. Magnan (1) est l'au-

(1) *De la cécité et de la surdité des mots dans l'aphasie*, pa Mlle Skwortzoff. Thèse de Paris, 1881.

teur d'un schéma ingénieux que nous reproduisons ci-joint. Il s'appuie sur la localisation des différents centres sensitifs dans l'écorce cérébrale d'un côté, et sur l'acquisition de toutes nos notions à l'aide de nos sens, de l'autre. Ces centres sensitifs sont indiqués sur ce schéma, d'après les recherches de MM. Terrier et Munk.

L'impression que produit sur nos divers sens un objet extérieur quelconque doit parcourir trois étapes avant que nous prononcions le nom de cet objet.

La première partie de ce trajet va de la périphérie au centre de la formation des mots ; la deuxième partie de la troisième circonvolution frontale au bulbe ; et la troisième partie du bulbe au dehors.

Les différents troubles de la parole, ainsi que les troubles des autres modes de manifestation de la pensée, se produisent suivant que l'une ou l'autre des parties de ce trajet est atteinte.

Si c'est le centre de la formation des mots qui est lésé, nous aurons l'*amnésie verbale* de M. Jaccoud. Le malade aura la notion de l'objet, il indiquera son usage, saura s'en servir, mais le *nom* de l'objet sera non avenu pour lui.

Si le centre de la formation des mots est intact, et si c'est l'appareil de transmission qui est lésé, nous aurons la *logoplégie*. Un logoplégique aura le mot et la notion de l'objet, mais il ne saura pas approprier le signe conventionnel, le nom à l'objet qu'il voit désigner. Il saura indiquer l'usage de l'objet, il pourra même prononcer le nom de cet objet pour en désigner un autre. Mais quand l'objet

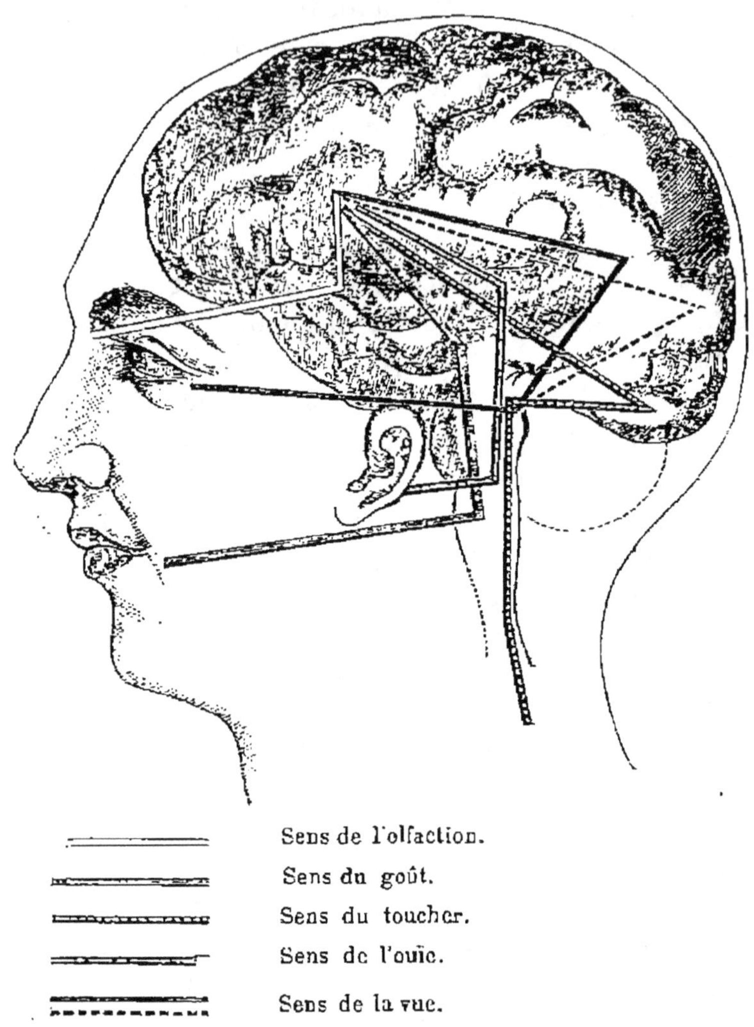

Fig. 62. — Schéma de M. Magnan.

de ce nom lui sera présenté, il ne saura pas trouver ce mot.

Si c'est la voie de transmission entre le centre visuel et le centre de la formation des mots qui est atteint, le malade aura l'image visuelle de tous les objets, ainsi que des lettres ; il aura le nom des lettres, mais ne saura pas rapporter le vrai nom à la lettre qu'il voit, et nous aurons la *cécité des mots*. L'altération partielle et légère du centre visuel peut amener les mêmes troubles. Si la destruction de ce centre est complète, le malade ne verra plus rien, nous aurons la cécité corticale complète qui n'entre pas dans notre sujet, mais qui fait comprendre la cécité des mots.

Si c'est dans les fibres conductrices qui vont du centre auditif au centre de la formation des mots, que siège la lésion, le malade entendra le bruit produit par la prononciation des mots ; il aura la notion de ces mots, car il comprend les mots écrits, mais il ne saura pas rapporter le mot au son que ce mot désigne, et nous aurons la *surdité des mots*. Des troubles semblables se rencontrent dans le cas d'une lésion partielle du centre auditif ; la surdité complète se produira dans le cas de destruction totale de ce centre.

Enfin, il est des malades qui peuvent lire et articuler les mots sans comprendre la signification de ce qu'ils lisent. Cette lecture se fait d'une manière pour ainsi dire réflexe, et peut être comparée à la lecture que nous faisons quelquefois sans rien comprendre quand nous pensons à autre chose. Dans les deux cas il existe un obstacle qui empêche le centre de compréhension d'être mis en jeu.

3º **Convulsions.**

Les convulsions consistent dans une augmentation morbide ou une perversion par excès de l'activité musculaire. Elles peuvent frapper non seulement les muscles striés, mais encore les muscles
de la vie organique et, dans ce dernier cas, on leur
donne habituellement le nom de spasmes.

Elles peuvent être générales ou partielles, continues ou transitoires, douloureuses ou indolentes.
On les a divisées en convulsions internes et convulsions externes ; mais cette distinction, généralement admise dans le vulgaire, n'a absolument aucune portée pratique.

Une division plus importante est celle qui se base
sur la nature même des mouvements convulsifs :
ils sont *toniques,* quand ils impriment à la partie
atteinte une position immobile, une raideur continue ; ils sont *cloniques,* quand ils lui impriment
une succession de déplacements plus ou moins étendus, dus à un état alternatif de contraction et de
relâchement des muscles.

Qu'elles soient dues à un trouble organique ou à
un désordre fonctionnel, à une action directe,
sympathique ou réflexe, les convulsions sont
dues à une excitation anormale de la substance
grise de l'axe spinal et résultent d'une exagération du pouvoir excito-moteur de la moelle.
En effet, les expériences des physiologistes et, en

particulier, de Brown-Séquard démontrent que l'on peut, chez les animaux, provoquer des convulsions en isolant l'axe rachidien de l'encéphale, en irritant directement son tissu par une lésion traumatique ou autre, en modifiant les quantités du sang qui s'y distribuent, enfin en déterminant une irritation prolongée des nerfs centripètes ou centrifuges.

D'après cela, on peut classer les convulsions en plusieurs groupes ; tantôt elles sont dues à une lésion organique des centres nerveux ; tantôt elles tiennent à une altération du sang ; tantôt elles sont sous la dépendance d'un simple trouble fonctionnel, comme dans les névroses :

1° *Convulsions dues à une lésion organique des centres nerveux.*

Parmi les affections du système nerveux, il n'en est pas qui donnent plus souvent lieu aux convulsions que les méningites.

Dans la méningite aiguë cérébrale, on les rencontre, dans la première période, en même temps que les phénomènes d'excitation du côté de l'intelligence (délire bruyant, furieux parfois), suivis, peu après, de la fièvre et de la céphalalgie. Elles peuvent être généralisées aux membres et à la face, ou limitées à un membre ou à quelques muscles seulement.

Dans la méningite tuberculeuse, après une période prodromique caractérisée par des modifications du caractère et de l'intelligence, et une phase intermédiaire pendant laquelle le malade se plaint de céphalalgie, présente du mâchonnement, un clignotement des paupières presque continuel, avec sommeil interrompu par des cris perçants désignés sous le nom de cris hydrencéphaliques, on voit également survenir des convulsions, d'ordinaire, générales chez l'enfant, plus souvent partielles chez l'adulte, et qui, après une durée plus ou moins longue, font place, comme dans la méningite aiguë, à la résolution et au coma.

La méningite cérébro-spinale épidémique est caractérisée par de la fièvre, de l'exaltation de la sensibilité de la peau, et se reconnaît facilement aux convulsions toniques des muscles des gouttières vertébrales allant jusqu'à déterminer l'opisthotonos. On y observe également des secousses convulsives dans la face, du trismus et de la raideur des membres.

Quant aux méningites spinales, elles s'accompagnent de douleurs rachidiennes et de contractures qui les feront plutôt reconnaître que les convulsions qui y sont plus rares.

Les affections cérébrales peuvent donner lieu également aux convulsions, et ce symptôme aide alors puissamment à la localisation des lésions ; il dépend du siège bien plus que de la nature de la lésion.

Les convulsions peuvent se manifester dès la période apoplectique des affections cérébrales. On les observe quand les méninges sont intéressées, quand il y a pénétration ventriculaire ou quand le mésocéphale est atteint. Quelle que soit du reste la lésion, hémorrhagie, ramollissement, tumeur, si elle intéresse la région corticale motrice, le corps strié, la protubérance, les pédoncules ou le bulbe, elle pourra donner lieu à des convulsions. Dans les lésions corticales, on observe parfois des convulsions limitées à un seul groupe musculaire; parties d'un groupe musculaire donné, elles s'étendent à toute une moitié du corps, ou bien enfin, précédées d'une aura, elles se généralisent au corps tout entier et simulent absolument une attaque d'épilepsie. Les lésions du mésocéphale, de la protubérance et du bulbe donnent lieu à des convulsions d'ordinaire générales et passagères, parfois à de véritables accès épileptiformes.

Les convulsions sont également un symptôme fréquent de l'encéphalite primitive, traumatique, ou consécutive à une autre lésion (altération osseuse, hémorrhagie, etc.).

Il existe une autre variété de convulsions que l'on observe parfois dans certaines lésions de l'encéphale, c'est celle que l'on désigne sous le nom d'hémichorée. Voici en quoi elle consiste : Un individu a été frappé d'hémiplégie ; après quelques mois se sont montrées quelques légères contractures, puis l'hémiplégie est redevenue flasque, tend même à guérir, quand se produisent, dans le côté paralysé et même à la face, des convulsions désordonnées, irrégulières, se manifestant même pendant le repos, mais exagérées par les mouvements volontaires, ou quand le malade porte son attention sur ses membres pour empêcher ces contractions anormales. Cette hémichorée coïncide ou non avec l'hémianesthésie et semble indiquer que le siège de la lésion est dans la partie postérieure de la capsule interne, dans la région lenticulo-optique, c'est-à-dire qu'il est voisin de celui de l'hémianes-thésie que nous étudierons plus loin.

Les convulsions sont également un symptôme fréquent dans les affections de la moelle.

On les rencontre dans tous les cas où la lésion interrompt la continuité de l'axe rachidien, et elles occupent les parties inférieures du corps, c'est-à-dire celles qui sont situées au-dessous de la lésion et qui sont déjà atteintes de paraplégie et de troubles divers de la sensibilité. On les observe donc dans la sclérose en plaques, dans l'ataxie locomotrice progressive, dans les myélites transverses, dans la compression de la moelle par une tumeur ou une affection du rachis.

Il faut bien reconnaître que les autres symptômes de ces affections ont une valeur diagnostique bien supérieure à celle des convulsions, d'autant plus que dans les affections de la moelle, elles sont rarement spontanées et qu'il faut les provoquer par une excitation quelconque, pincement, chatouille-ment, effort, etc.

Souvent ces diverses excitations, portées sur un point des membres inférieurs, déterminent dans ces parties une série de convulsions cloniques, vio-lentes, désordonnées, que l'on a désignées sous le nom d'épilepsie spinale (Brown-Séquard). Parfois les convulsions se montrent au moment où le malade veut se mettre à marcher, et elles donnent lieu alors à une série de sauts désordonnés, d'où le nom de crampes saltatoires (Bamberger).

Pour terminer ce qui a trait aux convulsions dues à des lésions organiques, il faut citer encore les convulsions limitées aux muscles innervés par un nerf donné, et dues à une irritation directe de ce nerf; ainsi le trismus, le tic non douloureux de la face, les convulsions du sterno-mastoïdien et du trapèze, etc., peuvent tenir à une irritation (corps étranger, traumatisme, etc.) du trijumeau, du facial, du spinal, etc.

2° *Convulsions dues à une altération du sang.* — On détermine des convulsions chez les animaux en leur retirant une forte proportion de sang; de même chez l'homme, une hémorrhagie abondante, une saignée trop copieuse peuvent donner lieu à desconvulsions.

Mais les convulsions sont surtout un symptôme fréquent dans les cas d'empoisonnements, d'intoxications.

Non seulement la plupart des empoisonnements donnent lieu à des convulsions pendant la période agonique, mais il est certains toxiques qui agissent spécialement sur le système musculaire et qui sont de vrais poisons convulsivants.

Dans l'ivresse alcoolique, avec perte de connaissance, il y a parfois de véritables convulsions générales avec délire, et n'étaient l'odeur de l'haleine et l'état animé, injecté de la face, il serait difficile parfois de distinguer, en l'absence de renseignements, ces sortes de convulsions de celles qui sont dues à une affection cérébrale.

La strychnine et les strychnées (noix vomique, fève de Saint-Ignace, fausse angusture) déterminent des convulsions toniques, douloureuses des mâchoires, des membres, des muscles rachidiens.

Les narcotiques et les narcotico-âcres donnent lieu également à des convulsions ; la belladone, entre autres, produit des convulsions toniques des mâchoires et cloniques des extrémités.

Dans l'empoisonnement par l'acide carbonique, le gaz d'éclairage, le gaz des égouts et des fosses d'aisance on observe aussi des convulsions.

L'horreur des liquides et les convulsions cloniques et toniques sont les phénomènes les plus importants dans la rage.

Le saturnisme chronique détermine des accidents convulsifs qui ressemblent, à s'y méprendre, soit au vertige soit au grand mal épileptique.

Ce sont encore des convulsions à types variés, toniques, cloniques, générales ou partielles, qui ont fait donner à une forme d'empoisonnement par l'ergot de seigle le nom d'ergotisme convulsif.

Dans tous ces cas, c'est l'étude des antécédents, des commémoratifs, des signes concomitants qui permettra de rapporter les accidents convulsifs à leur véritable origine.

De même l'apparition de convulsions chez un malade atteint d'une affection rénale avec albuminurie, fera songer à l'urémie ; chez un malade atteint d'ictère et de fièvre, à la cholestérémie ou à l'ictère grave ; chez une femme enceinte albuminurique, à l'éclampsie puerpérale ; chez un paludéen, à une fièvre intermittente pernicieuse.

3° *Convulsions dans les névroses.* — Les phénomènes convulsifs que l'on rencontre dans les névroses doivent-ils être placés dans une classe spéciale ; sont-ils bien indépendants de toute lésion
organique des centres nerveux ? Cela est peu probable, mais jusqu'ici rien ne permet encore de
l'affirmer d'une façon absolue. Du reste les convulsions ont dans les névroses des caractères si tranchés, leur place parmi l'appareil symptomatique
est si importante, qu'il est avantageux de les étudier
à part.

Les principales névroses convulsives sont la
chorée, l'épilepsie, l'hystérie, le tétanos.

La chorée est facile à reconnaître ; elle s'observe
surtout chez les enfants et détermine de grands
mouvements bizarres, anguleux, tortueux, qui augmentent surtout à l'occasion des mouvements volontaires, de la marche, de l'exercice et quand les
malades se sentent observés. Ces convulsions, qui
cessent pendant le sommeil et le repos dans les
chorées légères, sont presque continues dans les
chorées graves au point que les malades, incapables de se tenir debout, à cause des mouvements
continuels de leurs jambes, usent leur peau contre
les draps sur lesquels ils sont couchés. Tout cela
avec un état satisfaisant de la santé générale, sauf
cependant une diminution plus ou moins prononcée
de l'intelligence.

Dans l'hystérie convulsive, dans l'attaque hystérique, les convulsions sont parfois précédées d'une aura, puis le malade tombe sans connaissance. Deux caractères très importants des convulsions hystériques sont la grande étendue des mouvements et le désordre de leur succession. Dans l'hystérie vulgaire, ces convulsions sont ordinairement et presque uniquement cloniques; dans l'hystéro-épilepsie, on retrouve ces grandes convulsions cloniques, mais elles sont précédées d'une période tonique analogue à celle que nous allons trouver dans l'épilepsie.

L'attaque épileptique, le grand mal, débute par une aura; le malade pousse ensuite un cri, tombe sans connaissance, puis éclatent des convulsions toniques; il y a une roideur tétanique du tronc et des muscles avec immobilité; la respiration est suspendue; la face, qui avait pâli au moment de la chute, devient violette, se tuméfie, puis les convulsions toniques cessent pour faire place à des secousses, à des convulsions cloniques souvent d'une intensité considérable, et la scène se termine par un coma profond avec stertor et ronflement trachéal.

Ce sont encore des convulsions toniques qui sont caractéristiques du tétanos; roideur douloureuse du cou, de la colonne vertébrale, du thorax, présentant des moments de rémission parfois assez prolongés, mais après lesquels, à l'occasion du moindre effort, d'un contact étranger, les convulsions reparaissent avec une nouvelle intensité.

Tels sont les principaux cas dans lesquels on rencontre les convulsions, du moins chez l'adulte. Chez l'enfant, en effet, les convulsions sont beaucoup plus fréquentes encore. Non seulement on les rencontre dans les différentes affections dont nous avons parlé jusqu'ici, principalement dans les méningites tuberculeuses ou non ; mais tout, chez l'enfant, est prétexte à convulsions.

Toutes les maladies fébriles, surtout les fièvres éruptives, peuvent provoquer, à la période d'invasion, une attaque convulsive. Les convulsions chez l'enfant remplacent le frisson de l'adulte. Mais outre ces cas, une dentition un peu difficile, une simple indigestion, la constipation, une douleur un peu vive, la présence de vers intestinaux déterminent chez eux des convulsions ; d'où le précepte de ne pas se hâter de conclure à une affection cérébrale, et de rechercher d'abord avec soin si l'une ou l'autre des causes précédentes ne peut être incriminée.

Pour nous résumer sur la valeur diagnostique des convulsions, nous dirons : c'est dans les névroses surtout que les convulsions ont des caractères bien tranchés, et il ne faut songer à une affection matérielle des centres nerveux où leur importance est le plus souvent secondaire, qu'après avoir éliminé la possibilité d'une névrose ou d'une intoxication.

4° **Contractures.**

La contracture est un état de contraction musculaire, permanente, souvent douloureuse, limitée à un muscle ou à un groupe de muscles. Elle diffère des convulsions toniques par sa durée qui peut atteindre des jours, des mois, sans la moindre rémission. On pourrait la confondre avec la rétraction musculaire ; mais dans ce cas, le muscle n'est pas en contraction, il a subi un raccourcissement réel, et se laissera déchirer plutôt que de s'allonger ; dans la contracture, au contraire, on arrivera à étendre le muscle en exerçant sur lui un effort plus ou moins considérable.

Les contractures peuvent être liées à diverses altérations, à des lésions des muscles, des nerfs, des centres nerveux, enfin on les rencontre dans quelques névroses.

Parfois c'est un muscle seul qui est atteint de contracture, par exemple à la suite de rhumatisme (lumbago, torticolis), d'inflammation (psoïtis), de contusions, de tumeurs, de corps étrangers. Dans certains cas, on observe des contractures disséminées sur tout le corps, aux muscles des mollets, des avant-bras, du tronc, des parois abdominales ; c'est ce que l'on rencontre dans le choléra, et les autres symptômes concomitants suffisent à préciser le diagnostic.

Ailleurs ce sont les muscles innervés par une même branche nerveuse qui sont contracturés ; il y a lieu d'attribuer alors le phénomène à une lésion de ce nerf, et de rechercher l'inflammation, la compression, la plaie, le corps étranger qui l'a produit.

Il est des cas où la contracture, soit généralisée à

tout le corps, soit hémiplégique, tient à une lésion cérébrale. Elle fournit alors, d'après l'époque de son apparition, des données diagnostiques de la plus haute importance.

Si elle s'ajoute aux symptômes d'une attaque d'apoplexie, elle tient soit à une hémorrhagie méningée, soit à une hémorrhagie cérébrale avec inondation ventriculaire. L'hémorrhagie méningée est rare ; on l'observe chez l'enfant ou le vieillard, mais dans ce dernier cas, précédée des symptômes de la pachyméningite ; d'où l'on peut conclure que, dans la grande majorité des cas, les contractures survenant pendant la période apoplectique sont un signe d'irruption sanguine dans les ventricules. Les contractures, même *précoces* d'un seul côté et qui suivent l'hémiplégie, peuvent être dues à ce que la lésion a atteint la capsule blanche interne et qu'une irritation, bientôt suivie de sclérose descendante, a atteint le faisceau pyramidal.

Si les contractures surviennent quatre ou cinq jours seulement après l'attaque, ou encore après un traumatisme, un coup, une chute sur la tête, elles sont le signe d'une encéphalite développée soit autour d'un foyer hémorrhagique ou nécrobiotique, soit dans les parties contuses. Cette interprétation n'est pas toutefois la seule ; car les recherches modernes ont prouvé que les lésions peuvent amener de bonne heure une contracture du membre paralysé et transformer l'hémiplégie flasque en hémiplégie rigide. Dans ce cas la contracture porte sur tous les muscles, bien que quelques

15.

groupes puissent être atteints plus que d'autres et amener des déformations.

Si, chez un individu hémiplégique depuis quatre ou cinq mois, hémiplégie consécutive à une hémorrhagie ou à un ramollissement cérébral, on voit les membres, jusque-là inertes, prendre de jour en jour une rigidité plus grande, qui devient permanente et se prolonge indéfiniment, on a affaire à ce que l'on désigne sous le nom de *contractures tardives*, par opposition aux précédentes, contractures précocès. Elles sont dues, dans ce cas, à une dégénérescence descendante des faisceaux pyramidaux croisé et direct de la moelle, faisceaux formés de fibres centrifuges, qui, parties des portions motrices du cerveau, conduisent les impressions motrices aux différents étages de la moelle. Pour que cette dégénérescence ait lieu, il faut que la lésion cérébrale ait détruit ces fibres en un point où elles sont réunies en faisceau ; ce point se trouve dans les deux tiers antérieurs de la capsule blanche interne. Ajoutons, au point de vue du pronostic, que ces contractures tardives sont le signe d'une lésion à peu près irrémédiable.

C'est également à une sclérose descendante de ces mêmes faisceaux pyramidaux qu'il faut attribuer les contractures des membres inférieurs que l'on voit survenir à la suite de paraplégie, dans les cas de myélite, de compression de la moelle, de mal de Pott, etc.

La contracture des membres inférieurs constitue aussi un phénomène fréquent dans la sclérose en plaques, et essentiel dans deux autres affections de la moelle : le tabes dorsal spasmodique et la sclérose latérale amyotrophique. Le tremblement de la sclérose en plaques, l'atrophie musculaire dans la sclérose amyotrophique seront des éléments importants de diagnostic. Dans tous ces faits la lésion occupe les cordons latéraux soit isolément, soit concurremment avec d'autres portions de l'axe spinal.

Enfin on peut rencontrer également la contracture des extrémités indépendamment de toute lésion apparente. C'est ainsi qu'on peut la rencontrer dans l'hystérie. Si, chez une femme nerveuse, on voit survenir brusquement des contractures, accompagnées d'ordinaire d'anesthésie et précédées d'autres symptômes hystériques, il faut éliminer l'idée d'une lésion organique centrale et songer à la contracture hystérique qui, après une durée plus ou moins longue, disparaît d'ordinaire aussi subitement qu'elle avait débuté.

On doit rapprocher de ces contractures idiopathiques la variété d'impotence fonctionnelle décrite sous le nom de crampe des écrivains et qui donne lieu parfois à une contracture plus ou moins durable des doigts qui tiennent la plume.

Il en est de même des contractures que l'on rencontre dans une autre névrose, la tétanie, et qui atteint le plus souvent des enfants et des femmes, surtout pendant l'allaitement (1).

(1) Ces contractures ne sont pas liées directement à une lésion du faisceau pyramidal ; elles semblent se produire par l'excitation

5° **Tremblement.**

Le tremblement est une oscillation limitée, involontaire, irrésistible de tout le corps ou d'une partie seulement, due à une série de petits mouvements oscillatoires, plus ou moins étendus, réguliers ou rhythmiques.

Il peut occuper une étendue variable ; quelquefois il est général, parfois hémiplégique, d'autres fois limité à un seul membre ou même à un groupe de muscles. Parfois à peine sensible, il est ailleurs si prononcé qu'il empêche même la marche, la préhension des objets. Tantôt il cesse au repos, tantôt il est continuel et apparaît même quand le malade n'exécute aucun mouvement volontaire. Dans le premier cas, il saute aux yeux de l'observateur ; dans le second, il faut, pour le voir, faire exécuter un mouvement au malade, lui commander d'étendre la main, d'écarter les doigts, de porter la main à sa bouche, de relever la tête sur son oreiller, etc.

On ne saurait guère confondre le tremblement qu'avec l'ataxie ou la chorée ; mais dans la chorée, ce sont des contractions désordonnées irrégulières, étendues, se produisant au repos aussi bien que pendant le mouvement, et le trouble ataxique con-

---

de ce faisceau irrité sur les cellules des cornes antérieures de la moelle. Aussi la contracture ainsi produite n'est-elle pas absolument incurable, et nous avons vu à la clinique de M. Bernheim résoudre une contracture hémiplégique, datant de deux ans, par l'hypnotisme avec suggestion.

siste plutôt dans une incoordination du mouvement et s'exagère quand on supprime le contrôle de la vue.

Le tremblement est un signe très important en clinique et parfois il suffit presque à lui seul pour asseoir le diagnostic. On l'observe :

1° *Dans quelques intoxications* par l'alcool, le mercure, le tabac, l'opium, le café, le thé, le seigle ergoté, parfois même l'arsenic et le plomb ; mais c'est surtout dans l'alcoolisme et l'hydrargyrisme chronique qu'on le rencontre fréquemment. Il y est d'ordinaire peu accusé et ne se montre parfois que quand on fait étendre la main et écarter les doigts. Dans le premier cas, des dyspepsies, des vomissements pituiteux le matin, des cauchemars, une impressionnabilité excessive, un facies silénique ; dans le second, la profession du malade, une gingivite chronique, une salivation abondante, une haleine fétide, en feront rapidement reconnaître l'origine.

2° *Dans quelques affections organiques des centres nerveux.* Et d'abord dans la sclérose en plaques. Le tremblement, dans ce cas, ne se montre qu'à l'occasion d'un mouvement intentionnel ; il augmente d'intensité à mesure que l'on approche du but à atteindre et la tête participe au tremblement. A côté de ce signe, qui est presque pathognomonique, on recherchera des paralysies, des contractures partielles, une exagération des réflexes.

Dans la paralysie générale, le tremblement occupe les lèvres, la langue, la mâchoire et parfois les

muscles des membres supérieurs ; il s'accompagne
de modifications du caractère, de délire ambitieux
ou hypochondriaque et donne lieu à cette hésitation
de la parole qui est souvent le fait initial de l'affection.

Enfin la paralysie agitante, longtemps confondue
avec la sclérose en plaques, détermine un tremblement qui, d'abord partiel, se généralise ensuite,
n'occupe pas la tête, se produit même pendant le
repos, pour cesser un instant au début d'un mouvement intentionnel. Le paralytique agitant a du reste
une attitude raide, empalée, presque caractéristique, et présente souvent des mouvements de pro-
pulsion ou de rétropulsion irrésistibles.

On a également décrit des tremblements pouvant se greffer sur l'*hémiplégie* et les auteurs distinguent à cet égard le tremblement, l'hémichorée
et l'hémiathétose. Le tremblement ne se produirait
pas pendant le repos, l'hémichorée donnerait des
mouvements involontaires pendant le repos, s'exa-
gérant pendant les mouvements intentionnels ;
enfin l'hémiathétose se différencierait de l'hémichorée, surtout parce que les mouvements seraient
limités à la main et au pied du côté paralysé.
M. Bernheim (1) se demande si en réalité il s'agit
là de phénomènes absolument différents, constituant chacun une complication spéciale, un mécanisme pathogénique spécial, une topographie
anatomique spéciale. S'appuyant sur les données

____

(1) *Revue méd. de l'Est*, 1881, n°ˢ 20 et 21.

de l'observation clinique, il pense que ces phénomènes, décorés de noms différents, tremblement posthémiplégique, chorée, athétose, n'impli-
quent pas une localisation anatomique particulière,
mais qu'ils répondent à de simples modalités d'un
même trouble fonctionnel.

3° *Par suite des progrès de l'âge*, on voit survenir
un tremblement que l'on nomme sénile et qui se
lie à l'affaiblissement progressif de tous les organes.
Il s'accompagne d'ordinaire d'une diminution de
l'activité intellectuelle et sensorielle ; et, s'il est plus
fréquent dans la vieillesse confirmée, il peut se rencontrer à un' âge moins avancé, mais se lie alors à
un état de décrépitude précoce. Ce tremblement qui
est peu intense débute par la tête qui présente des
oscillations continuelles, puis s'étend aux lèvres, et
envahit enfin les muscles.

A cette forme de tremblement, se rattache le
tremblement nerveux que l'on peut observer pendant la convalescence de maladies graves, à la suite
de l'inanition, d'excès venériens, d'onanisme, d'é-
motions violentes, parfois aussi dans l'hystérie.

6° **Ataxie.**

On désigne sous le nom d'ataxie le désordre ou
l'incoordination des mouvements volontaires.

Lorsqu'un mouvement volontaire se produit, il
exige pour sa production l'action simultanée d'un
certain nombre de muscles, dont les contractions
se combinent à notre insu, sous l'influence de la

moelle, pour donner de l'harmonie au mouvement, pour le coordonner.

Cette faculté coordinatrice de la moelle semble siéger dans les cordons postérieurs, et en effet l'observation a démontré que c'est surtout dans les cas de lésions des cordons postérieurs que l'on observe cette incoordination des mouvements.

L'ataxie peut frapper la plupart des muscles; on l'observe surtout aux membres inférieurs et spécialement dans les cas où il existe une anesthésie musculo-tactile et où l'on empêche la vue de corriger l'influence de cette anesthésie.

Il est difficile de donner un caractère fixe aux mouvements ataxiques : les malades ne peuvent marcher de pied ferme, ni prendre les objets d'une main assurée; ils lancent la jambe en avant plutôt qu'ils ne la portent à un point déterminé; parfois une contraction intempestive de quelques muscles d'une jambe fait qu'ils heurtent souvent leur autre jambe ou celle de leur guide. Mais le plus difficile des mouvements est la rotation du corps sur lui-même; si vous faites marcher l'ataxique et que vous lui commandiez brusquement de se retourner, il oscille, craint de choir et l'événement justifie parfois ses appréhensions. Tous ces troubles augmentent encore dans l'obscurité ou quand on demande au malade de fermer les yeux; si alors il y a un certain degré d'anesthésie plantaire, il n'a plus la conscience du plan qui le soutient, il lui semble qu'il est suspendu dans le vide et il n'ose faire aucun mouvement dans la crainte d'une chute immédiate. Si, le malade étant étendu dans son lit, on lui commande de porter le bout du pied vers un endroit donné, il le lancera plutôt d'une façon brusque vers le but indiqué, il ira heurter ce but ou s'en écartera pour aller frapper un objet voisin, parfois l'observateur lui-même.

L'ataxie des muscles respiratoires, de la vessie, etc., se traduit par la manière saccadée et désordonnée dont s'accomplissent les mouvements de la respiration, de la miction...

L'ataxie s'observe surtout dans une affection de la moelle qui intéresse systématiquement les cordons postérieurs, la sclérose spinale postérieure ou ataxie locomotrice progressive. Cette affection se caractérise, outre ces troubles dans la coordination des mouvements volontaires, troubles que l'on ne trouve aussi nets, aussi accentués dans aucune autre maladie, par des douleurs fulgurantes, périphériques ou viscérales, par la paralysie de quelques nerfs crâniens, des troubles fréquents de la sensibilité (surtout l'anesthésie plantaire) et par la conservation de la force musculaire. Ces signes suffisent pour assurer facilement le diagnostic.

Il existe une autre variété d'ataxie, que l'on rencontre dans les affections du cervelet, lorsque la lésion occupe la partie postérieure du mésocéphale, c'est l'ataxie cérébelleuse, qu'il est en général facile de distinguer de l'ataxie vraie. C'est plutôt une incertitude des mouvements, une sorte de titubation analogue à celle des gens ivres ; elle s'accompagne alors de vomissements, de céphalalgie occipitale, symptômes étrangers à l'ataxie locomotrice progressive, tandis que les douleurs fulgurantes, si manifestes dans cette dernière affection, font défaut dans le cas de lésion cérébelleuse.

A part ces affections, il n'y a guère que la paralysie générale des aliénés et l'hystérie qui puissent produire un trouble analogue à l'ataxie ; mais les signes concomitants éclaireront le diagnostic.

Enfin quelques maladies graves, la diphthérie, la fièvre typhoïde, la pellagre, la syphilis peuvent entraîner à leur suite, sinon une ataxie véritable, du moins un certain degré d'incoordination dans les membres inférieurs.

7° Réflexes.

A l'étude des troubles de la motilité se rattache celle des réflexes qui n'est, en somme, qu'un chapitre de la physiologie nerveuse ; elle est de la plus haute importance pour la localisation des lésions, surtout dans les affections médullaires.

On sait en effet que la moelle est le centre de mouvements réflexes involontaires qui se produisent par l'intermédiaire d'une excitation qui suit les fibres sensitives centripètes, pour se porter vers les cellules de la substance grise et, de là, redescendre par l'intermédiaire des fibres motrices centrifuges. En un mot, le système réflexe de la moelle est composé d'une série d'arcs nerveux dans lesquels chaque racine postérieure ou sensitive est en rapport avec une racine antérieure ou motrice par l'intermédiaire de la substance grise. Les phénomènes réflexes qui se produisent par l'intermédiaire de ces arcs nerveux n'ont pas toujours la même étendue ni la même intensité.

Une excitation légère pourra passer directement par le chemin le plus court et ne donner lieu qu'à un mouvement limité ; l'attouchement de la plante du pied, par exemple, provoquera un simple mouvement des orteils. Une excitation plus forte, au contraire, pourra influencer des racines nerveuses plus nombreuses et, au lieu d'un mouvement localisé aux orteils, on provoquera des contractions de la jambe entière. A l'état pathologique cette diffusion peut atteindre son maximum et même aller jusqu'au cerveau. De plus, à l'état normal, on peut exercer sur l'action réflexe un véritable contrôle volontaire et empêcher le mouvement de se produire. La même excitation périphérique produit en effet une sensation consciente et un acte réflexe. Ce fait s'explique par l'intervention des fibres pyramidales qui amènent aux ganglions moteurs de la moelle les impulsions volontaires. Survienne une lésion des pyramides et le mouvement réflexe deviendra libre ou sera même exagéré. Une impression morale vive, le chloroforme, la morphine, le courant continu descendant, diminuent les phénomènes réflexes. La strychnine par contre les augmente.

Quand les actions réflexes se produisent normalement on peut en conclure qu'il n'existe pas de lésion dans la moelle qui est leur centre de production. L'augmentation ou la disparition des mouvements réflexes est un signe de lésion anatomique. L'intensité de ces mouvements n'est pas la même chez tous les individus; très développés chez l'enfant, ces mouvements s'affaiblissent chez le vieillard; ils sont généralement beaucoup plus intenses chez les sujets débilités. Les renseignements fournis par l'étude des actions réflexes ont une valeur considérable au point de vue du diagnostic.

On distingue généralement deux variétés de mouvements réflexes, les réflexes profonds et les réflexes superficiels.

A. **Réflexes superficiels ou cutanés.**

Ils sont provoqués par l'excitation de la peau, le toucher, une égratignure, une piqûre. Cette simple excitation peut provoquer une rétraction de la peau ou même des muscles qui sont situés au-dessous. A l'état normal, on peut observer, depuis la plante des pieds jusqu'à la nuque, une série de réflexes cutanés. Ces réflexes acquièrent dans quelques cas une importance diagnostique considérable. En commençant par les pieds on observe :

1° Le *réflexe plantaire*. Il est caractérisé par la rétraction du pied qui suit la piqûre ou le frôlement de la région plantaire. Il dépend de la partie inférieure du renflement lombaire;

2° Le *réflexe fessier*, provoqué par l'irritation de la peau des fesses, cause, chez certains individus, la contraction des muscles fessiers. Il dépend également de la moelle au niveau des troisième et quatrième vertèbres lombaires ;

3° *Réflexe du crémaster.* On le provoque en excitant une partie quelconque de la partie antérieure ou externe de la cuisse. Il amène une contraction du crémaster avec soulèvement du testicule. Ce réflexe prend son origine au niveau de la première et de la deuxième paires lombaires.

4° *Réflexe abdominal.* — Quand on promène les doigts sur la surface de l'abdomen, en descendant à partir du bord des côtes, on provoque une contraction de tous les muscles abdominaux. Ce réflexe prend son origine dans la portion de la moelle située entre les huitième et neuvième nerfs dorsaux.

Les réflexes de la région dorsale et des côtés de la poitrine sont moins constants. En excitant la peau dans les sixième, cinquième et quelquefois quatrième espace intercostal, on provoque des contractions égigastriques du côté excité ; ces contractions se passent sans doute dans les fibres du muscle droit abdominal. On a donné à ce mouvement réflexe le nom de réflexe épigastrique ; il dépend de la portion médullaire située entre les sixième et quatrième nerfs dorsaux. En excitant la peau au niveau des régions dorsales on provoque des contractions musculaires, mais elles sont d'un intérêt secondaire.

5° *Réflexe scapulaire.* — En excitant la peau de la région scapulaire, on provoque, quand cette excitation est légère, une contraction de quelques muscles isolés de l'omoplate. Quand cette contraction est plus forte, elle atteint presque tous les muscles qui s'insèrent sur l'os, tels que le trapèze, le grand rond, le grand dorsal, et elle déplace même l'omoplate en dehors. Le centre de ce réflexe est situé entre les deux nerfs cervicaux inférieurs et les deux nerfs dorsaux supérieurs.

La présence des différents réflexes que nous venons de signaler prouve que le trajet médullaire de ces réflexes est normal. Mais on n'est pas en droit de conclure de leur absence que la moelle est lésée. On sait en effet que dans le cas d'une lésion d'un hémisphère cérébral, les réflexes cutanés peuvent être diminués ou même abolis dans le côté paralysé.

B. **Réflexes profonds, tendineux ou musculaires.**

Ces réflexes ont une importance physiologique et pathologique très grande. Les plus importants sont:

1° *Le réflexe du tendon rotulien*, connu également sous le nom de phénomène du genou ou de réflexe du genou. Si, le genou étant fléchi de manière que la jambe puisse se mouvoir librement, le triceps crural se trouvant légèrement étendu, on frappe à l'aide du bord de la main ou d'un marteau à percussion le tendon rotulien, le triceps se contracte, et la jambe et partant le pied sont projetés en avant. La position la plus commode pour obtenir ce phénomène est de faire croiser les jambes l'une sur l'autre comme l'indique la figure 63; la

jambe doit pouvoir se mouvoir librement, autrement un mouvement réflexe léger pourrait passer
inaperçu. L'observateur peut également placer son
bras au-dessous de la cuisse du malade juste au-

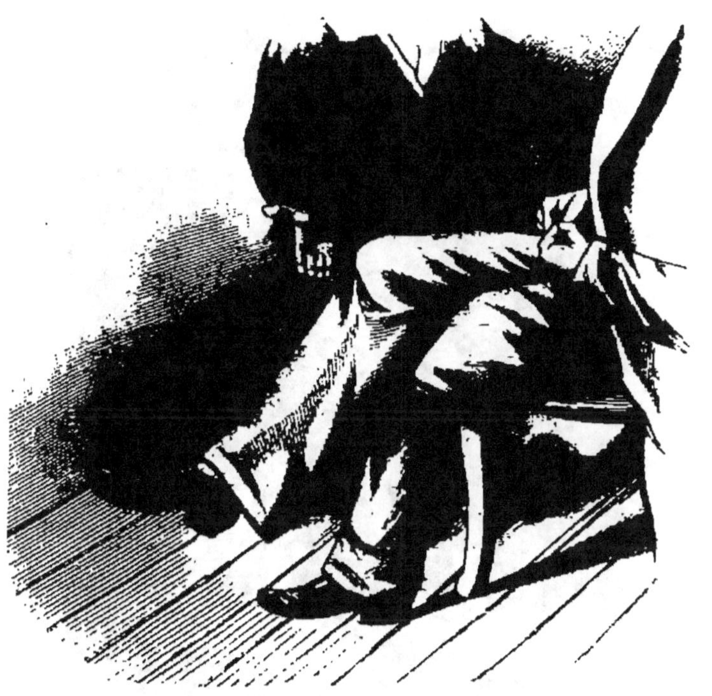

Fig. 63. — Manière de provoquer le réflexe rotulien.

dessous du genou (fig. 64). Quand on veut observer
le phénomène chez des enfants, on peut les faire
asseoir sur le rebord d'une chaise ; mais dans cette
position les jambes tombent verticalement et il faut
alors distinguer avec soin le balancement naturel
du mouvement réflexe. On peut provoquer le mouvement réflexe en frappant le tendon rotulien à

travers les vêtements. Du reste, il n'est pas absolument nécessaire d'appliquer le choc sur le tendon rotulien ; on peut dans bien des cas provoquer le mouvement réflexe en frappant la rotule elle-

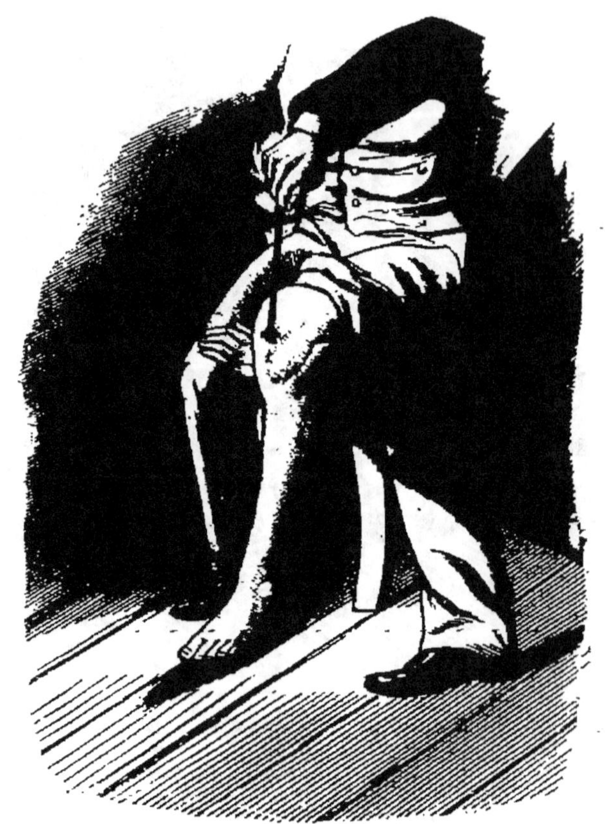

Fig. 64. — Manière de provoquer le réflexe rotulien.

même, le tendon du triceps crural, la substance de ce muscle ou même le tibia.

Le réflexe rotulien s'observe chez presque tous les individus sains ; il fait à peine défaut chez une personne sur 100 ; il prouve l'intégrité des arcs nerveux au niveau des deuxième et troisième nerfs lombaires. Le réflexe peut être troublé par une lésion des racines nerveuses postérieures en dehors de la moelle, ou dans la colonne postérieure (ataxie locomotrice). Les lésions de la substance grise, des racines antérieures ou des troncs des nerfs mixtes, troublent également les mouvements réflexes.

Le réflexe rotulien est exagéré dans certaines affections de la moelle, particulièrement dans les dégénérescences descendantes qui occupent les cordons latéraux. Ainsi le réflexe rotulien est exagéré dans l'hémiplégie du côté paralysé ; cette exagération peut être bilatérale quand il existe, dans un point élevé de la moelle, une dégénérescence descendante.

2° *Réflexe du tendon d'Achille* (phénomène du pied). — Quand, chez un individu sain, on frappe le tendon d'Achille, les muscles du mollet se trouvant contractés, on produit une extension du pied. Mais on étudie surtout bien ce phénomène dans les cas où il est exagéré à l'état pathologique. En plaçant un bras au-dessous du genou du malade, de manière à fléchir légèrement la jambe, et en saisissant ensuite la plante du pied à pleine main, on étend celui-ci, puis on le ramène brusquement dans une flexion forcée (fig. 65). On produit ainsi une contraction rapide, qui se répète et se renouvelle aussi longtemps que la pression est maintenue, en produisant une série de contractions spasmodiques cloniques. Ce mouvement est très uniforme et se reproduit de cinq à sept fois par seconde. Dans certains cas d'irritabilité très prononcée, il suffit de presser le pied contre la jambe et de

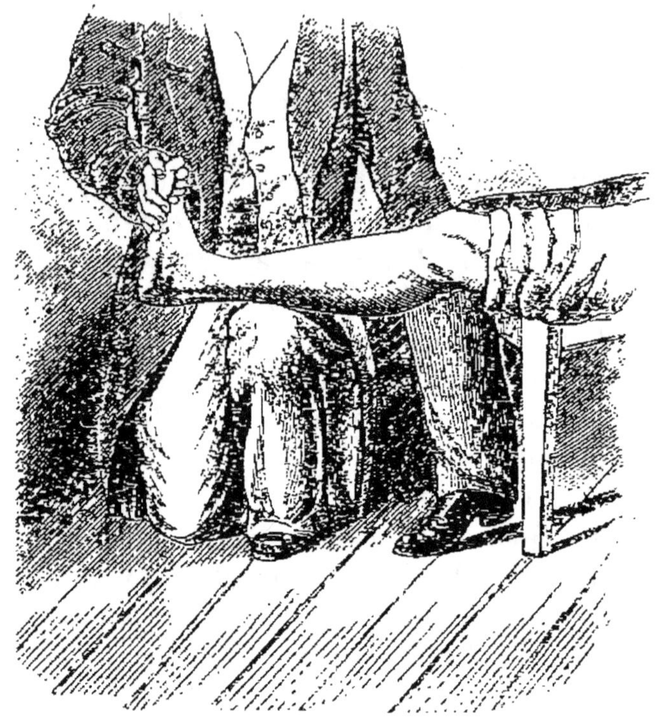

Fig. 65. — Manière de provoquer le phénomène du pied.

perculer les muscles antagonistes situés à la face antérieure du tibia pour provoquer le réflexe (fig. 67).

Le réflexe du tendon d'Achille semble être dû à une irritation des ganglions moteurs. Dans les cas où il est très prononcé, il prouverait une augmentation de l'excitation de ces ganglions produite

par une dégénérescence des fibres de la pyramide.
Dans les cas de paraplégie, le réflexe peut aller jusqu'à produire un tremblement des deux jambes à
la suite d'une excitation telle que celle qui succède
à l'introduction d'une sonde dans la vessie.

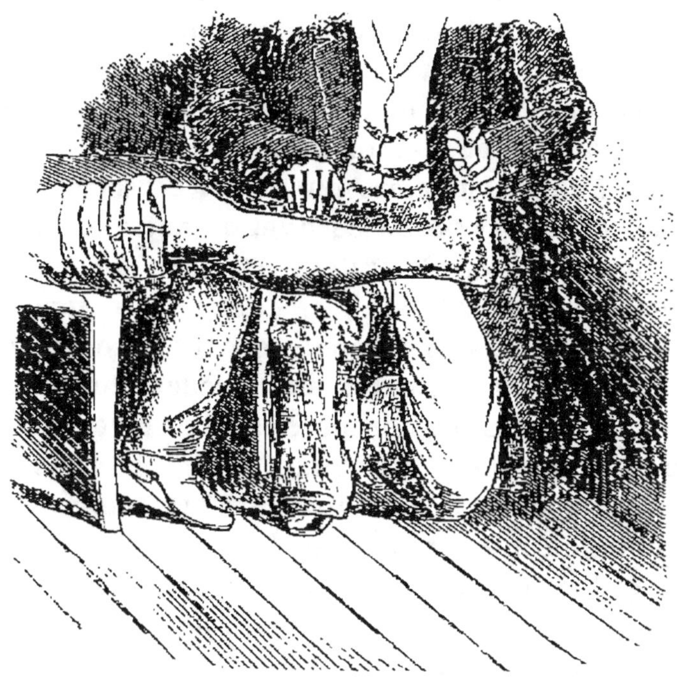

Fig. 66. — Manière de provoquer le phénomène du pied.

On parvient à augmenter le réflexe rotulien et
celui du pied en administrant la strychnine ; on
les diminue en faisant prendre du bromure de potassium.

On a également décrit des réflexes du bras.
Ainsi, en percutant les tendons du triceps ou du

biceps brachial, on provoque des mouvements réflexes de l'avant-bras; mais ces mouvements ont
peu d'importance pour le diagnostic.

Les réflexes tendineux sont exagérés dans tous
les cas de dégénérescence primitive ou secondaire
des fibres antéro-latérales. Ainsi : 1° dans le tabes
spasmodique (sclérose latérale primitive) ; 2° dans
la scléro se en plaques. Il peut se faire cependant,
dans ce dernier cas, qu'un réflexe tendineux ait disparu, tandis que l'autre est exagéré. Il faut admettre qu'il existe alors un noyau de sclérose au
niveau des fibres postérieures et un autre au niveau
des fibres antéro-latérales ; 3° dans la sclérose
amyotrophique latérale ; 4° dans les myélites
diffuses ; 5° dans les dégénérescences descendantes
des pyramides antérieures qui succèdent aux lésions
destructives des régions motrices du cerveau. L'apparition du réflexe du tendon d'Achille annonce,
dans ce dernier cas, la contracture prochaine et permanente du membre paralysé.

Le réflexe du pied fait, par contre, défaut dans le
tabes' dorsalis et dans les formes de polyomyélites
qui intéressent la région lombaire de la moelle.

Il existe un antagonisme fort curieux entre les
différents réflexes. C'est ainsi que les réflexes profonds sont indépendants des réflexes superficiels
ou cutanés. Ainsi, chez une hystérique atteinte
d'hémianesthésie, les réflexes cutanés se trouvent
abolis, tandis que les réflexes musculaires sont
augmentés. Dans le tabes dorsalis, par contre, les
réflexes cutanés sont normaux ou plus accentués,

tandis que les réflexes tendineux et musculaires sont abolis.

Les troubles de la miction et de la défécation sont plus intéressants encore à étudier. Une lésion qui détruira les centres lombaires abolira les réflexes auxquels ils commandent. La miction et la défécation se feront pour ainsi dire sans interruption, le malade ne pouvant retenir ni ses urines, ni ses matières fécales.

Si la lésion interrompt le trajet de la moelle au-dessus de ces centres, les réflexes de la miction et de la défécation seront exagérés, il y aura rétention d'urine et des matières fécales.

Tableau indiquant les segments médullaires en rapport avec les différents réflexes.

Portion cervicale	7	
— —	8	Réflexe de l'omoplate.
— dorsale	1	
— —	2	
— —	4	
— —	5	Réflexe épigastrique.
— —	6	
— —	7	
— —	8	
— —	9	
— —	10	Réflexe abdominal.
— —	11	
— —	12	
— lombaire	1	Réflexe crémastérique.
— —	2	Réflexe rotulien.
— —	3	
— —	4	Réflexe fessier.
— —	5	
— sacrée	1	
— —	2	Réflexe plantaire.
— —	3	Réflexe vésical.
— —	4	— rectal.
— —	5	— génital.
— —	6	

16.

B. **Troubles de la sensibilité.**

Après l'étude des troubles du mouvement, vient celle des désordres de la sensibilité.

Il est un grand nombre d'affections du système nerveux qui ne portent aucune atteinte à la sensibilité. L'intégrité de cette fonction, sans être d'une grande valeur pour le diagnostic, peut indiquer déjà que certaines portions du système nerveux sont indemnes et permet ainsi de circonscrire l'étendue des lésions.

Mais ce sont surtout les troubles de la sensibilité qui fournissent au diagnostic des signes importants et ils se présentent sous trois variétés : la sensibilité peut être diminuée ou abolie (anesthésie) ; elle peut être exaltée (hyperesthésie) ou transformée en état morbide (douleur).

1° **Anesthésie.**

On désigne sous le nom d'anesthésie la diminution ou l'abolition de la sensibilité.

Les études de physiologie pathologique ont conduit à admettre que la sensibilité n'est pas une, mais qu'il en existe plusieurs espèces. Que l'on admette ou non l'existence de voies distinctes pour les diverses impressions sensitives, il est de fait que chacun des modes de la sensibilité peut être aboli isolément. C'est ainsi que l'on rencontre l'abolition de la sensibilité tactile (anesthésie proprement dite), de la sensibilité à la douleur (analgésie),

à la température (thermo-anesthésie), au chatouille-
ment (pallesthésie), l'abolition du sens musculaire
(anesthécinésie) et des sensibilités spéciales. Parfois au contraire l'anesthésie existe au même degré pour tous ces modes, soit complète, absolue,
soit incomplète.

Pour peu qu'on la recherche, il est en général
facile de reconnaître l'anesthésie tactile. Pour cela,
après lui avoir fermé les yeux, on touche le malade
sur un point quelconque du corps et on lui demande :
Vous touche-t-on ? le sujet répond oui ou non. On
cesse le contact et, en faisant la même question,
on vérifie l'exactitude de la réponse. Il faut ensuite
demander au malade de préciser le lieu du contact ;
bien qu'ayant perçu l'impression tactile, il pourra
le rapporter à un point qui n'a pas été touché.
C'est ce que l'on appelle l'erreur de lieu. Parfois la
transmission de l'impression est tardive ; le sujet
ne perçoit la sensation du contact qu'un moment
après que celle-ci a cessé. C'est le retard de la perception sensitive.

Dans toutes ces explorations, il est une erreur à
éviter. Benedikt a montré que des diverses espèces
de sensibilité, celle qui conserve le mieux son intégrité est la sensibilité à la température ; il faut donc,
pour être sûr que la différence de température
entre le doigt qui explore et la peau du malade ne
produit pas une sensation thermique, rapportée
faussement au contact, recouvrir d'un linge la région que l'on explore.

Cette exploration est plus difficile, lorsque la

sensibilité tactile, au lieu d'être complètement abolie, n'est que diminuée, émoussée.

Il faut se servir alors d'un instrument spécial, désigné sous le nom d'esthésiomètre. C'est un compas à extrémités mousses dont l'emploi repose sur les données suivantes : Weber a montré que le contact de deux pointes rapprochées donne, dans certains points du corps très sensibles, une double sensation, tandis qu'il ne donne qu'une sensation simple pour d'autres points doués d'une sensibilité moindre. Il a recherché ensuite, sur les différentes régions du corps, l'écartement qu'il faut donner aux pointes pour produire une sensation double, et a construit des tables indiquant le degré de cet écartement. En comparant, à cette moyenne normale, l'écartement qu'il faut donner aux pointes de l'esthésiomètre, dans un point donné, pour obtenir une sensation double, on pourra juger facilement de la diminution qu'a éprouvée la sensibilité tactile.

On a inventé pour les besoins de la clinique un grand nombre d'esthésiomètres (voyez page 109). A défaut d'instrument, on peut se servir d'un compas ordinaire ou même de deux épingles dont on mesure l'écartement à l'aide d'une règle graduée.

Pour explorer la sensibilité à la douleur, on peut employer trois procédés : la piqûre avec une épingle, c'est le plus pratique, ou la traction des poils, ou le pincement. Bref, tous les moyens capables de produire de la douleur, sans nuire au malade, peuvent être utilement employés pour étudier ce mode de sensibilité.

La sensibilité thermique est celle qui subsiste le plus longtemps, malgré les altérations des centres nerveux. Le mode d'exploration est des plus simples : il consiste dans l'application successive d'un corps chaud et d'un corps froid quelconque, pourvu que la température du corps chaud soit de quelques degrés inférieure, celle du corps froid de quelques degrés supérieure à la température normale. L'esthésiomètre de Liégeois, bien que peu employé en clinique, peut donner de précieux renseignements sur la sensibilité thermique (voyez page 112).

La perte du sens musculaire est plus difficile à apprécier. Le sens musculaire comprend deux choses : la notion de position des membres, et la notion de la force développée.

Pour découvrir la perte de la notion de position des membres, on commande au malade, après lui avoir bandé les yeux, d'exécuter un mouvement donné ; il croira avoir obéi, alors qu'il est resté parfaitement immobile ; ou bien, on déplacera un de ses membres, et il ne pourra indiquer la nouvelle position qu'il occupe. La marche lui sera absolument impossible, si les mouvements ne sont guidés par la vue.

Pour la notion de la force développée, on se sert du procédé de Weber ; on fait soulever au malade des corps de poids différents et on lui demandera d'indiquer lequel est le plus lourd.

On peut employer également le procédé de M. Jaccoud : on fixe aux pieds du malade des poids dif-

férents, et on lui commande de les soulever simultanément.

A l'état physiologique, on admet que pour les
membres supérieurs on peut apprécier des différences de poids de 39 à 40 ; pour les membres
inférieurs, il faut un écart de 50 à 70 grammes.
Si donc le malade ne peut apprécier entre deux
poids une différence supérieure à cet écart normal, on peut admettre qu'il y a perte de la notion
de la force développée (voyez page 113).

Reste à explorer la sensibilité des sens spéciaux.

Pour apprécier l'acuité auditive, on approche
plus ou moins une montre de l'oreille du sujet et
on juge de la sensibilité de l'ouïe par la distance à
laquelle on est obligé de la placer pour que le malade en perçoive le tic-tac.

Pour les sens du goût et de l'odorat, il suffit de
faire goûter au malade des corps sapides ou sentir
des corps odorants, en évitant l'erreur, que l'on
commet trop souvent, d'offrir des corps qui émet-
tent des vapeurs caustiques (ammoniaque, acide
acétique) et qui éveillent non pas la sensation gus-
tative, mais la sensation de douleur.

La vue peut subir, dans les affections du système
nerveux, des modifications nombreuses ; les plus
importantes sont : la diminution de la puissance
visuelle à tous les degrés, depuis l'amblyopie légère jusqu'à l'amaurose complète ; le strabisme,
la diplopie, la myose, la mydriase, l'inégalité pupillaire.

Ces derniers phénomènes se reconnaissent à

première vue ; mais il n'en est pas de même du
symptôme amblyopie. Il faut y considérer deux
choses : l'acuité visuelle et l'étendue du champ
visuel. Sans vouloir entrer dans le détail des différents moyens d'exploration employés en ophthalmologie pour le diagnostic de ces troubles fonctionnels, il est important de connaître du moins les
principes sur lesquels est fondée cette exploration.

Pour apprécier l'acuité visuelle, le degré de la
sensibilité rétinienne, on se sert de l'échelle typo-
graphique de Snellen ou de toute autre analogue.
On détermine le numéro des lettres que le malade
peut lire à une distance donnée. Appréciant cette
distance en pieds ou en mètres, on aura l'acuité
visuelle par une fraction qui a pour numérateur
cette distance et pour dénominateur le numéro lu.
Par exemple, si le malade lit à une distance de
20 pieds le numéro 20, avec l'œil sain, et le numéro 50 seulement, à la même distance, avec l'œil
du côté malade, l'acuité visuelle de ce côté sera 2/5
de celle du côté sain.

Quant à l'étendue du champ visuel, voici comment on peut l'apprécier : on place le malade à
un pied de distance d'un tableau noir situé bien
en face de lui ; on trace à la craie, sur ce tableau,
une croix blanche que le malade doit constamment
fixer avec l'œil soumis à l'examen, l'autre œil étant
fermé. Puis on porte la craie blanche en bas, en
haut, à droite et à gauche, en ayant soin de noter
le point où, dans chacune de ces directions, le malade cesse de distinguer nettement la craie.

Une fois les quatre points que l'on peut appeler cardinaux établis, on recherche les points intermédiaires et on complète ainsi la circonférence du champ visuel. La comparaison avec l'œil sain indique l'intensité du trouble. Pour plus de rigueur, on peut se servir d'instruments reposant sur le même principe et désignés sous le nom d'optomètres.

Ajoutons en passant que l'étude du fond de l'œil a été érigée par **M.** le professeur Bouchut en méthode de diagnostic pour les lésions du cerveau et de la moelle épinière, sous le nom de cérébroscopie.

Quelle est maintenant la valeur diagnostique de l'anesthésie?

L'anesthésie s'observe dans un grand nombre d'états morbides, dans une foule d'affections étrangères même aux centres nerveux : il est même à remarquer qu'elle constitue, dans les maladies cérébrales, un phénomène comparativement rare.

On peut la rencontrer dans quelques altérations organiques des centres nerveux, des nerfs, de la peau ; elle est un phénomène commun à un grand nombre d'intoxications; enfin elle est extrêmement fréquente dans une grande névrose, l'hystérie.

1° *Anesthésie liée à une lésion organique.* — L'anesthésie est rare dans les affections cérébrales. Avant l'hémorrhagie et surtout le ramollissement cérébral, et souvent pendant un temps fort long, on peut observer une diminution ou même une abolition complète de la sensibilité sur quelques points du corps. Les malades, par exemple, saisissent mal les objets et les laissent souvent tomber, non pas tant parce que la force musculaire est diminuée, mais parce qu'ils ne les sentent pas bien. Souvent ils ont des engourdissements dans les membres inférieurs ; ils sentent mal le sol sur lequel ils marchent.

Pendant la période apoplectique, on ne peut pas dire qu'il y ait véritablement anesthésie ; sans doute les malades ne sentent pas quand on les pique, quand on les pince ; mais c'est là un défaut de perception, un véritable trouble intellectuel, plutôt qu'un trouble de sentiment.

Mais parfois, après la période apoplectique, et concurremment avec une hémiplégie d'ordinaire incomplète, on peut observer une anesthésie limitée à un côté du corps, au côté parésié, anesthésie non seulement de la peau, des parties profondes, des muqueuses, mais encore des sens spéciaux, hémianesthésie sensitivo-sensorielle qui a une importance majeure au point de vue de la localisation des lésions. Cette délimitation de l'anesthésie à un côté du corps, sans être absolument mathématique, est extrêmement curieuse. L'ouïe est diminuée dans l'oreille du côté malade, l'odorat est affaibli dans la narine du même côté, le goût est perdu dans la moitié correspondante de la langue, l'œil de ce côté présente une amblyopie caractérisée à la fois par la diminution de l'acuité visuelle et le rétrécissement concentrique du champ visuel. Ce symptôme se produit quand la lésion occupe un siège déterminé qui est le tiers postérieur de la capsule blanche interne, la région lenticulo-optique. Nous savons que quand la lésion porte, au contraire, sur les deux tiers antérieurs, sur la région lenticulo-striée de cette capsule interne, il y a hémiplégie seule sans hémianesthésie.

La constatation clinique de ce phénomène est donc d'un grand secours pour le diagnostic, d'autant plus qu'on ne l'observe guère, en dehors des affections cérébrales, que dans l'hystérie et plus spécialement dans l'hystéro-épilepsie, et rarement dans le saturnisme, la fièvre typhoïde et les vastes brûlures.

Dans tous ces cas, l'étude des symptômes concomitants permettra facilement le diagnostic.

On peut observer également l'obtusion graduelle de la sensibilité et son abolition complète dans toutes les affections qui déterminent une compression du cerveau (épanchements de pus, de sérosité, tumeurs, etc.). C'est à ce titre qu'on peut la rencontrer dans les hémorrhagies méningées, dans la méningite aiguë et chronique, dans la méningite tuberculeuse.

L'anesthésie est déjà plus fréquente dans les affections de la moelle, et comme c'est la substance grise qui y est la principale voie de conduction des impressions sensitives, c'est surtout dans les lésions de la substance grise qu'on doit s'attendre à trouver des anesthésies.

Deux sortes de troubles sont surtout spéciaux aux affections de la moelle au point de vue de la

sensibilité, ce sont les erreurs de lieu et les retards
dans la sensation.

Les affections de la moelle qui donnent lieu à
l'anesthésie sont surtout la myélite aiguë, la myélite subaiguë ou chronique, à condition qu'elle
occupe l'axe gris de la moelle dans toute son épaisseur, la compression de la moelle. Dans tous ces
cas, l'anesthésie occupe toute la partie du corps
située au-dessous de la lésion et intéresse à la fois
tous les modes de sensibilité.

Lorsque la compression ou l'inflammation n'occupe qu'une moitié latérale de la moelle, on observe
une zone d'anesthésie du côté de la lésion, et ayant
la même hauteur que celle-ci, puis une anesthésie
du côté opposé à la lésion et occupant toutes les
parties situées au-dessous d'elle.

Il est une autre affection médullaire dans laquelle on rencontre l'anesthésie, c'est l'ataxie locomotrice progressive. L'anesthésie existe quand la
lésion s'est propagée aux racines postérieures ou à
la substance grise. C'est dans ce cas surtout que
l'on peut observer l'abolition de certains modes de
la sensibilité avec conservation de quelques autres,
t surtout l'abolition du sens musculaire.

Les lésions des nerfs déterminent aussi parfois de
'anesthésie ; ainsi la contusion, la commotion, la
'ection des nerfs, les lésions développées sur leur
rajet ou dans leur névrilème donnent lieu à une
nesthésie limitée aux points sur lesquels se dis-
ribue le nerf lésé.

Enfin il est quelques affections cutanées qui, à la

suite ou dans leur cours, donnent lieu à l'anesthésie ; nous ne ferons que citer la lèpre tuberculeuse, le zona après dessiccation, le lichen, le pemphigus, l'érysipèle.

Pour nous résumer sur cette variété d'anesthésies liées à une lésion organique, on peut dire que l'anesthésie due à une lésion des centres nerveux s'étend à de vastes régions ; qu'elle est plutôt due à une lésion des troncs nerveux, si elle est limitée à la distribution d'un nerf quelconque ; enfin que dans les affections de la peau, les limites n'ont rien de fixe ni de précis, tout dépendant de l'étendue de la lésion cutanée elle-même.

2° *Anesthésies liées aux intoxications.* — L'anesthésie s'observe dans les intoxications les plus variées ; l'asphyxie par absorption d'acide carbonique, par inhalation de gaz toxique, par aspiration de vapeurs d'éther, de chloroforme, d'amylène, détermine d'abord une analgésie, qui arrive ensuite à l'anesthésie la plus complète. Il en est de même dans l'intoxication alcoolique ; l'analgésie se montre déjà dans le premier degré de l'ivresse, elle est absolue dans le coma alcoolique, et elle persiste souvent dans le délirium tremens, et dans l'alcoolisme chronique. Tous les narcotiques, l'opium, le haschisch, etc., donnent lieu à une anesthésie plus ou moins complète. Le saturnisme agit de même ; dans quelques cas, encore rares il est vrai, on aurait observé, sous l'influence des préparations de plomb, une véritable hémianesthésie absolumen identique à l'hémianesthésie d'origine cérébrale

L'arsenic donne lieu aussi à une anesthésie limitée
à quelques points de la peau, aux organes génitaux
(avec abolition de la sensibilité spéciale des organes) et persistant parfois très longtemps après
la guérison.

Citons encore l'influence anesthésique du froid
agissant sur tout le corps, ou appliqué localement.

3° *Enfin l'anesthésie est une manifestation des plus
habituelles dans l'hystérie.* — Elle s'y présente sous
les formes les plus variées, sous les types les plus
divers. Tantôt étendue à tout le corps, tantôt limitée à une moitié seulement (hémianesthésie hystérique), tantôt bornée à un membre ou disséminée
par plaques sur divers points de la peau, elle peut
s'étendre aux muqueuses, aux parties profondes,
aux sens spéciaux. Parfois elle se déplace d'un jour,
d'un moment à l'autre ; ailleurs elle est de longue
durée, permanente même. Dans certains cas, elle
porte sur quelques formes seulement de la sensibilité ; dans d'autres elle est générale ; le contact,
la température, la douleur ne déterminent aucune
espèce de sensation.

Les autres névroses, au contraire, l'épilepsie, la
chorée, le tétanos, etc., ne provoquent en général
aucun trouble de la sensibilité.

2° **Hyperesthésie.**

L'hyperesthésie est une exaltation de la sensibilité de la peau et des muqueuses, ne se manifestant pas spontanément comme la douleur, mais se

révélant sous l'influence des excitants naturels. Du reste entre l'hyperesthésie et la douleur, la gradation est insensible et les deux phénomènes coexistent même fréquemment.

Chez un malade atteint d'hyperesthésie cutanée, si vous touchez même légèrement l'épiderme, si vous ne faites que redresser les poils qui le recouvrent, vous déterminerez une douleur parfois très vive. Il est à remarquer que le simple contact donne lieu à des réactions douloureuses plus pénibles qu'une pression énergique.

Les mêmes phénomènes peuvent s'observer sur les muqueuses et dans ce cas l'hyperesthésie s'accompagne d'ordinaire de divers troubles fonctionnels ; je ne citerai que le spasme de l'urèthre, de l'œsophage, le vaginisme, la toux des hystériques, etc.

Mais si l'hyperesthésie semble d'ordinaire être superficielle, il est des cas aussi où elle paraît localisée à des parties profondes ; les douleurs qu'on détermine chez les hystériques, en pressant les apophyses épineuses, sont un e variété d'hyperesthésie profonde.

Il est rare que l'hyperesthésie présente des localisations analogues à celles que l'on observe pour l'anesthésie ; et cela se conçoit, si l'on songe qu'elle est le plus souvent indépendante de toute lésion matérielle des centres nerveux et qu'elle ne se rencontre guère que dans les affections cutanées dont le siège n'a rien de fixe ou dans les névroses dont les localisations symptomatiques sont si diverses et si variables.

L'hyperesthésie est tout d'abord un symptôme fréquent de l'hystérie. Elle peut être générale, étendue à la peau, aux muqueuses, aux sens spéciaux. Le parfum d'une fleur, la vue d'un objet, la lumière du jour, le simple contact provoquent des sensations douloureuses par leur exagération. Parfois elle est localisée soit à une muqueuse, soit à des points plus ou moins limités des téguments; ces surfaces d'hyperesthésie n'ont rien de fixe ni de durable; elles vont, viennent, se déplacent, coïncident ou non avec des paralysies, des anesthésies, etc.

Il est toutefois quelques affections des centres nerveux qui présentent un certain degré d'hyperesthésie parmi leurs symptômes. C'est ainsi qu'elle est fréquente au début des encéphalites et dans toutes les variétés de méningites cérébrales ou cérébro-rachidiennes ; mais elle n'en constitue qu'un symptôme tout à fait accessoire, et les convulsions, les contractures, etc., sont des phénomènes concomitants dont l'importance prime de beaucoup l'exagération de la sensibilité.

On rencontre également l'hyperesthésie dans quelques affections médullaires; elle indique alors que la substance grise participe à l'irritation développée dans son voisinage, sans être ni désorganisée ni détruite. C'est donc au début des maladies de la moelle qu'on l'observe, et elle fait place, à mesure que les lésions font des progrès, à l'anesthésie et à la paralysie.

Elle est un symptôme fréquent des névralgies; les points douloureux, si bien étudiés par Valleix, ne sont pas autre chose que des points de la peau affectés d'hyperesthésie.

Quelques affections générales, la chlorose et l'anémie, quelques intoxications aiguës par l'alcool, le tabac, l'opium, le plomb, présentent également l'hyperesthésie comme symptôme de début.

Enfin, c'est surtout dans les affections cutanées que l'on observe souvent l'exaltation de la sensibilité; en particulier dans le lichen et le prurigo, dans certains érythèmes, dans l'eczéma, dans quelques affections vésiculeuses et papuleuses.

Mais, en somme, si nous exceptons l'hystérie, où elle peut être le phénomène dominant, l'hyperesthésie n'est habituellement qu'une manifestation secondaire, sans grande importance, et elle n'a, pour établir le diagnostic, qu'une valeur très limitée.

3° **Douleur.**

La douleur, qui n'est qu'une exaltation morbide de la sensibilité, est un symptôme si fréquent, elle se rencontre dans des états pathologiques si divers, avec des caractères si variés, qu'il est difficile de lui accorder une valeur séméiologique bien considérable. Au point de vue des affections du système nerveux, nous n'avons guère à étudier que la céphalalgie, les douleurs rachidiennes et en ceinture, et enfin les douleurs limitées au trajet d'un nerf, les névralgies.

CÉPHALALGIE.

La céphalalgie présente des caractères très variables ; tantôt elle est générale, occupe toute l'étendue
de la tête, tantôt elle est partielle, n'en occupe
qu'une partie, une moitié latérale, une région, occipitale ou frontale, un point très limité. Légère ou
violente, aiguë ou sourde, elle donne lieu aux sensations les plus diverses, de chaleur, de tension,
de constriction, d'éclatement, de coup de marteau,
etc.

Sa durée ne varie pas moins que son intensité
et son siège ; elle ne persiste que quelques heures,
ou se prolonge pendant des jours, des mois, des
années même, présentant de temps à autre quelques rémissions, parfois des intermittences.

On peut dire qu'il n'existe guère un trouble dans
l'économie qui ne s'accompagne de douleur de tête.
On l'observe dans les affections organiques de l'encéphale ou de ses enveloppes, dans les névroses,
les diathèses, les intoxications, les fièvres, les
lésions de l'appareil digestif, respiratoire, circulatoire, etc. ; mais dans toutes ces maladies, les caractères de la céphalalgie ne sont pas assez tranchés
pour que l'on puisse, d'après le seul fait de son
existence, affirmer qu'il s'agit de telle ou telle
de ces affections : aussi, sans nous arrêter trop
longuement à ce symptôme, passerons-nous rapidement en revue la céphalalgie due à une lésion
organique des centres nerveux, celle qui se rapporte

à une altération de ses enveloppes, et nous rangerons sous le nom de céphalalgies réflexes celles que l'on observe en dehors des deux groupes précédents.

1° *Céphalalgie due à une lésion des centres nerveux.* — On peut dire, d'une façon générale, que toutes les lésions des centres nerveux, aiguës ou chroniques, s'accompagnent de céphalalgie.

Dans la méningite aiguë, elle constitue un des phénomènes prédominants et persiste jusqu'à ce que le malade soit tombé dans le délire ou dans le coma. Occipitale, sus-orbitaire ou générale, elle peut acquérir une violence telle, qu'elle fait pousser des cris au malade.

La céphalalgie se présente avec les mêmes caractères dans la méningite tuberculeuse ; mais, comme les autres accidents, elle y subit des variations nombreuses, s'amendant par instants pour augmenter de nouveau quand les autres symptômes reprennent une nouvelle intensité.

Dans le ramollissement cérébral, la céphalalgie peut exister longtemps avant l'apparition des autres accidents. Au dire de Rostan, elle siège le plus habituellement du côté malade et persiste au milieu du coma.

L'hémorrhagie cérébrale, au contraire, ne s'accompagne pas de céphalalgie, tandis qu'on la rencontre dans la congestion et l'anémie de l'encéphale. On l'observe également dans l'hydrocéphalie aiguë, et l'apparition de la céphalalgie dans le cours de la scarlatine, de la maladie de Bright, annonce d'ordinaire cette complication et présage l'urémie.

Une céphalalgie continue, opiniâtre, fixe, circonscrite, doit faire penser à une tumeur cérébrale. Souvent même elle en constitue l'unique symptôme ; et si elle survient toutes les nuits, sous l'influence de la chaleur du lit, elle permet de diagnostiquer la nature syphilitique du produit. Toutefois, quand la tumeur est centrale, la céphalalgie manque le plus souvent.

Dans les affections du cervelet, inflammations, hémorrhagies, tumeurs, la céphalalgie est presque constante. D'après Luys, elle occupe le plus souvent l'occiput et répond au lobe cérébelleux intéressé. Tantôt continue avec exacerbations, tantôt intermittente, elle présente souvent ce caractère particulier d'être presque nulle dans le décubitus horizontal et de se réveiller à l'occasion des mouvements exécutés par les malades. Ce dernier caractère serait, d'après quelques auteurs, propre aux affections cérébelleuses et aurait par conséquent une certaine valeur diagnostique dans la localisation de la lésion. Mais il est évident qu'à lui seul, il ne saurait suffire pour asseoir le diagnostic et que l'existence des autres phénomènes devra toujours être recherchée avec le plus grand soin.

2° *Céphalalgie liée à une lésion des enveloppes crâniennes.*—La céphalalgie liée à une affection de l'encéphale lui-même, quelle que soit son intensité, présente toujours ce caractère particulier qu'elle est profonde et le malade ne s'y trompe pas. Au contraire, elle est superficielle, augmentée par une

pression même légère, quand elle tient à un érysipèle, à un rhumatisme du cuir chevelu, à une lésion de la boîte osseuse crânienne, à une névralgie
cervico-occipitale.

3° *Céphalalgie réflexe ou sympathique.* — On
l'observe dans les fièvres de n'importe quelle
variété : continues, rémittentes, intermittentes,
éruptives ; dans quelques maladies de l'estomac et
du tube digestif ; dans quelques affections du système respiratoire ; dans le rhumatisme articulaire
aigu ; dans les maladies utérines ; dans la goutte, la
syphilis, l'hystérie (clou hystérique), l'épilepsie,
l'intoxication par l'oxyde de carbone, le saturnisme,
la maladie de Bright, les cachexies, l'anémie, la
chlorose. Dans tous ces cas, la céphalalgie peut
présenter des caractères variables, mais ce sont les
autres symptômes seuls qui peuvent éclairer le diagnostic.

Signalons enfin une forme spéciale de céphalalgie, le plus souvent unilatérale, plus ou moins
circonscrite, exaspérée par les mouvements, la
marche, etc., survenant par crises, s'accompagnant
d'un état nauséeux, de vomissements, de troubles
sensoriels et vaso-moteurs, et qui constitue la céphalalgie nerveuse, la migraine.

DOULEURS RACHIDIENNES, DOULEURS EN CEINTURE,
DOULEURS FULGURANTES.

Ces douleurs peuvent présenter une certaine importance au point de vue du diagnostic des affec-

tions de la moelle épinière, c'est ce qui nous engage à en dire quelques mots.

Les douleurs rachidiennes peuvent présenter une intensité et une étendue variables ; elles sont d'ordinaire exagérées par les mouvements imprimés à la colonne vertébrale et la pression sur les apophyses épineuses. Habituellement elles présentent des irradiations sur les côtés du tronc, suivant le trajet des nerfs intercostaux ou lombaires. Ces douleurs irradiées, qui portent le nom de douleurs en ceinture, ont une certaine valeur diagnostique, dans ce sens qu'on les rencontre d'ordinaire lorsque la douleur rachidienne tient à une affection médullaire, et qu'elles manquent dans les autres cas.

Ce symptôme est surtout remarquable quand les méninges rachidiennes sont atteintes, et permet de distinguer la méningite spinale aiguë et la myélite aiguë centrale ou partielle où cette douleur est peu accusée. On l'observe également dans l'hémorrhagie de la moelle, affection rare, apyrétique, qui, par ce dernier caractère, se distingue de la méningite rachidienne.

Les douleurs rachidiennes dont nous venons de parler diffèrent essentiellement par leurs caractères de la rachialgie que l'on peut rencontrer dans d'autres affections : maladies de la colonne vertébrale, variole, chlorose, hystérie, maladies utérines, etc. Nous ne nous y arrêterons pas davantage.

Il est un autre genre de douleurs que l'on rencontre dans une affection assez fréquente de la moelle, l'ataxie locomotrice progressive : ce sont les douleurs fulgurantes.

Cette variété de douleurs, qui a été bien observée par Duchenne, consiste en une sensation extrêmement pénible que les malades comparent à celle que produirait un instrument enfoncé et tordu dans les chairs, une morsure, une décharge électrique. Ces douleurs, rapides comme l'éclair, traversent un point quelconque du corps, le bras, la jambe, la cuisse, la main, une jointure ; venant à intervalles variables, elles présentent parfois une intensité atroce.

Les douleurs fulgurantes ont une importance considérable pour le diagnostic de l'ataxie locomotrice ; car elles précèdent souvent toutes les autres manifestations de la maladie, y sont plus constantes que tous les autres symptômes, et peuvent même constituer l'unique manifestation de la sclérose des cordons postérieurs de la moelle.

NÉVRALGIE.

La douleur constitue le symptôme capital de la névralgie. Elle peut être divisée en deux éléments : une douleur sourde, continue, et une douleur lancinante, intermittente ; ce qui la caractérise, c'est qu'elle suit le trajet d'un nerf, et le diagnostic est certain quand, outre ces douleurs spontanées, on détermine des élancements par la pression de certains points du trajet nerveux. Ces points douloureux, étudiés par Valleix, sont le point d'émergence du tronc nerveux, les

points où un filet nerveux traverse les muscles pour
se rapprocher de la peau dans laquelle il vient se
jeter, les points où les rameaux terminaux du nerf
viennent s'épuiser dans les téguments, où le tronc
nerveux, par suite du trajet qu'il a à parcourir, devient très superficiel. Trousseau y a ajouté le point
apophysaire, déterminé par la pression des apophyses épineuses au niveau de l'émergence du nerf
malade.

4° **Troubles de nutrition.**

1° *Nutrition musculaire.* — La nutrition musculaire est très importante à étudier au point de vue
du diagnostic. D'après Charcot et Clarke, ce sont
les grosses cellules des cornes antérieures de la
moelle qui doivent être considérées comme le
centre de nutrition des muscles. En l'absence de
toute influence locale sur la nutrition d'un muscle,
les altérations de nutrition se trouvent sous la dépendance des fibres nerveuses motrices qui ne sont
que le prolongement des cellules motrices, car elles
peuvent être considérées comme faisant partie de
ces cellules et participant à tous les changements
qui peuvent survenir dans leur nutrition. En section-
nant les nerfs moteurs périphériques et en les séparant par là de leurs cellules motrices, on provoque
l'atrophie musculaire; dans les cas où l'on ne peut
admettre des lésions des nerfs périphériques et où
il existe une atrophie musculaire, il faut la rapporter à une lésion des cornes antérieures de la moelle

(paralysie infantile); suivant que l'atrophie musculaire est unilatérale ou bilatérale, on rapportera son siège à l'un des côtés ou aux deux côtés de la moelle.

Quand on observe dans un membre paralysé, outre l'atrophie musculaire, des troubles de sensibilité, on doit les rapporter à une myélite diffuse.

D'après Friedreich, les lésions que l'on observe dans les colonnes antérieures dans l'atrophie musculaire devraient être considérées comme les suites d'une altération primitive des muscles. Cette altération serait remontée jusqu'à la moelle par l'intermédiaire des nerfs moteurs.

2° *Nutrition des os et des jointures.* — La nutrition des os et des jointures dépend probablement aussi de la substance grise antérieure. Le fait le plus remarquable consiste dans le retard qu'éprouve l'os dans sa croissance. On observe également dans le tabes dorsalis (Charcot), et plus particulièrement dans les premières périodes de la maladie, des arthropathies caractérisées par un épanchement souvent considérable et diffus des jointures. Ces arthropathies, qui se rencontrent dans le genou, dans l'épaule et dans le coude, sont absolument indolentes; les os eux-mêmes acquièrent une grande fragilité. Ces lésions ont été observées dans d'autres affections de la moelle et notamment dans la myélite diffuse aiguë. Enfin il existe des arthropathies d'origine cérébrale.

3° *Nutrition de la peau.* — La nutrition de la peau et des tissus sous-cutanés est sous la dépendance

des nerfs qui parcourent les racines sensitives postérieures. Existe-t-il à ce niveau des fibres trophiques spéciales et un centre d'innervation particulier, c'est ce que l'on ne sait encore. On ne sait
pas davantage si la suspension des fonctions des
racines postérieures entraîne des lésions de nutrition. Cependant on voit parfois des eschares se
produire sans aucune cause apparente, surtout
dans les cas de destruction de la moelle au niveau
de la naissance des nerfs sensitifs et parfois quand
l'affection se trouve placée plus haut, comme dans
quelques cas de myélite aiguë.

Dans certaines affections de la moelle on voit survenir des lésions des ongles, des affections érythé-
mateuses, bulleuses et ulcéreuses de la peau, liées
parfois à des douleurs fulgurantes. Il est probable
qu'il s'agit dans ces cas de lésions centrales des
portions grises et postérieures de la moelle ou
peut-être seulement des ganglions spinaux.

Les eschares à marche aiguë ou chronique que
l'on observe dans la myélite aiguë et dans les cas de
compression de la moelle, doivent être rattachées à
cette origine. L'eschare correspond généralement à
la portion moyenne et aux parties latérales de la région sacrée. Dans les cas de lésion unilatérale de
la moelle l'eschare est situé sur le côté opposé à la
lésion. Les accidents du décubitus ne s'observent
pas dans les lésions des colonnes antérieures.

Il est plus que probable que les troubles de la circulation sanguine et l'arrêt de l'apport sanguin
jouent le rôle principal dans la production des

eschares. Les nerfs vaso-moteurs, qui se rendent de la moelle au grand sympathique, jouent sans doute un rôle dans la production de ce phénomène.

On sait également que certaines affections cutanées symétriques ont pour origine des irritations de l'axe gris de la moelle. Il est plus que probable que certaines affections cutanées sont produites par l'altération des centres trophiques de la moelle (zona).

5º **Troubles de l'intelligence.**

L'étude des troubles de l'intelligence est à coup sûr une des plus complexes et des plus difficiles. Elle se rattache, en effet, jusqu'à un certain point, à la psychologie et embrasse toute l'aliénation mentale. Elle peut fournir au diagnostic des données importantes, souvent même caractéristiques.

On peut distinguer en clinique la diminution, l'exaltation ou la perversion des facultés intellectuelles.

La diminution des facultés intellectuelles peut être caractérisée par de la torpeur, de l'hébétude, de la démence ou même du coma.

L'exaltation des facultés intellectuelles peut aller, depuis la simple excitation produite par l'usage du café ou du thé, jusqu'aux phénomènes qui accompagnent les premières périodes de la paralysie générale et qui finissent presque toujours par s'accompagner de perversion intellectuelle.

Dans la perversion intellectuelle, l'exaltation va jusqu'au délire, qui peut s'accompagner de perver-

sion des sens, d'hallucinations, d'illusions. Le vertige lui-même n'est qu'une variété d'hallucination
ou une illusion.

COMA.

L'on se trouve souvent en face d'un malade qui
présente une perte plus ou moins complète de
l'intelligence avec résolution musculaire et obtusion
de la sensibilité; il y a un affaissement, une cessa-
tion presque absolue de l'action cérébrale; seules
la respiration et la circulation persistent avec des
modifications plus ou moins prononcées : c'est cet
état d'assoupissement que l'on désigne sous le nom
de coma. Parfois on observe quelques mouvements
spontanés dans les muscles ; quand on excite le
malade, il pousse quelques cris inintelligibles ; le
visage présente des aspects variables ; l'urine et les
matières fécales s'accumulent dans leurs réser-
voirs ou s'en échappent d'une façon involontaire,
la déglutition est presque impossible et une salive
mousseuse s'écoule incessamment par les commissures des lèvres. Les battements du cœur persistent
seuls d'ordinaire avec leurs caractères naturels
tandis que la respiration s'accompagne d'un ronflement dû aux vibrations du voile du palais ou à
un mouvement de liquide visqueux dans le larynx
et le pharynx ; parfois lente ou profonde, elle peut
être dans d'autres cas fréquente, stertoreuse.

Cependant le coma ne se présente pas toujours
avec ces caractères extrêmes. Quelquefois l'excita-

tion la plus légère suffit pour tirer le malade de l'état d'assoupissement où il se trouve, mais il y retombe une fois l'excitation passée. Entre ce degré inférieur que l'on désigne sous le nom de somnolence et le coma complet, on peut observer tous les intermédiaires.

Parfois, au lieu de la résolution musculaire et du défaut de perception sensitive, on peut rencontrer des convulsions, des contractures, des paralysies ou une anesthésie véritable ; mais ces phénomènes n'appartiennent pas au coma, ils sont sous la dépendance de l'affection primitive et peuvent varier autant que celle-ci.

Il est facile de distinguer le coma d'avec les autres états qui s'en rapprochent. Il se distingue de la syncope par la persistance de la respiration et de la circulation ; de l'asphyxie, par l'absence de teinte cyanique et de refroidissement des extrémités ; de l'adynamie que l'on observe pendant la convalescence de quelques affections aiguës graves, par l'étude des commémoratifs.

La difficulté est plus grande quand il s'agit de diagnostiquer la cause du coma, la lésion qui le produit.

Bien que le coma soit toujours sous la dépendance d'un trouble encéphalique, on peut en établir deux variétés étiologiques, selon qu'il tient à une maladie du cerveau ou de ses enveloppes, ou qu'il survient en dehors d'une maladie cérébrale proprement dite, c'est-à-dire dans les affections qui n'ont pas leur point de départ dans le cerveau. Toutefois si l'on peut dire, d'une manière générale, que le coma est plus profond dans les lésions encéphaliques que dans les affections étrangères au cerveau, il n'en est pas moins vrai que, pratiquement, ce symptôme, à lui seul, ne suffira pas à établir un diagnostic et que l'étude des antécédents et des signes concomitants pourra seule indiquer l'affection à laquelle on a affaire.

Les maladies cérébrales qui donnent lieu le plus souvent au coma sont : l'hémorrhagie, le ramollissement, la congestion pendant la période apoplectique ; l'hydrocéphalie aiguë ou chronique ; brusque dans le premier cas, il s'établit lentement dans le second. On le rencontre également dans la méningite aiguë où il succède d'ordinaire à une période d'excitation, de délire, etc.

DÉLIRE.

Il est difficile de définir, dans une formule exacte, ce que l'on entend par délire. Si l'on peut dire, d'une façon générale, que le délire est un désordre des facultés intellectuelles se traduisant dans le langage ou les actes, cette définition est un peu vague et susceptible d'une foule d'objections, par cela surtout qu'elle ne fixe pas exactement les limites de ce trouble et qu'elle ne lui assigne pas des caractères bien distincts qui permettent de le différencier de quelques autres états, tels que la passion, le rêve, l'agitation, etc. Et peut-être vaut-il mieux dire avec Esquirol : « Un homme est en délire lorsque ses sensations ne sont pas en rapport avec les objets extérieurs, lorsque ses idées ne sont pas en rapport avec ses sensations ; lorsque ses jugements et ses déterminations ne sont point en rapport avec ses idées ; lorsque ses idées, ses jugements, ses déterminations sont indépendants de sa volonté. »

Le délire se rencontre dans une foule d'affections soit à titre de symptôme ou de complication, soit comme modification essentielle. Dans ce dernier cas, il constitue le caractère pathognomonique de l'aliénation mentale, et, bien que le plus souvent des lésions organiques du cerveau soient en cause, nous n'avons pas à nous y arrêter ici.

Quant à la première forme de délire, indépendant de l'aliénation, délire non vésanique, il éclate avec une facilité extraordinaire chez certains sujets plus particulièrement impressionnables (enfants, femmes, personnes nerveuses), dans toutes les affections fébriles, dans quelques empoisonnements aigus par l'opium, la belladone, ou chroniques (alcool, plomb, ergot de seigle). Enfin on l'observe dans quelques affections cérébrales.

Et d'abord la congestion et l'anémie cérébrale, quelles qu'en soient les causes (pléthore, affections cardiaques arrivées à la période d'asystolie, insolation, etc., pour la congestion ; hémorrhagies abondantes, lésions aortiques, anémie, cachexies, convalescence de maladies graves pour l'anémie). Le délire peut y présenter les degrés les plus variables, suivant l'intensité du trouble qui le produit et suivant l'impressionnabilité du sujet, depuis une simple agitation, jusqu'au délire furieux avec loquacité extrême ou même véritables accès de manie.

Dans la première période des méningites cérébrales, aiguës ou chroniques, simples ou tuberculeuses et de la méningite cérébro-spinale, le délire constitue un phénomène à peu près constant. C'est un délire bruyant, furieux même, avec des hallucinations, des illusions, un besoin énergique de mouvement. Il appartient surtout aux méningites de la convexité, il est rare dans la méningite de la base et manque si la méningite n'occupe que le mésocéphale. C'est là un élément de diagnostic d'une réelle importance. Ce délire diminue d'intensité, au bout d'un certain temps, pour faire place à la somnolence et au coma.

Le délire constitue également une des manifestations habituelles de l'encéphalite, qu'elle soit primitive, spontanée, ce qui est rare, ou qu'elle soit consécutive à une autre lésion, qu'elle soit aiguë ou subaiguë ou chronique. C'est à ce titre, comme symptôme d'encéphalite développée à leur voisinage, que l'hémorrhagie, le ramollissement, les tumeurs cérébrales peuvent, à un moment de leur évolution, se compliquer de délire.

Citons encore les accès délirants qui précèdent et suivent parfois les attaques d'épilepsie, surtout chez des malades de vieille date, et le délire qui peut faire partie de l'appareil symptomatique de l'hystérie.

VERTIGE.

Le vertige est une sensation de tournoiement, d'éblouissement, de défaillance, sensation fugitive, qui ne dure que quelques instants, et peut se produire soit à l'occasion d'un mouvement brusque, comme le fait de se relever subitement, soit dans la station debout, soit même dans le décubitus et le repos le plus complet. Il semble au malade que tout tourne autour de lui, qu'il est entraîné lui-même dans ce tournoiement, qu'il va tomber s'il ne s'appuie sur un objet voisin. Le vertige s'accompagne parfois d'une céphalalgie sourde, d'obscurcissement de la vue, de bourdonnements d'oreilles.

Ce symptôme se montre dans les affections les plus disparates, et si nous en parlons ici, c'est qu'il peut être souvent mêlé au complexus symptomatique des affections des centres nerveux, que parfois même il en constitue la seule manifestation, qu'ailleurs il précède souvent d'un temps fort long les autres symptômes. Toutefois, en présence d'un malade qui se plaint de vertiges, il faut, avant de songer à une affection cérébrale, rechercher s'ils ne sont pas sous la dépendance d'une affection gastrique (vertigo a stomacho læso), d'une lésion de l'oreille (vertige de Ménière, ab aure læsa), d'un trouble oculaire (vertigo ab oculo læso), s'ils ne tiennent pas à une altération du sang (anémie, chlorose, cachexie), s'ils ne sont pas liés à une intoxication par l'alcool, les narcotiques, l'acide carbonique, etc. L'étude des commémoratifs tranchera facilement cette question préalable. Si le vertige n'est justiciable d'aucune de ces conditions étiologiques, dont la liste pourrait être plus longue encore, on pourra songer à une affection organique des centres nerveux eux-mêmes. S'il survient chez un sujet pléthorique ou goutteux, il indique parfois une congestion cérébrale passagère. Il fait partie des symptômes prodromiques, peu significatifs il est vrai, de l'hémorrhagie cérébrale.

Chez un athéromateux, un alcoolique, un homme à vieilles artères, il précède souvent de plusieurs jours, de plusieurs semaines même, le ramollissement cérébral.

Le vertige est fréquent dans la première période de la pachyméningite hémorrhagique, dans la méningo-encéphalite diffuse des aliénés et quelques autres formes de l'aliénation mentale.

Il constitue souvent pendant longtemps le symptôme prédominant des affections cérébelleuses et des tumeurs cérébrales.

Enfin, il est une variété de vertige qui constitue une des formes de l'épilepsie. Une personne est prise de vertige, elle s'arrête au milieu d'une conversation ou répète toujours le même mot, reste immobile et au bout de quelques secondes reprend l'usage de ses sens et termine la phrase commencée. C'est là le vertige épileptique qui n'est souvent que le précurseur des grandes attaques.

II. Diagnostic étiologique.

Le siège de la lésion une fois établi, nous devons en reconnaître la nature. Ce troisième élément de diagnostic peut nous être fourni par trois sources différentes : 1° par l'étude du temps que la lésion met à se développer et par celle de son évolution ultérieure ; 2° par la distribution des lésions ; 3° par les antécédents du malade.

Un tableau fera comprendre facilement la manière dont il faut procéder pour arriver au but.

1° Mode de début et évolution de la lésion :

subit : quelques minutes
aigu : quelques heures ou quelques jours } lésions vasculaires
subaiguë : 1 à 4 semaines
chronique : 4 semaines à 6 mois } inflammations
très chronique : 6 mois et plus : sclérose, dégénérescences, tumeurs.

2° Antécédents du malade :

État du système vasculaire (ex. athérome), scrofule, syphilis, froid, affections antérieures (ex. : diphthérie), traumatisme, excès, etc...

3° Distribution des lésions (ex. : paralysies syphilitiques).

III. Diagnostic nosologique.

N'ayant spécialement en vue, dans ce manuel, que l'étude des procédés du diagnostic, je ne m'occuperai pas du diagnostic nosologique, qui rentre dans l'étude de la pathologie générale et de la pathologie interne.

CHAPITRE III

EXAMEN CLINIQUE DES MALADES ATTEINTS D'AFFECTIONS DE LA MOELLE ET DU CERVEAU. — MÉTHODE D'OBSERVATION.

Nous avons déjà dit, en commençant cet ouvrage, combien il était important de suivre une bonne méthode pour l'examen de chaque organe : c'est là que réside la vraie science du diagnostic. Vraie pour le reste de l'organisme, cette vérité s'applique surtout au système nerveux dans les maladies duquel tant et de si importantes fonctions se trouvent compromises.

Qu'il s'agisse d'une affection de la moelle ou du cerveau, ou même d'un nerf périphérique, l'élève fera bien de tracer sur le papier un schéma des symptômes cutanés. Au lieu d'une description longue, d'une lecture ennuyeuse et qui ne dit rien à l'esprit, il aura sous les yeux un dessin qui lui rappellera, en quelques traits, non seulement les différents symptômes et l'évolution de la maladie, mais encore la localisation du mal.

Dans la planche 67, nous avons reproduit, dans le bas de la figure, un schéma des symptômes cutanés dans un cas de lésion unilatérale gauche de la moelle dorsale. Les ombres obliques indiquent une paralysie motrice et vaso-motrice ; les ombres verticales indiquent une anesthésie cutanée ; en 2, on

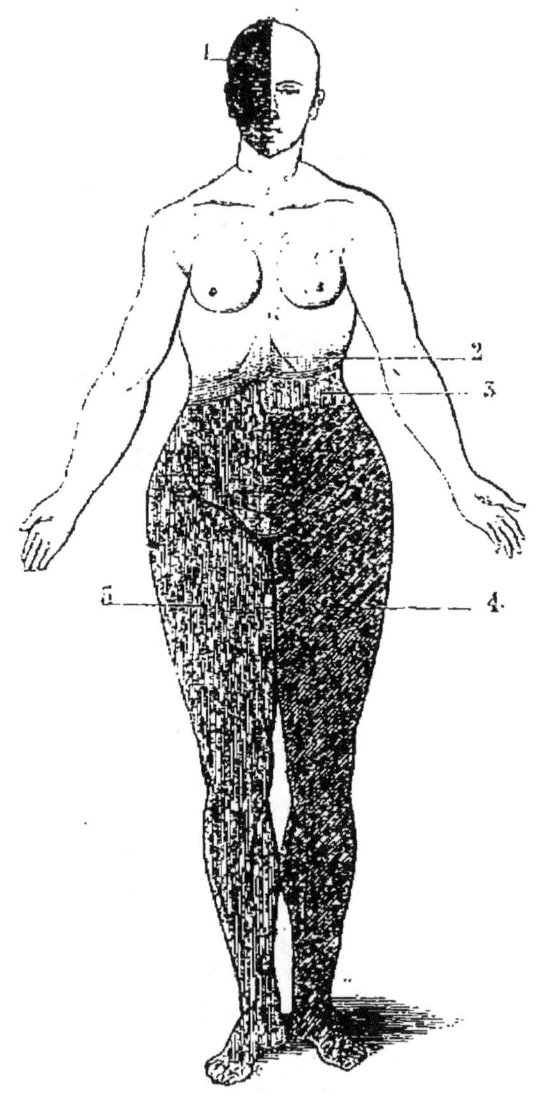

Fig. 67. — Schéma des symptômes cutanés dans un cas de lésion
unilatérale gauche de la moelle dorsale, d'après Erb.

observe une zone d'hyperesthésie correspondant

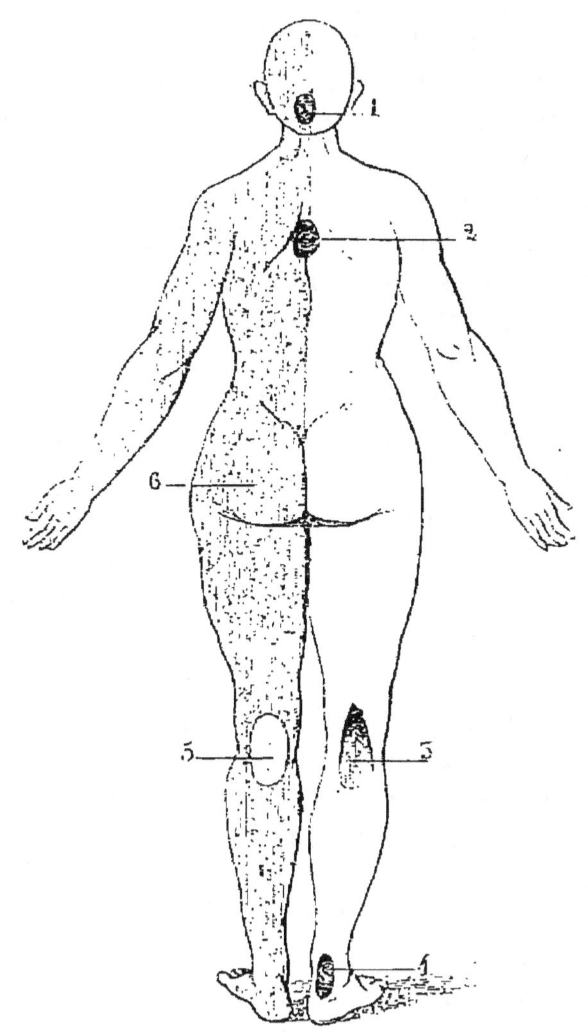

Fig. 68. — Schéma des troubles de sensibilité chez une hystérique.

à la partie supérieure de la lésion; en 3, une zone

18.

d'anesthésie correspondant à l'étendue, en hauteur, de la lésion ; en 4, hyperesthésie au-dessous de la lésion ; en 5, anesthésie dans les parties situées au-dessous de la lésion et de l'autre côté.

La partie ombrée de la face indique une paralysie faciale.

La planche 68 représente les phénomènes sensitifs observés chez une hystérique. Tout le côté ombré indique l'existence d'une hémi-anesthésie gauche. En 1, 2, 3 et 4 on observe des zones hystérogènes ; en 5, il existe une plaque sensible au niveau du creux poplité du côté anesthésique.

Mais ces schémas ne servent pas seulement à indiquer par quelques traits les troubles de sensibilité qu'on trouve chez le vivant. Les lésions observées sur le cadavre pourront être indiquées sur des schémas représentant des coupes de la moelle et du cerveau. L'élève pourra ainsi avoir à sa disposition un certain nombre de croquis lithographiés ou reproduits à l'aide du chromographe et représentant des coupes de la moelle à différentes hauteurs, les circonvolutions cérébrales droite et gauche, la base du cerveau, des coupes des couches opto-striées, etc. Il suffira de dessiner sur un de ces croquis, à l'aide d'un crayon teinté, le siège exact et l'étendue de la lésion. Ce dessin en dira souvent plus, dans sa simplicité, que les descriptions les plus longues et les plus minutieuses (1).

---

(1) M. P. Richer a fait paraître chez Delahaye des feuilles d'autopsie pour l'étude des localisations cérébrales.

EXAMEN CLINIQUE D'UN MALADE ATTEINT D'UNE AFFECTION DE LA MOELLE.

Plan d'interrogation.

A. Age, sexe, profession, etc.

B. Début de la maladie actuelle. — Cause supposée. — Ordre d'apparition des symptômes. — Antécédents héréditaires. — Syphilis.

C. État actuel.

1° Attitude du malade. Démarche.

2° Examen clinique des fonctions de la moelle.

  Motilité : état des muscles.

    1° Degré de puissance motrice volontaire.

    2° État de la nutrition.

    3° Excitabilité faradique, galvanique et mécanique.

    4° Tonicité.

    5° Réflexes superficiels, viscéraux, profonds.

    6° Coordination, sens musculaire.

  État de la sensibilité.

    1° Sensations subjectives (douleur, engourdissement, chatouillement, fourmillement, chaleur, froid). Limites exactes de ces sensations.

    2° Sensations objectives : sensibilité au toucher, à la douleur et à la température.

  État trophique et vaso-moteur de la peau et des articulations.

  État de la colonne vertébrale : conformation, courbures anormales. Existence ou absence de douleurs à la percussion sur les vertèbres.

Épreuve de l'éponge chaude ou de la glace.

État des autres parties du système nerveux.

État des autres fonctions et appareils.

D. Diagnostic.

E. Marche de la maladie.

F. Traitement.

Terminaison.

Diagnostic général d'une affection de la moelle.

Plusieurs questions sont à résoudre par le clinicien qui veut examiner un malade chez lequel il soupçonne l'existence d'une affection de la moelle :

A. La lésion est-elle réellement une lésion médullaire ?

B. S'agit-il d'un trouble fonctionnel ou d'une lésion organique ?

C. La lésion est-elle intra ou extra-médullaire ?

A. *La lésion est-elle réellement médullaire ?*

Il est des cas où le doute n'est pas permis ; les symptômes, basés sur l'anatomie pathologique, imposent le diagnostic.

Dans le cas contraire il faut procéder à un examen minutieux, méthodique, de toutes les parties du système nerveux. Parfois même il faut procéder par exclusion et s'assurer qu'il n'existe au-dessus ou en dehors de la moelle aucune lésion capable de provoquer des symptômes identiques.

Ainsi on peut être fort embarrassé pour établir un diagnostic différentiel entre la paraplégie cérébrale, la paraplégie périphérique, l'hémiplégie spinale et la monoplégie spinale.

Paraplégie cérébrale. — Elle peut être causée par une lésion de la protubérance ou du bulbe et s'accompagne presque toujours de troubles dans les parties animées par les nerfs crâniens. Elle peut aussi résulter de deux lésions cérébrales distinctes, deux foyers hémorrhagiques indépendants par exemple ; mais dans ce cas il y a eu deux attaques hémiplégiques distinctes, le plus souvent des troubles intellectuels, perte des réflexes superficiels et exagération des réflexes profonds.

Paraplégie périphérique. — Une tumeur comprimant la queue de cheval, un néoplasme cancéreux intrapelvien comprimant les gros troncs nerveux qui se rendent aux membres inférieurs, peuvent couper les nerfs moteurs des deux membres et en imposer pour une maladie de la moelle. Mais, dans ce cas, il y a toujours des douleurs atroces (paraplégie douloureuse) et souvent cet état connu sous le nom d'anesthésie douloureuse. Les réflexes, d'abord exagérés, finissent par s'abolir, les muscles s'atrophient.

Hémiplégie spinale. — Elle peut être due à une lésion traumatique ou à une compression de la moelle, ou bien encore à une myélite antérieure aiguë et à une tumeur intra-médullaire. Elle se distingue de l'hémiplégie cérébrale parce que la face et la langue ne sont pas paralysées ; les fonctions cérébrales sont intactes ; de plus l'anesthésie très accentuée est opposée à la paralysie motrice. La peau du côté paralysé est souvent anesthésiée et les muscles s'atrophient rapidement.

Monoplégie spinale. — Elle peut être causée par une lésion traumatique, une compression de la moelle ou une myélite antérieure aiguë. On distinguera la monoplégie spinale de la monoplégie cérébrale parce que dans cette dernière il n'y a pas de troubles sensitifs et pas d'atrophie rapide des muscles, et que de plus elle s'accompagne presque toujours d'épilepsie partielle, de céphalalgie, de vomissement, de névrite optique, etc. La monoplégie spinale se distinguera de la périphérique, parce que dans cette dernière la sensibilité est profondément affectée ; il y a ordinairement de l'hyperesthésie et de la douleur au début, puis de l'anesthésie et de l'analgésie ; les muscles paralysés sont atrophiés, les réflexes diminués ou perdus.

Dans la monoplégie spinale, causée par une myélite antérieure aiguë, une seule des cornes antérieures de la substance grise est détruite. Le début de la maladie est aigu et fébrile ; les muscles sont flasques, s'atrophient rapidement et présentent la réaction de dégénérescence. Il n'existe pas de troubles sensitifs marqués, les fonctions de la vessie et du rectum ne sont pas interrompues.

B. *S'agit-il d'un trouble fonctionnel ou d'une lésion organique ?*

S'il est des cas où le diagnostic est facile à poser, il en est d'autres où il est fort difficile, sinon im-

possible. L'atrophie musculaire, la réaction de dégénérescence, l'incoordination spinale et la paralysie des sphincters caractérisent ordinairement
les lésions organiques. Mais il est des cas difficiles
où l'étude attentive et prolongée du malade et l'influence des médications employées parviendront
seules à éclairer le diagnostic.

Parmi les troubles dynamiques qui peuvent en
imposer pour une lésion organique, nous citerons
la paraplégie hystérique, les paralysies imaginaires
et les paralysies réflexes paludéenne et alcoolique.

Paraplégie hystérique. — Il est bon de savoir,
avant tout, que l'hystérie peut être associée à des
lésions organiques du système nerveux ; il ne faudrait donc pas conclure de l'existence de l'hystérie
à celle d'une paraplégie de même origine. L'état
des muscles nous fournit de précieux renseignements.

Ils sont tantôt flasques, tantôt rigides ; les réflexes sont exagérés et bien que les muscles s'a-
maigrissent il n'y a jamais ni atrophie individuelle
ni réaction de dégénérescence. Ce fait permet de
distinguer la paraplégie spasmodique de la paraplégie hystérique. En effet, dans la paralysie spasmodique, les muscles occupant le niveau le plus
élevé parmi ceux frappés s'atrophient d'une façon
très notable.

Dans l'hystérie la contracture est souvent soudaine, ce qui n'arrive jamais dans les lésions organiques ; de plus il se produit des améliorations et
des rechutes caractéristiques.

Les troubles de la sensibilité sont multiples. Tantôt il y a analgésie totale avec persistance de la sensibilité au toucher et à la température, d'autres fois hyperesthésie avec perte de la sensibilité musculaire. Les sphincters ne sont jamais entièrement paralysés. Il existe en outre presque toujours des troubles utérins et ovariens et autres symptômes hystériques.

Paraplégie paludéenne. — Cette affection est fort rare, même dans les régions où le paludisme est endémique. Ce qui la caractérise c'est qu'elle est intermittente et se montre à intervalles réguliers comme les accès fébriles. Le diagnostic se base sur les points suivants : 1° absence de signes indiquant une affection organique ; 2° caractère intermittent de la paralysie ; 3° le sujet a été exposé à l'influence paludéenne, et la paralysie cède à la quinine.

Paraplégie réflexe. — Cette paraplégie est souvent due à une irritation périphérique dont le point de départ se trouve dans la vessie ou dans l'urèthre (paraplégie réflexe urinaire). Pour Brown-Séquard la paraplégie serait due à l'anémie de la moelle provoquée par la contraction réflexe de ses vaisseaux. Mais on peut observer également des altérations organiques de la moelle dues à une névrite ascendante ou à une propagation directe de l'inflammation.

Pour diagnostiquer une paraplégie réflexe il faut établir : 1° qu'il n'y a pas trace de lésions organiques; 2° qu'il existe une source bien évidente d'ir-

ritation ; 3° que, la source d'irritation une fois sup-
primée, la paralysie disparaît à son tour.

Paraplégie alcoolique. — C'est une paraplégie
passagère qui suit parfois les excès alcooliques ;
due probablement à un trouble vaso-moteur, elle
disparaît rapidement et se distingue par là même
de la paralysie de la myélite, qui, elle, est durable.

Paraplégie anémique. — On l'observe dans les cas
de thrombose de l'aorte abdominale ou dans l'insuffisance aortique. Il peut se produire dans ces
deux cas une anémie de la région lombaire de la
moelle.

C. *La lésion est-elle intra ou extra-médullaire?*

Étant donné que les symptômes observés sont
réellement dus à une lésion organique, il s'agit
de déterminer si la lésion est extra ou intra-médullaire.

Or, on sait que les symptômes d'une lésion extra-médullaire sont dus à l'irritation des filets nerveux sensitifs contenus dans les méninges et le
périoste, et à la compression des racines nerveuses
antérieures et postérieures. Telles sont la douleur
que le malade rapporte à la région vertébrale et
que les mouvements exagèrent, de l'hyperesthésie
et de l'anesthésie dans les zones sensitives des racines postérieures qui subissent la compression,
des spasmes et de la paralysie dans les zones des
racines antérieures également comprimées.

I. Diagnostic des lésions extra-médullaires. —
Étant donnée une lésion extra-médullaire, il faut
chercher à déterminer sa nature. Pour ce faire il

faut se baser sur les considérations suivantes :

1° *Histoire de l'affection.* — Caractère d'acuité ou de chronicité : dans le cas de développement subit des accidents, on supposera un déplacement osseux ou une hémorrhagie intrarachidienne ; si le début est rapide mais non instantané, on se trouve probablement en présence d'une méningite aiguë ou d'une luxation de vertèbres ; dans les cas chroniques, on pourra rapporter les symptômes à une méningite chronique ou à une compression lente.

2° *État de la colonne vertébrale.* — Dans les fractures ou luxations, qu'elles soient traumatiques ou pathologiques, on rencontre fréquemment, mais non toujours, des irrégularités de la colonne vertébrale ; il y a de plus de la douleur et de la sensibilité à la percussion. Dans le cas de cancer vertébral on peut rencontrer une tumeur.

3° *État pathologique coexistant.* — L'existence d'une tumeur maligne de l'abdomen ou du bassin permettra de supposer la production d'une tumeur de même nature dans le canal rachidien.

4° *Antécédents héréditaires.* — Dans le cas de méningite on pourra soupçonner l'existence de la tuberculose ou de la syphilis.

II. Diagnostic des lésions intra-médullaires. — Étant donnée une lésion intra-médullaire, on doit établir tout d'abord si elle est systématique ou diffuse ; on sait en effet que certains états morbides n'affectent que certains faisceaux.

Les signes se rapportent-ils, par exemple, à une lésion de la corne antérieure, on sait immédiatement que l'on peut se trouver en face de l'une des trois affections suivantes : inflammation aiguë ou subaiguë (polyomyélite antérieure), ou processus chronique de l'atrophie musculaire progressive.

Si la lésion est systématique, on s'attache à déterminer le caractère du processus morbide en étudiant surtout son mode de début. Si la lésion est localisée à la corne antérieure et que le début soit aigu, on diagnostiquera immédiatement une polyomyélite antérieure aiguë. Si le début s'est fait lentement, il s'agit presque toujours d'une atrophie musculaire progressive dont on précisera le mode de développement. On distingue en effet deux formes de cette affection : une forme typique qui s'attaque d'abord aux extrémités supérieures et surtout aux muscles de la main et qui semble résulter d'une destruction lente des cellules motrices de la corne antérieure ; enfin une forme irrégulière qui affecte d'emblée les muscles du tronc et ceux des extrémités inférieures et que certains auteurs rapportent à une lésion primitive des muscles.

Il est toujours préférable de réserver le diagnostic et de suivre la marche de la maladie. Ainsi, dans l'ataxie locomotrice, l'incoordination des mouvements est presque toujours précédée de douleurs fulgurantes et de symptômes oculaires. Si l'incoordination survient brusquement avant ces autres symptômes, on songera à une autre lésion.

III. DIAGNOSTIC DES LÉSIONS DIFFUSES.— On se basera, pour établir le diagnostic différentiel, sur les considérations suivantes : 1° *Mode de début*. Une paralysie subite est le fait d'une lésion vasculaire (hémorrhagie, embolie). Les affections à début rapide, mais non instantané, sont généralement de nature inflammatoire. Les lésions chroniques peuvent être dues à une inflammation simple, ramollissement ou processus de dégénération (sclérose). Des néoplasmes développés dans l'intérieur de la substance médullaire peuvent amener le même résultat et sont parfois accompagnés de symptômes aigus (inflammation développée autour de la tumeur) ; 2° *État pathologique coexistant*. Des manifestations syphilitiques anciennes ou récentes font soupçonner le caractère spécifique de la lésion médullaire actuelle ; 3° *Effet du traitement*. Il fait soupçonner la nature du processus, notamment dans le cas de syphilis ; 4° *Mode de groupement des symptômes*. Le tableau clinique de la maladie permettra, dans bien des cas, de préciser la nature pathologique du processus.

En résumé, voici le plan du diagnostic : 1° établir si les symptômes dépendent d'une lésion cérébrale ou périphérique ; 2° s'ils se rapportent à une maladie de la moelle ; 3° s'ils sont dus à un trouble fonctionnel ou à une lésion organique ; 4° dans ce dernier cas rechercher si la lésion est intra ou extra-médullaire et quel est son siège particulier.

Diagnostic général d'une affection cérébrale.

Lorsque les symptômes observés font présumer que l'on est en présence d'une affection cérébrale, trois questions se posent :

1° Y a-t-il véritablement affection cérébrale?

2° A-t-on affaire à une lésion organique ou à un simple trouble fonctionnel du cerveau ?

3° Enfin, quelle est la partie du cerveau qui est lésée ?

A. *La lésion est-elle réellement'cérébrale?* — Une étude attentive des symptômes habituels aux lésions cérébrales permet en général un diagnostic rapide. Nous avons vu, en effet, que ces divers symptômes, troubles intellectuels, sensitifs ou moteurs, affectent une forme spéciale qu'ils ne présentent que dans fort peu d'autres maladies. Citons comme exemples l'hémiplégie, l'hémianesthésie, les paralysies affectant toute la distribution d'un nerf crânien. Ailleurs c'est la marche même de la maladie et l'étude des antécédents du malade, qui permettra de poser le diagnostic d'affection cérébrale. Ainsi une monoplégie brachiale s'établissant plus ou moins brusquement, chez un sujet atteint de céphalée nocturne et ayant des antécédents syphilitiques, sera rapportée à des lésions spécifiques de l'encéphale, plutôt qu'à une lésion périphérique du plexus brachial.

Il faut du reste, dans tous les cas, étudier les autres appareils et la marche des accidents avant de conclure définitivement à une affection du cerveau; nous n'en citerons comme preuve que les manifestations cérébrales de l'urémie, qui pourraient en imposer pour une lésion du cerveau, si l'étude des urines et des autres phénomènes du mal de Bright ne nous mettait sur la voie du véritable diagnostic. Nous sommes arrivé ainsi à notre deuxième question.

B. *Y a-t-il lésion organique ou simple trouble fonctionnel ?* — Ici encore le diagnostic est le plus souvent très facile ; sans compter avec la simulation, qui d'ordinaire se décèle facilement, c'est encore l'étude de manifestations antérieures et concomitantes qui nous donnera la clef du diagnostic. C'est ainsi que les troubles intellectuels qui accompagnent les affections pyrétiques, ou qui tiennent à l'alcoolisme aigu ou chronique, seront facilement rapportés à leur véritable cause, si l'on tient compte de l'histoire tout entière de la maladie. L'hémiplégie survenant brusquement, mais sans perte de connaissance, et surtout l'hémianesthésie des hystériques, ne seront pas confondues avec l'hémiplégie ou l'hémianesthésie organiques, si l'on connaît les antécédents du sujet, les circonstances dans lesquelles ces symptômes se sont produits, et si elles présentent la mobilité habituelle à la névrose hystérique.

C. *Quel est le siège de la lésion?* — Ce qu'il est souvent plus difficile de fixer d'une façon précise, c'est le siège de la lésion.

Le cerveau est un tout dont les parties sont reliées entre elles par les connexions les plus étroites ; il suffit qu'un point soit lésé pour que le fonctionnement de l'ensemble soit troublé. Aussi, quel que soit le siège de la lésion, surtout si elle s'établit brusquement, nous sommes en présence de deux ordres de phénomènes qu'il importe de distinguer : les phénomènes localisés, en rapport avec les fonctions du territoire atteint, et des phénomènes diffus, traduisant les troubles de l'encéphale tout entier et couvrant même les premiers pendant un temps plus ou moins long.

Ces phénomènes diffus disparaissent d'ordinaire, après quelque temps, pour faire place aux seuls troubles locaux. Un exemple fera ressortir cette distinction importante.

Qu'une hémorrhagie se fasse dans un hémisphère cérébral, l'individu atteint tombe privé de connaissance, insensible à toute excitation extérieure, et dans la résolution la plus complète. C'est l'apoplexie, c'est le trouble profond apporté par une lésion minime à tout le fonctionnement cérébral. A ce moment, il est impossible de rien préjuger sur le siège de la lésion, mais après peu de temps, quelques jours au plus, l'intelligence revient et l'on constate une hémiplégie plus ou moins durable selon le siège de la lésion.

Sans nous étendre davantage sur ce point, voyons s'il est possible de distinguer si l'on a affaire à une lésion méningée, corticale ou centrale.

Les lésions méningées donnent lieu surtout à des manifestations diffuses (troubles intellectuels, somnolence ou délire; troubles sensitifs, céphalalgie, obtusion de la sensibilité; troubles moteurs, résolution musculaire ou convulsions généralisées); mais selon l'étendue et le siège de la lésion, selon le degré de la compression ou de l'irritation qu'elle détermine sur les parties sous-jacentes, on peut observer quelques phénomènes localisés : secousses musculaires ou monoplégies, si la lésion siège au niveau des régions motrices de l'écorce ; hémiplégie, si elle affecte surtout un hémisphère ; paralysie ou excitation des nerfs crâniens, si c'est dans leur voisinage que la maladie a son maximum d'intensité. Mais il faut reconnaître que d'après ces seuls caractères le diagnostic serait souvent très embarrassant si l'on n'avait pour se guider et la marche des accidents et l'état antérieur du malade.

Quant aux lésions cérébrales proprement dites, il faut les diviser en lésions corticales et lésions centrales.

Les premières s'accompagnent en général de troubles intellectuels si elles ont une certaine étendue ; nous savons que la paralysie générale affecte surtout les couches supérieures de l'écorce.

Si elles sont limitées, deux cas peuvent se présenter : ou bien elles occupent les régions avoisinant la scissure rolandique où se trouvent les divers centres psycho-moteurs et dont elles altèrent le fonctionnement ; ou bien elles siègent sur des points indifférents et peuvent ne se révéler par aucun trouble appréciable.

Il en est de même dans le centre de l'hémisphère. Qu'une tumeur se développe lentement dans la région postérieure, elle pourra ne se manifester par aucun symptôme ; une hémorrhagie qui se produirait à ce niveau n'amènerait, après la disparition de l'apoplexie, qu'une hémiplégie passagère. Dans les ganglions centraux ou la capsule blanche externe, des phénomènes paralytiques, bien que plus durables, disparaissent en général après un certain temps.

Au contraire, dans la capsule blanche interne, ce carrefour où passent toutes les fibres sensitives et motrices qui vont à travers la moelle se distribuer aux nerfs rachidiens, une lésion intéressant les deux tiers antérieurs donnera lieu à une hémiplégie persistante et plus tard à des contractures dans les membres paralysés ; une lésion intéressant le tiers postérieur amènera une hémianesthésie sensitivo-sensorielle, accompagnée d'une hémiplégie plus ou moins complète.

Nous avons vu déjà que l'hémichorée répond également à une lésion de cette région ; que les convulsions précoses, survenant pendant la période apoplectique, se rapportent à une inondation méningée ou ventriculaire.

Quant aux autres parties de l'encéphale qui peuvent être lésées, elles donnent lieu le plus habituellement à quelque phénomène qui permet de localiser l'affection.

Une lésion un peu étendue d'un pédoncule cérébral donnera lieu à une hémiplégie motrice, sensitive et trophique, avec intégrité des sens supérieurs.

L'hémiplégie alterne, s'accompagnant de convulsions et de contractures avec intégrité intellectuelle, tient à une lésion de la protubérance annulaire. Les affections du cervelet donnent lieu le plus souvent à une titubation spéciale, à de la céphalalgie occipitale, à des troubles moteurs de l'œil, à des vomissements.

Si nous ajoutons que les affections de l'encéphale à début subit, instantané, tiennent en général à une lésion vasculaire, embolie ou hémorrhagie ; que les lésions inflammatoires ont un début rapide, sans être aussi brusque, et s'accompagnent de manifestations fébriles ; que les lésions chroniques sont dues à une inflammation lente ou au développement d'une tumeur, nous aurons réuni les divers éléments de diagnostic d'une affection cérébrale.

LIVRE QUATRIÈME

APPAREIL RESPIRATOIRE.

CHAPITRE PREMIER.

CONSIDÉRATIONS ANATOMIQUES.

Les poumons, organes pairs, sont suspendus dans chacune des moitiés de la cavité thoracique et communiquent avec le reste de l'organisme par des vaisseaux, des nerfs et les canaux aériens auxquels ils donnent naissance ; de là une union intime entre les deux poumons, union qui est limitée cependant aux surfaces muqueuses et aux parties vasculaires ; le parenchyme proprement dit des deux organes et leur surface extérieure, tapissés par la plèvre, sont indépendants. De là cette remarque faite par Racle, que toutes les maladies qui arrivent aux poumons par leur racine (bronchite, œdème pulmonaire) sont en général doubles ; toutes celles qui leur arrivent de l'extérieur (pleurésie, pneumonie) sont simples.

Des deux poumons, le droit est plus court que le gauche, le foie ne lui permettant pas de descendre aussi bas, mais il est par contre plus large dans le sens transversal.

Les bronches, elles aussi, n'ont pas la même longueur ni le même calibre; ainsi la bronche droite est plus courte que la gauche, son diamètre est plus large, elle est plus horizontalement située.

La cavité thoracique a la forme d'un cône à base inférieure et à sommet supérieur; elle est de plus aplatie d'avant en arrière. Sa face postérieure est légèrement convexe, l'antérieure est à peu près plane, excepté chez la femme.

Il est certaines régions de la partie antérieure et postérieure du thorax dont il est indispensable de rappeler les limites.

La fosse *sus-claviculaire* a une importance considérable, parce qu'elle contient la face antérieure du sommet des poumons. D'après les recherches de Seitz, le sommet du poumon dépasse en effet de 3 à 5 centimètres le bord supérieur de la clavicule. Cette région est formée par un triangle si bien circonscrit qu'il est inutile de le décrire. Quant à la fosse *sous-claviculaire*, elle est bornée en haut par la clavicule et en bas par le bord inférieur du muscle grand pectoral. Ces régions forment, chez les individus sains, des surfaces presque planes; de même, si l'état de nutrition est normal et si les muscles sont bien développés, les côtes ne sont pas visibles à la partie supérieure du thorax mais dans la partie inférieure ou latérale seulement, où la couche musculaire s'amincit. Au niveau de la cinquième côte on observe le mamelon chez l'homme

et chez la femme vierge ; au-dessous de la cinquième
côte, et au niveau du bord inférieur du grand pectoral, on voit chez l'homme un sillon assez marqué,
à la condition toutefois que ce muscle et le panni-
cule adipeux qui le tapisse soient assez bien développés.

En arrière il faut distinguer les régions suivantes : la fosse *sus-épineuse*, triangle circonscrit par
la colonne vertébrale, le bord supérieur du trapèze et une ligne imaginaire allant de la première
vertèbre dorsale au trapèze ; c'est dans cette fosse
que l'on peut rechercher la face postérieure du
sommet des poumons. La fosse *sous-épineuse* est
limitée en haut par la crête de l'omoplate et en bas
par une ligne horizontale allant de la septième vertèbre dorsale au bord axillaire, en touchant la pointe
du scapulum. L'espace *inter-scapulaire* est situé entre
la colonne vertébrale et le bord interne de l'omoplate. Cet espace varie d'étendue suivant les points
où on l'examine ; il est très étroit à la partie supérieure, plus large au contraire à la partie inférieure
où il atteint en moyenne, chez l'adulte, neuf centimètres.

Latéralement on observe une région distinguée
sous le nom de *région axillaire* ; elle est limitée en
avant par la ligne axillaire antérieure, qui descend
verticalement du bord inférieur du grand pectoral,
et, en arrière, par la ligne axillaire postérieure qui
est parallèle à la première et qui descend verticalement du bord inférieur du muscle grand dorsal.
Quelques auteurs divisent encore cet espace par une

ligne axillaire moyenne parallèle aux deux premières.

Quant à la limite inférieure des poumons elle se calcule à l'aide des espaces intercostaux et des apophyses épineuses. La limite inférieure dépend, en avant et à droite, de la situation du diaphragme ; quand ce muscle occupe sa position moyenne, pendant l'expiration, la limite inférieure du son pulmonaire normal est située, à droite, au niveau du bord inférieur de la cinquième côte, sur la ligne parasternale ; au niveau du bord supérieur de la sixième côte sur la ligne mamillaire, et au niveau du bord supérieur de la septième côte sur la ligne axillaire. En avant, et à gauche, les rapports dépendent de la présence du cœur. En bas, et en arrière, le poumon atteint des deux côtés la dixième côte.

Ces notions sont essentielles à connaître quand on veut préciser le siège d'une lésion pulmonaire.

CHAPITRE II

EXPLORATION DE L'APPAREIL RESPIRATOIRE.

Quand on veut examiner un malade atteint d'une affection des voies respiratoires, il faut recourir à l'inspection, à la palpation, à la percussion et à l'auscultation.

I. Inspection de la forme du thorax.

La forme du thorax est intimement liée à la disposition du parenchyme pulmonaire. En effet sa capacité est toujours proportionnelle au volume des poumons et elle est d'autant plus grande que ces derniers sont plus volumineux ou plus développés et réciproquement. Ainsi, dans l'emphysème pulmonaire, la cage thoracique se dilate, dans la sclérose pulmonaire elle se rétracte.

Quand du liquide s'accumule dans la plèvre, quand de l'air remplit cette cavité, le thorax se développe. Enfin il se déforme par suite de lésions primitives ou secondaires des os (rachitisme, ostéomalacie).

Quand on veut examiner la forme du thorax d'un malade, il faut placer celui-ci dans une position convenable et bien éclairée ; l'éclairage est en effet très important et peut donner lieu, quand il est mal disposé, à des erreurs grossières. Pour examiner la paroi antérieure du thorax, on fait asseoir ou coucher le malade ; pour étudier les parties latérales ou postérieures il faut faire placer le malade dans la position assise ou debout. Il faut de plus examiner toujours les deux points symétriques, sans cela des difformités, souvent importantes, peuvent passer inaperçues. Un observateur inexpérimenté doit se méfier de certaines causes d'erreur qui résultent du palper, notamment quand on prend entre les deux mains les parois antérieures et postérieures du thorax à droite et à gauche. Placé à droite du malade on incline à trouver le côté gauche dilaté et réciproquement. Chaque côté du thorax examiné séparément représente une sorte de cône dont le sommet tronqué est dirigé en haut et la base en bas. Toutes les déformations thoraciques se manifestent par des modifications de forme de ces deux cônes, et c'est par le palper pratiqué par les mains, largement apposées en avant et en arrière, qu'on peut se rendre compte s'il y a élargissement ou diminution des différents diamètres.

Comme la colonne vertébrale suit en général les moindres inflexions thoraciques, il est bon de compléter l'examen des parties latérales du thorax par celui de la colonne vertébrale ; c'est le seul moyen de reconnaître le degré plus ou moins prononcé de scoliose.

Dans toutes les asymétries thoraciques il s'agit soit de dilatation, soit de rétrécissement, ou bien de ces deux déformations combinées. On aura donc à étudier les thorax dilatés, rétractés, ou irréguliers.

Le palper doit encore être complété par l'examen de la masse musculaire dont l'importance est également considérable comme nous le verrons plus tard.

La *dilatation* bilatérale du thorax, c'est-à-dire l'agrandissement de toute la cage thoracique, atteint son maximum dans l'emphysème pulmonaire. Le thorax prend alors une forme globuleuse ; ses diamètres, surtout le diamètre sterno-vertébral, sont agrandis. Le thorax présente, en un mot, la forme d'un tonneau ; les côtes et le sternum sont projetés en avant, les espaces intercostaux sont élargis et bombés. Dans ce cas les différences de volume présentées par le thorax pendant l'inspiration et l'expiration sont insignifiantes ; il semble pour ainsi dire immobilisé. Cette déformation de la cage thoracique a des caractères tellement tranchés qu'elle permet souvent à elle seule de porter le diagnostic d'emphysème pulmonaire.

Il est évident que cette forme globuleuse ne se rencontre pas, d'une façon indispensable, dans tous les cas d'emphysème. L'emphysème peut en effet dominer tantôt au sommet, tantôt à la base du poumon, tantôt dans les parties antérieure ou postérieure de cet organe ; la configuration du thorax dépendra évidemment du siège de la lésion.

La dilatation de l'une des moitiés du thorax est rarement liée à une lésion pulmonaire proprement dite. La pneumonie fibrineuse ne donne lieu à une dilatation de ce genre que dans le cas où l'inflammation s'est étendue à toute l'étendue d'un poumon. La production d'une tumeur pourrait agir dans le même sens.

En règle générale la dilatation unilatérale est due à la présence d'un liquide ou d'un gaz dans la cavité de la plèvre. L'ampliation, quand elle est due à un épanchement pleural, se limite à la section inférieure du thorax quand l'épanchement est moyen. Quand l'épanchement est abondant, les espaces intercostaux s'effacent, les organes circumvoisins se trouvent refoulés, et la moitié du thorax où siège l'exsudat subit un agrandissement dans ses diamètres longitudinaux et transversaux.

Des collections purulentes développées dans la

plèvre, des cavernes pulmonaires situées immédiatement sous la séreuse, peuvent donner lieu à des
dilatations limitées.

Le pneumothorax exerce sur la cage thoracique
la même influence que l'accumulation d'un liquide.
Quand un pneumothorax se produit, le poumon se
trouve en général rapidement comprimé, et la
moitié correspondante de la poitrine prend la
forme qu'elle offre au moment d'une inspiration
profonde. Mais la dilatation à proprement parler ne
se produit que sous l'influence du pyopneumothorax consécutif.

L'hypertrophie du cœur, les tumeurs médiastines,
les tumeurs du foie ou de la rate, l'ascite, les tumeurs ovariques, etc., donnent également lieu à des
dilatations limitées du thorax.

La *rétraction* ou le *rétrécissement* d'un côté du
thorax s'observent généralement à la suite de résorption d'anciens exsudats pleurétiques ou de leur
évacuation au dehors. Quand un exsudat pleurétique
se résorbe, le thorax ne conserve sa forme primitive qu'autant que le poumon, jusqu'alors comprimé,
reprend sa position première. Mais quand le poumon
a été comprimé pendant des mois, qu'il s'est établi
des adhérences nombreuses et épaisses qui l'empêchent de se dilater, l'épanchement aura beau
disparaître, le poumon sera incapable de reprendre
son volume primitif. Dans ces cas, en effet, le poumon, déprimé et réduit à une languette atélectasique
insignifiante, se trouve refoulé dans la gouttière
vertébrale. Un phénomène analogue se produit

quand l'exsudat s'ouvre par les bronches ou à l'extérieur. La moitié du thorax qui correspond à l'exsudat subit alors une diminution de tous ses diamètres; elle s'aplatit et se déprime, les espaces intercostaux deviennent plus étroits, les bords des côtes arrivent presque à se toucher; le diamètre longitudinal est diminué grâce au soulèvement du diaphragme; l'épaule s'abaisse et se rapproche de la colonne vertébrale; cette dernière elle-même subit une déviation latérale avec convexité tournée du côté sain. Cette scoliose est due, en partie, à la paralysie des muscles intercostaux et des muscles dorsaux du côté malade. Mais on peut aussi invoquer l'action des côtes; ces dernières se rapprochent l'une de l'autre du côté malade, pour diminuer le diamètre vertical de la cavité pleurale, et provoquent ainsi une incurvation de la colonne vertébrale à concavité tournée dans ce sens. Le diamètre transversal se trouve par là même diminué.

La déformation thoracique a également une influence sur les organes circonvoisins. S'il s'agit du côté gauche, le cœur se déplace en haut et à gauche, au-delà de la ligne mamillaire; s'il s'agit du côté droit, le foie est déplacé en haut et le cœur attiré vers la droite. Cependant, dans certains rétrécissements du côté gauche, le cœur peut être refoulé vers la droite du sternum par suite d'adhérences anciennes.

Ces déformations et ces déplacements sont surtout intenses chez les enfants, parce que leur thorax est plus souple ; mais aussi l'amélioration est-elle plus rapide chez eux.

La rétraction du thorax, au lieu de porter sur une moitié de la cage thoracique, peut se limiter à une portion plus ou moins étendue de la poitrine. On observe ces rétractions dans la tuberculose, dans la dilatation des bronches ; elles siègent surtout à la partie antérieure et supérieure du thorax et dans les régions sus et sous-claviculaires.

On observe également des déformations du thorax chez certains ouvriers, notamment chez les cordonniers, dont l'extrémité inférieure du sternum se trouve souvent profondément déprimée.

Enfin le rachitisme peut donner lieu aux déformations les plus étendues et les plus bizarres de la colonne vertébrale et de la cage thoracique. Signalons le chapelet rachitique, le thorax en carène, enfin les déformations occasionnées par le mal de Pott.

On a désigné sous le nom de *thorax paralytique* une déformation spéciale, congénitale, qui semble dépendre d'un développement imparfait ; elle s'observe chez les candidats à la tuberculose. Leur thorax est affaissé, allongé ; les régions sus et sous-clavières sont aplaties, les espaces intercostaux sont larges, les omoplates écartées du tronc, enfin la poignée du sternum est déprimée et fait un angle avec le corps de cet os. Les individus qui présentent cette disposition thoracique résistent en règle générale fort mal aux affections des voies respiratoires, bien qu'ils ne soient pas comdamnés sans appel à succomber tuberculeux.

Signalons enfin une déformation congéniale du sternum caractérisée par une voussure située entre la première et la seconde pièce.

II. Étude des mouvements respiratoires.

Quand on étudie les mouvements respiratoires à l'état normal, on remarque que le thorax se dilate sous l'influence de la contraction du diaphragme et des muscles intercostaux. Pendant la contraction, en effet, le diaphragme s'abaisse, les organes abdominaux refoulés repoussent les côtes inférieures et soulèvent les parois abdominales. On a donné à ce mode spécial de la respiration le nom de *type abdominal*. Chez la femme, les muscles intercostaux jouent un rôle plus considérable que les contractions du diaphragme ; la respiration prend alors le *type costal*, c'est-à-dire qu'elle porte principalement sur la moitié supérieure de la cage thoracique. Enfin l'on désigne sous le nom de type costo-abdominal un mode respiratoire particulier que l'on observe chez la femme dans le cas de respiration profonde, chez les vieillards et dans certaines conditions pathologiques.

A l'état pathologique, les mouvements respiratoires, au lieu d'être identiques des deux côtés, se modifient et présentent souvent de très grandes différences. Quand les mouvements respiratoires ne sont pas identiques des deux côtés on peut être sûr qu'il existe un obstacle respiratoire dans la moitié du thorax dont le mouvement est le moins étendu.

Tantôt le poumon hépatisé est imperméable à l'air, tantôt il est comprimé par des liquides et des gaz. Ainsi, quand un malade est atteint d'une pleurésie avec épanchement abondant, l'omoplate du côté de l'épanchement se déplace à peine dans les mouvements respiratoires.

Il se produit fréquemment des dépressions localisées, au moment de l'inspiration ; ces dépressions ont une importance considérable quand elles se produisent à la partie antérieure et supérieure du thorax, notamment au début d'une infiltration tuberculeuse. Au lieu d'une dépression on peut observer une véritable saillie ; c'est notamment ce qui existe dans l'emphysème pulmonaire double, où les fosses sus-claviculaires deviennent saillantes. Au lieu d'une saillie, on observe fréquemment dans l'emphysème, et au moment de l'inspiration, des dépressions dans les portions inférieures du thorax ; on a signalé le même fait dans les rétrécissements du larynx, dans le croup, où la dépression inspiratrice de l'épigastre est considérée généralement comme d'un pronostic grave. On a attribué ce phénomène à la raréfaction de l'air dans les poumons ; il en résulterait une prédominance de la pression atmosphérique extérieure.

Chaque fois qu'un côté du thorax se dilate sans que l'air puisse pénétrer en quantité suffisante, on conçoit que les espaces intercostaux, l'épigastre, les creux sus et sous-claviculaires s'affaissent par un véritable mouvement d'aspiration. Nous avons vu récemment dans le service de M. le professeur

Bernheim un malade atteint de pneumothorax qui présentait à chaque inspiration une dépression des espaces intercostaux correspondants. Ce fait tient très probablement à ce que la fistule pulmonaire, ne laissant pénétrer que peu ou point d'air dans la plèvre, l'air intrapleural se trouvant à une moindre pression pendant la dilatation inspiratrice du côté, la pression atmosphérique extérieure déprimait les espaces intercostaux.

Chez les phthisiques, où la respiration se fait mal dans le lobe supérieur des poumons, les lobes inférieurs se dilatent plus énergiquement et la portion inférieure du diaphragme s'élargit tandis que les mouvements respiratoires se restreignent à la partie supérieure du thorax.

L'*intensité de la respiration* demande également à être étudiée. Elle est diminuée dans les affections des bronches, quand l'entrée libre de l'air se trouve interrompue par la présence de masses fibrineuses ou caséeuses ou même de tubercules, ou par la présence de tumeurs ou d'un épanchement pleural. Dans la pleurésie sèche, les malades respirent moins bien du côté attaqué parce qu'ils cherchent à éviter la douleur provoquée par les mouvements respiratoires. On a également indiqué une diminution de l'intensité des mouvements respiratoires du côté paralysé chez les hémiplégiques.

L'intensité des mouvements respiratoires se trouve augmentée chaque fois qu'un obstacle vient troubler les échanges gazeux qui s'opèrent normalement entre l'air atmosphérique et le sang pulmonaire. Quand l'obstacle part du cœur, c'est-à-dire quand il est lié à une stase sanguine dans la circulation pulmonaire, de même quand les principaux troncs bronchiques se trouvent comprimés, les mouvements respiratoires se font d'une façon beaucoup plus intense dans les deux moitiés du thorax. Il en est de même quand les mouvements du diaphragme se trouvent compromis par une paralysie du nerf phrénique, une inflammation de la plèvre ou du péritoine, du météorisme, des tumeurs, ou un épanchement ascitique.

Mais la suractivité des mouvements respiratoires ne porte pas toujours sur les deux côtés du thorax. Chaque fois en effet qu'une portion ou une moitié du thorax se meut avec difficulté, la portion de la cage thoracique restée saine présente des mouvements plus intenses. Ce fait tient à ce que les portions de poumon saines remplacent dans leurs fonctions les portions malades.

Rhythme respiratoire. — A l'état normal les mouvements respiratoires se font suivant un rhythme donné. Le rhythme respiratoire peut se trouver troublé par des causes multiples. C'est ainsi que les influences psychiques, la joie ou la frayeur, troublent le rhythme respiratoire. On observe le même fait au début de certaines affections aiguës de la poitrine accompagnées de douleurs. Pendant l'agonie, les mouvements respiratoires deviennent irréguliers. Cette irrégularité se rencontre chez les individus qui succombent à l'inanition, à la suite de rétrécissement cancéreux de l'œsophage. L'inspiration est alors courte, suspirieuse, l'expiration au contraire très prolongée. Des irrégularités analogues de la respiration se produisent dans la syncope et dans le coma. Enfin, dans certaines affections du cerveau et du cœur, on observe parfois une dyspnée spéciale qui est connue sous le nom de *respiration de Cheyne Stokes*. Ce phénomène est caractérisé par un arrêt absolu de la respiration qui se reproduit à intervalles réguliers et qui peut durer près d'une minute. L'arrêt respiratoire est précédé d'une respiration d'abord superficielle, puis plus profonde, et enfin fréquente et dyspnéique. Quand la dyspnée a atteint son maximum, la respiration se ralentit, devient plus superficielle, puis s'arrête d'une façon complète. Après un quart ou une demi-minute le cycle respiratoire se reproduit avec les mêmes caractères que ceux que nous venons d'indiquer. L'arrêt est parfois fort peu prolongé et échappe à l'attention. Ce phénomène respiratoire s'observe en règle générale dans les derniers jours ou même dans les dernières heures de la vie des malades ; son apparition peut donc être considérée comme un signe pronostic fatal. Nous avons cependant observé un goutteux cardiaque qui présenta le type respiratoire de Cheyne pendant plus d'une année.

Le type respiratoire de Cheyne Stokes ne se présente pas toujours avec les caractères réguliers que nous lui avons assignés tout à l'heure. Il peut se modifier et présenter des variétés nombreuses. C'est ainsi que l'arrêt respiratoire n'existe pas toujours et l'on observe alors une simple série de respirations profondes, puis superficielles, se succédant à intervalles à peu près réguliers.

Traube explique le phénomène de Stokes par la
diminution de l'excitabilité du centre respiratoire
dans la moelle allongée. Il y aurait diminution de
l'apport du sang artériel au centre d'innervation
des mouvements respiratoires, en un mot diminution de l'arrivée de l'oxygène. L'irritabilité du centre
respiratoire se trouverait diminuée et une proportion d'acide carbonique plus forte qu'à l'état normal
serait nécessaire pour terminer complètement une
inspiration. Dès lors il faudrait plus de temps à
l'acide carbonique pour s'accumuler dans le sang,
d'où l'augmentation des intervalles entre les inspirations successives. Une fois la quantité d'acide
carbonique nécessaire à l'achèvement d'une inspiration formée, la respiration deviendrait superficielle, puis de plus en plus profonde et dyspnéique
au fur et à mesure que la quantité d'acide carbonique s'accroîtrait. Mais alors l'exhalation de l'acide
carbonique se trouvant favorisée, l'irritation du
centre respiratoire diminuerait à nouveau, la respiration redeviendrait superficielle et enfin la quantité d'acide carbonique si faible que la respiration
se suspendrait.

On observe le phénomène de Cheyne Stokes dans
les maladies encéphaliques compressives, dans les
hémorrhagies, les tumeurs, les méningites, les
œdèmes du cerveau, en somme, dans toutes les
lésions qui occupent le voisinage de la moelle
allongée et qui diminuent l'afflux sanguin dans

cette région. Dans tous ces cas la respiration de Cheyne est accompagnée de coma. On observe le même phénomène dans l'urémie, dans la cholémie ; enfin on le rencontre dans les maladies des organes circulatoires dans lesquels la quantité de sang lancée vers la moelle est diminuée (sclérose des artères coronaires, rétrécissement aortique, rétrécissement auriculo-ventriculaire gauche, dégénérescence graisseuse du cœur).

On rencontre également dans la dégénérescence graisseuse du cœur, dans certaines affections de l'estomac et du foie et dans la goutte une respiration entrecoupée irrégulièrement par un soupir profond.

Enfin on observe encore dans la pleurésie diaphragmatique une respiration à caractère spécial, dyspnéique et entrecoupée d'inspirations profondes et douloureuses.

A l'état normal les mouvements du diaphragme et des muscles intercostaux servent à assurer la respiration. Mais quand, pour une raison ou pour une autre, les échanges gazeux entre l'air atmosphérique et le sang des capillaires pulmonaires se trouvent entravés, il se produit une *dyspnée subjective* pendant laquelle le malade fait appel à tous les muscles auxiliaires de la respiration.

La dyspnée est presque toujours due, dans ces conditions, à une diminution de l'oxygène et à un excès d'acide carbonique dans le sang. Ce résultat peut être amené par différentes causes. Ou bien les voies respiratoires et la respiration sont indemnes et l'air seul qui arrive aux alvéoles pulmonaires est irrespirable, ou bien, au contraire, il existe des altérations mécaniques des voies respiratoires ou des lésions de la circulation qui entravent profondément les échanges gazeux.

Ces troubles mécaniques de la respiration se manifestent très nettement dans les lésions du larynx, de la trachée et des bronches. Dans les altérations proprement dites du parenchyme pulmonaire et du cœur les conditions sont plus compliquées.

. On distingue plusieurs variétés de *dyspnée objective*, suivant que cette dyspnée se produit au moment de l'inspiration ou de l'expiration. La dyspnée respiratoire s'observe en cas d'obstacle considérable à l'accès de l'air. Parmi les muscles respirateurs accessoires qui entrent en activité dans ce cas, il faut citer les scalènes, le scalène antérieur qui élève la première côte et le scalène postérieur la deuxième, les muscles sterno-cléido-mastoïdiens qui, la tête étant fixée, élèvent leur point d'insertion inférieur, la clavicule et le sternum et par suite le thorax. On peut encore ranger parmi les muscles inspirateurs accessoires les pectoraux qui élèvent les côtés depuis la deuxième jusqu'à la sixième, quand le bras et l'épaule sont fixés. Quand la clavicule est fixée, le muscle sous-clavier soulève également la première côte ; les muscles surcostaux longs et courts attirent les extrémités postérieures des côtes vers la colonne vertébrale ; les muscles petits dentelés élèvent les côtes supérieures ;

l'action de l'angulaire de l'omoplate et du faisceau
du trapèze est analogue. Le grand dentelé lui-même,
attirant les côtes moyennes et inférieures en haut
et en dehors quand l'épaule est fixe, peut être
considéré aussi comme un muscle inspirateur.
Enfin, dans les accès de suffocation comme ceux
qui surviennent dans le croup et le spasme de
la glotte, par exemple, les muscles extenseurs de
la tête et de la colonne vertébrale agissent également comme inspirateurs. Signalons, en outre,
un autre groupe de muscles qui ne contribuent pas
à l'élargissement du thorax, mais qui facilitent l'inspiration en rendant plus facile l'entrée de l'air par
les orifices; tels sont les élévateurs de l'aile du
nez et du voile du palais, les muscles sterno-hyoï-
diens et sterno-thyroïdiens, les thyro-hyoïdiens et
omo-hyoïdiens, enfin, et surtout, les crico-aryténoïdiens postérieurs qui sont les véritables dilata-
teurs de la glotte.

Chez l'homme on ne constate pas, comme chez
les animaux, une succession déterminée dans la
contraction des muscles inspirateurs accessoires;
les groupes musculaires se contractent, au contraire,
les uns après les autres; tantôt ce sont les muscles
du cou, tantôt ceux de la face, du larynx, et finale-
ment ceux du thorax.

La dyspnée objective est surtout intense dans la
paralysie des muscles crico-aryténoïdiens postérieurs. Dans ce cas, en effet, les cordes vocales
sont accolées l'une contre l'autre ; l'inspiration
est difficile, ralentie, l'expiration au contraire

20.

facile. L'œdème de la glotte, les dépôts fibrineux qui peuvent se déposer sur la muqueuse laryngée, les tumeurs et les corps étrangers du larynx peuvent agir dans le même sens et déterminer une dyspnée profonde au moment de l'inspiration. Dans le spasme de la glotte, chez les hystériques, les épileptiques, chez les malades atteints de coliques hépatiques ou néphrétiques, on observe fréquemment aussi des spasmes de la glotte accompagnés d'un bruit striduleux qui s'entend au loin.

Dans la *dyspnée expiratoire*, qui se distingue de la précédente parce que l'expiration est prolongée et difficile, ce sont surtout les muscles de l'abdomen qui agissent comme muscles expirateurs. Ils compriment les organes abdominaux, les refoulent vers le diaphragme et diminuent la cavité abdominale dans son diamètre longitudinal et transversal (muscles transverses et droits). Les muscles obliques internes, ainsi que le triangulaire du sternum, en abaissant les côtés dans leurs parties postérieures, favorisent également l'expiration. Enfin les dentelés postérieur et inférieur, qui abaissent les quatre dernières côtes dans leur partie postérieure, et le carré des lombes, qui abaisse les dernières côtes, agissent encore dans le même sens.

La dyspnée expiratoire se produit quand il existe un obstacle à la sortie de l'air, tel qu'un corps étranger, un polype, une fausse membrane, etc. Dans le catarrhe bronchique diffus, accompagné d'emphysème, on observe également de la dyspnée expiratoire. Certaines contractions spasmodiques du diaphragme entraînent un trouble analogue.

Enfin, dans certaines affections des voies respiratoires et des organes de la circulation les deux variétés de dyspnée sont associées. On a donné à cette variété de dyspnée le nom de dyspnée mixte ou combinée.

Fréquence de la respiration.

A l'état physiologique, la fréquence de la respiration varie entre 14 et 20 chez l'adulte ; elle peut aller jusqu'à 40 et au delà chez les nouveau-nés. Cela fait en moyenne une inspiration pour 4 pulsations. Chez les femmes, la fréquence de la respiration est généralement plus grande que chez les hommes. Tout mouvement corporel, une course rapide, une ascension favorisent la respiration. L'activité du cœur se trouve presque toujours accrue dans les mêmes circonstances ; de plus, la respiration est plus fréquente dans l'attitude debout ou assise que dans le décubitus ; pendant le sommeil il y a plus de calme que pendant la veille, pendant un repas qu'après le repas.

Toute douleur produite dans un point du corps active la respiration. Un refroidissement brusque de la peau rend souvent la respiration irrégulière ; enfin une augmentation de la pression atmosphérique augmente le nombre des mouvements respiratoires.

Ces différentes données sont essentielles quand on veut se rendre compte de ce qui se passe à l'état pathologique.

Dans ce cas la respiration peut être ralentie ou accélérée. Elle peut être *ralentie* par suite d'un rétrécissement du larynx ou de la trachée, ou par suite d'une lésion cérébrale intéressant le centre respiratoire dans la moelle allongée (affections des méninges, hémorrhagies, tumeurs).

Quant à l'*accélération* des mouvements respiratoires, elle peut être due à des causes mécaniques, chimiques ou à des troubles d'innervation. Ainsi la douleur se produisant dans un point des appareils qui servent directement ou indirectement à la respiration en accélère les mouvements. Les malades respirent en pareil cas plus vite et plus superficiellement, pour éviter le contact des parties douloureuses ; ce fait s'observe au début de la pleurésie, dans le rhumatisme articulaire aigu, dans les affections du thorax. Mais parmi les causes qui produisent le plus fréquemment l'accélération de la respiration, il faut compter, en premier lieu, celles qui troublent les échanges gazeux qui s'opèrent entre le sang et l'air atmosphérique. Les malades respirent instinctivement plus vite, pour favoriser les échanges gazeux. Ainsi ce phénomène s'observe dans tous les cas d'altération du sang (diminution du nombre des globules, inaptitude de ce dernier à absorber de l'oxygène). C'est ainsi que la respiration est accélérée à la suite d'hémorrhagies profuses, dans la chlorose, etc.; de même aussi la respiration est accélérée dans l'empoisonnement par l'oxyde de carbone et chaque fois que l'air est chargé de produits délétères et de gaz irrespirables.

Mais l'accès de l'air peut être empêché par un trouble mécanique. Le rétrécissement des voies respiratoires, du larynx, de la trachée ou des bronches agit dans ce sens (œdème de la glotte, croup, diphthérie, tumeur laryngée, tumeur du corps thyroïde comprimant la trachée, rétrécissement ou oblitération des bronches et des alvéoles par suite de pneumonie, de tuberculose, de cavernes, d'emphysème, d'infarctus hémorrhagique, de tumeurs de toute nature ; cancer, échinocoque du poumon ; compression du poumon par un exsudat pleurétique, par un pneumo-thorax ; météorisme, tumeur abdominale, etc.).

Si à la diminution du champ respiratoire vient s'ajouter le phénomène douleur, l'accélération sera encore plus grande.

La respiration se trouve aussi accélérée dans les affections cardiaques, notamment dans l'insuffisance mitrale et dans le rétrécissement auriculoventriculaire gauche dans lesquelles il y a toujours pléthore de la circulation pulmonaire et trouble des échanges gazeux au niveau des capillaires du poumon.

Dans toute fièvre un peu intense la respiration est accélérée. Quand la fièvre est vive, la respiration peut atteindre 30, 40 et même quelquefois 60 respirations par minute. Cette accélération de la respiration semble due à une influence directe du sang surchauffé sur le centre respiratoire. Cependant l'accélération n'est jamais proportionnelle à l'excès de température. Enfin la respiration peut se trouver accélérée sous l'influence d'un trouble d'innervation sans qu'il y ait aucune lésion des voies respiratoires. Telle est l'accélération de la respiration chez les hystériques, chez les individus atteints de coliques hépatiques ou néphrétiques ; la crainte, la frayeur peuvent rendre la respiration haletante. Toutes les influences qui agissent sur le centre nerveux respiratoire modifient le rythme de la respiration, le ralentissent, le rendent irrégulier ou l'accélèrent. Citons à cet égard la dyspnée urémique. Dans ces cas la respiration peut aller jusqu'à 80 et même 100 par minute. Dans la fièvre, comme l'a démontré Cl. Bernard, les globules sanguins ont une capacité d'absorption pour l'oxygène moindre qu'à l'état normal, d'où augmentation d'acide carbonique dans le sang et accélération respiratoire.

Quand on veut prendre le nombre des respirations chez un malade, il faut autant que possible le faire sans y appeler son attention. On y arrive facilement en prenant le bras du malade et en lui tâtant le pouls, la main étant placée sur l'épigastre ; on peut ainsi compter facilement le nombre des inspirations.

Stéthographie.

La stéthographie a pour but de représenter graphiquement les mouvements respiratoires. Il nous semble peu pratique de donner ici la description d'une série d'appareils qui ne font généralement que confirmer les résultats déjà fournis par la simple inspection du thorax, et qui ne peuvent avoir d'intérêt que pour certaines recherches de physiologie pathologique sur lesquelles nous n'avons pas besoin d'insister ici.

SPIROMÉTRIE.

La spirométrie a pour but de mesurer la capacité vitale des poumons. On désigne sous le nom de capacité vitale la quantité d'air qui peut être introduite par une inspiration unique dans le poumon arrivé à son état de dilatation le plus considérable. Elle ne doit pas être confondue avec la capacité pulmonaire absolue qui est la somme de la capacité vitale et du résidu de gaz qui reste dans le poumon après une expiration forcée.

A l'état physiologique, la capacité respiratoire vitale varie de deux litres 1/2 à quatre litres ; elle se modifie sous l'influence du sexe, de l'âge, de la taille, de la circonférence du thorax, du mouvement, de certaines professions. Chez un homme vigoureux la capacité pulmonaire vitale est en moyenne de 3700^{cc}, chez la femme de 2500^{cc}.

Pour mesurer la capacité vitale du poumon, on se sert d'instruments qui portent le nom de spiromètres. On se sert généralement du spiromètre de Hutchinson, composé d'une cloche plongée dans un réservoir d'eau et maintenue en équilibre au moyen de poids. La cloche communique avec la poitrine du sujet par l'intermédiaire d'un tube en caoutchouc. Au moment de l'inspiration, la cloche s'abaisse ; elle s'élève à l'expiration. Un index mo-

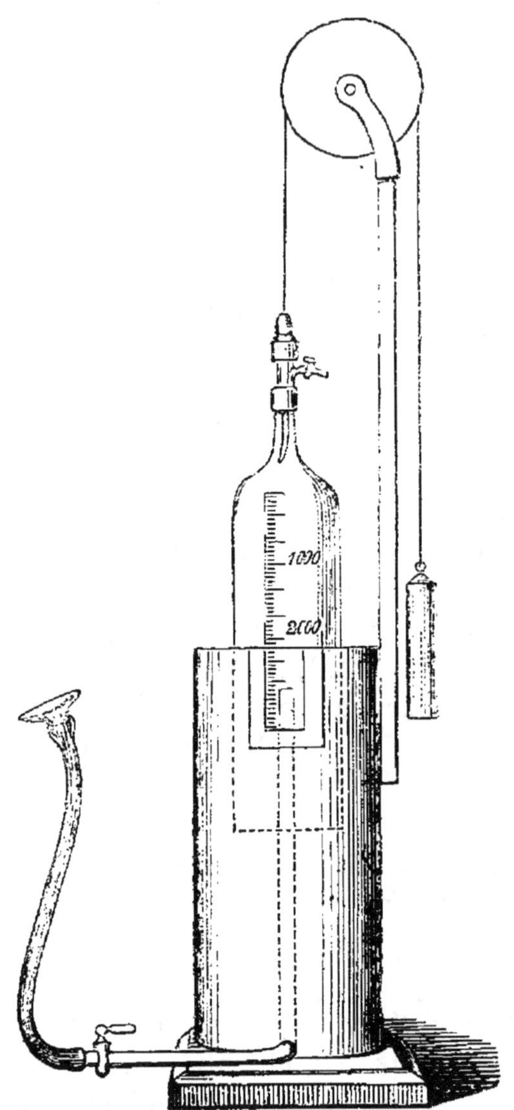

Fig. 69. — Spiromètre de Hutchinson.

bile, parcourant une échelle graduée en centimètres cubes et annexée au réservoir, indique la quantité d'air inspirée et expirée (fig. 69).

Le spiromètre à cloche de Hutchinson a été per-
fectionné par Wintrich, qui l'a rendu plus portatif
en remplaçant par une seule tige les deux montants latéraux qui soutiennent la cloche mobile.

Boudin a imaginé un spiromètre qu'il destinait à

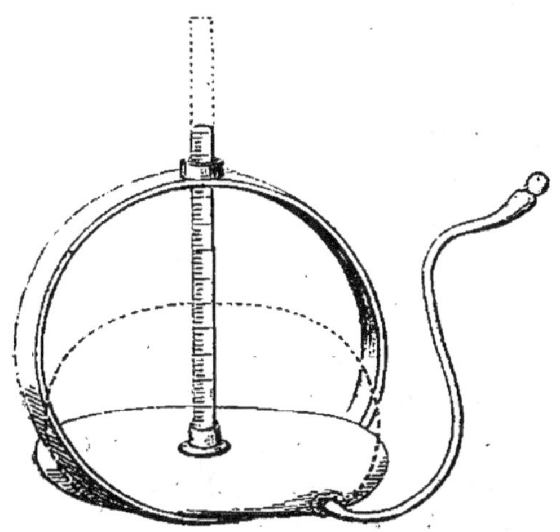

Fig. 70. — Spiromètre de Boudin.

l'examen des jeunes conscrits (fig. 70). Un ballon
en caoutchouc est fixé par sa face inférieure dans
l'intérieur d'un cerceau de métal ; à l'état de vacuité, il n'en occupe qu'un très petit espace, tandis
qu'il le remplit plus ou moins à mesure qu'on a
soufflé dans son intérieur. La face supérieure du
ballon supporte une petite tige en bois léger, graduée, qui traverse le cerceau à sa partie supé-

rieure ; plus le ballon se gonfle, plus cette tige s'élève : on peut donc ainsi mesurer la quantité d'air expirée.

On a inventé, depuis, une série d'autres instruments, plus ou moins ingénieux, peu portatifs, et peu employés.

M. Hecht préfère le spiromètre de Wintrich comme le plus simple et donnant les résultats les plus précis, tant pour faire des recherches physiologiques que pour être employé dans les cliniques comme moyen de diagnostic. Pour la pratique civile, M. Hecht (1) donne la préférence au spiromètre de Boudin, qui paraît l'emporter sur tous les autres par la facilité avec laquelle on le déplace.

Il y a deux procédés d'examen spirométrique. Le premier donne la capacité respiratoire ordinaire et consiste à faire, dans le spiromètre, plusieurs expirations normales successives dont on prend la moyenne. Il est très peu usité en raison des causes d'erreur auxquelles il expose. Le second, le plus employé et le plus rigoureux, donne la capacité respiratoire vitale maximum ; il consiste à introduire dans la poitrine, par une profonde inspiration, la plus grande quantité d'air possible, pour le renvoyer ensuite dans le spiromètre par une expiration prolongée jusqu'à ses dernières limites. Il va de soi que les indications spirométriques n'ont de valeur que si les personnes en expérience comprennent, veulent, et peuvent exé-

(1) Article SPIROMÉTRIE, *Dictionnaire encyclopédique des sciences médicales.*

cuter sans douleur ce qu'on leur demande.

L'emploi clinique du spiromètre, comme moyen de diagnostic des maladies de poitrine, peut fournir des renseignements précieux. Tout d'abord, il va de soi qu'une capacité pulmonaire vitale au-dessus de la normale ne peut que rassurer quant à l'éventualité prochaine d'affections pulmonaires chroniques. Quant à la diminution de la capacité pulmonaire vitale, elle peut tenir :

1° A un défaut de dilatabilité de la cage thoracique résultant de causes plus ou moins passagères (névralgies intercostales, tympanite intestinale, etc.);

2° A un obstacle apporté à la pénétration de l'air dans l'appareil respiratoire ;

3° A un défaut de perméabilité du parenchyme pulmonaire.

Or, dans les deux premiers cas, l'examen spirométrique est inutile, car d'autres symptômes beaucoup plus importants permettent de reconnaître la nature de la maladie. Le spiromètre ne trouve donc d'applications utiles que dans les cas où, par suite d'une *affection pulmonaire chronique*, le poumon cesse d'être perméable à l'accès de l'air extérieur.

Deux maladies chroniques surtout réalisent cette condition : l'emphysème et la tuberculisation pulmonaires. Dans l'emphysème, la capacité respiratoire vitale diminue en raison de l'augmentation de la quantité d'air résiduel ; au début de la maladie, alors que l'auscultation, la percussion et la mensuration du thorax ne donnent encore que des résultats peu probants, la spirométrie peut indiquer la cause de la dyspnée progressive et permanente éprouvée par le malade.

S'agit-il de tuberculose pulmonaire, l'utilité du spiromètre est encore plus manifeste. « Où le spiromètre trouve sa véritable application, dit M. Lasègue, c'est quand il s'agit de redresser un diagnostic menaçant, mais qui repose sur une crainte erronée. Là il constitue peut-être le plus sûr contrôle, et les cas dans lesquels on peut s'estimer heureux d'y recourir ne sont rien moins que rares. » Dans les cas où l'on constate une capacité respiratoire vitale au-dessous de la normale, on peut redouter une prédisposition à la tuberculose pulmonaire sans que celle-ci ait déjà éclaté. Chez des enfants issus de parents tuberculeux, il révèle le danger et commande l'institution d'un traitement préventif. Enfin la tuberculose pulmonaire au début existe-t-elle déjà, le spiromètre constitue un moyen de diagnostic puissant et des plus précieux, car on sait combien il est important de reconnaître la tuberculose dès le début pour pouvoir la combattre avec fruit. On doit encore au spiromètre d'intéressantes données chez des convalescents d'épanchement pleurétique ou d'hydropneumothorax dont la résorption s'est fait longtemps attendre.

Tel est le rôle limité, mais très utile dans certains cas, que le spiromètre paraît devoir jouer en clinique comme moyen de diagnostic (Hecht).

Pneumatométrie.

La pneumatométrie est destinée à mesurer la pression respiratoire. On n'avait pratiqué jusqu'alors la mensuration de la pression respiratoire que chez l'homme sain ; Waldenburg a utilisé la pneumatométrie comme moyen de diagnostic. L'instrument dont il se sert est un manomètre composé d'un tube de verre recourbé en forme d'U et ouvert à ses deux bouts : ce tube est fixé à un support en bois ; les deux branches verticales du tube présentent une longueur d'environ 270 millimètres. L'une de ces branches est recouverte, à son extrémité supérieure, d'un bout de gaze, pour la préserver de l'entrée des poussières ; l'autre se recourbe horizontalement à sa partie supérieure et se continue par un long tube en caoutchouc, terminé par un embout en corne, que l'on peut introduire dans la bouche, ou par un masque en caoutchouc que l'on peut adapter hermétiquement sur la face. Le support présente des deux côtés une échelle divisée en millimètres ; le zéro se trouve au milieu de chaque échelle et le mercure monte à ce niveau dans les deux branches (fig. 71). Pendant l'inspiration, le mercure monte dans la dernière branche et baisse dans la branche recouverte de gaze ; pendant l'expiration, c'est l'inverse qui se produit. La valeur numérique correspondant à une inspiration profonde oscille chez l'adulte entre 70 et 100 millimètres. Pour une expiration profonde, elle est de 80 à 100 millimè-

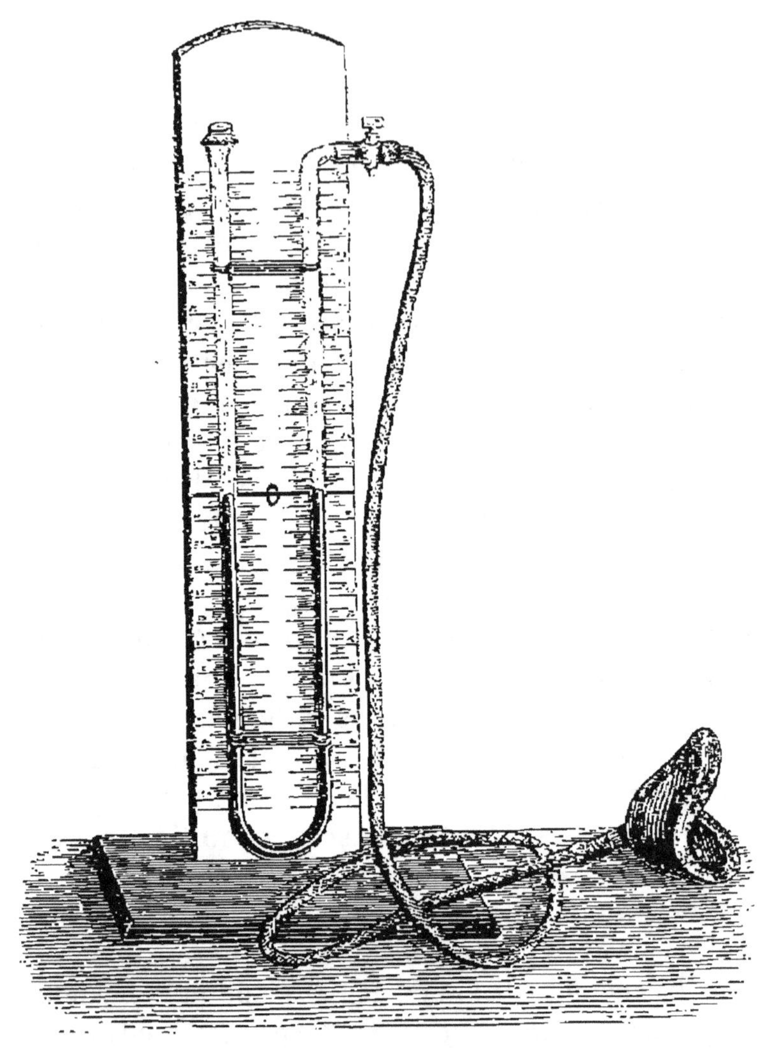

Fig. 71. — Pneumatomètre de Waldenburg.

tres. Chez la femme, l'inspiration profonde donne

de 30 à 80 millimètres et l'expiration de 40 à 90.

Les recherches entreprises jusqu'à ce jour ont démontré que dans l'emphysème pulmonaire, dans le catarrhe des bronches, dans l'asthme bronchique, la pression expiratoire s'abaisse bien au-dessous de la puissance inspiratoire qui est normale. Au début de la phthisie pulmonaire la puissance inspiratoire diminue, la puissance expiratoire ne s'affaiblit que plus tard. Dans la pleurésie, dans la pneumonie, les deux pressions s'abaissent, mais surtout la pression inspiratoire. Dans les cas de rétrécissement du larynx et de la trachée, la puissance de l'inspiration est considérablement diminuée. Dans la grossesse, les tumeurs et exsudats de la cavité abdominale, la pression expiratoire est diminuée ; enfin, dans le cas de fièvre, les deux pressions se trouvent bien au-dessous de la normale.

III. Palpation du thorax.

Le palper thoracique n'a réellement de valeur qu'autant qu'il est complété par les autres méthodes d'exploration. Il a pour but de nous faire connaître les mouvements de la cage thoracique, le siège des points douloureux, la fluctuation, enfin différents frémissements, frottements et vibrations qui peuvent se développer dans la profondeur. Le palper s'exécute avec les deux mains, en plaçant les faces palmaires sur les parties latérales du thorax. Pour reconnaître les déplacements du diamètre antéro-postérieur, on place les mains sur les faces antérieure et postérieure de la poitrine. Si un des côtés du thorax se dilate moins bien que l'autre, les mains apprécient parfois fort bien cette différence par le palper.

A l'état sain, le thorax est légèrement compressible ; ainsi, en appliquant la main à plat sur le sternum, et en pressant avec un peu d'énergie, on ne tarde pas à se convaincre que le sternum se rapproche de la colonne vertébrale pour revenir sur lui-même dès que la pression s'arrête. C'est ainsi que le thorax des enfants est très compressible, tandis que celui des vieillards, dont les cartilages costaux sont plus ou moins complètement ossifiés, est presque incompressible. Chez les tuberculeux et chez les rachitiques, la calcification des cartilages se fait souvent de très bonne heure ; de même chez les emphysémateux le thorax est fort peu compressible.

L'étude des *points douloureux* est extrêmement importante au point de vue du diagnostic. La douleur pleurétique, qui passe souvent inaperçue quand l'inflammation de la plèvre n'est pas intense, n'est souvent décelée que par le palper. Les bronches peuvent être atteintes de lésions profondes, le parenchyme pulmonaire peut être gravement modifié, sans qu'il se produise pour cela aucune douleur. Quand il existe au contraire un point pleurétique, fût-il même très limité, il suffit d'un mouvement d'inspiration ou d'expiration un peu violent, d'un accès de toux, d'un éternuement,

pour provoquer immédiatement une douleur into-
lérable. Quand on veut rechercher les points douloureux par le palper, il faut limiter le siège de la
douleur en passant assez fortement le doigt dans
chaque espace intercostal. Cependant, il ne faudrait pas attribuer toute douleur à un phénomène
pleurétique. Dans la névralgie intercostale la douleur est exaspérée également par la pression, seulement elle se manifeste sur tout le trajet d'un
nerf et surtout au niveau de quelques points
(points douloureux de Valleix). De même dans le
rhumatisme musculaire des parois thoraciques la
douleur est exaspérée par la pression exercée en
sens contraire des fibres musculaires saisies entre
les doigts. Les malades atteints de périostite ou
de carie des côtes peuvent éprouver de la douleur,
mais cette douleur est nettement localisée au niveau du point malade ; du reste la peau présente
presque toujours à ce niveau des changements de
coloration.

Fluctuation thoracique.

On pourrait s'attendre à rencontrer de la fluctuation chaque fois qu'une collection liquide d'une
certaine importance est formée dans le poumon
ou dans la plèvre, mais il est loin d'en être
ainsi, même dans les cas où l'épanchement est
assez considérable. Il faut que l'épanchement
occupe une moitié presque entière du thorax,
et que les espaces intercostaux soient fortement

distendus, pour que la fluctuation se perçoive.
En effet, les parois thoraciques sont très rigides
et ne transmettent pas le mouvement qui leur
est imprimé. Les fausses membranes qui se développent dans certains cas de pleurésie empêchent
également de percevoir la fluctuation. On recherche ce phénomène en appliquant la paume d'une
main sur l'une des faces du thorax, et en ébranlant
l'autre à l'aide d'un choc sec porté à l'aide du doigt.

Quand, dans le cas d'empyème, le pus s'est fait
jour au-dessous de la peau, à travers les parois
thoraciques, la fluctuation devient évidente. De plus,
en appliquant la paume de la main sur la tumeur
on parvient parfois, à l'aide d'une certaine pression,
à faire rentrer le pus dans la cage thoracique ; il
s'en échappe à nouveau au moindre effort de toux.
Ce signe permet de distinguer les collections purulentes dues à un empyème de celles qui seraient
produites par une autre cause (carie costale ou vertébrale, abcès par congestion).

SUCCUSSION THORACIQUE.

Quand du liquide est accumulé dans la cavité
pleurale et qu'il y a en même temps du gaz, c'est-
à-dire dans le cas d'hydropneumothorax, on perçoit parfois, en imprimant au tronc des mouvements brusques et en sens opposé, un bruit de flot
ou de fluctuation, un clapotement tout particulier
qu'il suffit d'avoir entendu une fois pour le reconnaître. On peut aussi, saisissant les épaules du

malade des deux mains, imprimer une vive secousse au tronc en appliquant l'oreille sur la poitrine du côté où l'on soupçonne un hydropneumothorax; on peut ne faire qu'ausculter soi-même et
faire exécuter la succussion par un assistant.

Il est des malades qui produisent eux-mêmes ce
bruit en imprimant un mouvement brusque à leur
corps. Ce bruit ressemble assez au ballottement du
liquide dans une bouteille à moitié remplie et il
peut même être perçu à distance. Il avait déjà été
signalé par Hippocrate (succussion hippocratique).

VIBRATIONS VOCALES DU THORAX.

L'importance des vibrations vocales est bien
moindre que celle du retentissement de la voix
auscultée; elle a cependant aussi sa valeur. Quand
on applique les mains l'une en avant, l'autre en
arrière de la poitrine d'un malade, on perçoit, pendant la phonation, les vibrations de la paroi thoracique. Ce sont les vibrations des cordes vocales,
transmises à toute la colonne aérienne des bronches, qui produisent ce phénomène. On sait, en
effet, que tous les conduits qui renferment de l'air
transmettent au loin les ondes sonores.

Les vibrations vocales sont d'autant plus intenses
que le son émis est plus grave ; cela tient à ce que
les sons graves impriment aux cordes vocales de
vibrations plus amples que les sons aigus. Aussi,
quand on cherche à percevoir les vibrations vocales
ans des points symétriques du thorax, faut-il faire

émettre au malade un son à peu près identique. On a remarqué que les vibrations étaient bien plus énergiques chez l'homme que chez la femme, à cause même de la gravité du son de la voix. Les vibrations vocales sont beaucoup plus intenses à droite qu'à gauche ; ce fait tient à ce que la grosse bronche présente du côté droit un diamètre plus considérable que du côté gauche.

L'intensité des vibrations peut également dépendre de l'état des parois ; moins la paroi est épaisse et plus la vibration est intense. Ainsi les vibrations sont beaucoup plus nettes au niveau des espaces intercostaux, qu'au niveau des côtes, au niveau des parties antérieures qu'au niveau des parties latérales et surtout postérieures. Au-dessous de la clavicule on perçoit les vibrations dans toute l'étendue du poumon ; dès qu'on applique la main au niveau d'un organe solide, le foie, le cœur, la rate, les vibrations diminuent ou disparaissent. Enfin c'est surtout au niveau du larynx que le frémissement est plus intense.

A l'état pathologique, les vibrations thoraciques peuvent être *augmentées* ou *diminuées*. Ces modifications peuvent être produites par des lésions des bronches, du parenchyme pulmonaire ou de la paroi.

Dans les lésions des bronches, les vibrations sont diminuées chaque fois que le calibre des bronches est rétréci par la présence de mucosités, de pus ou de sang. L'existence de caillots fibrineux dans les bronches, la compression de ces conduits par des tumeurs anévrysmales ou autres peuvent également diminuer ou abolir les vibrations. Les vibrations sont au contraire augmentées quand les bronches sont dilatées, surtout à la superficie du poumon. Le renforcement des vibrations s'observe également dans le cas de cavernes pulmonaires situées superficiellement.

Dans toutes les lésions du parenchyme pulmonaire dans lesquelles les alvéoles pulmonaires deviennent imperméables, il y a augmentation des vibrations puisque le poumon résonne alors comme un corps solide. Mais il faut pour cela que la lésion du poumon malade soit située à la surface. On observe cette exagération des vibrations thoraciques dans la pneumonie fibrineuse, dans la pneumonie caséeuse, dans les cas de tumeur ou d'infiltration du poumon. Le poumon comprimé par un exsudat, par des tumeurs abdominales, par le météorisme, peut également vibrer plus fortement dans les points où il se trouve condensé.

Les altérations des plèvres provoquent généralement des modifications profondes de la paroi thoracique. Cependant, si l'altération est faible et limitée, c'est à peine si la transmission des vibrations s'affaiblit. Les vibrations sont diminuées chaque fois qu'un épanchement considérable se fait dans la cavité pleurale. Elles disparaissent presque complètement, quand l'exsudat remplit toute sa cavité et comprime tout le poumon. Ce phénomène a une importance majeure, surtout pour le diagnostic de la pneumonie et de la pleurésie ; dans la pneumonie, en effet, les vibrations sont presque toujours augmentées. L'étude des vibrations a également une très grande importance au point de vue de la marche des épanchements pleurétiques. Si les vibrations s'affaiblissent de plus en plus, on peut compter que le liquide augmente ; si, au contraire, elles redeviennent perceptibles, c'est la période de résorption qui commence. Il arrive parfois qu'après la guérison d'une pleurésie la diminution des vibrations persiste. Ce fait tient à la formation de fausses membranes localisées qui ont provoqué la contraction permanente du poumon.

Frémissement pleural.

A chaque respiration, les deux feuillets de la plèvre glissent l'un sur l'autre en exécutant un mouvement descendant et ascendant en sens inverse. A l'état normal ce mouvement se fait sans aucun bruit ; mais dès que, sous une influence pathologique, les feuillets de la plèvre perdent leur aspect lisse et uni, il se produit un frottement qui est perceptible à la main ; ce frottement présente des caractères variables. Tantôt il est tellement faible qu'il peut passer inaperçu ; d'autres fois, il peut être comparé au bruit que l'on produit en marchant sur de la neige gelée ou en faisant craquer, en la pliant, une bande de cuir neuf. Le frémissement pleural présente ceci de caractéristique, qu'il n'est pas continu, mais qu'il se fait au contraire par saccades, par craquements successifs.

Dans certains cas même, il disparaît par moment sans réapparaître ensuite. Enfin il peut devenir tellement intense qu'il ressemble à un véritable râclement. Pendant les inspirations profondes le bruit est renforcé ; on en favorise également la production en comprimant la paroi thoracique avec la main. Souvent le malade perçoit lui-même les frottements et peut en étudier toutes les phases. Ces frottements peuvent se produire dans toute l'étendue des poumons, mais surtout aux bases. Il est évident que la durée du bruit de frottement dépend de la cause qui lui a donné naissance et de la résorption plus ou moins rapide du liquide épanché ou des fausses membranes produites.

Quand les bronches renferment un liquide, on perçoit à l'auscultation des râles ; ces râles, surtout quand la sécrétion est abondante, prennent le caractère de rhonchus sonores ou vibrants quand le mucus est peu fluide ; ils sont transmis par les bronches à la paroi thoracique et peuvent se percevoir à l'aide de la main sous forme de vibrations. Ces vibrations peuvent s'étendre à toute la surface du thorax, et elles sont souvent plus intenses pendant l'expiration que pendant l'inspiration.

En appliquant la paume de la main sur la paroi thoracique antérieure de tuberculeux amaigris et atteints de cavernes pulmonaires, on peut percevoir les mouvements imprimés par la respiration aux sécrétions liquides accumulées dans les cavités pulmonaires. Les accès de toux, suivis d'expectoration, affaiblissent ou font même disparaître ce phénomène.

Quand du liquide se trouve mélangé à de l'air, comme dans le pyopneumothorax, par exemple, le palper, aidé de la succussion, peut faire percevoir un véritable bruit de clapotement.

IV. Percussion des poumons.

Les limites du poumon se déplacent, lors de l'inspiration, grâce à la dilatation du poumon dans tous les sens. Il est vrai de dire que les limites supérieures s'écartent moins que les limites inférieures et antérieures. Aussi, pour délimiter exactement le poumon, faut-il percuter après une forte expiration ; il faut de même percuter autant que possible au même temps de la respiration, car le bruit de percussion n'est pas le même pendant une inspiration exagérée ou une expiration forcée. Il y a en effet hypersonorité pendant l'inspiration et hyposonorité pendant l'expiration.

Chaque poumon a une double enveloppe : l'une est formée par la plèvre pulmonaire ou viscérale, l'autre par la plèvre pariétale, sorte de sac dans lequel le poumon se meut librement. Ces deux enveloppes ne communiquent directement qu'au niveau du hile du poumon. Le sac formé par la plèvre pariétale est, dans beaucoup de points, plus vaste que l'organe qu'il est destiné à envelopper : ce fait est fort important à noter. On observe surtout cette disposition au niveau du bord inférieur des pou-

mons et de la partie inférieure du bord antérieur
du poumon gauche (voyez fig. 72, 73). Dans ces
points, en effet, les parois du sac pleural se trouvent accolées intimement; mais elles peuvent se
séparer pour recevoir, à un moment donné, les
poumons augmentés de volume. On a donné à ces
espaces le nom d'espaces pleuraux complémentaires

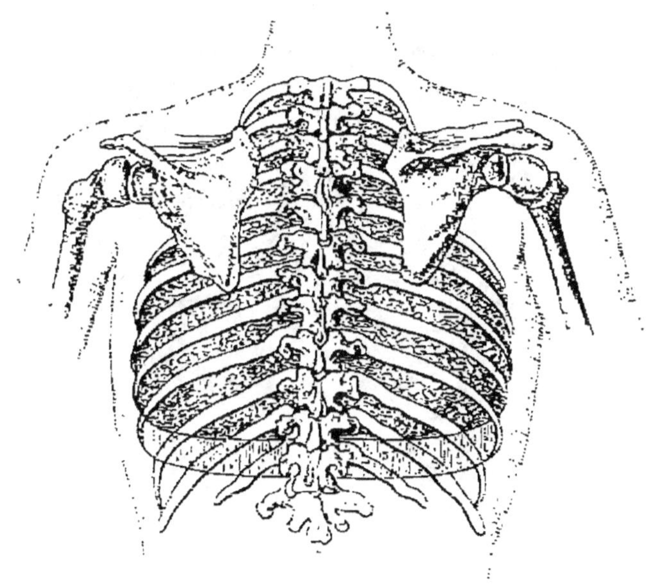

Fig. 72. — *Face postérieure des poumons.* Espace pleural complémentaire (Eichhorst).

ou de réserve, ou espaces disponibles (Gerhardt,
Luschka). Ces espaces sont rapidement occupés
dans l'emphysème pulmonaire, et en cas d'épanchement pleurétique ; ils présentent, au niveau de
chaque bord pulmonaire, une disposition spéciale,
ainsi que l'indiquent les figures 73, 74.

On doit surtout s'attacher à délimiter le bord inférieur du poumon ; cette limite a une importance considérable quand il s'agit de déterminer l'existence d'un emphysème pulmonaire. A droite on observe une matité absolue, qui commence au

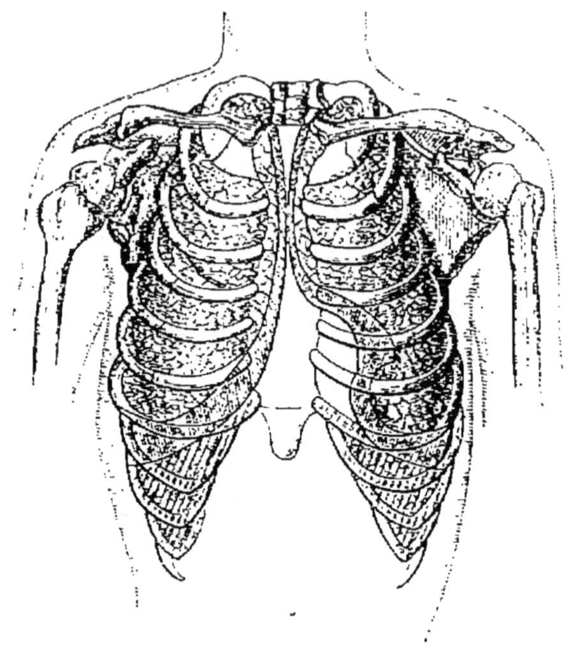

Fig. 73. — *Face antérieure des poumons* avec les espaces pleuraux complémentaires (Eichhorst).

bord inférieur de la sixième côte ; la sonorité parfaite du poumon répond à la cinquième. Entre ces deux régions, où le son présente des distinctions si nettes, il existe une zone de transition où le son est affaibli. A l'état normal, le bord inférieur du poumon est mobile et peut s'abaisser de près de 4 centimètres pendant l'inspiration (fig. 72) ; dans le cas d'adhérences ce mouvement d'abaissement n'aura pas lieu. Il en est de même dans l'emphysème pulmonaire où le bord inférieur des poumons atteint jusqu'à la huitième côte, sans subir aucun déplacement lors de l'inspiration. Au niveau des parties latérales on peut observer, entre une inspiration et une expiration forcée, un écart de 12 à 13 centimètres.

On peut également déterminer la mobilité des bords antéro-internes du poumon qui, dans le cas d'une inspiration profonde, viennent presque se toucher de manière à masquer la matité précordiale. Ce fait n'aura évidemment pas lieu s'il existe une altération pulmonaire.

Il est absolument inutile de chercher à limiter d'une façon exacte les lobes pulmonaires ; cependant, au point de vue anatomique, les rapports sont les suivants : pour le poumon droit, **qui a trois lobes**, le lobe supérieur s'étend antérieurement jusqu'à la quatrième ou la cinquième côte, en arrière jusqu'à l'épine de l'omoplate ; le lobe moyen s'étend latéralement de la quatrième à la sixième côte en formant en avant le bord inférieur du poumon ; enfin le lobe inférieur s'étend en arrière de l'épine de l'omoplate à la dixième côte, et latéralement de la sixième à la huitième. Quant au lobe supérieur du poumon gauche (ce poumon ne possède que deux lobes), il s'étend en avant jusqu'à la sixième côte, latéralement jusqu'à la quatrième, et au-dessous de l'épine de l'omoplate en arrière.

Il ne faut pas demander à la percussion du thorax des détails et des finesses qu'elle ne peut fournir ; en pratique, les limites approximatives doivent
grandement suffire, et rechercher des nuances entre
les différents points percutés serait s'attarder à des
détails dont l'importance serait évidemment discu-
table (Grancher).

Les différentes régions du thorax ne donnent
pas un son égal à la percussion qui demande généralement à être pratiquée très doucement ; de plus,
il faut toujours percuter par comparaison le côté
opposé, car c'est le seul moyen d'analyser les altérations du son qui peuvent se produire. Du reste
le son obtenu par la percussion, à l'état normal,
dans les différents points du thorax, est loin d'être
le même ; cela dépend évidemment du rapport des
poumons avec les organes circonvoisins, puis, et
surtout, des couches osseuses et musculaires qui les
recouvrent en certains points. Ainsi, quand on
veut percuter au niveau des fosses sus-épineuses et
sous-épineuses, il faut le faire beaucoup plus fortement qu'au niveau des régions claviculaires et sous-
claviculaires par exemple.

Quand on percute la région antérieure du thorax,
on trouve que les régions sus-claviculaire et sous-
claviculaire, jusqu'à la quatrième côte, donnent la
plus grande quantité de son ; cependant le son est
un peu moins clair dans la région sous-claviculaire
et il diminue au fur et à mesure qu'on se rapproche du cinquième espace intercostal, c'est-à-dire
du voisinage du foie. Au niveau même du sternum

le son est clair, ce qui tient évidemment aux vibrations communiquées aux portions de parenchyme
pulmonaire situées dans son voisinage (fig. 74).

Du côté gauche de la poitrine la quantité de son

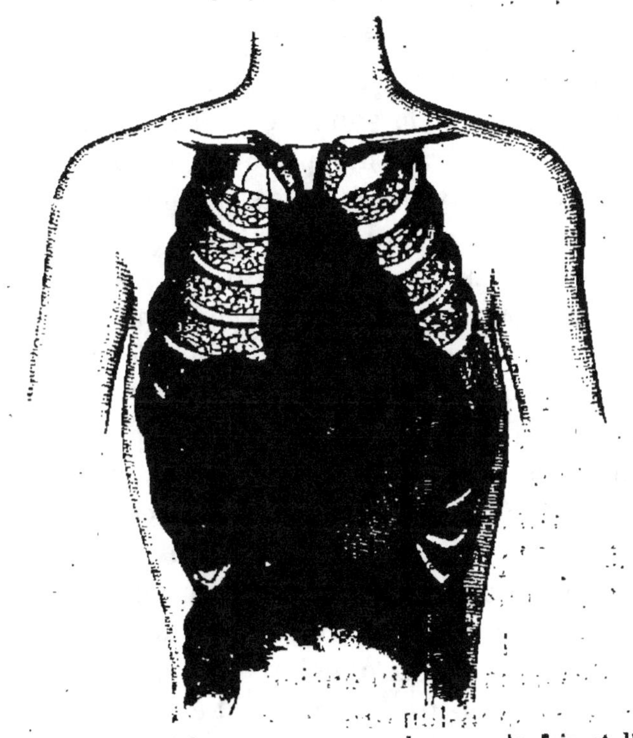

Fig. 74. — Rapports des poumons avec le cœur, le foie et l'estomac. Les espaces pleuraux complémentaires sont également
indiqués (Eichhorst).

est la même qu'à droite dans les régions supérieures ; mais à partir du bord supérieur de la
quatrième côte, le son est obscurci jusqu'au niveau
du point où l'on perçoit le choc de la pointe. Au-
dessous de ce point on trouve le son tympanique

stomacal ; Traube a indiqué à ce niveau un espace semi-lunaire occupé par la sonorité tympanique de l'estomac. Cette région est limitée en dedans par le bord gauche du sternum et en dehors par une ligne oblique, à concavité inférieure, commençant au voisinage du sixième cartilage costal et descendant jusqu'aux fausses côtes. Cet espace semi-lunaire, occupé par la sonorité de l'estomac, au voisinage du cœur et du poumon, peut subir des modifications physiologiques et pathologiques. Ainsi il se rétrécit à chaque inspiration par le déplacement en bas du poumon ; de même, dans l'emphysème pulmonaire ou dans l'hypertrophie du ventricule gauche, cet espace subit un rétrécissement notable. Il peut même, dans ces derniers cas, disparaître d'une façon à peu près absolue. Traube a même insisté sur ce fait que, dans le cas d'épanchement considérable, l'espace disparaît complètement, tandis qu'il persiste dans le cas où il y a simplement pneumonie. Mais c'est là un fait isolé ; toujours est-il que les modifications qui peuvent se produire dans les dimensions et dans la forme de cet espace semi-lunaire peuvent acquérir, en clinique, une valeur assez importante.

En arrière, c'est-à-dire à la face postérieure du thorax, le son s'étend jusqu'à la dixième côte ; cependant il est moins intense qu'en avant, à cause de l'épaisseur des couches musculaires, surtout dans les régions sus et sous-épineuses. Du reste le développement souvent inégal des masses musculaires de la cage thoracique, les déformations congénitales ou acquises de l'un ou l'autre côté du thorax, devront être pris en considération chaque fois que l'on voudra étudier attentivement la sonorité. A droite le son est clair jusqu'à la septième côte; à partir de ce point la matité hépatique modi-

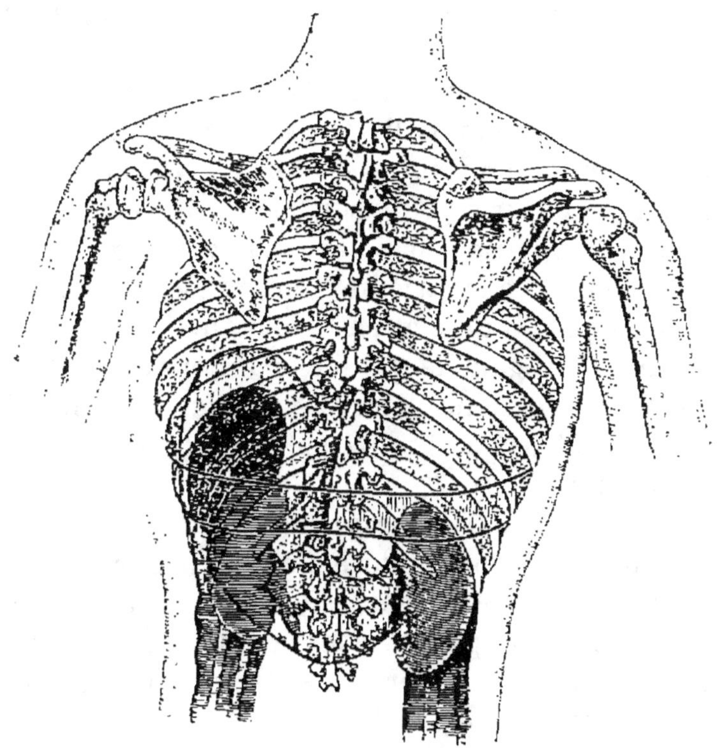

Fig. 75. — Rapports des poumons avec la rate, les reins l'estomac (Eichhorst).

fie la sonorité du poumon. En effet, le bord inférieur du poumon droit suit, d'avant en arrière, une ligne oblique de la cinquième à la dixième côte; au contact du rebord du poumon avec le foie, il existe une zone de transition composée de la sonorité du poumon et de la matité du foie ; cette zone atteint son maximum au niveau des gouttières costo-vertébrales. A gauche la sonorité pulmonaire s'étend jusqu'à la neuvième côte ; à partir de ce point, jusqu'à la onzième, le son est modifié par la présence de la rate ; enfin, à partir de la onzième côte on retrouve le son tympanique de l'estomac (fig. 75). Au niveau de la région axillaire droite, on observe la sonorité pulmonaire jusqu'à la sixième ou la septième côte ; à partir de là, jusqu'à la onzième côte, on rencontre la matité hépatique ; chaque fois que cette matité dépassera la sixième côte, on pourra supposer l'existence d'un état pathologique. Dans la région axillaire gauche le son pulmonaire s'étend jusqu'à la neuvième côte ; à partir de ce point, il est remplacé par la matité splénique, puis par le son intestinal.

Percussion à l'état pathologique. — Les modifications de sonorité que le médecin peut percevoir en percutant le thorax peuvent dépendre de trois circonstances principales : 1° les poumons renferment plus d'air qu'à l'état normal et la sonorité thoracique est augmentée ; 2° la quantité d'air est relativement diminuée, et dans ce cas la sonorité peut n'être pas modifiée ou ne l'être en tout cas que dans de faibles proportions ; 3° l'air fait complètement défaut dans certaines parties du poumon, d'où matité ou submatité. Indépendamment de la quantité d'air, il faut encore tenir compte de la tension du parenchyme pulmonaire, comme nous le dirons tout à l'heure à propos du tympanisme.

Examinons successivement les modifications de la sonorité pulmonaire dans ces différentes circonstances :

1° *La quantité d'air contenue dans le poumon est augmentée.*

L'emphysème pulmonaire est la maladie dans laquelle on observe le plus communément une sonorité anormale due à la dilatation permanente des alvéoles pulmonaires ; la matité cardiaque est diminuée, et les limites du poumon s'étendent jusqu'à la septième côte en avant et jusqu'à la onzième ou douzième en arrière. La respiration est, en outre, affaiblie ou presque nulle, les vibrations vocales sont diminuées. Dans les cas d'emphysème extrême, que nous n'avons qu'à signaler ici, la tension intra-alvéolaire est telle que le son peut devenir obscur. Dans certains cas d'emphysème partiel, limité aux bords du poumon et concomitant d'une pneumonie, d'un épanchement, d'une sclérose pulmonaire ou d'une infiltration tuberculeuse, on observe également une sonorité anormale, souvent tympanique. Dans ces cas cependant les vibrations thoraciques restent normales.

Quand la cavité pleurale renferme de l'air, comme dans le pneumo-thorax, la percussion fait entrer cet air en vibration et elle engendre également un son tympanique ou hydro-aérique.

Ce phénomène ne persiste que tant que la plèvre renferme exclusivement de l'air et tant que la tension de cet air n'est pas devenue trop grande.

Dans le cas de pyopneumothorax provoqué par le contact irritant de l'air avec la plèvre, il se produit un épanchement au niveau duquel le son est mat ; au-dessus de l'exsudat le son est tympanique. Le siège de la matité et du tympanisme se modifiera évidemment suivant chaque position du malade.

Enfin le son augmente encore dans le cas de cavernes pulmonaires ; quand une caverne est en communication avec une bronche et qu'elle renferme de l'air, la caverne représente une véritable cavité résonnante. Il faut, en outre, que ces cavernes soient superficielles, que leurs parois soient minces. Si la caverne est petite, située profondément, la percussion ne provoquera jamais de son tympanique. Le son est également plus élevé quand la bouche est ouverte que lorsqu'elle est close.

La sonorité est également augmentée chaque fois qu'il existe une respiration supplémentaire (Grancher). Ainsi, dans le cas d'une pneumonie ou d'un épanchement étendu, le côté resté sain sonne mieux que le côté malade. Il en est de même de la pleurésie, où l'on peut observer de la sonorité sous-claviculaire (skodisme ou tympanisme) du côté malade ; dans ces cas le tympanisme de suppléance indique que la portion de poumon restée saine respire plus fortement et fonctionne plus activement.

Dans certains cas cependant, où le poumon se trouve refoulé, comprimé par un épanchement considérable, comme dans la pleurésie, il peut se produire du tympanisme dû au refoulement du poumon contre la paroi thoracique. Le son tympanique augmente ou diminue d'énergie suivant le degré d'amoindrissement du volume des portions du poumon refoulées. C'est ainsi que le tympanisme disparaît souvent quand l'épanchement est très abondant pour reparaître au début de la résorption.

Le son tympanique est tantôt profond, tantôt aigu. Quand l'épanchement laisse, au-dessus de lui, du parenchyme pulmonaire rétracté et contenant un volume suffisant d'air, le son est tympanique profond. Quand l'épanchement augmente, de manière à comprimer cette portion de poumon relâchée et à diminuer son volume d'air, le son tympanique devient moins ample et plus élevé. Il peut se produire ainsi une matité tympanique aiguë. Enfin, si le poumon est comprimé au point de se vider d'air et de constituer une masse atélectasique, il existe une matité franche.

On peut également constater le son tympanique dans la pneumonie et surtout dans la pneumonie du sommet. Dans ce cas, le son tympanique est dû à la perte de tension du parenchyme pulmonaire qui se rétracte au voisinage des parties hépatisées, dont le volume est augmenté. Le son tympanique peut s'observer au premier et au dernier stade de la pneumonie ; dans le premier cas il est remplacé rapidement par la matité et, dans le second cas, par la sonorité normale. Dans l'œdème pulmonaire les alvéoles renferment également moins d'air ; le parenchyme pulmonaire perd sa force de tension et l'on observe du son tympanique.

Dans la tuberculose, avec infiltration des sommets, on constate parfois du son tympanique dans la région sous-claviculaire et même au niveau des premiers espaces intercostaux. Pour que ce son se produise, il faut que le poumon ne soit pas complètement vide d'air ou qu'il y ait encore de petits îlots de poumon sain. Comme dans les cas précédents, la diminution de la quantité d'air et la perte de tension sont la cause du son tympanique, qu'il ne faudra évidemment pas confondre avec le son tympanique caverneux.

Nous empruntons à la clinique de **M.** le professeur Bernheim l'interprétation du son tympanique, qui est en général assez mal appréciée dans les traités de pathologie générale.

« Quand on percute un thorax sain, on obtient un son clair mais non tympanique ; si on extrait le poumon de la cage thoracique et qu'on le percute sur la table de l'amphithéâtre, on obtient au contraire un son tympanique. Ce fait tient à ce que dans le thorax le poumon est obligé d'occuper un volume plus grand que celui que lui concéderait sa rétractilité naturelle ; il est poussé vers la paroi thoracique par la pression atmosphérique intra-pulmonaire ; il est forcé dans son élasticité en raison du vide virtuel de la cavité pleurale ; il est *tendu*. La plèvre ouverte, le poumon obéit à sa rétractilité, il reprend son volume plus petit, *il se relâche* ; en un mot, *le poumon tendu a un son non*

tympanique, le poumon relâché a un son tympanique.
Si l'on prend une vessie qu'on insuffle peu à peu,
elle donne, à un certain degré de tension, un son
tympanique; si on continue à l'insuffler et à la tendre, le son tympanique devient aigu, puis il arrive
un moment où le son cesse d'être tympanique.
Mais le poumon ne représente pas une vessie pleine
d'air où les vibrations sont égales et régulières.
C'est un tissu spongieux où il y a des colonnes
d'air multiples dont les vibrations sont troublées
et interceptées par le réseau alvéolaire. On conçoit
que lorsque les mailles de ce réseau sont tendues,
non seulement les vibrations subissent des inter-
férences qui les rendent inégales, mais encore les
cloisons alvéolaires vibrent elles-mêmes de concert
et ajoutent leur son concomitant au son aérien.
De cet ensemble de vibrations irrégulières et d'espèces différentes, résulte un son non tympanique.
Mais lorsqu'au contraire le réseau alvéolaire est
relâché, on conçoit qu'il ne puisse plus vibrer, à la
façon des cordes trop peu tendues, et l'air du poumon représente alors, *dans une certaine mesure*, une
colonne qui vibre tout d'une pièce comme si ces
cloisons n'existaient pas. Il en résulte un son plus
net et qui, sans être un ton musical d'une pureté
absolue, est cependant, *jusqu'à un certain point*,
tympanique. Voilà pourquoi le poumon relâché
offre une résonnance un peu tympanique. On comprend de la sorte que si le lobe inférieur d'un poumon vient à s'hépatiser, il augmente de volume,
occupe dans le thorax une capacité plus grande et

22.

permet ainsi au lobe supérieur non malade d'obéir à sa rétractilité, de revenir sur lui-même. Celui-ci alors étant relâché reprend sa sonorité tympanique. »

Ce phénomène se comprend encore bien mieux dans la pleurésie où le poumon est refoulé, quand l'épanchement est considérable, vers la partie supérieure du thorax, et se trouve dans des conditions de relâchement qui n'existent pas toujours dans les cas de pneumonie.

Bruit de pot fêlé. — Nous dirons un mot ici du *bruit de pot fêlé*, qui se rattache également aux hypersonorités. C'est un bruit de cliquetis qui est dû à la compression et à la sortie brusque de l'air contenu dans une excavation et qui se produit quand on percute fortement la face antérieure du thorax, le malade gardant la bouche ouverte. Le bruit de pot fêlé disparaît souvent brusquement quand la bronche qui communique avec la caverne vient à se boucher. Une inspiration profonde fait souvent reparaître le phénomène.

Cependant une cavité à parois lisses, suffisamment tendues, adhérente au thorax, contenant un certain volume d'air, est susceptible, par elle-même, de donner lieu à une résonnance métallique, sans qu'il faille invoquer l'échappement de l'air par un orifice. Ainsi un ballon de caoutchouc projeté à terre produit un son qui rappelle celui du pot fêlé.

Le bruit de pot fêlé est généralement caractéristique d'une excavation tuberculeuse ; mais on peut également l'observer dans la pleurésie, au niveau des portions de poumon restées perméables. Les alvéoles pulmonaires, rétractées par suite de la diminution de l'accès de l'air, laissent échapper brusquement l'air qu'elles renferment sous l'influence d'une percussion énergique. Le même phénomène peut se produire dans la pneumonie, au niveau des portions de poumon relâchées qui avoisinent le parenchyme hépatisé. La percussion des parties hépatisées elles-mêmes peut déterminer le bruit de pot fêlé quand l'air sort brusquement d'une bronche de fort calibre aboutissant à la portion malade.

On a également signalé le bruit de pot fêlé dans quelques cas de pneumothorax. Enfin on peut le provoquer sur le thorax normal des enfants qui est très compressible ; l'air s'échappe alors brusquement à travers l'orifice glottique et produit le bruit en question.

Quant au bruit *amphorique* ou *amphoro-métallique* qui se distingue du son tympanique parce que ses vibrations sont de plus longue durée et que le son métallique persiste plus longtemps, on l'observe dans les grandes cavernes à parois bien unies et surtout dans les pneumothorax à large poche. Pour qu'une caverne donne lieu à un son amphorique, il faut qu'elle soit très superficielle, que le sujet soit maigre. Pour que le bruit amphorique se produise dans le pneumothorax, il faut que l'air renfermé dans la plèvre ait un degré de tension assez considérable. La percussion à elle seule ne fournit pas toujours le bruit amphorique ; il faut presque toujours combiner l'auscultation à la percussion et percuter ou faire percuter la partie malade en même temps que l'on ausculte à l'aide de l'oreille ou du stéthoscope. La percussion pourra se faire à l'aide de deux pièces de monnaie dont l'une servira de marteau et l'autre de plessimètre; on obtient ainsi un bruit métallique extrêmement net que Trousseau appelle *bruit d'airain.*

Signalons enfin le *son trachéal de Williams* que l'on obtient en percutant la trachée. Ce son disparaît au niveau de la bifurcation de la trachée ; mais il reparaît quand le tissu pulmonaire est hépatisé au niveau du lobe supérieur. Dans ce cas le bruit de percussion tympanique, dû aux vibrations de l'air contenu dans la bronche gauche, n'est plus masqué par le son pulmonaire. On pourra donc percevoir cette variété de son tympanique en cas d'infiltration pneumonique du lobe supérieur gauche, ou de rétraction de ce lobe par suite d'un exsudat pleurétique résorbé ; dans ces cas, la matité habituelle sera remplacée par une sonorité tympanique due à la bronche qui remplit le rôle d'une excavation. Le son trachéal de Williams s'observe surtout dans la région sous-claviculaire gauche, la bronche de ce côté ayant une longueur plus considérable.

2° *Diminution relative de la quantité d'air contenue dans le poumon.*

La quantité d'air peut être diminuée, comme dans une bronchite, par exemple, sans qu'il existe pour cela une modification sensible du son. En règle générale la bronchite ne donne lieu à des modifications de sonorité que dans les cas où il existe des altérations du parenchyme pulmonaire, telles que la sclérose ou la dilatation bronchique. On peut constater alors de la submatité ou de la matité, ou bien au contraire une sonorité anormale.

Au début d'une pneumonie, notamment d'une pneumonie profonde, le résultat de la percussion est souvent négatif; même la percussion pratiquée avec force, et qui a l'inconvénient de faire vibrer les parties saines, ne fournit aucun renseignement.

Il en est de même des pleurésies, surtout des pleurésies sèches, à développement lent et progressif; la percussion seule ne saurait les faire reconnaître. Quand au contraire la pleurésie a donné lieu à un épanchement abondant, qu'il existe des épaississements considérables de la plèvre avec adhérence et soudure des deux feuillets, la percussion permet de reconnaître de la submatité bien que le son reste toujours clair.

Au début de la phthisie la quantité d'air se trouve diminuée dans les poumons, et malgré cela la sonorité n'est nullement modifiée. Ces faits sont importants à connaître et prouvent que la percussion, quand elle n'appelle pas à son secours le palper et l'auscultation, ne saurait être considérée comme un élément de diagnostic absolu.

3° *Absence d'air dans certains territoires pulmonaires. Diminution du son.*

La diminution de sonorité, c'est-à-dire la submatité et la matité, peuvent être dues à une lésion proprement dite du poumon, comme une infiltration alvéolaire ou une néoplasie, ou bien au contraire à une compression du poumon par l'intermédiaire d'un liquide ou d'une néoformation quelconque située dans la cavité pleurale.

A. Diminution de sonorité par suite d'une lésion du parenchyme pulmonaire.

Quand une pneumonie est arrivée au stade d'hépatisation, c'est-à-dire que les alvéoles se trouvent complètement privées d'air, le son de percussion devient mat, et cette matité est d'autant plus complète que la portion de poumon malade est plus étendue et située plus superficiellement. Quand on percute les portions du poumon qui avoisinent le lobe hépatisé, on peut retrouver du son tympanique ; ce fait tient à ce que dans ces parties il existe un mélange d'air ou de liquide dans les alvéoles. Il en est de même dans les cas où plusieurs lobules pulmonaires se prennent successivement et où, chez le même malade, on peut constater de la matité dans un point donné et du tympanisme dans un autre. Comme la pneumonie franche envahit en général un lobe tout entier et de préférence le lobe inférieur, c'est surtout à ce niveau qu'on trouvera la matité la plus compacte.

Dans toutes les infiltrations pulmonaires, qu'elles soient dues à des granulations tuberculeuses, à des masses caséeuses ou à de la pneumonie chronique, on peut constater de la matité dont l'intensité sera évidemment en rapport avec l'étendue de la lésion. C'est surtout au sommet du poumon, dans

le cas de tuberculose, que ces diminutions de sonorité sont à rechercher, et nous n'avons pas à insister
sur leur importance diagnostique.

Quand du liquide, tel que de la sérosité ou du
sang, se trouve exsudé dans les alvéoles pulmonaires, le son se trouve obscurci. Il l'est peu dans
l'œdème, parce qu'il y a toujours mélange d'air et
de liquide dans ce cas ; il peut l'être beaucoup plus
dans le cas d'épanchement sanguin, et notamment
d'infarctus hémorrhagique, qui occupe parfois une
étendue considérable.

B. Diminution de sonorité due à la compression
du parenchyme pulmonaire.

Cette compression peut être provoquée par la
présence d'un liquide ou d'une tumeur. La com,
pression liquide est à coup sûr la plus fréquente,
C'est dans le cas d'épanchement considérable que
la matité devient le plus compacte ; dans le cas
contraire, et lorsque les portions du poumon sous-
jacentes restent encore perméables à l'air, une percussion énergique permet encore de produire un
son clair. Dans les cas d'épanchements liés à la
pleurésie, la forme même de la matité a son importance. La limite supérieure est en effet plus élevée
en arrière qu'en avant, et la matité n'offre de limites bien arrêtées que dans les cas, du reste assez
rares, de pleurésies enkystées. Quand un épanchement est libre, on peut obtenir des modifications du son de percussion en faisant changer de
position au malade, le liquide tendant toujours à
occuper les positions déclives. Quand un malade est

assis ou debout, le niveau est à peu de chose près le même en avant et en arrière ; mais dès qu'il est couché dans la position horizontale, le son devient plus clair en avant parce que le liquide tend à occuper la partie postérieure du thorax. Ces différences dans la forme et le siège de la matité ont une grande importance dans l'étude de la pleurésie. La matité produite par le liquide, le malade étant couché, forme une courbe à concavité dirigée en avant et en haut vers le sternum, de telle façon que si, sur le bord du sternum, le niveau supérieur de la matité atteint le troisième cartilage costal, sur la ligne mamillaire il atteint la deuxième côte, et sur la clavicule il atteint la ligne axillaire antérieure, à condition toutefois que le liquide soit fluide et que le parenchyme pulmonaire ne soit pas couvert de fausses membranes épaisses.

Quand, à la suite d'une pleurésie avec épanchement considérable ou d'une pleurésie purulente qui a nécessité des ponctions multiples ou la pleurotomie, le poumon se trouve refoulé et atélectasié, une matité compacte persiste, même après la guérison.

Il peut se produire également un épanchement liquide dans les plèvres dans le cours d'une gêne circulatoire (hydrothorax). Dans ce cas l'épanchement sera bilatéral.

Mais on peut également observer une matité, même compacte, dans le cas où une tumeur vient à se développer dans la plèvre. Le carcinome, le sarcome peuvent donner lieu à un phénomène de ce genre. Des organes hypertrophiés ou déplacés peuvent également s'interposer entre le poumon et la cage thoracique et entraîner de la matité : telles sont les hypertrophies considérables avec dilatation du cœur, les tumeurs formées par des ganglions bronchiques hypertrophiés, les tumeurs du médiastin, les anévrysmes de l'aorte, les tumeurs du foie ou de la rate accompagnées de refoulement du diaphragme. La forme même de la matité, son étendue, ses limites, pourront aider puissamment au diagnostic.

V. Auscultation pulmonaire.

L'auscultation pulmonaire a pour but de déterminer et de classer les différents phénomènes sonores qui se passent dans la poitrine.

Respiration à l'état normal. — Quand on ausculte un individu sain, on perçoit un murmure particulier qui est désigné sous le nom de murmure vésiculaire normal. Il est analogue à celui que produit une personne dormant d'un sommeil paisible, et composé de deux bruits secondaires bien distincts ; le premier (bruit de l'inspiration) est doux, moelleux, aspiratif, trois fois plus long et plus fort ; le second (bruit de l'expiration) est, au contraire, très faible, très court, à peine perceptible.

Ce bruit, qui prend naissance au moment où l'air pénètre dans les alvéoles, se produit généralement au début de l'inspiration. Son intensité dépend évidemment de l'énergie de la respiration. On perçoit, à l'état normal, le murmure vésiculaire dans toute l'étendue du thorax. Cependant on le perçoit mieux quand l'inspiration est profonde et, surtout, au niveau de la face antérieure et des parties latérales, où les couches interposées sont moins épaisses. En arrière, et au niveau des bords du poumon, le murmure est moins net.

Respiration à l'état pathologique. — La respiration vésiculaire peut être douce ou au contraire rude. Elle est plus forte chez la femme que chez l'homme ; chez l'enfant, le murmure respiratoire est plus fort et on lui donne le nom de *respiration puérile* ou complémentaire. Quand ce phénomène respiratoire se présente chez l'adulte, on le désigne également sous le nom de respiration puérile ou supplémentaire. A l'état pathologique, la rudesse s'observe chaque fois que la muqueuse des bronches se trouve altérée et qu'il se produit un frottement de la colonne aérienne ; ce phénomène est surtout important dans les bronchites du sommet.

La respiration vésiculaire peut subir, pendant l'inspiration, des interruptions qui se reproduisent à courts intervalles. On a donné à cette respiration le nom de *respiration saccadée*. On peut la provoquer artificiellement en respirant lentement et inégalement. A l'état pathologique, elle s'observe au niveau du sommet et elle est due à l'infiltration des alvéoles et à de la bronchite, d'où accès plus difficile et irrégulier de l'air dans le parenchyme pulmonaire. Elle disparaît généralement au bout de quelques inspirations forcées.

Nous ne ferons que signaler la modification du murmure *respiratoire* dite *systolique*, que l'on observe au voisinage du cœur. Quand, sous l'influence de la systole, le cœur diminue de volume, le poumon prend sa place et se dilate par l'arrivée de l'air, d'où production d'une inspiration rude qui pourrait être confondue avec un bruit anormal ou un souffle cardiaque.

Enfin, lorsque le poumon devient imperméable, le murmure respiratoire peut disparaître; c'est ce que l'on a désigné sous le nom de *respiration muette* ou silencieuse. Quand un poumon est comprimé par un épanchement pleurétique considérable ou par un pneumo-thorax, quand il est comprimé par une tumeur quelconque, quand l'emphysème pulmonaire atteint un degré intense, le murmure vésiculaire peut disparaître presque complètement. Les lésions du larynx et de la trachée, celles des grosses bronches, en somme, toutes les causes qui empêchent le libre accès de l'air dans les poumons, peuvent, de même, occasionner un affaiblissement notable du murmure respiratoire.

Le second temps de la respiration est occupé par l'expiration. Normalement elle est bien plus courte et moins sonore que l'inspiration ; elle est caractérisée par un murmure très doux, qui peut devenir prolongé ou rude sous une influence pathologique. L'*expiration prolongée* est liée à un obstacle à la sortie de l'air, et on l'observe dans les bronchites, notamment dans les bronchites circonscrites du sommet, où elle acquiert une valeur diagnostique importante, et dans certaines bronchites généralisées, accompagnées d'une tuméfaction de la muqueuse. L'expiration prolongée est presque toujours rude ; ce caractère est dû aux frottements de la colonne aérienne contre la muqueuse malade. N'oublions pas cependant que dans toute respiration accélérée la respiration est par cela même prolongée. C'est ce qui se produit notamment dans la fièvre.

Respiration soufflante ou bronchique. — Le bruit vésiculaire peut être remplacé, à l'inspiration et à l'expiration, par un souffle analogue à celui que l'on produit en soufflant à travers un tube. On peut également l'imiter en formant avec les deux mains une cavité dans laquelle on souffle avec plus ou moins de force. C'est ce qu'on appelle le *souffle bronchique.* Ce souffle peut être plus ou moins profond, métallique, simulant la lettre O, constituant alors ce qu'on appelle le *souffle tubaire.* Ou bien il peut être plus aigu, moins éclatant, correspondant aux lettres A, E, et se rapprochant plus d'une respiration vésiculaire rude, constituant alors une respiration soufflée. Ainsi la pneumonie donne le type des souffles en O et en OU. Le timbre peut être en même temps nasonné, correspondant à la lettre I : c'est le souffle pleurétique.

Le souffle peut n'exister qu'à l'expiration : c'est ce qu'on appelle l'expiration soufflée. Il n'existe jamais à l'inspiration seule.

En auscultant le larynx ou la trachée, on perçoit,

même chez un individu sain, la respiration soufflée. A l'état pathologique, le souffle bronchique peut s'entendre dans toutes les parties du thorax à l'inspiration comme à l'expiration ; mais, en général, il est plus intense pendant l'expiration. Les commençants doivent bien se garder de confondre le souffle bronchique avec l'inspiration rude et surtout avec l'expiration rude et prolongée. On l'observe surtout dans les cas de condensation du tissu pulmonaire quand il y a congestion, infiltration tuberculeuse et surtout hépatisation. Comme la pneumonie atteint surtout le lobe inférieur du poumon, le souffle se perçoit surtout en arrière et en bas ; quand la pneumonie se résout, que l'accès de l'air devient de nouveau libre, et le souffle disparaît. Du reste le souffle peut être plus ou moins intense dans les différentes parties du poumon affecté, suivant que telle partie est plus ou moins perméable à l'air.

Dans les cas d'infiltration tuberculeuse, de pneumonie chronique interstitielle, le souffle peut être très intense quand il existe des îlots aérés dans l'épaisseur du parenchyme pulmonaire.

La perméabilité du poumon peut être détruite par un épanchement, par un pneumo-thorax, des tumeurs et des affections cardiaques. S'il y a épanchement pleurétique, le souffle ne se produit qu'en cas d'épanchement léger ; en effet les épanchements volumineux compriment les grosses bronches et empêchent la transmission des bruits du larynx.

Les affections abdominales qui refoulent le diaphragme et produisent une imperméabilité plus ou moins complète de la base du poumon, telles que l'ascite, la péritonite, les tumeurs, etc., peuvent également provoquer du souffle.

Dans les cas de cavernes pulmonaires, c'est-à-dire quand il existe des cavités accidentelles du poumon, le souffle bronchique prend un caractère tout autre, plus éclatant, qui l'a fait appeler *souffle caverneux*, *souffle amphorique*. On distingue le souffle caverneux du souffle bronchique, en ce qu'il semble se produire dans une cavité plus vaste que les souffles intrabronchiques. Le souffle caverneux n'est pas généralisé comme le souffle bronchique ; il est limité généralement à une partie de l'organe et s'observe surtout aux sommets, dans le cas de cavernes superficielles assez volumineuses, à parois rigides, et communiquant avec une bronche d'assez fort calibre. Quand l'excavation est située profondément, qu'elle est recouverte par le tissu normal, le souffle est voilé par le murmure vésiculaire. Quand la caverne est entourée de tissus accessibles à l'air, le bruit de souffle disparaît souvent parce qu'il est dispersé par le parenchyme aéré, mauvais conducteur du son. De même si la bronche qui communique avec la caverne est de trop petit calibre, ou bien si elle est obstruée par un caillot, le souffle sera trop faible et ne sera pas transmis.

Le souffle caverneux s'observe dans tous les cas où des cavités accidentelles se sont produites dans les poumons (fonte des tubercules, abcès du pou-

mon, gangrène pulmonaire, dilatation des bronches, foyer circonscrit de pleurésie ouvert dans les
bronches). Cependant le souffle caverneux peut
exister, même quand il n'y a pas de cavité, au niveau d'un poumon refoulé par un vaste épanchement et appliqué contre une grosse bronche ou au
niveau d'une tumeur pulsatile (souffle pseudo-ca-
verneux).

Quant au *souffle amphorique*, à *timbre métallique*, il est constitué par un souffle qui se produit
dans une vaste cavité, avec sonorité métallique
semblable à celle que l'on obtient en soufflant
doucement dans le goulot d'une bouteille. Le souffle
amphorique se perçoit surtout pendant l'inspiration : son intensité est variable : quant à sa tonalité,
elle serait plus grave dans l'inspiration que dans
l'expiration (Barety). Ce souffle se distingue du
précédent parce qu'il est sensible à l'oreille dans
un plus grand espace et parce qu'il est accompagné
d'un timbre métallique. Le timbre métallique qui
accompagne la respiration amphorique est facilement reconnaissable ; on peut le provoquer en
auscultant au moment de la déglutition d'un liquide
ou bien en percutant le point opposé du thorax avec
une pièce de monnaie (bruit d'airain de Trousseau).
Les *bruits amphoro-métalliques* s'observent dans
les grandes cavernes pulmonaires, superficielles,
à parois solides, et communiquant librement avec
une grosse bronche. Il est de toute nécessité que
la caverne soit volumineuse ; les ondes sonores ne
peuvent se réfléchir que dans ces conditions. Il est

cependant des cas où l'on n'entend que le souffle bronchique, et il faut alors, pour expliquer l'écho amphorique, invoquer la consonnance ; la caverne remplie d'air constitue en effet une caisse de résonnance qui renforce le bruit respiratoire ; le tintement métallique n'est alors que le retentissement métallique d'un râle. Il est évident que la caverne doit communiquer avec l'air par l'intermédiaire d'une bronche ; ce qui le prouve, c'est que les bruits amphoro-métalliques disparaissent quand la bronche est obstruée, et qu'ils reparaissent après un accès de toux.

Le *tintement métallique* est, en somme, un râle qui consonne dans une cavité spacieuse contenant une certaine quantité d'air ; point n'est besoin pour cela que le râle se produise dans la cavité résonnante elle-même ; il peut avoir lieu dans une bronche, souvent dans cette cavité ; bien plus, cette communication n'est pas absolument nécessaire, car la cavité peut donner un timbre musical au bruit qui se passe dans son voisinage. Une expérience de Béhier démontre très bien ce fait. « Prenez un de ces ballons en caoutchouc vulcanisé qui servent aux enfants ; placez-le dans une cuvette d'eau de savon un peu épaisse, en le maintenant un peu submergé dans le liquide à l'aide de votre oreille fortement appuyée. Si, pendant que vous êtes ainsi placé, on prend un chalumeau et que l'on fasse crever des bulles d'air traversant l'eau de savon le long du ballon et de façon qu'elles frappent sa surface, le bruit que produisent ces bulles arrive à votre oreille avec un éclat tout à fait semblable au tintement métallique. »

Tous les râles qui éclatent dans une cavité susceptible de consonnance ne sont pas musicaux. Cela tient sans doute à ce que ceux-là seuls des bruits consonnent dans la cavité dont le ton répond au son propre de la cavité, car l'air de celle-ci ne consonne qu'avec des sons présentant la même longueur d'onde et par suite la même hauteur, donc en général avec un seul son, le son fondamental, et avec les sons harmoniques supérieurs.

Les cavernes siégeant de préférence dans le lobe supérieur du poumon, c'est surtout en avant que l'on perçoit les bruits dont nous venons de parler.

On peut également observer les bruits amphoro-métalliques dans le pneumo-thorax, à la condition toutefois que le poumon ne soit pas absolument privé d'air. Le tintement métallique peut se percevoir dans tout le côté malade, mais surtout au niveau du siège de la perforation. Enfin, on peut percevoir le tintement métallique à la base antérieure gauche de la poitrine, dans le cas de distension de l'estomac par de l'air et du liquide ; il faut toujours, dans ce cas, rechercher si le bruit métallique existe simultanément au niveau de l'épigastre et de l'hypochondre gauche ; c'est le seul moyen de distinguer un pneumo-thorax peu abondant, avec adhérence supérieure de la plèvre, d'une tympanite stomacale.

Râles.

L'étude des râles est une de celles qui préoccupent le plus les débutants. Les râles se divisent classiquement en *râles secs* et en *râles humides*. En effet l'oreille discerne, à l'auscultation, des bruits dus à la vibration de corps solides, ou gazeux, de ceux produits par des liquides ou par un mélange de gaz et de liquides. Quand l'air pénètre dans les ramifications bronchiques normales, il se produit un murmure doux que nous avons déjà étudié ; si la muqueuse bronchique s'enflamme, si elle se tapisse de mucosités, si le calibre des bronches se modifie, la colonne aérienne subira dans son passage des frottements ou des arrêts qui donneront lieu à des phénomènes sonores de timbre et d'intensité variables. Dans une bronchite, par exemple, la respiration devient tout d'abord rugueuse ; puis, quand la muqueuse bronchique commence à sécréter un liquide visqueux, il se produit des râles secs particuliers ; s'ils prennent naissance dans les bronches de petit calibre, ce sont des râles sibilants, et s'ils se développent dans de grosses bronches, ce sont des râles soufflants et sibilants. Les mucosités produites dans l'arbre aérien peuvent elles-mêmes former, de distance en distance, de véritables soupapes ou des voiles membraneux qui vibreront à leur tour et donneront lieu à des bruits divers. Enfin, quand la bronchite passe à sa troisième période (période de maturité), la sécrétion devient plus liquide, plus abondante, et aux râles secs succèdent des râles humides dus au passage de l'air à travers un liquide dans lequel il fait éclater des bulles de dimensions va-

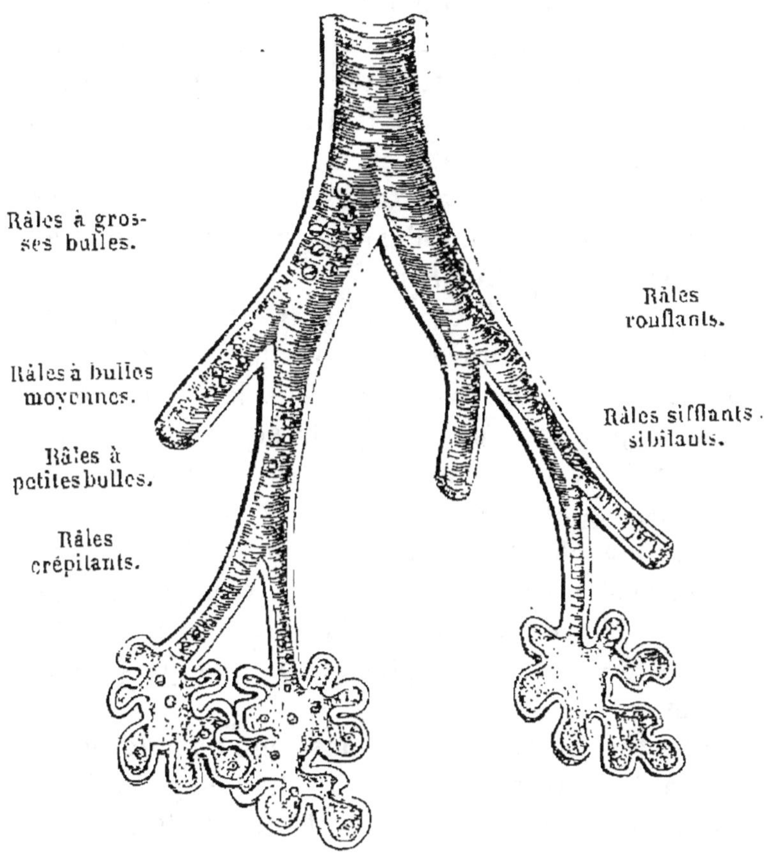

Fig. 76. — Développement des râles secs et des râles humides.

riables. Il est évident qu'il existe entre ces diffé- rentes variétés de râles des transitions, c'est-à- dire qu'il est certains de ces bruits qui ne sont ni absolument secs ni absolument humides (fig. 76).

Du caractère des râles en général. — Pour bien connaître la valeur diagnostique des râles, il faut étudier leur disposition topographique, leur moment d'apparition, leur intensité et leur rhythme.

Les râles peuvent être étendus à la totalité de la poitrine ou bien au contraire être limités à un point donné du thorax. Ils peuvent être, de plus, bien que se concentrant dans des foyers, extrêmement mobiles, c'est-à-dire se porter rapidement d'un point dans un autre.

La plupart des râles se perçoivent pendant l'inspiration et plus rarement pendant l'expiration. Quand ils se perçoivent pendant les deux temps de la respiration, on dit qu'ils sont continus ; ce dernier fait est momentané et se produit pendant une respiration énergique.

Les râles peuvent être également abondants ou rares, c'est-à-dire qu'ils peuvent être provoqués par une grande abondance de liquides ou ne résulter au contraire que de l'explosion de quelques bulles isolées.

Quant à l'intensité des râles, elle dépend de l'énergie de la respiration et du diamètre des bronches ; ils se perçoivent d'autant plus nettement que leur foyer d'origine est plus superficiel.

Râles humides. — On désigne généralement les râles humides sous le nom de *râles muqueux*. On peut s'en faire une idée par le bruit que l'on obtient en faisant éclater successivement des bulles produites par l'insufflation d'eau de savon.

Le *râle sous-crépitant,* ou muqueux sonore, est caractérisé par la succession de bruits bulleux d'intensité variable. Ces râles sont provoqués par la rupture de bulles de dimensions variables, et présentent deux types extrêmes, connus sous le nom de râles sous-crépitants fins et de gargouillements. De même les bulles peuvent être plus ou moins grosses, et l'on peut distinguer sous ce rapport le râle à bulles fines, le râle à bulles moyennes et celui à grosses bulles. Enfin ces différents râles peuvent se mélanger, de sorte que l'on perçoit simultanément des râles à grosses bulles et des râles à petites bulles. Quand les alvéoles pulmonaires renferment de l'air, le râle muqueux est obligé, pour arriver à l'oreille, de traverser un milieu liquide et gazeux, mauvais conducteur du son ; quand au contraire les alvéoles sont privés d'air, infiltrés ou aplatis par compression, les râles arrivent à l'oreille avec un timbre plus éclatant (râles sous-crépitants, ou râles muqueux sonores). Ce fait est facile à constater dans la pneumonie, où l'on peut percevoir des râles muqueux fins dans les portions non hépatisées, tandis qu'au niveau de la partie malade le son est plus éclatant et plus sonore.

Le râle sous-crépitant se produit également chaque fois que des râles bullaires humides arrivent à l'oreille, alors que le parenchyme du poumon est condensé ou induré ; tel est le cas dans la congestion pulmonaire, dans l'œdème du poumon, dans l'hémoptysie, dans l'apoplexie pulmonaire.

Mais là où il acquiert un degré d'importance considérable, c'est dans la granulose des sommets. Les tubercules, en se développant dans les parois des bronches ou des alvéoles, produisent une induration pulmonaire, mais provoquent également une sécrétion bronchique par irritation de voisinage et engendrent par conséquent des râles muqueux sonores. C'est généralement dans les régions sus et sous-claviculaires, et dans la fosse sus-épineuse, qu'on perçoit d'abord ces râles connus également, en clinique, sous le nom de *craquements humides*. Il ne faudrait pas croire cependant que la présence de ces craquements indique un ramollissement tuberculeux au début, car on peut les percevoir dans des conditions où la fonte tuberculeuse ne saurait certainement être invoquée. Les râles humides peuvent également se passer dans des cavités pathologiques communiquant avec le poumon. Quand les excavations pulmonaires sont petites et qu'il se trouve, entre elles et la paroi, du tissu pulmonaire perméable à l'air, les râles arrivent à l'oreille très affaiblis ; mais quand la caverne est volumineuse, superficielle, les râles arrivent à l'oreille sous une forme sonore ; ils semblent dus à la rupture de bulles énormes, et ils prennent alors le caractère du râle cavernuleux, du râle caverneux ou gargouillement. Ces râles sonores et même le *gargouillement*, peuvent se percevoir dans un poumon qui ne renferme aucune cavité ; on l'a signalé dans la pleurésie, dans la pneumonie, au niveau de la région interscapulaire.

C'est en règle générale une grosse bronche qui joue, dans ce cas, le rôle de caverne, ou c'est la trachée elle-même dont les râles sont conduits à l'oreille par un tissu condensé, ou comprimé, ou bien hépatisé.

Le gargouillement peut s'observer dans les dilatations des bronches, dans le pneumo-thorax, enfin dans le cas de corps étrangers des bronches. Quand il est trachéal, et se perçoit à distance, il porte le nom de râle de l'agonie.

Râle crépitant. — Il existe entre les râles humides et les râles secs des râles qu'on pourrait appeler de transition, attendu qu'on ne peut dire exactement s'ils sont secs ou humides. Parmi ces râles il en est un qui mérite une description spéciale, c'est le râle crépitant. On l'a comparé au bruit que produit du sel que l'on fait décrépiter à une chaleur douce dans une bassine, à celui de cheveux froissés entre les doigts. En tout cas, le meilleur moyen pour reproduire ce râle artificiellement est de prendre une éponge mouillée que l'on comprime et que l'on relâche alternativement en l'appliquant sur l'oreille.

Le râle crépitant présente trois variétés bien distinctes par leur caractère : 1° Dans l'une, les bulles sont extrêmement fines et régulières, elles se succèdent en abondance, comme par fusées, au moment de l'inspiration qui doit quelquefois être pratiquée avec ampleur pour rendre ce râle manifeste ; 2° la seconde variété se compose de petits craquements plus ou moins secs, irréguliers, qui semblent résulter du déplacement subit et répété d'un liquide gluant et visqueux par la pénétration ou la sortie _de l'air dans la partie du poumon qui en est le siège : le râle se perçoit alors à la fin de l'inspiration ; 3° le râle crépitant est caractérisé parfois par des bulles plus volumineuses, plus humides, mais conservant une dureté manifeste (Woillez).

Le râle crépitant n'est pas influencé par la toux ni par l'expectoration. Son intensité est variable. Il est généralement limité à un côté du thorax, ordinairement à la base, et il coïncide presque toujours avec du souffle bronchique. Il peut être confondu avec le râle sous-crépitant fin, mais ce dernier occupe généralement les deux côtés de la poitrine.

On a expliqué la production du râle crépitant par le décollement des alvéoles pulmonaires et peut-être aussi des bronchioles terminales dont les parois seraient agglutinées par un exsudat visqueux. On l'a également attribué à l'œdème pulmonaire.

On avait voulu faire du râle crépitant le râle caractéristique de la pneumonie ; mais on sait qu'il peut faire défaut dans cette maladie. Il se produit généralement par fusées quand le poumon est encore perméable ; mais dès que l'hépatisation est complète, il disparaît. On peut le rencontrer dans une série d'autres affections pulmonaires qui réalisent les conditions physiques de sa production dans la pneumonie. Dans la congestion pulmonaire, dans l'œdème pulmonaire, il existe également, dans les cavités alvéolaires, une exsudation liquide qui permet au râle crépitant de se produire. On peut aussi percevoir le râle crépitant dans les poumons atélectasiés et comprimés depuis longtemps par un épanchement pleurétique ; il s'observe enfin dans les portions de poumon situées au-dessus de l'exsudat.

Râles secs. — Ces râles sont plutôt dus à une modification du bruit respiratoire qu'à un bruit surajouté. Ils ne font pas sur l'oreille l'impression de bulles qui éclatent ou d'un liquide déplacé. Ces râles doivent leur caractère surtout à leur nombre et à leur tonalité. On a cherché à les comparer, mais sans grand avantage, à certains bruits artificiels. Le mieux est, comme ils sont essentiellement mobiles, que l'oreille en saisisse, par habitude, les principaux caractères.

Il y a d'abord les *râles ronflants*, les râles *sibilants, sifflants*, qui prennent évidemment naissance par le frottement de la colonne aérienne contre une muqueuse altérée. Ces variétés de râles se trouvent liées également au calibre des bronches où ils prennent naissance. C'est ainsi que les râles ronflants se produiront dans les grosses bronches, les râles sibilants dont les petites (fig. 76). Ces râles se produisent surtout dans la bronchite aiguë ou chronique ; ils peuvent être localisés ou s'étendre aux deux poumons. Enfin ils peuvent être, dans certains cas, assez intenses pour être perçus à distance. Ils sont presque toujours, surtout les râles ronflants, perceptibles à la palpation sous forme d'un frémissement particulier.

Les râles sibilants, plus ou moins généralisés, s'observent dans les congestions pulmonaires, dans les fièvres éruptives, dans la fièvre typhoïde, dans l'emphysème, dans l'asthme. Il est toujours important d'étudier leur localisation au sommet ou à la base, leur fixité ou leur mobilité, caractères d'une importance incontestable.

Il y a un point sur lequel on ne saurait trop insister, surtout pour les débutants, c'est la nécessité de discerner, au milieu des râles secs, l'état de la respiration sous-jacente. La respiration peut en effet diminuer d'intensité, ou bien au contraire rester rude malgré les râles; presque toujours les sibilances indiquent une gêne du mouvement de l'air dans les bronches et non pas une suractivité respiratoire, comme on pourrait le croire au premier abord. Des fausses membranes diphthéritiques, développées dans le larynx ou dans les bronches, surtout quand elles sont libres ou flottantes, peuvent donner lieu, au moment du passage de l'air, à un bruit particulier de claquement ou de soupape. De même dans le cas de corps étranger siégeant dans les bronches, on peut percevoir un bruit analogue, une sorte de tremblement ou de cliquetis.

A côté des râles, certains auteurs classent, comme bruits anormaux, le froissement pulmonaire, les craquements pulmonaires qui, d'abord secs, plus tard humides, seraient un des signes les plus caractéristiques des tubercules en voie de ramollissement.

En s'échappant par un orifice rétréci, l'air d'une caverne peut produire des ondulations sonores rappelant des cris plaintifs ou des gémissements ou même un bruit de soupape.

« *Les cris, les gémissements* paraissent dus, suivant Barth et Roger, à l'expansion et au retrait des cavités à parois élastiques où l'air pénètre et d'où il s'échappe avec bruit par un orifice ; ils se rencontrent d'ordinaire concurremment avec d'autres signes évidents de cavernes tuberculeuses (râle et souffle caverneux, pectoriloquie). Enfin le *bruit de soupape*, qui se produit avec un peu plus de constance que les cris, semble avoir pour cause la soudaine éruption d'une colonne d'air dans une excavation du poumon avec brusque déplacement d'un obstacle qui bouchait l'orifice de la cavité pulmonaire, comme ferait un fragment de tissu pulmonaire en grande partie détaché par un travail ulcératif et tenant encore aux parois de l'excavation par un mince pédicule. »

Paul Niemeyer, et après lui Guttmann, rapprochent ce bruit de soupape, de Barth et Roger, du souffle voilé de Laennec et du bruit respiratoire à métamorphose de Seitz. Ce dernier offre les caractères suivants : il ne se présente qu'à l'inspiration ; il débute par un bruit rude, d'ordinaire bien distinct du murmure vésiculaire rude, et que l'on peut imiter en rapprochant la langue du palais comme pour prononcer la consonne allemande *g* et aspirant ensuite avec force. La respiration offre souvent ce caractère dans les sténoses des bronches, par exem-

ple dans le catarrhe bronchique diffus qui survient
chez les personnes emphysémateuses âgées. Ce
bruit respiratoire rude ne persiste que pendant environ le tiers de la durée de l'inspiration, puis disparaît subitement pour être remplacé, pendant le
reste de l'inspiration, soit par une respiration bronchique accompagnée quelquefois d'un écho métallique, soit par des râles simples. Il s'agit, par suite,
d'un phénomène cavitaire. Le bruit d'inspiration
rude, qui marque le début de ce bruit respiratoire
particulier, est dû probablement au passage du courant d'air d'une bronche dans la caverne par un
orifice étroit relativement aux dimensions de cette
dernière et souvent encore rétréci davantage par du
mucus. Cette rudesse exagérée disparaît au moment
où l'orifice de communication de la bronche avec la
caverne se dilate par un effort d'aspiration énergique et, à sa place, on observe la respiration bronchique ou les râles caverneux. Il s'agit donc en
réalité d'une modification du bruit vésiculaire
associé à des râles, mais non d'un râle spécial
(Bernheim).

On multiplierait indéfiniment le nombre des râles
si l'on voulait classer toutes ces variétés de bruits
complexes qui se réduisent, en somme, à des râles
secs, humides ou mal déterminés, associés à des
modifications du bruit vésiculaire.

Les phénomènes, du reste assez rares, que nous
venons d'indiquer, n'ont pas de signification propre
par eux seuls; leur valeur diagnostique n'est importante qu'au point de vue de la tuberculisation

pulmonaire, parce qu'ils sont localisés aux sommets des poumons.

Classification des râles. — Beaucoup d'auteurs se servent d'une terminologie identique pour indiquer des phénomènes divers, ce qui prête évidemment à confusion.

Ainsi, Hardy et Béhier admettent, avec Beau, des râles vibrants et secs, qui sont ronflants ou sibilants, et des râles bullaires qui sont : 1° le râle bullaire sec ou crépitant sec; 2° les râles bullaires humides, qui présentent trois variétés, le râle crépitant humide ou râle sous-crépitant, le râle muqueux, bronchique humide, râle sous-crépitant de quelques auteurs, et le râle caverneux ou gargouillement.

Pour Luton, comme pour Hardy et Béhier, le terme de râle sous-crépitant est synonyme de râle muqueux fin; pour Barth et Roger il est synonyme de râle muqueux fin, gros et moyen.

Les auteurs français ne s'inquiètent nullement, dans leur définition, de la sonorité des râles. Skoda a insisté sur cet élément particulier.

D'autres, notamment Paul Niemeyer, ont cherché à diviser les râles d'après leur production topographique.

Nous ne pouvons insister ici sur toutes ces classifications. Nous nous contentons de reproduire celle de M. Bernheim qui nous paraît la plus simple :

1° *Râles secs* { à timbre aigu (sibilances, piaulements, etc.); à timbre grave (ronflement, craquement sec, etc.).

2° *Râles de transition*, dont on ne peut dire exactement s'ils sont secs ou humides. Parmi eux, le suivant :

3° *Râle crépitant.*

4° *Râles humides* (*bullaires* ou *muqueux*).

a) Non sonores :
- fins ou à petites bulles ;
- moyens ou à bulles de grosseur moyenne ;
- gros ou à grosses bulles.

b) Sonores ou sous-crépitants ou craquements humides (ce dernier nom spécialement usité dans la tuberculose) :
- fins ou à petites bulles ;
- moyens ou à bulles de grosseur moyenne (appelés aussi *râles cavernuleux* quand on suppose qu'ils se passent dans des cavernules); gros ou *gargouillement* (appelés aussi *râles caverneux* quand on les suppose produits dans des cavernes).

5° *Râles à timbre métallique, râles amphoriques, tintement métallique.*

Nous venons de passer en revue l'étude des signes fournis par l'auscultation des bruits qui se passent dans les conduits bronchiques; mais il peut également se produire des phénomènes sonores dans les enveloppes du poumon.

Bruits de frottements. — Le bruit de frottement semble dû au mouvement de va-et-vient de la plèvre pulmonaire contre la plèvre costale, toutes deux

étant rugueuses. Cette explication, généralement
reçue, oblige d'admettre comme réalité l'existence
d'une pleurésie sèche primitive sans épanchement,
ou du frottement de fausses membranes les unes
contre les autres. Or la preuve est encore à faire.

Le bruit de frottement est assez doux, sourd :
tantôt c'est un simple frôlement, tantôt il est plus
accusé et ressemble à un râle sous-crépitant
obscur; parfois il est sec, râpeux, saccadé. Enfin,
dans ses variétés extrêmes, il ressemble à un véritable craquement, à une crépitation osseuse;
dans ce cas il est facilement perceptible par le
palper et il gêne les malades eux-mêmes.

Les bruits de frottement sont généralement perceptibles pendant la plus grande partie des deux
temps de la respiration. On peut confondre, dans
bien des cas, le bruit du frottement avec des râles ;
mais ces derniers, ou bien font l'impression de
bulles qui éclatent, ou bien sont caractérisés
par des râles secs ronflants ou sibilants ; enfin la
toux les modifie toujours plus ou moins profondément. Il n'en est pas de même du frottement
pleural qui n'est nullement modifié par la toux. De
plus les parois costales sont presque toujours douloureuses dans la pleurésie, ce qui n'a pas lieu
quand il existe simplement des lésions pulmonaires
accompagnées de râles. La question est plus délicate quand le bruit de frottement est combiné aux
râles ; mais, ici encore, la toux et des mouvements
de respiration, superficiels ou profonds, permettront
de trancher la question.

On ne pourra confondre le frottement pleural avec le frottement péricardique, ce dernier persistant pendant l'arrêt de la respiration.

Le bruit de frottement est à coup sûr un des meilleurs signes de la pleurésie. En règle générale c'est surtout après la résorption de l'épanchement que l'on perçoit le mieux le frottement pleural. Il peut, dans certains cas, révéler la présence de tumeurs; enfin, dans la tuberculose pulmonaire, soit qu'il existe un peu de pleurite sèche, soit que des granulations soient parsemées sur les deux feuillets de la plèvre, on pourra percevoir un bruit de frôlement très doux, dont l'importance diagnostique pourra être considérable.

Il ne faudrait pas cependant attribuer à l'existence du frottement pleural une valeur diagnostique qu'il n'a pas. En effet ce symptôme doit être beaucoup plus souvent soupçonné qu'affirmé, et dans bien des cas le frottement pleural n'est reconnu qu'après coup, lorsque l'étude des autres symptômes a permis déjà de reconnaître la nature de la maladie.

Auscultation de la voix. — L'étude de la respiration doit être complétéepar l'auscultation de la voix et de la toux. Cette exploration est non seulement utile, mais indispensable, car elle complète et elle affirme les résultats fournis par l'auscultation des bruits respiratoires.

A l'état normal on ne perçoit aucune des paroles prononcées par la personne auscultée; il en est tout autrement à l'état pathologique. Quand on veut étudier les modifications de la voix par l'auscultation, il faut faire articuler de préférence des consonnes, car les voyelles ne donnent lieu qu'à un retentissement thoracique restreint. Il importe, en fait de consonnes, de choisir les plus vibrantes ; le chiffre 33, indiqué par M. Lasègue, est à coup sûr le plus favorable qu'on puisse choisir, et il vaut mieux le faire répéter à plusieurs reprises que de faire prononcer aux malades des mots dissemblables qui ne fournissent souvent aucun renseignement précis. On pourra également faire articuler au malade une note haute comme le *la*, en lui recommandant toujours de prononcer très distinctement.

Bronchophonie. — La bronchophonie s'observe à l'état normal an niveau du larynx et à la bifurcation de la trachée, mais seulement à droite. Elle est constituée par un bourdonnement semblable à celui d'un individu sain qui a un timbre de voix grave ; mais elle en diffère par ce fait qu'elle est toujours localisée. On l'observe surtout dans les parties supérieures de la poitrine, soit en avant, soit en arrière, ou bien même à la base. Tantôt la voix bourdonnante semble se produire près de l'oreille de l'explorateur, tantôt elle est comme métallique, et, à chaque note prononcée on perçoit un souffle articulé : ce fait a été signalé dans la pneumonie et dans la pleurésie par M. Woillez. Il faut, pour que la bronchophonie se produise, qu'il y ait imperméabilité du poumon au niveau du point ausculté et que les bronches qui traversent ce tissu soient béantes jusqu'à la trachée. C'est ce qui se produit

dans l'hépatisation pulmonaire, dans la tuberculose, dans les tumeurs solides qui infiltrent le
poumon. Si un poumon se trouve comprimé par
une tumeur intrathoracique ou par un épanchement pleural et qu'il se trouve appliqué contre les
parois thoraciques, on pourra également percevoir
la bronchophonie. Il faut, dans ce dernier cas, que
les grosses bronches ne soient pas comprimées par
le liquide. Dans le cas d'épanchement, il est souvent
difficile de distinguer la bronchophonie de l'ægophonie ; aussi lui a-t-on donné le nom de bronchægophonie. Enfin la bronchophonie peut aussi se
produire dans le cas d'une caverne volumineuse
limitée par des parois indurées.

Il est des cas où la bronchophonie n'est pas assez
marquée pour mériter ce nom et où l'on n'observe
qu'un simple retentissement de la voix.

Voix caverneuse ou pectoriloquie. — Quand on
ausculte à l'aide du stéthoscope au niveau de cavernes volumineuses, superficielles, on observe
parfois un écho métallique qui traverse le stéthoscope avec force au point d'être insupportable à
l'oreille qui ausculte. Pour que ce phénomène se
produise, il faut que l'excavation soit béante et que
les bronches qui y débouchent soient libres. La
pectoriloquie est d'autant plus intense que la voix
est plus grave, parce que cette dernière résonne
mieux dans la caverne transformée en véritable
caisse de résonance. Quand la pectoriloquie existe,
surtout quand elle coïncide avec des gargouillements, elle constitue un des meilleurs signes

d'excavation. On la rencontre non seulement dans les cavernes tuberculeuses, qui sont de beaucoup les plus fréquentes, mais encore dans celles qui résultent de gangrène du poumon, d'infarctus ramollis, ou même dans la dilation des bronches.

Pectoriloquie aphone. — On a étudié depuis quelques années un mode particulier de retentissement de la voix qui se produit quand le malade est aphone ou parle à voix basse, comme s'il voulait ne pas être entendu. En auscultant, la voix est quelquefois entendue sous l'oreille de l'observateur avec son caractère de chuchotement. Ce symptôme s'observe généralement dans les mêmes conditions que la pectoriloquie ordinaire. Baccelli, qui l'a découvert, a voulu en faire un signe distinctif entre les épanchements séreux et les épanchements purulents. Il se produirait dans le premier cas et manquerait dans le second. Rien n'est moins vrai que cette interprétation, et ce signe, tout intéressant qu'il soit, attend encore son interprétation.

Ægophonie. — L'ægophonie constitue à coup sûr une modification plus profonde de la voix que les précédentes. L'ægophonie simple, dit Laennec, consiste dans une résonnance particulière de la voix qui accompagne ou suit l'articulation des mots. Il semble qu'une voix plus aiguë, plus aigre que celle du malade, et en quelque sorte argentine, frémisse à la surface du poumon ; elle paraît être un écho de la voix du malade plutôt que cette voix elle-même. Elle est tremblotante et saccadée comme celle d'une chèvre, et son timbre se rapproche également de celui de la voix de cet animal. L'ægophonie, lorsqu'elle a lieu dans un point voisin d'un gros tronc bronchique et surtout vers la racine du poumon, se joint souvent à une bronchophonie plus ou moins marquée. La réunion des deux phénomènes présente des variétés nombreuses dont on peut se faire une idée exacte en se rappelant les effets que produisent 1° la transmission de la voix grave à travers un porte-voix métallique ou un roseau fêlé; 2° l'effet d'un jeton placé entre les dents et les lèvres d'un homme qui parle; 3° le bredouillement nasal des bateleurs qui font parler le personnage de tréteaux connu sous le nom de Polichinelle.

Le timbre chevrotant de la voix, si bien décrit par Laënnec, a donné lieu a plus d'une discussion. Il se développe très probablement dans les tuyaux bronchiques aplatis, mais non complètement comprimés, dont les parois acquièrent un mouvement tremblotant sous l'influence des ondes sonores et transmettent leur ébranlement à la couche de liquide de la plèvre.

On observe généralement l'ægophonie dans les épanchements pleurétiques moyens, surtout au début de la pleurésie, et de préférence vers la limite supérieure de l'exsudat liquide, qu'elle permet ainsi de limiter. Tantôt l'ægophonie persiste pendant toute la durée de l'épanchement dont elle permet de suivre l'évolution, tantôt elle disparaît surtout quand la quantité de liquide devient considérable. On a même cité des cas où l'ægophonie persistait après la disparition de tout liquide épanché (Landouzy). On rencontre également l'ægophonie dans la pneumonie, où elle indique l'existence d'un épanchement concomitant, dans l'hydro-thorax. En somme l'ægophonie franche, dégagée de tout autre accessoire, constitue un symptôme d'une valeur pathognomonique. Mais quand elle est mal accusée, elle ne constitue qu'un signe secondaire qui demande des investigations plus minutieuses et plus laborieuses.

Voix soufflée. — Woillez a donné ce nom à un phénomène particulier qui doit être distingué des précédents. Il est caractérisé par l'existence d'un souffle saccadé comme les syllabes et qui se produit après chacune d'elles. Quand le malade parle bas, ce ne sont plus que des saccades soufflées que l'on entend, se produisant comme dans les conditions précédentes après chaque articulation parlée : c'est la voix soufflée dans toute sa simplicité. Woillez a rencontré la voix soufflée dans la pneumonie, la pleurésie, les tubercules suivis d'excavation, la gangrène suppurée, la congestion pulmonaire et enfin le pneumo-thorax avec sortie facile de l'air par la fistule.

Auscultation de la toux. — L'auscultation de la toux n'est pas sans importance. Par l'inspiration plus profonde qui la précède et qui la suit, le murmure vésiculaire devient plus appréciable. Si une bronche se trouve obstruée par une mucosité, la toux, en chassant l'obstacle, fait reparaître le murmure respiratoire là où il semblait avoir disparu. De même aussi certains râles deviennent plus manifestes sous l'influence de la toux, parce que les liquides qui se trouvent dans les bronches sont agités plus fortement et dans une plus grande étendue. Certains râles même n'apparaissent qu'au moment où le malade tousse; c'est ce qui se produit notamment dans la pneumonie et dans la tuberculose. Enfin la respiration caverneuse et même certains souffles n'apparaissent qu'après un ou plusieurs accès de toux.

Mais si la toux accentue non seulement le murmure respiratoire normal, mais encore la pluplart des bruits morbides, elle peut également présenter, par elle-même, des caractères particuliers qui changent suivant les conditions dans lesquelles se trouve le parenchyme pulmonaire.

1° *Toux bronchique ou tubaire.* — Elle est caractérisée par un bruit fort et rapide, accompagné d'un ébranlement énergique se passant dans un espace limité. Elle révèle une condensation du parenchyme pulmonaire, au-dessous des grosses bronches où elle se produit, ou autour de certaines bronches dans lesquelles elle s'isole. On l'observe dans certains épanchements, dans l'adénopathie péribronchique, la pneumonie, la tuberculose, la dilatation des bronches.

2° *Toux caverneuse.* — Cette toux se produit dans le cas d'excavation béante et elle augmente en même temps, en agitant l'air et le liquide contenus dans l'excavation, l'intensité des râles caverneux. On l'observe notamment dans les cavernes tuberculeuses.

3° *Toux amphorique.* — Elle s'observe surtout

dans le pneumo-thorax et elle provoque un souffle amphorique accompagné très fréquemment d'un tintement métallique très net.

La toux présente également des variétés suivant qu'on étudie le nombre de ses accès, leur intensité, et ses caractères particuliers de sécheresse ou d'humidité.

Tantôt la toux est caractérisée par quelques secousses légères de peu de durée ; elle s'observe surtout chez les tuberculeux, mais peut également se rencontrer dans d'autres conditions. Au lieu d'être faible, la toux peut être composée de secousses plus nombreuses et plus intenses ; cette variété se rencontre surtout chez les tuberculeux, au moment du réveil : les mucosités, accumulées pendant la nuit dans les bronches, excitent la muqueuse jusqu'au moment de leur expulsion. Cette toux, souvent violente, peut provoquer le vomissement. Enfin la toux peut être composée d'une succession d'efforts expiratoires violents séparés par quelques profondes inspirations. Le type de cette toux est la toux convulsive de la coqueluche.

La toux peut être suivie ou non d'expectoration, c'est-à-dire être humide ou sèche. Au début d'une pleurésie, au début d'une bronchite, quand il n'y a pas encore de mucus sécrété, la toux est sèche ; plus tard elle devient humide. A part la toux de la coqueluche, qui est caractéristique, la toux par elle-même ne saurait fournir aucun élément de diagnostic certain.

Auscultation du larynx et de la trachée. —

L'auscultation du larynx est à peu près reléguée au second plan depuis l'emploi du laryngoscope; elle peut cependant fournir quelques renseignements et doit être pratiquée à l'aide du stéthoscope appliqué successivement des deux côtés, sur la partie antéro-latérale du cou, sur le cartilage thyroïde. Pour ausculter la trachée, on applique le stéthoscope entre la fourchette du sternum et ce cartilage. Enfin on peut encore percevoir les bruits laryngo-trachéaux au niveau de la nuque.

Quand on ausculte le larynx d'un individu sain, on perçoit, au moment de l'entrée et de la sortie de l'air, un souffle rude à timbre caverneux; la voix et la toux produisent des résonnances qui sont en rapport avec ce caractère caverneux. A l'état pathologique, le bruit respiratoire devient plus rude, plus râpeux, ou bien il prend le caractère d'un sifflement, d'un ronflement, d'un véritable cornage; plus rarement il se produit un bruit de grelots ou tremblotement appelé aussi *bruit de drapeau*, comme si un voile membraneux était agité par le passage de l'air. Quand ces phénomènes sonores se passent dans le larynx, ils se perçoivent également ment dans la poitrine transformée en véritable cavité résonnante. Ces modifications du bruit laryngien sont dues principalement à des obstructions ou à des rétrécissements. Les causes les plus fréquentes du rétrécissement laryngo-trachéal sont la congestion due à la coqueluche et au faux croup, l'inflammation de la laryngite ulcéreuse, l'œdème de la glotte, les polypes, les tumeurs de toute sorte

développées dans le larynx, enfin, et surtout, les
fausses membranes diphthériques. Pour que le
bruit de drapeau se produise, il faut qu'une fausse
membrane détachée flotte dans le larynx. Enfin
pendant l'agonie d'un certain nombre de maladies
graves, dans lesquelles les mucosités et l'écume
bronchique ne peuvent plus être expulsées au dehors,
il se produit une véritable obstruction laryngée
avec un bruit de gargouillement humide.

CHAPITRE III

EXAMEN DES CRACHATS.

Les crachats sont constitués par des substances
liquides ou solides, provenant des voies respiratoires, et rendues au moment de la toux ; ils peuvent
être mélangés de mucosités ou d'éléments épithéliaux provenant de la bouche ou du nez ou même
de parcelles alimentaires et de parasites provenant
du tube digestif. Il est inutile d'insister sur l'importance diagnostique de l'expectoration. En effet, s'il
est possible, dans la plupart des cas, de diagnostiquer une lésion du poumon par l'auscultation et la
percussion, il est cependant des lésions pulmonaires qu'il n'est possible de reconnaître que
grâce à des modifications spéciales de l'expectoration.

Ainsi ce n'est ni la percussion ni l'auscultation
qui permettront de reconnaître une pneumonie

centrale ; de même on ne pourra distinguer une bronchite putride d'une gangrène pulmonaire que par l'examen des crachats. On a cité également des exemples dans lesquels l'existence d'une tuberculose pulmonaire n'avait pu être affirmée au début que par la présence de bacilles ou de fibres élastiques dans les matières expectorées.

L'homme sain expectore généralement, en se levant, une certaine quantité de mucosités visqueuses, transparentes, d'un blanc jaunâtre ; elles proviennent des bronches, et on y observe des cellules d'épithélium pavimenteux provenant du pharynx, des cavités nasales et du larynx, parfois aussi des corps étrangers provenant de poussières respirées pendant la nuit.

Les crachats sont composés, en grande partie, d'eau tenant en dissolution des substances organiques et inorganiques. Les substances organiques changent évidemment sous l'influence des états pathologiques. C'est ainsi qu'on a observé, dans les crachats, de la sérumalbumine, de la globuline, de la mucine, de la nucléine, un ferment analogue à la pancréatine, enfin même de la substance glycogène. Les substances grasses, acides gras, savons, cholestérine, lécithine, s'observent dans presque toutes les matières exspectorées. On a rencontré dans les crachats de gangrène pulmonaire des acides gras volatils ; enfin on a même observé de l'urée dans l'expectoration d'un malade affecté d'une affection brightique compliquée d'œdème pulmonaire.

Parmi les substances inorganiques, nous signalerons le chlorure de sodium, de potassium, de
magnésium, le phosphate de soude, de chaux et
de magnésie, le sulfate de soude et de chaux, des
carbonates et des sels de fer.

L'analyse chimique de l'expectoration est trop
négligée, et cependant elle peut révéler au clinicien
des faits importants. C'est ainsi que les chlorures,
par exemple, se trouvent en grande abondance
dans l'expectoration des pneumoniques pendant la
période d'hépatisation, tandis qu'ils sont au contraire diminués dans l'urine. La cholestérine est
très abondante dans l'expectoration de la pneumonie fibrineuse, très rare au contraire dans la phthisie pulmonaire. La lécithine, la nucléine, la substance glycogène s'observent surtout dans l'expectoration purulente.

L'examen des crachats à l'œil nu et au microscope a pour but de déterminer leur volume, leur
consistance, leur coloration, leur forme, leur odeur.
Pour étudier à l'œil nu, les substances contenues
dans les crachats, il faut les recueillir dans des vases
en verre ou en cristal à large goulot et en forme
d'entonnoir et même gradués, si faire se peut. Quand
on veut examiner de plus près les parcelles contenues dans les matières expectorées, on les étend,
avec une baguette de verre, sur une assiette blanche,
quand il s'agit de substances brunâtres, noires ou
rouge foncé ; quand on veut, au contraire, étudier
des filaments ou des mucosités blanchâtres ou jaunes, on pourra les étendre sur une assiette noire.

La *quantité* de matières expectorées est très variable. Elle est plus abondante à la période d'état qu'à la période de début des maladies inflammatoires aiguës. L'expectoration est surtout abondante dans les cas d'excavation pulmonaire; la quantité de matières ainsi rendues peut aller jusqu'à un litre dans les 24 heures.

Coloration. — Les matières expectorées présentent également des colorations variables, suivant les maladies dans lesquelles elles se développent; une expectoration purement muqueuse est généralement vitreuse et transparente; dès qu'elle devient purulente, elle est opaque et d'un vert jaunâtre; la présence de globules rouges du sang donne à l'expectoration une teinte rouge, d'autant plus foncée, que la quantité de sang épanchée est plus considérable. Les modifications de l'hématoïdine peuvent donner aux crachats une coloration brunâtre, jaune ou même verte. Le mélange de matières colorantes de la bile peut donner lieu à une expectoration d'un vert de pré. Des malades qui auront respiré une grande quantité de matières charbonneuses rendent parfois des crachats noirâtres. La coloration des crachats pourra ainsi varier suivant la nature des substances inhalées.

La *consistance* des crachats a une importance très grande au point de vue du diagnostic. Dans la pneumonie, par exemple, les crachats sont épais, consistants, adhérents au vase. Si, dans le cours d'une pneumonie fibrineuse, on voit l'expectoration devenir subitement fluide et abondante, on peut

redouter le développement d'un œdème pulmonaire.

Odeur. — Les crachats présentent en général une
odeur fade ; elle ne devient repoussante que lorsque
les matières secrétées ont séjourné pendant un temps
plus ou moins long dans les voies respiratoires ; on
observe ce fait chez les tuberculeux arrivés à la
dernière période. Les crachats ont surtout une
odeur repoussante dans la bronchite putride et
dans la gangrène pulmonaire ; cette odeur est parfois si intense qu'elle se répand dans toute une
salle, imposant ainsi le diagnostic au médecin qui
y pénètre.

Il est parfois nécessaire de recourir à l'examen
microscopique des matières expectorées. On saisit
les parcelles à étudier à l'aide d'une pince à extrémité recourbée, on les dépose sur un porte-objet et
on ajoute à la préparation les réactifs jugés conve-
nables : acide acétique, iode, solution de potasse,
hématoxyline, picrocarminate d'ammoniaque, etc.

Éléments normaux et anormaux des crachats.

Cellules épithéliales. — On trouve dans tous
les crachats des cellules épithéliales provenant des
voies respiratoires ou du tube digestif. Les cellules
d'épithélium pavimenteux, les plus volumineuses,
ont en général une forme polygonale ; elles proviennent de la cavité buccale ; plus ces éléments
sont jeunes et plus leur noyau est volumineux. On

les observe en grand nombre dans les cas de catarrhe du pharynx, de ptyalisme, etc.

On rencontre également des cellules d'épithélium pavimenteux plus petites qui proviennent des glandes des voies respiratoires; elles existent en grand nombre dans les mucosités rendues par les malades atteints de catarrhe bronchique (fig. 77).

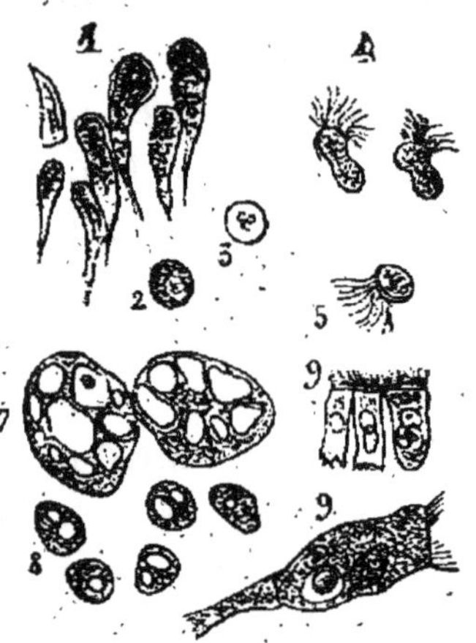

Fig. 77. — Éléments contenus dans les crachats muqueux (d'après Hérard et Cornil), dans les cas d'inflammation des voies pulmonaires (*).

(*) 1, cellules cylindriques ; 2, 3, leucocytes ; 4, cellules à cils vibratils; 5, les mêmes devenues sphériques; 7 et 8, cellules en voie de dégénérescence muqueuse, hydropiques, présentant plusieurs cavités centrales ; 9, cellules cylindriques noyaux multiples.

Parfois on observe des cellules épithéliales qui proviennent des alvéoles pulmonaires. Ces cellules sont beaucoup plus arrondies, leur noyau est plus volumineux, et elles renferment en outre un grand nombre de fines granulations élémentaires. Quand

une hémorrhagie s'est produite dans les alvéoles
pulmonaires, les cellules peuvent se colorer par
imbibition et présentent alors une teinte jaune
diffuse. Parfois même la matière colorante du sang
se dépose dans les éléments cellulaires sous forme
de fines granulations brunâtres. Cette altération
spéciale s'observe surtout dans l'infarctus hémorrhagique.

La présence de cellules épithéliales alvéolaires
nombreuses dans les crachats ne peut servir à
déterminer un diagnostic précis; elle prouve simplement que le parenchyme pulmonaire est soumis à une inflammation aiguë.

Les cellules dont nous venons de parler peuvent
également subir la dégénérescence graisseuse; ce
fait s'observe à la période terminale des inflammations aiguës du poumon. Sous cette influence les
cellules augmentent considérablement de volume.

Virchow a également appelé l'attention sur une
altération particulière des cellules qui se présentent
sous l'aspect d'une masse de myéline sortant d'un
nerf comprimé et déchiré. Cette altération s'observe
dans la tuberculose pulmonaire, dans les abcès et
dans la gangrène du poumon.

Corpuscules de mucus et de pus. — On
observe, dans tous les crachats, de petits éléments cellulaires arrondis, généralement aplatis,
de $0^{mm},005$ à $0^{mm},01$ de diamètre. Ces éléments sont
granuleux et présentent souvent un noyau. Quand
des crachats ont été exposés pendant longtemps à
l'air, ces éléments se remplissent de vacuoles;

d'autres fois ils subissent la dégénérescence graisseuse ou bien ils se remplissent de poussières telles que parcelles de charbon, poussières de fer, matières colorantes, etc. Dans les crachats putrides on observe des éléments cellulaires anguleux, granuleux, qui ne sont autres que des cellules de pus racornies et rétractées.

Globules rouges du sang. — Les globules rouges du sang s'observent fréquemment dans les crachats ; leur présence se reconnaît même à l'œil nu. On en rencontre presque dans tous les crachats, mais leur présence n'acquiert un caractère diagnostique important que lorsqu'ils sont très abondants. Il est généralement facile de les étudier, car ils se conservent très bien dans l'expectoration. En effet, la composition chimique des crachats se rapproche un peu de celle du plasma sanguin. Quand les globules rouges se trouvent mélangés à une grande quantité de liquide, ils s'altèrent, deviennent biconvexes et finissent même par perdre toute coloration.

Champignons. — On a observé différentes variétés de champignons dans les crachats. Leur présence peut être purement fortuite, mais elle a, dans d'autres circonstances, une importance diagnostique réelle.

Il est prouvé aujourd'hui que les crachats putrides de la gangrène pulmonaire et de la bronchite putride se développent sous l'influence d'organismes inférieurs qui présentent une analogie très grande avec le *leptothrix buccalis*. Leyden et Jaffé ont donné à ces organismes le nom de *leptothrix pulmo-nalis*. Ce champignon est caractérisé par des fila-ments et par des spores qui prennent, sous l'in-fluence de l'iode, une teinte violette, pourpre et même bleue. On a également signalé dans la gan-grène pulmonaire la présence de l'*oïdium albicans*, caractérisé par des filaments cylindriques arborisés se terminant dans des capsules arrondies ou ova-laires, remplies de spores ; ces capsules se colorent en brun par l'adjonction d'acide sulfurique. On a cité l'existence de la sarcine dans plusieurs cas de tuberculose pulmonaire (*pneumomicosis sarcinica*). Signalons enfin l'existence plus ou moins prouvée de champignons dans l'expectoration des malades atteints de coqueluche (Letzerich).

Dans ces derniers temps on a également indiqué la présence de micrococcus spéciaux dans les crachats de la pneumonie. Klebs, Friedländer et Koch ont donné des descriptions de ce micrococcus. Il est caractérisé par des éléments ellipsoïdes, de $1\,\mu$ de longueur; ces éléments sont généralement accouplés deux à deux, mais forment parfois des chaî-nettes plus allongées. Leyden a constaté leur exis-tence sur le cadavre et a également pu en retrouver sur le vivant en examinant du liquide obtenu par la ponction directe du poumon hépatisé. On observe des micrococcus en grand nombre dans l'expecto-ration rouillée des pneumoniques ; après la crise, ils diminuent de nombre et se trouvent mélangés à d'autres micro-organismes. Pour les examiner, il suffit d'étaler le crachat sur une petite lamelle de verre mince, de le dessécher et de le colorer avec du violet de gentiane.

Pour le bacille de la tuberculose, voyez p. 454.

Infusoires. — On peut observer dans les crachats des vibrions, des monades, des vorticelles ; leur présence n'a aucune valeur diagnostique. Kannenberg a signalé dans l'expectoration des malades atteints de gangrène pulmonaire la présence de deux infusoires, le *monas lens* et le *cercomonas*, aux-

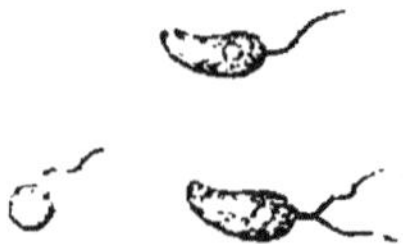

Fig. 78. — Infusoires de la gangrène pulmonaire (*).

(*) Monas lens à gauche. — Cercomonas à droite (d'après Kannenberg).

quels il attribue une influence dans le développement de la gangrène (fig. 78).

Entozoaires. — Des malades atteints d'échinocoques du poumon ou du foie peuvent expectorer, à un moment donné, des vésicules. Les membranes ont un aspect tout à fait caractéristique, leur teinte est blanchâtre ; elles ont de la tendance à s'enrouler sur leurs bords et présentent à la coupe une striation parallèle. En même temps que les membranes, on peut observer des crochets. Il sera toujours important de reconnaître si les échinocoques proviennent du poumon ou bien s'ils ont perforé une bronche en venant d'un organe voisin.

Cristaux. — On observe parfois dans les crachats des cristaux dont la présence peut avoir une
certaine valeur diagnostique.

Cristaux de margarine. — Leur présence a été
indiquée pour la première fois par Virchow ; on les
rencontre chaque fois que des sécrétions bronchiques ont séjourné pendant un certain temps
dans une cavité et y ont subi la métamorphose
putride. Ils apparaissent au microscope sous l'as-

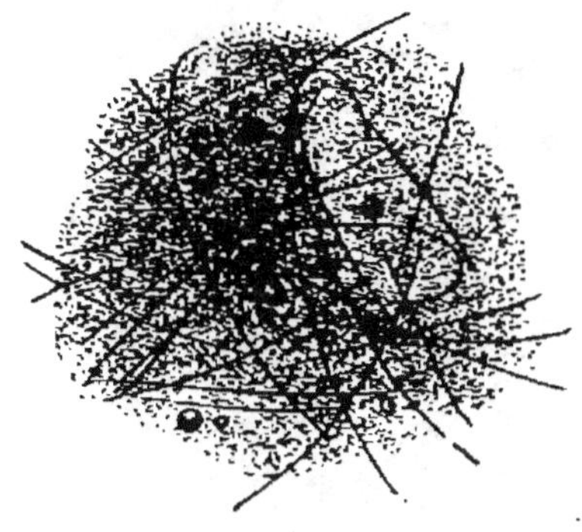

Fig. 79. — Cristaux de margarine observés dans un cas
de bronchite putride (Eichhorst).

pect d'aiguilles ou de lances brillantes et très fines,
tantôt isolées et courbées en arc, tantôt creusées sous
forme de faisceaux (fig. 79). On ne les confondra
pas avec des fibres élastiques qui ont un double contour, qui se divisent dichotomiquement et ne sont
solubles ni dans l'éther, ni dans l'alcool. On rencontre les cristaux de margarine dans les crachats
de la gangrène pulmonaire et de la bronchite
putride et dans l'expectoration des malades atteints

d'abcès du poumon ou de cavernes tuberculeuses.

Les cristaux de cholestérine s'observent dans des conditions analogues : ils sont également solubles dans l'éther et dans l'alcool; ils sont caractérisés par des tablettes rhomboédriques à arêtes très aiguës (fig. 80).

Les cristaux d'hématoïdine se produisent dans les cas d'hémorrhagies bronchiques. Ils sont faciles à reconnaître grâce à leur coloration d'un rouge

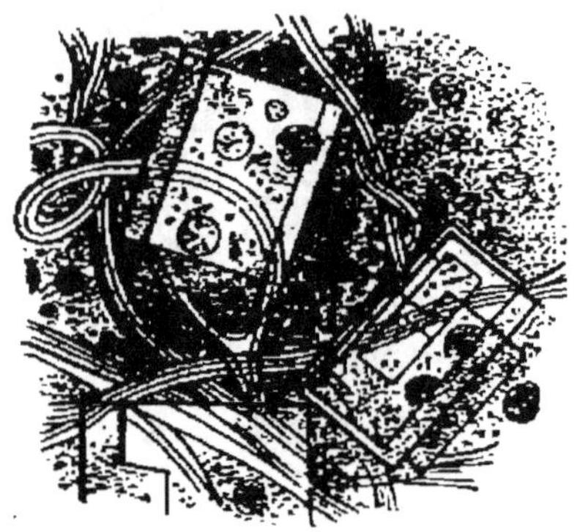

Fig. 80. — Cristaux de cholestérine provenant d'un abcès pulmonaire.

brun. On les observe dans les cas d'abcès du poumon, d'infarctus hémorrhagique, et de gangrène pulmonaire.

On observe dans les crachats de certains asthmatiques des cristaux particuliers, qui ont été décrits successivement par Charcot, par Neumann et par Leyden. Ces cristaux s'observent généralement au moment des crises; ils se présentent sous l'aspect d'octaèdres allongés et pointus, brillants et trans-

parents ; ils sont assez petits et il faut un grossissement de 600 diamètres pour les apercevoir (fig. 81) ;
tantôt isolés, ils se trouvent parfois groupés sous
forme d'une masse finement granuleuse qui donne,
quand on comprime la préparation, la sensation
de petits grains de sable. Ils sont solubles dans
l'eau, les acides et les alcalis. Leur composition
chimique n'a pas encore été élucidée. Ces cristaux

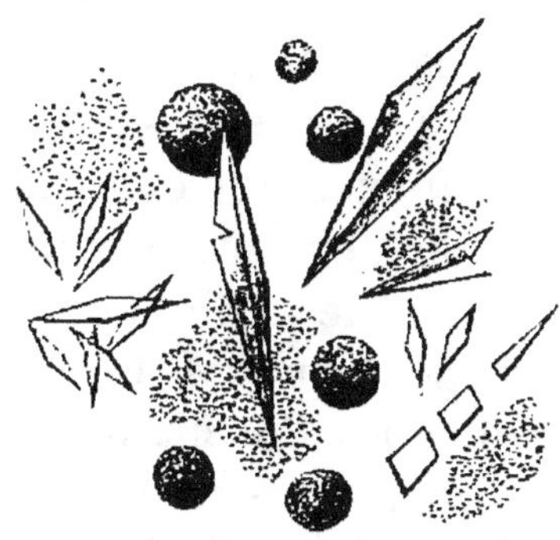

Fig. 81. — Cristaux de l'asthme de Leyden (Eichhorst).

sont rendus pendant et après l'accès et jamais dans
l'intervalle ; on a prétendu que leur présence irritait
les ramifications périphériques du nerf vague et
provoquait ainsi, par voie réflexe, une contraction
des petites bronches. Les crachats rendus dans
ces conditions sont généralement peu abondants,
filants, vitreux ; dans la substance d'un blanc grisâtre qui les constitue, on trouve de petits filaments
de fibrine dans lesquels sont emprisonnées de petites
boules jaunâtres qui peuvent atteindre le volume

d'un grain de sagou et dans lesquelles sont enfermés les cristaux.

Enfin on a signalé dans les crachats des malades atteints de dilatation des bronches ou de bronchite putride des cristaux de tyrosine ou de leucine; des cristaux d'oxalate de chaux ont été rencontrés par Fürbringer chez un diabétique oxalurique. Des cristaux de phosphate ammoniaco-magnésien, dont la forme est si connue, se rencontrent dans la plupart des cas de putréfaction, à moins toutefois que le liquide ne soit acide.

Fibrine. — La fibrine s'observe dans le croup, la pneumonie fibrineuse, et dans la bronchite croupale. Les dépôts fibrineux placés dans l'eau se présentent sous l'aspect de caillots arborisés, qui reproduisent la disposition des bronches, ressemblant à du vermicelle. Ces filaments cylindriques sont parfois creux et présentent, à leur extrémité terminale, une dilatation ampullaire correspondant aux alvéoles. Lavés dans l'eau, ils deviennent complètement blancs, et, quand on les traite par l'acide acétique, ils se gonflent en forme de gelée.

Éléments constitutifs des voies respiratoires. — Sous l'influence de différents processus pathologiques, les éléments qui constituent les bronches et le parenchyme pulmonaire peuvent être éliminés et rendus par l'expectoratiou. On observe alors dans les crachats des fibres élastiques, des portions d'alvéoles pulmonaires, du tissu conjonctif, des fibres lisses et même du cartilage.

Fibres élastiques. — La présence des fibres élas-

tiques dans les crachats a une importance très
grande et indique l'existence d'un processus des-
tructif des bronches ou du parenchyme pulmonaire.
Avec un peu d'habitude on reconnaît, même à l'œil
nu, la présence des fibres élastiques qui se présentent
sous l'aspect de points ou de stries foncées, jaunâtres. Quand on veut examiner ces fibres au microscope, on saisit la portion suspecte et on la porte
sur le porte-objet. On peut également verser les
matières expectorées dans une éprouvette, y ajouter

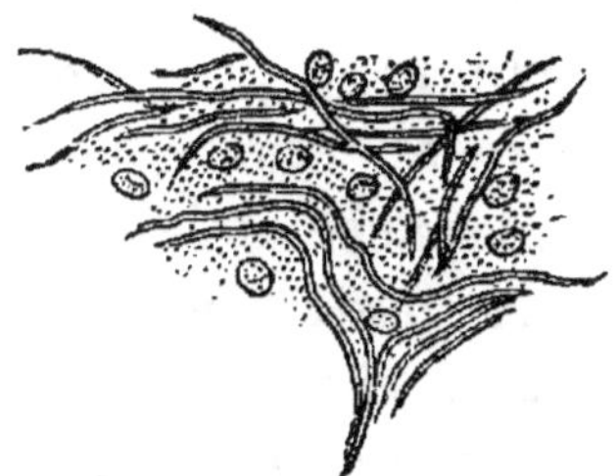

Fig. 82. — Fibres élastiques et globules de pus ratatinés,
provenant de l'expectoration d'un phthisique.

de l'eau et secouer fortement le mélange ; les
parties les plus lourdes, et qui renferment des fibres
élastiques, tombent au fond du vase, et on peut les
saisir facilement en décantant. Les fibres élastiques
se présentent au microscope sous l'aspect de filaments foncés, allongés ou arrondis, à double contour ; pour les apercevoir nettement on ajoute un peu
d'acide acétique à la préparation (fig. 82). Cet acide
rend toutes les autres parties plus transparentes,
tandis qu'il laisse les fibres élastiques intactes. Les
fibres élastiques présentent parfois des divisions

dichotomiques ou bien elles s'enchevêtrent en formant de véritables réseaux. La présence des fibres élastiques a une importance diagnostique considérable au début de la tuberculose. Il ne faudrait pas cependant conclure de l'absence de fibres élastiques dans l'expectoration à la non-existence d'une tuberculose ; en effet il peut exister d'anciennes cavernes dont la sécrétion ne renferme pas de fibres.

On peut également rencontrer des fibres élastiques dans les cas d'abcès du poumon, de bronchite putride ou de gangrène pulmonaire. Cependant, dans cette dernière affection, les fibres élastiques font parfois défaut parce qu'elles se trouvent détruites par un ferment spécial développé sous l'influence de la gangrène.

Les crachats peuvent également contenir de la mucine, de l'albumine, du sucre (diabète), de la matière colorante de la bile (pneumonie bilieuse).

Les crachats peuvent aussi renfermer du pigment (mélanine). La présence de ce corps indique généralement une destruction du parenchyme pulmonaire. Il ne faudrait pas confondre ce pigment avec des portions charbonneuses qu'il est facile de reconnaître par l'examen microscopique.

Des concrétions ont été observées dans les crachats ; elles se développent généralement dans d'anciennes cavernes. Elles sont formées de mucus, d'albumine, de cellules et de phosphates.

Division des crachats.

On peut diviser les crachats, d'après les substances principales qu'ils renferment, en crachats muqueux, crachats purulents, crachats muco-purulents, crachats séreux, crachats sanguinolents, et crachats gangréneux.

A. *Crachats muqueux.* — Ils s'observent généralement au début d'un catarrhe des voies respiratoires. Ils sont transparents, vitreux, filants et sont constitués en grande partie par de la mucine et de l'eau. Ils contiennent presque toujours des bulles d'air. Au microscope on y observe des cellules épithéliales polygonales et quelques rares globules.

B. *Crachats purulents.* — Le crachat purulent peut présenter deux variétés. Tantôt l'expectoration est franchement purulente, se présente sous l'aspect du pus d'un abcès avec une teinte d'un vert jaunâtre ; quand on laisse déposer le liquide il se divise en deux couches : l'une supérieure, séreuse, l'autre plus profonde, grisâtre et épaisse. On observe ces crachats dans les cas d'abcès du poumon, d'empyème ouvert dans les bronches, et plus rarement dans la bronchite aiguë. Examinés au microscope, ces crachats paraissent composés uniquement par des globules purulents.

Parfois l'expectoration purulente se divise en trois couches. La couche supérieure est muco-purulente, spumeuse, d'un vert-jaunâtre ; elle envahit la couche moyenne sous forme de filaments plus ou moins allongés. Cette couche moyenne est assez liquide et présente la consistance du sirop. Quant à la couche profonde, épaisse et sédimenteuse, elle est constituée presque uniquement par des globules de pus. Cette expectoration s'observe dans les catarrhes chroniques des bronches, dans les dilatations bronchiques et parfois dans les cavernes.

C. *Crachats muco-purulents.* — Ils sont homogènes et ont à peu près les mêmes caractères que les crachats muqueux ; seulement ils ne sont pas transparents et ont une teinte jaunâtre ou d'un gris sale ressemblant au petit-lait. Cette teinte spéciale provient du mélange d'une certaine quantité de globules de pus. Les crachats muco-purulents s'observent dans le deuxième stade des affections catarrhales.

D. *Crachats séreux.* — Ils s'observent presque uniquement dans l'œdème pulmonaire. Ils sont constitués par un liquide abondant, transparent, spumeux, et renferment beaucoup d'albumine. On a comparé cette expectoration à des blancs d'œufs battus en neige ou à l'eau de savon.

E. *Crachats sanguinolents.* — Les crachats sanguinolents peuvent présenter différentes variétés : 1° les crachats séro-sanguinolents, tantôt très liquides, tantôt épais, ressemblant à du jus de pruneaux ; quand ils se produisent dans les pneumonies graves ils sont souvent l'indice d'un œdème pulmonaire ; 2° les crachats muco-sanguinolents ;

ils sont filants, adhèrent au vase, ressemblent à de la gelée, et offrent des nuances très variées allant de la teinte rouge ou rouillée au jaune et même au vert. A l'examen microscopique, on y observe des globules rouges du sang en quantité, des globules de pus, des cellules épithéliales. Ces crachats sont pour ainsi dire pathognonomiques de la pneumonie, et ils sont d'autant plus importants à connaître qu'ils constituent, dans certains cas, le seul élément de diagnostic ; 3° crachats teints de sang. Dans ces cas, les crachats sont parsemés de petits points ou de petites stries sanguinolentes. On les observe souvent au début de la tuberculose, dans la bronchite aiguë et dans la bronchite capillaire à la suite de quintes de toux ; 4° crachats franchement sanguinolents, hémoptoïques. Ces crachats ont généralement une coloration tout à fait spéciale et caractéristique, et nous aurons à revenir sur leur importance diagnostique.

F. *Crachats gangréneux*. — Ils sont bruns, d'un vert noirâtre, renferment des fibres élastiques, des cristaux, des bactéries, de la graisse. Ils ont généralement une réaction acide ; leur odeur est pénétrante et repoussante. On les observe dans les gangrènes circonscrites ou diffuses du poumon.

Diagnostic spécial des crachats.

1° LÉSIONS DU PARENCHYME PULMONAIRE.

a. *Pneumonie fibrineuse*. — L'étude de l'expectoration a une importance considérable dans le diagnostic de la pneumonie. La nature de l'expectoration impose le diagnostic dans le cas de pneumonie centrale ; dans les pneumonies périphériques, l'expectoration sert généralement de corollaire aux altérations anatomiques du poumon.

Dans le premier stade de la pneumonie (engouement), l'expectoration est peu abondante, spumeuse et transparente : presque toujours on y observe du sang à l'état de petites taches isolées ou d'arborisations. Dans le deuxième stade (hépatisation rouge), les crachats prennent une teinte rouillée, ils deviennent filants, sont adhérents au vase, moins aérés et renferment presque toujours de la fibrine coagulée. La coloration rouillée est due à un mélange intense de l'expectoration avec du sang. Cependant le mélange du sang avec l'expectoration ne produit jamais une coloration analogue, et il faut admettre une transformation de la matière colorante du sang. A l'examen microscopique, on observe des globules sanguins isolés ou groupés, en général peu altérés, et des cellules épithéliales alvéolaires nombreuses chargées de pigment jaune ou brunâtre.

Dans le troisième stade de la pneumonie (hépatisation grise), l'expectoration prend une teinte d'un jaune citron ou safrané. Cette coloration est évidemment due à une nouvelle modification de la matière colorante du sang. L'expectoration devient en même temps plus liquide, plus spumeuse, plus abondante (environ 300^{cc}) ; au microscope, les éléments cellulaires semblent avoir tous subi un degré de dégénérescence graisseuse assez avancé. Enfin, quand la maladie se termine par la guérison, l'expectoration devient franchement muco-purulente. Mais la pneumonie peut se terminer d'une manière fatale par un œdème pulmonaire caractérisé par une expectoration abondante, liquide et spumeuse, mélangée de globules sanguins qui donnent à l'expectoration une teinte d'un rouge noir. Les crachats ont alors une couleur que l'on a comparée à celle du jus de réglisse ou du jus de pruneaux.

Dans certaines pneumonies qui, au lieu de se terminer d'une façon critique, n'arrivent à résolution que lentement, l'expectoration devient parfois verdâtre. Cette coloration s'observe également dans les pneumonies accompagnées d'ictère.

b. *Abcès pulmonaires.* — L'expectoration est généralement assez abondante et présente tous les caractères du pus d'un abcès. Ce pus devient fétide quand il a séjourné pendant longtemps et qu'il y a complication de gangrène pulmonaire. On y rencontre des cristaux, des micrococcus, et très fréquemment des fibres élastiques et des fragments de tissu pulmonaire.

c. *Gangrène pulmonaire.* — L'expectoration est fétide et a une odeur repoussante, odeur d'ail très pénétrante; elle est en général assez abondante (un litre dans les 24 heures), d'un vert grisâtre. Au repos les crachats se divisent en trois couches : une couche supérieure d'un jaune verdâtre renfermant des globules de pus et de mucus ; une couche moyenne séreuse ; enfin une couche inférieure renfermant des globules de pus altérés, des champignons, des infusoires, des cristaux de margarine, et des lambeaux de tissus noirâtres dont la présence est importante au point de vue du diagnostic différentiel avec la bronchite putride.

d. *Expectoration hémorrhagique de l'infarctus pulmonaire.* — La nature et l'abondance de l'expectoration dépendent évidemment de l'étendue de l'infarctus ; quand ce dernier est très volumineux, l'expectoration peut être abondante et très colorée ; dans le cas contraire, c'est à peine s'il y a quelques stries sanguinolentes.

e. *Tuberculose pulmonaire.* — L'expectoration varie, dans la tuberculose pulmonaire, avec les altérations anatomiques et les différents stades de la maladie. L'examen microscopique est plus important dans ce cas que l'examen macroscopique. L'existence de cellules épithéliales alvéolaires en dégénérescence graisseuse, de fibres élastiques et de bacilles, a une importance diagnostique considérable.

Quand le tissu pulmonaire a été détruit dans une certaine étendue, les éléments purulents prennent le dessus sur les éléments muqueux et les crachats ont l'apparence de petites balles (crachats nummulaires). L'expectoration devient fétide quand les tuberculeux perdent leurs forces ; c'est toujours là un symptôme pronostique grave.

f. *Cancer du poumon*. — Stokes a le premier signalé un des caractères particuliers de l'expectoration dans le cancer du poumon. Les crachats ont
une apparence gélatineuse, sont mélangés de sang
frais ou altéré ; on a comparé cette expectoration
à une gelée de framboises. Cette expectoration
n'est cependant pas pathognomonique du cancer,
car on l'a également observée dans les cas de tuberculose pulmonaire.

g. Certaines altérations du poumon, dues à l'inhalation de poussières colorées, donnent lieu à une
expectoration de nature spéciale. A la suite de
l'inhalation de poussières de charbon l'expectoration est colorée en noir et l'on trouve au microscope des particules charbonneuses avec tous leurs
caractères spéciaux. Il en est de même des crachats
qui sont rendus par des malades qui ont respiré
des poussières de fer ou d'indigo.

2° AFFECTIONS DES BRONCHES.

a. *Catarrhe bronchique*. — Au début, l'expectoration est purement muqueuse, et renferme à
peine quelques éléments cellulaires. Plus tard,
elle devient muco-purulente et même franchement
purulente.

b. *Bronchite putride*. — L'expectoration présente
tous les caractères de celle de la gangrène pulmonaire ; seulement on n'y rencontre pas de fragments de parenchyme.

c. *Dilatation bronchique*. — L'expectoration est

en général très abondante, muco-purulente, homogène, et se décompose en trois couches : la couche inférieure qui renferme des éléments cellulaires, la couche moyenne séreuse et la couche supérieure généralement très spumeuse. L'expectoration s'accumule en général pendant la nuit, elle est rendue en grande quantité le matin au réveil. Cette expectoration répand souvent une odeur putride due à la stagnation.

d. *Asthme bronchique.* — L'expectoration est peu abondante, spumeuse et surtout muqueuse ; on y observe presque toujours de petites masses arrondies, jaunâtres, qui renferment les cristaux dont nous avons déjà parlé.

Du bacille de la tuberculose. — Aujourd'hui que la doctrine parasitaire des maladies infectieuses a fait, sous l'impulsion de M. Pasteur, de si grands progrès, les partisans de la spécificité du tubercule étaient naturellement amenés à chercher, dans un microbe spécial, le secret de son inoculabilité. La science française avait donné l'impulsion, mais c'est à un histologiste allemand, Koch, qu'il était donné d'isoler et de cultiver le microbe de la tuberculose. Tous les schizomycètes, à l'exception de deux, la bactéridie de la lèpre et le bacille de la tuberculose, se colorent en brun par la vésuvine, après avoir été teints en bleu par le bleu de méthylène alcalinisé. De ces deux bacilles, l'un, celui de la lèpre, se colore par le brun de Bismarck, l'autre, celui de la tuberculose, ne se colore pas.

Voici du reste le procédé suivi par Koch. Le

tissu à examiner, séché et durci dans de l'alcool,
est plongé dans un liquide colorant composé de
200 centimètres cubes d'eau distillée agitée avec
1 centimètre cube d'une solution alcoolique concentrée de bleu de méthylène et additionnée de
2 centimètres cubes d'une solution de potasse à
un dixième. Les préparations à teindre séjournent
pendant vingt-quatre heures dans ce liquide ; on
plonge ensuite la préparation pendant quelques
minutes dans une solution aqueuse concentrée de
vésuvine filtrée. Quand elles sortent du bleu de méthylène, les préparations sont fortement teintes en
bleu ; après le traitement par la vésuvine, elles
prennent une coloration légèrement brunâtre. On
lave ensuite à l'eau distillée jusqu'à ce que la couleur bleue ait complètement disparu et soit remplacée par une teinte brune. On enlève l'eau au
moyen de l'alcool, on éclaircit la préparation au
moyen de l'essence de girofle et on la monte dans
le baume de Canada. Sous le microscope, tous les
éléments sont colorés en brun. Les bactéries
tuberculeuses, au contraire, ont une belle coloration bleue.

Nous n'insisterons pas sur une série d'autres
procédés indiqués par Ehrlich, Baumgarten, Balmer
et Fraentzel, etc. Tous ces procédés ont en effet le
grave inconvénient d'être d'une application lente
et délicate, c'est-à-dire peu pratique. M. Hugueny
a fait dans le laboratoire de thérapeutique de la
faculté de Nancy, et sous la direction de M. le professeur Coze, des recherches très intéressantes sur

le bacille tuberculeux, et a indiqué une méthode de coloration rapide qui permet au clinicien et au praticien d'examiner presque extemporanément les pièces qu'ils veulent étudier.

Voici, en quelques mots, ce procédé :

1° On place le crachat entre deux lamelles de verre mince pour l'écraser; on sépare ensuite ces lamelles par glissement;

2° On fait sécher la préparation à l'air libre ou à la flamme d'un brûleur de Bunsen ou d'une lampe à alcool;

3° On plonge la préparation dans une solution de bleu de gentiane. Cette solution est faite avec 6 grammes de gentiane dissous dans 100 grammes d'eau saturée d'aniline.

On chauffe ensuite pendant 1 à 2 minutes la préparation à 60° ou 70° sans dépasser cette température;

4° On décolore ensuite la préparation en la plongeant pendant trois ou quatre secondes, et même au delà, dans une solution d'acide azotique au tiers;

5° On lave à grande eau;

6° On plonge la préparation dans la vésuvine ou dans la chrysoïdine.

La solution de vésuvine est une solution aqueuse concentrée.

La solution de chrysoïdine est également une solution aqueuse concentrée à laquelle on ajoute un cristal de thymol dissous dans un peu d'alcool absolu;

7° On lave à nouveau;

8° On sèche et on monte dans le baume.

Dans ces préparations, les bacilles apparaissent
en bleu sur fond brun quand on s'est servi de la
vésuvine, ou sur fond jaune quand on a employé
la chrysoïdine.

Les bacilles de la tuberculose ont la forme de bâtonnets ; ils sont très grêles et leur longueur varie
du quart à la moitié du diamètre d'un globule
rouge (fig. 83). Ils ressemblent assez, comme forme
et comme dimensions, au bacille de la lèpre. Mais

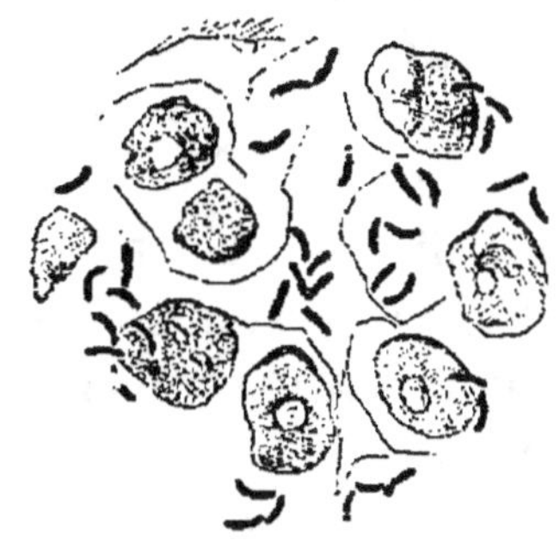

Fig. 83. — Bacilles de la tuberculose.

ces derniers s'en distinguent parce qu'ils sont un
peu plus déliés, pointus à leurs extrémités, et, à
l'inverse des bacilles de la tuberculose, se colorent
par le liquide de Weigert.

Sans aucun artifice de préparation et sans réactif
colorant on peut apercevoir les bacilles dans les
tissus qui en renferment beaucoup, tels qu'une
granulation grise du poumon d'un cobaye inoculé,
en y ajoutant un peu de sérum sanguin et se servant d'un porte-objet creux : on voit alors les ba-

cilles sous l'aspect de petits bâtonnets animés d'un mouvement moléculaire.

Pour rechercher les bacilles, il faut se servir autant que possible d'objectifs à immersion. Il faut un grossissement d'au moins 600 à 800 diamètres pour les apercevoir ; avec un grossissement moindre, ils apparaissent sous forme de points et on ne saurait les différencier du reste de la préparation.

Application à la clinique. — On a cherché à faire, dans ces derniers temps, du bacille de la tuberculose un élément de diagnostic de la plus haute importance. Il semble résulter des recherches les plus récentes, que les bacilles se rencontrent d'une façon constante dans l'expectoration des tuberculeux, ce qui a fait dire à Balmer et Fraentzel que là où on rencontrait des bacilles dans l'expectoration, il y avait toujours tuberculisation pulmonaire, et que là au contraire où des examens répétés et minutieux n'avaient pas permis de rencontrer le bacille, il fallait rejeter le diagnostic de tuberculose.

Dans les cas de tuberculose confirmée, les bacilles s'observent en grand nombre dans les crachats, surtout quand il existe une tuberculisation rapide. Jamais, par contre, on ne trouvera de bacilles dans l'expectoration des emphysémateux, des malades atteints de bronchite aiguë ou chronique, de dilatation des bronches, etc.

Mais c'est surtout dans les cas de tuberculose au début, alors que les symptômes physiques, percussion et auscultation, ne permettent pas de déceler la présence de tubercules, que la recherche du bacille est de la plus haute importance et peut rendre de signalés services.

On retrouve également les bacilles en très grand nombre dans les selles des tuberculeux, dans l'urine des malades atteints de cystite et de néphrite tuberculeuses.

J'ai pu diagnostiquer la nature d'une pleurésie par la présence de bacilles dans le liquide épanché, alors que les crachats, du reste fort peu abondants, ne renfermaient encore aucune trace de principes virulents.

Enfin, dans une série de cas de fistules osseuses, articulaires, fistules à l'anus, ganglions suppurés, sarcocèle tuberculeux, otites, etc., l'examen des liquides pourra permettre d'établir un diagnostic précis et de modifier peut-être l'intervention chirurgicale.

Évidemment la question est encore à l'étude, et il ne faudrait pas exagérer l'importance de ce nouvel élément de diagnostic. Il est des cas, en effet, et deux observations récentes m'ont confirmé dans cette opinion, où on a beau chercher le bacille, où on ne le rencontre pas malgré les investigations les plus minutieuses, et où l'autopsie vient confirmer le diagnostic de tuberculose. Absence de bacilles ne signifie donc pas absence de tubercules.

CHAPITRE IV

MÉTHODE D'EXAMEN DES MALADES ATTEINTS D'UNE AFFECTION DES VOIES RESPIRATOIRES.

L'élève recherchera, avant tout, si le malade a ou non de la fièvre ; cette seule indication lui permettra, en effet, d'établir tout d'abord deux grandes divisions, comprenant, la première, les affections pulmonaires accompagnées de fièvre, la seconde, les affections pulmonaires sans fièvre :

1° *Affections pulmonaires fébriles.* — On sait que le nombre des respirations est en moyenne de 16 par minute ; le rapport de la respiration au pouls est comme 1 est à 4. Or, dans les affections étrangères aux poumons, cette proportion se maintient, c'est-à-dire que si le pouls est à 80, 100 ou 120, la respiration s'élève dans les mêmes proportions à 20, 25 et 30. Mais qu'il survienne une affection pulmonaire quelconque, le pouls restant à 80, 100 ou 120, on verra la fréquence des mouvements respiratoires s'élever à 30, 40, 50 et même davantage. Cet écart considérable, observé sur un tracé, permettra donc de reconnaître immédiatement l'existence d'une maladie des voies respiratoires.

Les affections pulmonaires fébriles sont : les bronchites, la pneumonie, la bronchopneumonie, la pleurésie, l'emphysème, le pneumo-thorax, la gangrène du poumon, la tuberculose ;

2° *Affections pulmonaires non fébriles* ou dans le cours desquelles la fièvre ne se présente que d'une façon accidentelle. Ce sont : la bronchite chronique, l'asthme, l'emphysème pulmonaire, la dilatation des bronches, la tuberculisation chronique des

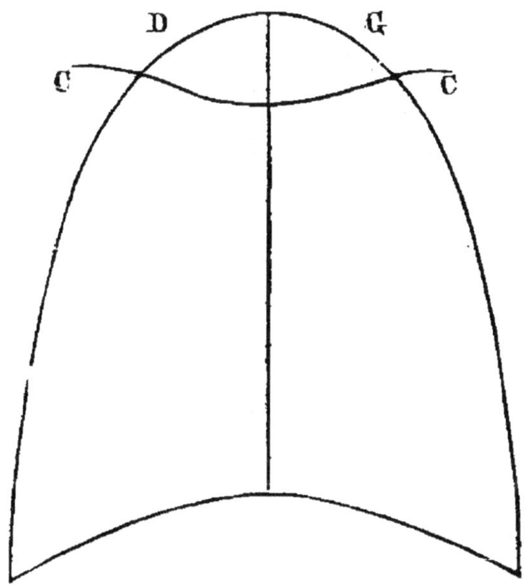

Fig. 84. — Esquisse schématique. — Face antérieure du thorax (*).

(*) C. C, clavicules. — D, côté droit. — G, côté gauche (Lasègue).

poumons, l'hydrothorax, le cancer du poumon et de la plèvre, les hydatides du poumon.

Cette division établie, on étudiera les caractères de la respiration, on verra si elle est profonde, régulière, accélérée, courte, interrompue, incomplète, etc., accompagnée ou non de râles perceptibles à distance. On recherchera, en outre, si l'haleine est fétide; en cas de toux, on s'efforcera de savoir quelle est sa nature, si elle est fréquente, quinteuse, suivie ou non d'expectoration. La nature des crachats sera étudiée avec soin, et l'on recherchera s'ils sont aérés, liquides, visqueux, muco-

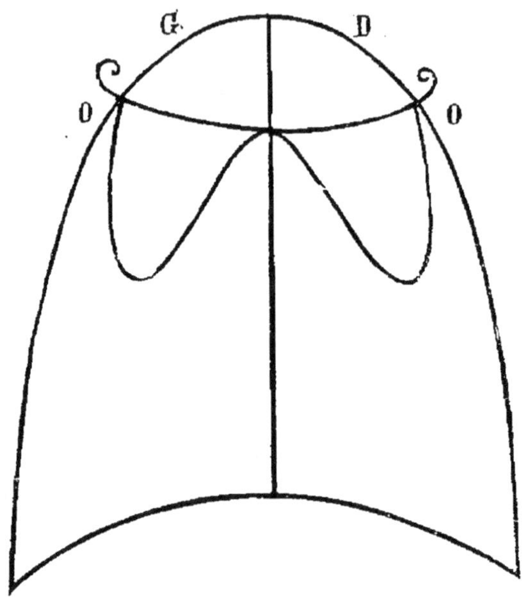

Fig. 85. — Esquisse schématique. — Face postérieure du thorax (*).

(*) O, omoplates. — G, côté gauche. — D, côté droit (Lasègue).

purulents, rouillés, sanguinolents, brunâtres, noirs ou putrides.

Ceci fait, on complétera l'examen par l'inspection du thorax, la percussion et l'auscultation. On arrivera ainsi à établir une série de symptômes cliniques essentiels, qui permettront de faire le diagnostic des principales affections pulmonaires.

Mais les notions fournies par l'examen de la poitrine sont fugaces, elles peuvent changer d'un jour à l'autre. L'oreille oublie parfois des lésions qu'elle avait entendues auparavant ; cela est si vrai, qu'en comparant les deux côtés de la poitrine chez un

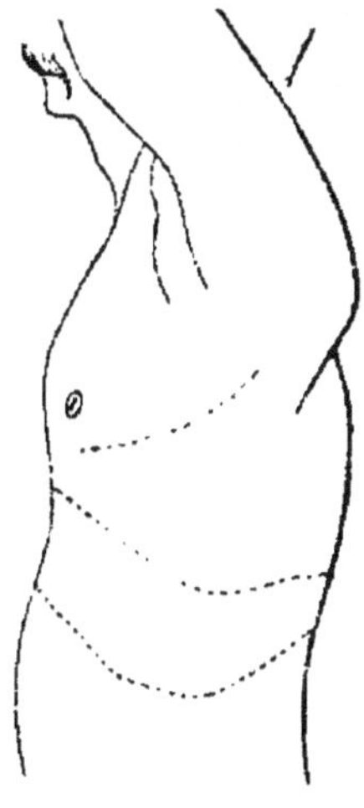

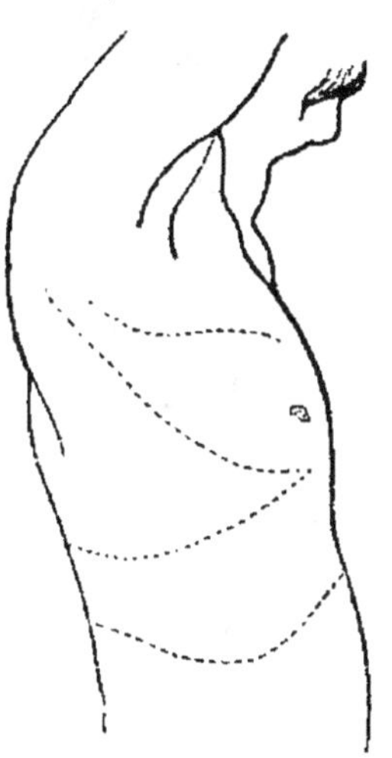

<table>
<tr><td>Fig. 86. — Face latérale
droite (Baréty).</td><td>Fig. 87. — Face latérale
gauche (Baréty).</td></tr>
</table>

même sujet, le clinicien est obligé de répéter plusieurs fois son examen. Les signes pathognomoniques restent dans la mémoire, les nuances s'oublient à quelques jours d'intervalle, et quand elles sont reproduites par écrit pour une observation, leur lecture et leur comparaison sont fort difficiles.

Pour parer à cet inconvénient certain, Lasègue a eu l'idée de faire représenter des schèmes dont

26.

nous donnons ci-joint des dimensions réduites.
On peut en faire d'assez compliqués indiquant les
rapports des poumons avec les différentes parties
de la cage thoracique et avec les organes voisins :

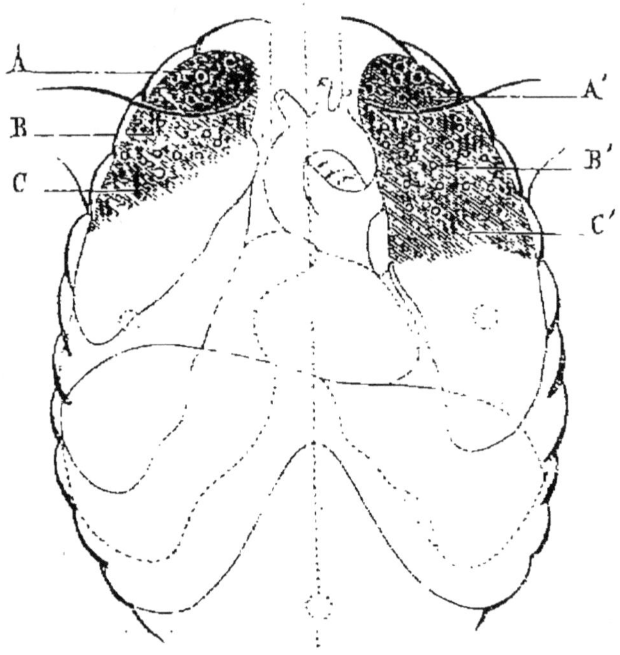

Fig. 88. — Face antérieure (*).

(*) A, craquements. — B, râles sous-crépitants. — C, matité et voix
très peu retentissante. — A', craquements. — B', râles sous-crépitants. — C', matité, peu de retentissements de la voix et de la
toux (d'après Lasègue).

le plus simple est encore de tracer des schèmes grossiers représentant la face antérieure du thorax avec
les clavicules et la face postérieure avec les omoplates, d'autres, les faces latérales du tronc (fig. 84,

85, 86, 87); ces schèmes pourront être faits en un instant à l'aide d'un morceau de carton dans lequel les traits seront remplacés par des vides; il suffira

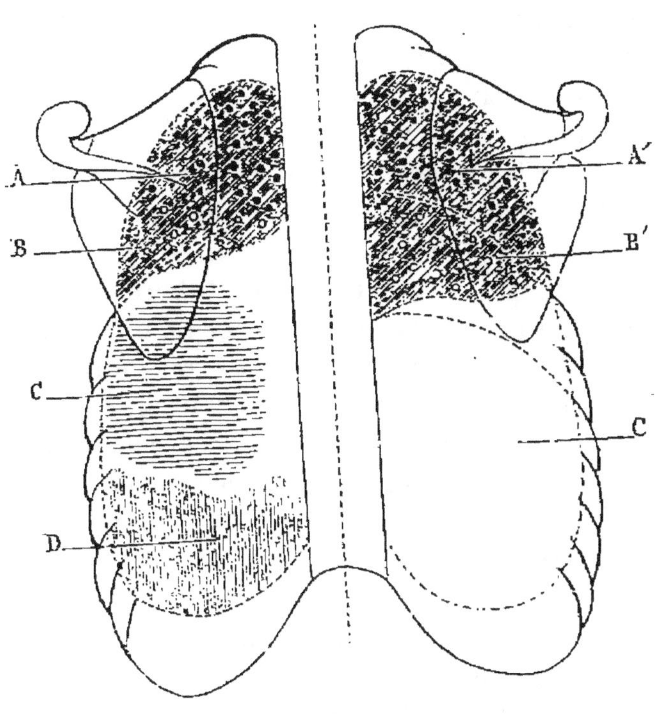

Fig. 89. — Face postérieure (*).

(*) A, matité et expiration prolongée, un peu de résonnance de la voix. — B, craquements. — C, respiration un peu rude. — D, respiration peu distincte, rétraction du thorax par suite d'ancienne pleurésie. — A', matité, expiration prolongée, résonnance de la voix et de la toux. — B', craquements. — C', respiration normale (d'après Lasègue).

d'appliquer le carton sur un papier blanc, en faisant passer un crayon dans les espaces libres, pour reproduire la figure désirée; on aura ainsi de véritables cartes muettes sur lesquelles l'élève pourra noter les différents symptômes fournis par la percussion et surtout par l'auscultation. On indiquera par des signes conventionnels, points, petits ronds, lignes, hachures, les bruits dont on veut consigner la nature et le siège. On pourra également teinter les espaces occupés par des bruits et indiquer par des renvois le sens des teintes. Les crayons de couleur serviront avec avantage pour ces indications. Les points occupés par une inflammation aiguë pourront être teints en rouge, ceux où il existe des dépôts caséeux et des tubercules le seront en jaune ; s'il existe une caverne, on la représentera par une tache noire plus ou moins étendue ; dans le cas d'adénopathie bronchique, le siège des ganglions sera indiqué par un cercle allongé, de dimensions variables ; enfin les épanchements pleuraux seront représentés par des stries faites au crayon bleu. On pourra également noter en regard du schéma la nature des bruits perçus, l'intensité de l'inspiration et de l'expiration, le timbre de la voix, etc. (fig. 88, 89).

On pourra multiplier ces diagrammes dans le cours d'une affection pulmonaire et suivre ainsi la marche de la maladie bien mieux qu'en lisant une observation souvent longue et diffuse ; le clinicien aura ainsi à sa disposition un dossier bien autrement facile à dépouiller que les observations les mieux rédigées. C'est surtout dans la tuberculisation pulmonaire, où l'on suit les malades pendant de longues années, que ce procédé rendra d'incontestables services.

LIVRE CINQUIÈME

APPAREIL CIRCULATOIRE.

CHAPITRE PREMIER

Il faut, pour diagnostiquer une affection cardiaque et arriver à un résultat rapide et certain, recourir à l'inspection, à la palpation, à la percussion et à l'auscultation.

1º Inspection de la région cardiaque.

Pour examiner la région cardiaque, il faut placer le malade dans une position convenable, soit assis, soit couché; l'éclairage est à prendre en considération ; la lumière du jour vaut mieux que toute autre, car elle permet d'éviter les éclats de lumière et les ombres qui pourraient donner lieu à plus d'une erreur. En examinant la région cardiaque d'un homme sain, on observe deux mouvements particuliers, l'un, le choc de la pointe, l'autre, provoqué par l'impulsion du cœur transmise à la région thoracique.

A. *Choc de la pointe.* — En examinant la région cardiaque d'un homme sain, on observe généralement au niveau du cinquième espace intercostal, dans l'espace compris entre la ligne mamillaire et la ligne parasternale gauche, un soulèvement rythmique et circonscrit, qui a à peine 2 centimètres et demi de diamètre. Ce choc correspond à la systole cardiaque.

Les auteurs ne sont pas d'accord sur la situation exacte du choc de la pointe du cœur. Bouillaud, Racle, Durozier, Barety font battre la pointe en bas et en dedans du mamelon gauche, dans le quatrième espace intercostal, au niveau du bord supérieur de la cinquième côte. Si quelques auteurs font battre la pointe dans le cinquième espace, cela tient, suivant Durozier, à une erreur commise en comptant les espaces intercostaux. On prend pour le premier espace intercostal la dépression située immédiatement en dessous de l'extrémité interne de la clavicule, au niveau de la première côte et au-dessus du véritable premier espace.

Les anatomistes font généralement battre la pointe dans le cinquième espace intercostal. Or le cœur, surtout dans la station debout, occupe chez l'homme vivant une position plus basse que sur le cadavre, et l'on peut dire que la pointe du cœur correspond plutôt à la partie postérieure du sixième cartilage costal ou à la partie supérieure du sixième espace. Il ne faut pas, en effet, confondre le siège de la pointe du cœur, qui est fourni par

la percussion, avec le choc de la pointe qui est dû
aux contractions et aux modifications de forme de
la paroi ventriculaire.

Il n'est pas toujours facile de reconnaître le siège
du choc de la pointe. Il est fort difficile à trouver
chez des individus gros, notamment chez des femmes et chez des individus à thorax court et à espaces intercostaux étroits. Pour le trouver, il faut
alors faire pénétrer la pulpe du doigt avec force et
profondément dans l'espace intercostal. Quand la
pointe, au lieu de battre dans un espace intercostal,
bat en arrière du sixième cartilage costal, il est
impossible d'en reconnaître le siège. Il est extrêmement important de déterminer le point exact
où bat la pointe, car de cette connaissance même
dépend souvend le diagnostic.

Outre le siège du choc de la pointe, il faut étudier
l'étendue du choc, l'énergie avec laquelle il se produit, le moment auquel il a lieu, enfin son rhytme.

Le choc de la pointe peut varier de siège ; il peut
se percevoir au-dessus, au-dessous, en dedans et
en dehors du choc normal. Ces variations de
siège peuvent être liées à des modifications physiologiques et pathologiques. Chez l'enfant, la pointe
du cœur bat souvent dans le quatrième espace,
chez le vieillard, dans le sixième. La structure
même de la cage thoracique peut amener des modifications de siège (scoliose vertébrale). Les lésions de l'appareil pulmonaire entraînent également
ment des modifications dans le siège des battements de la pointe.

La pointe du cœur subit des déplacements au moment de l'inspiration et de l'expiration. Au moment d'une inspiration profonde, la pointe du cœur peut s'abaisser d'un espace intercostal, et au moment de l'expiration elle peut s'élever de même. Le siège du battement de la pointe varie également avec la position du corps : dans le décubitus latéral gauche, la pointe peut être déviée au point de battre entre la ligne mamillaire et la ligne axillaire moyenne, c'est-à-dire qu'elle peut subir un déplacement de près de 6 centimètres. Dans le décubitus latéral droit, par contre, ce déplacement est presque insignifiant et atteint à peine 3 centimètres.

Dans certains cas d'emphysème pulmonaire, le poumon recouvre presque la face antérieure du cœur, à tel point qu'il n'est plus possible d'en percevoir le choc.

Quand des liquides et des gaz s'accumulent dans la cavité pleurale, la pointe est déviée du côté opposé à la lésion : c'est ainsi que dans les épanchements du côté droit on voit parfois la pointe battre dans la ligne axillaire du côté gauche. De même dans les épanchements gauches la pointe peut venir battre à droite du sternum. Ces déplacements du cœur peuvent devenir définitifs, même à la suite de la guérison des épanchements pleuraux, quand il s'établit des adhérences avec déviation du sternum. Les tumeurs du médiastin peuvent également entraîner un déplacement dans le choc de la pointe. Toutes les affections abdominales, accompagnées de développement de gaz, de liquides ou de production de tumeurs, provoquent, en règle générale un refoulement de la pointe en haut et en dehors.

Les lésions de l'appareil circulatoire entraînent également un déplacement de la pointe. Dans la péricardite avec épanchement, la pointe bat plus bas qu'à l'état normal. Dans l'hypertrophie du ventricule gauche la pointe bat plus bas et plus en dehors ; elle peut ainsi venir frapper jusque dans le huitième espace intercostal et au niveau de la ligne axillaire. Dans l'hypertrophie avec dilatation du ventricule droit, au contraire, la pointe vient battre plus en dedans et vers le sternum.

Étendue du choc. — A l'état normal, le choc de la pointe se perçoit dans l'étendue de 2 centimètres et demi, c'est-à-dire qu'on peut recouvrir le siège du choc de la pointe avec la pulpe de l'indicateur. Mais il suffit, même à l'état physiologique, d'une simple impression morale, ou de quelques mouvements respiratoires précipités, pour rendre le choc plus étendu.

Chez certains individus atteints de fièvre ou chez des hystériques, le choc de la pointe est souvent très violent.

Dans toutes les maladies où la face antérieure du cœur se trouve plus en contact avec la paroi thoracique, le choc se perçoit dans une plus grande étendue. C'est ce qui a lieu dans l'hypertrophie du ventricule gauche.

Le choc de la pointe peut être affaibli. On observe ce phénomène chaque fois que l'innervation cardiaque se trouve affaiblie ou qu'il existe une dégénérescence de la substance musculaire (syncope, dégénérescence graisseuse du cœur, collapsus typhique ou cholérique, etc...). Le choc de la pointe peut encore être affaibli quand la colonne sanguine se trouve diminuée, ainsi dans le rétrécissement auriculo-ventriculaire gauche.

Enfin le choc de la pointe peut paraître affaibli quand une lame de poumon, ou de liquide, ou un tissu pathologique quelconque, viennent s'interposer entre la paroi et la pointe du cœur (emphysème pulmonaire, épanchement liquide dans le péricarde, épanchement pleural gauche dans le cas d'adhérence péricardique, etc.)

B. *Choc diffus du cœur.* — Au moment de la contraction systolique du cœur, il se produit un ébranlement diffus qui est perçu par l'œil et à l'aide de la palpation. Dans le cas d'hypertrophie du ventricule gauche, le choc cardiaque est plus violent, plus étendu, et tout l'espace situé au niveau de la région cardiaque se trouve fortement soulevé, ébranlé.

Cet ébranlement est surtout important à étudier dans les dilatations du ventricule droit. En effet, à l'état normal, le choc du cœur s'arrête au niveau du bord gauche du sternum. Dans le cas de dilatation du ventricule droit, au contraire, l'ébranlement se propage jusqu'au niveau de la partie inférieure du sternum et même à la partie droite du thorax.

C. *Voussure.* — Quand on examine la poitrine d'un individu sain, on n'observe pas de différence entre le côté droit et le côté gauche. A l'état pathologique, au contraire, il se produit fréquemment des voussures, dont l'existence seule suffit parfois pour faire admettre l'existence d'une lésion cardiaque.

Cette voussure se produit généralement dans les cas d'hypertrophie cardiaque et chez des sujets jeunes dont les os se laissent facilement déprimer. La voussure peut également se produire dans le cas d'épanchement péricardique. Les espaces intercostaux se trouvent alors élargis, même effacés, et ne semblent subir aucune modification au moment des mouvements respiratoires. On a également signalé l'existence d'une voussure précordiale dans le cas d'épanchement de gaz dans le péricarde. Il faut bien se garder de confondre ces voussures avec certaines déformations thoraciques liées au rachitisme ou à une scoliose vertébrale. On a prétendu qu'à la suite d'épanchements péricardiques guéris, la paroi thoracique pouvait subir une véritable rétraction. Ce fait reste cependant à démontrer.

Dans le cas d'anévrysme de l'aorte, l'inspection permet également de constater une voussure du sternum au voisinage de la deuxième côte droite et parfois un ébranlement de la paroi thoracique à ce niveau.

2° Palpation.

La palpation vient confirmer les renseignements fournis par l'inspection de la région cardiaque. Mais elle fournit aussi d'autres indications plus précises, qui permettent souvent, à elles seules,

de déterminer l'existence, nous allions presque dire
la nature d'une lésion cardiaque. En effet, il est
quelquefois possible de percevoir à l'aide du palper
le frémissement produit par le déplissement brusque des valvules : il est évident que si la sensation
perçue coïncide avec le choc de la pointe, on pourra
admettre la possibilité [d'une lésion mitrale ou
tricuspidienne, ou bien d'une lésion aortique ou
pulmonaire. On observe parfois, même chez des
individus sains, un frémissement systolique valvulaire ; on a également signalé l'existence d'un frémissement diastolique qu'il serait possible de
percevoir au niveau des deuxième et troisième cartilages costaux. Ce frémissement peut être surtout
marqué au niveau du deuxième espace intercostal
gauche, où se perçoit le maximum des bruits de
l'artère pulmonaire, dans les cas de lésions de
la valvule mitrale et d'inflammation chronique du
poumon.

En dehors de ces phénomènes particuliers on
peut également percevoir, à l'aide du palper, les
bruits anormaux qui se passent soit dans le péricarde, soit dans le cœur. En général il est possible,
à un praticien exercé, de distinguer, à l'aide du
palper, les bruits qui se passent dans le péricarde
de ceux qui se produisent dans le cœur : les premiers sont caractérisés par une sensation de frôlement, de frottement, de grattement. Ils sont, de
plus, interrompus, et se produisent par intervalles
plus ou moins réguliers. Ils sont plus marqués
quand on comprime la région thoracique et
surtout quand on fait asseoir le malade en l'in-

clinant en avant. Par contre, les bruits endocardiques sont plus continus, ils ont le caractère
du frémissement cataire ou du bruit provoqué
par une corde tendue et mise en vibration.

Les phénomènes endocardiques sont directement liés aux mouvements du cœur, c'est-à-dire
qu'ils sont systoliques, diastoliques ou présys-
toliques, tandis que les bruits péricardiques suivent,
plutôt qu'ils n'accompagnent, les différentes révo-
lutions cardiaques. En résumé, les bruits qui se
passent dans le péricarde donnent la sensation
d'un frôlement ou d'un frottement, ceux qui se
produisent dans le cœur, celle d'un véritable frémissement cataire.

Pour que le frémissement cataire se produise, il
faut que le bruit endocardique soit très prononcé ;
aussi faut-il, pour le provoquer, faire asseoir et coucher le malade à plusieurs reprises de manière à
exciter la circulation, ou le faire respirer très vite.

Le siège du frémissement permet parfois de diagnostiquer celui de la lésion. Ainsi le frémissement
perçu au niveau de la pointe est généralement l'indice d'une lésion mitrale et surtout d'un rétrécissement, puisque l'insuffisance donne rarement lieu
à ce phénomène. Par la même raison le frémissement est plutôt diastolique ou présystolique, que
systolique.

Quand on perçoit un frémissement systolique
dont le maximum est situé dans le deuxième espace
intercostal droit, on peut songer à un rétrécisse-

ment de l'aorte. Le frémissement diastolique de l'insuffisance aortique est généralement fort difficile à percevoir.

Inutile d'insister sur les caractères des frémissements provoqués par les lésions du ventricule droit, lésions du reste fort rares. Quant au bruit de frottement péricardique, il ne se perçoit en général que dans les cas où la surface de la séreuse est rugueuse, inégale et tapissée de dépôts fibrineux. Ce serait une erreur de croire que toutes les péricardites, même suppurées, donnent lieu à un phénomène de ce genre. On est souvent fort étonné de trouver, à l'autopsie, des lésions profondes de la séreuse qui n'avaient donné lieu, pendant la vie, à aucun symptôme de ce genre.

Exploration de la sensibilité locale. — Elle a pour but de constater l'état de sensibilité du cœur (muscle et ganglions), du plexus cardiaque, et enfin des nerfs phréniques (Peter). Le procédé consiste à presser, à l'aide de l'extrémité de l'index et avec une force modérée, les espaces intercostaux de la région précordiale, le sternum, la région cervicale, etc.

Le cœur est insensible à l'état sain, mais à l'état pathologique les malades se plaignent de douleurs profondes, extrêmement pénibles, qui entraînent même une gêne de la respiration. Chez ces mêmes malades, on provoque, en déprimant à l'aide du doigt les troisième, quatrième, cinquième et sixième espaces intercostaux, une douleur assez vive, souvent limitée à la pointe seule du cœur.

L'examen de la sensibilité du plexus cardiaque se fait au niveau du deuxième espace intercostal gauche, près de la partie du sternum voisine de cet espace. On provoque ainsi fréquemment une douleur qui fait crier le malade et qui permet de reconnaître une affection aortique méconnue. La recherche de points douloureux à la nuque ou sur le trajet des phréniques peut également éclairer le diagnostic.

La douleur est généralement l'apanage des lésions déjà avancées et profondes du cœur.

Thermométrie locale. — En appliquant la boule thermométrique au niveau du troisième et du quatrième espace intercostal gauche, à 1 centimètre du bord du sternum, M. Peter a constaté, dans le cas de myocardique aiguë et de péricardite aiguë, une élévation locale de la température pouvant aller, dans la myocardique, de 5 à 8/10 de degrés, et, dans la péricardite, de 8/10 à un degré et même davantage.

3° **Percussion du cœur.**

Ce serait une erreur que d'attacher une importance trop considérable aux renseignements qui nous sont fournis par la percussion du cœur. On sait, en effet, qu'une portion fort limitée de cet organe est accessible à la percussion, le reste étant recouvert par le poumon. Les deux oreillettes et le segment supérieur des ventricules se trouvent ainsi complètement inaccessibles. Le segment cardiaque laissé à découvert par les bords pulmonaires antérieurs, qui se séparent en divergeant, se présente sous la forme d'un triangle irrégulier formé presque exclusivement par le ventricule droit et la pointe du ventricule

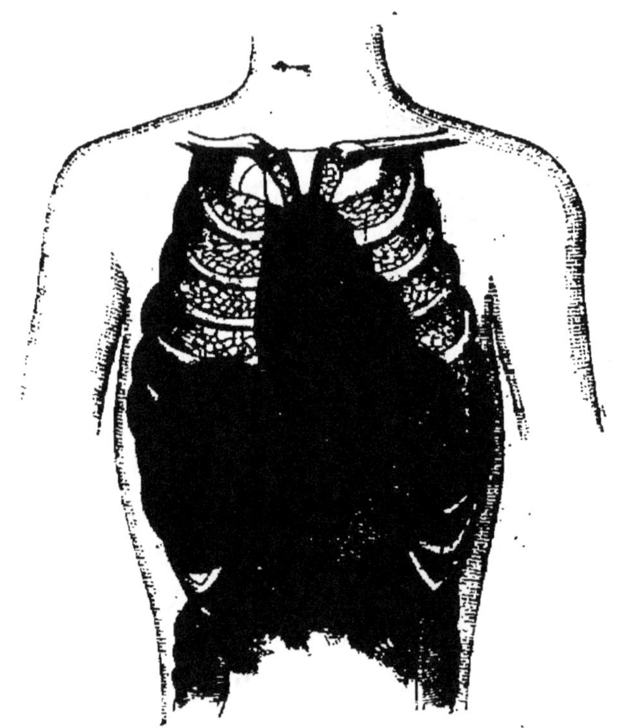

Fig. 90. — Rapports du cœur.

gauche (fig. 90). Il est évident que, dans ces conditions, il n'est pas possible d'apprécier par la percussion la grandeur réelle de l'organe ; aussi a-t-on voulu distinguer deux matités cardiaques : la matité proprement dite, formée par un triangle assez étroit, au niveau duquel la matité est à peu près complète,

puis une autre, plus étendue, comprenant une zone
de transition intermédiaire entre la matité franche
du cœur et la sonorité des organes voisins.

Le procédé le plus pratique consiste à déterminer tout d'abord le siège de la pointe ; ce point de
repère si important une fois déterminé, les autres
limites seront faciles à tracer : en effet la limite inférieure correspond au choc même de la pointe.
C'est donc, à l'état normal, le cinquième espace
intercostal. La limite gauche est formée par une
ligne parallèle à la ligne mamillaire et partant également de la pointe du cœur. On sait, en effet, que
la matité ne s'étend pas au delà de ce côté. Pour
déterminer la limite supérieure, il faut percuter en
descendant à partir du premier espace intercostal :
on trouvera ainsi de la matité à partir du bord supérieur du quatrième espace. Quant à la limite
droite, elle s'obtient en percutant de gauche à
droite, de la limite mamillaire vers le sternum, et
elle s'arrête en général sur le sternum même. On
détermine ainsi trois points et, en les unissant par
des lignes, c'est-à-dire le bord supérieur de la
quatrième côte, le point où a lieu le choc de la
pointe, et le bord gauche du sternum, on obtient
un espace triangulaire irrégulier, limité, en bas, par
une ligne qui s'étend de la pointe du cœur au bord
gauche du sternum ; à gauche, par une ligne partant du bord supérieur de la quatrième côte pour
aboutir à la pointe ; enfin, à droite, et en dedans,
par le bord gauche du sternum. Au niveau de cet
espace triangulaire la matité est complète.

27.

M. Constantin Paul a indiqué un autre procédé de mensuration du cœur. Le premier point, dit-il, consiste à aller à la recherche de la pointe du cœur par la vue, la palpation et l'auscultation. On indique ce point sur la peau avec un crayon dermographique. On compte ensuite l'espace intercostal où il se trouve. Cette recherche demande certaines précautions. On sait, en effet, que la première côte vient se joindre au sternum au-dessous de la clavicule et qu'il existe souvent, entre ces deux os, une dépression assez grande pour que les élèves ou des médecins inexpérimentés la prennent pour le premier espace intercostal. Il faut donc suivre le bord du sternum en se rappelant que le premier espace ne commence qu'après ces deux os. On détermine donc l'espace dans lequel bat la pointe, c'est ordinairement le cinquième.

On prend ensuite la distance de la pointe à la ligne médiane, dont la moyenne est, pour l'adulte, de 8 à 10 centimètres. Après avoir établi le siège de la pointe, le deuxième point de repère à chercher est le bord supérieur du foie au-dessous du poumon. La percussion suffit ici à donner un renseignement précis. En effet le poumon donne un son clair et le foie un son mat, et il est facile de déterminer la ligne où finit la sonorité et celle où commence la matité. Pour tenir compte de la légère convexité du foie et de la pénétration du bord inférieur du poumon, on trace la limite au bord supérieur du doigt, qui sert de plessimètre dans la percussion. Pour indiquer le niveau du bord supérieur

du foie, **M. C. Paul** ne choisit pas la côte correspondante qui est généralement la cinquième, parce
que du sternum à la ligne mamelonnaire, elle décrit une courbe beaucoup trop descendante. Il préfère prendre un point de repère sur le bord du
sternum. Il prolonge donc sa ligne dermographique du bord supérieur du foie jusqu'au bord du
sternum et compte à l'insertion de quel cartilage il
correspond ; c'est en général, chez l'adulte, à l'insertion du cinquième cartilage droit. En réunissant
cette ligne à la pointe du cœur, on obtient ainsi
d'une manière rigoureuse le bord inférieur du
cœur, puisque le centre phrénique fixe le cœur par
la pesanteur et forme une cloison immobile.

Pour avoir la longueur du bord inférieur, dont une
des extrémités est déterminée déjà par la pointe, il
suffit d'établir la ligne verticale qui représente le
bord externe de l'oreillette droite. Ce bord est
donné par la percussion ; il est indiqué par un
changement de timbre dans la sonorité pulmonaire. En effet, si l'on percute de droite à gauche,
au niveau de la quatrième côte à gauche, on rencontre d'abord le son pulmonaire qui est clair, puis
le son fourni par la percussion du sternum qui est
encore clair, puis à gauche du sternum le son cardiaque qui est mat. Or on sait que le bord antérieur du poumon droit est plus obtus que celui du
poumon gauche et empiète peu sur les oreillettes.
Or l'oreillette droite est presque immobile ; transversalement, elle n'est sujette qu'à des dilatations plus
ou moins grandes, et son bord droit, qui normale-

ment est à 3 centimètres de la ligne médiane et à
1 centimètre et demi du bord droit du sternum,
varie peu.

On percute en allant du poumon au sternum et,
en arrivant à 1 centimètre et demi de cet os, on
trouve non pas un son mat, mais un changement

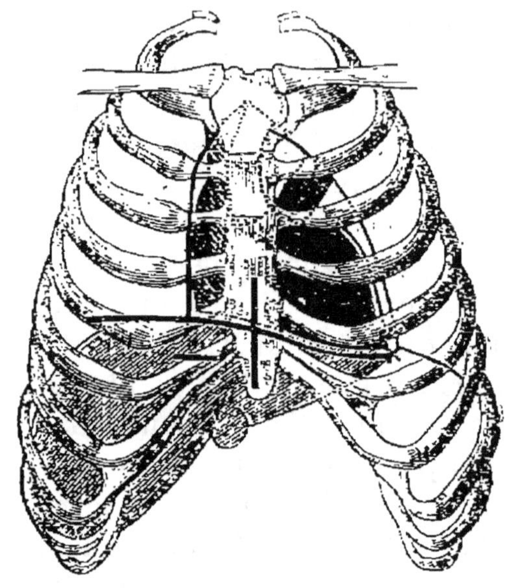

Fig. 91. — Mensuration du cœur (Constantin Paul).

de timbre, avec obscurité du son clair, qui indique
le bord externe de cette oreillette. On trace cette
ligne verticalement et parallèlement au sternum,
jusqu'à sa rencontre avec la ligne hépatique ; on a
ainsi déterminé l'angle inférieur droit du triangle
cardiaque dont on reporte l'indication sur le schéma.
La longueur mesurée de cet angle à la pointe du

cœur donne exactement la longueur du bord inférieur du cœur (fig. 91).

Un troisième point de repère consiste à indiquer
l'obliquité du bord inférieur du cœur. A l'état normal, la pointe du cœur est située plus bas que l'angle qui correspond à l'oreillette droite, avec une différence de niveau de 1 centimètre et demi à 2 centimètres. On trace donc sur la région du foie, au-
dessous de cet angle, le niveau de la hauteur de la
pointe du cœur et l'on mesure la distance entre ces
deux points, distance qui représente l'abaissement
de la pointe du cœur.

La matité cardiaque ainsi comprise ne peut être
modifiée qu'autant que l'étendue du segment que
les poumons laissent à découvert se trouve modifiée par les changements de rapports des bords
mêmes du poumon. Aussi la matité cardiaque subi-
ra-t-elle des modifications d'étendue, de siège
et de forme dans les affections du poumon, de
la plèvre, du péricarde ou du myocarde et même
dans les lésions des organes de l'abdomen.
Même à l'état physiologique la matité cardiaque
peut présenter des différences. Ainsi elle est relativement beaucoup plus considérable chez l'enfant
que chez l'adulte; dans les inspirations profondes
la matité cardiaque s'abaisse et diminue d'étendue; le contraire a lieu dans l'expiration forcée.
Nous avons déjà vu que dans le décubitus latéral gauche, la pointe du cœur pouvait dépasser
de plusieurs centimètres la ligne mamillaire. Il
est tout naturel que la matité cardiaque subisse,

dans ces conditions, un déplacement analogue.

Quand du liquide s'accumule dans la plèvre, le cœur se trouve refoulé vers le côté sain et il est souvent difficile de distinguer la matité cardiaque de celle qui résulte de la présence du liquide.

Dans l'emphysème pulmonaire les poumons atteignent souvent un volume tel, qu'ils recouvrent toute la partie antérieure du segment cardiaque, qui se trouve ainsi réduit presque à zéro. Par contre, dans la sclérose pulmonaire le bord antérieur du poumon gauche peut se rétracter au point de laisser à découvert une surface beaucoup plus grande du segment cardiaque. Un phénomène analogue peut se produire à la suite d'une rétraction du poumon résultant d'adhérences pleurales anciennes.

Toutes les maladies de l'abdomen, tumeurs, accumulation de liquide ou de gaz, qui refoulent le diaphragme, ont pour résultat d'augmenter la surface de contact de la face antérieure du cœur avec la paroi thoracique : de là une augmentation de matité. Les tumeurs du médiastin, les scolioses vertébrales agissent souvent dans le même sens en refoulant le cœur en avant. La matité cardiaque est surtout modifiée quand il y a des gaz ou des liquides accumulés dans le péricarde. La matité disparaît dans le premier cas et fait place au son tympanique : dans le second cas, au contraire, la matité peut prendre des proportions telles qu'elle s'étend de la ligne axillaire gauche à la ligne mamillaire droite, dépassant parfois en haut le deuxième cartilage costal. La forme même de la matité a son importance ;

on sait en effet que le poids spécifique du cœur est
plus considérable que celui de l'eau ; aussi, en cas
d'épanchement, le liquide occupe-t-il toujours un
point plus élevé ; ainsi, au début, l'épanchement

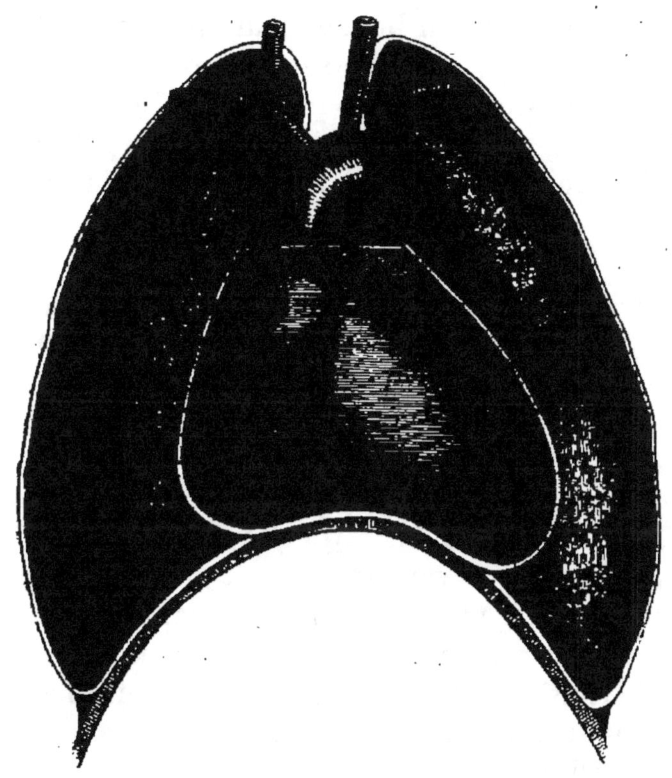

Fig. 92. — Épanchement péricardique.

s'accumule autour des gros vaisseaux et la matité
cardiaque prend la forme d'un triangle, dont le
sommet obtus regarde en haut, tandis que la base est
située en bas (fig. 92). Quand l'épanchement est très

abondant, le sommet du triangle peut s'étendre jusqu'à la poignée du sternum, tandis que la base
s'étend au niveau du sixième ou septième espace
intercostal, de la ligne mamillaire droite à la ligne
axillaire gauche.

La symphyse cardiaque peut être complète et,
malgré cela, la matité conserver son caractère normal ; mais presque toujours il existe, dans ce cas,
des adhérences du péricarde avec les organes voisins, adhérences qui empêchent les déplacements
du cœur dans les changements de position du malade et permettent ainsi d'établir le diagnostic. L'é-
tendue de la matité cardiaque augmente surtout
d'intensité et de surface dans l'hypertrophie avec
dilatation du ventricule gauche ; le bord du poumon
gauche se trouve refoulé et la matité augmente en
largeur et surtout en longueur ; elle présente alors
une forme ovalaire.

Par contre dans les hypertrophies et dilatations
considérables du ventricule droit, la matité s'étend
surtout en largeur, dépassant la ligne médiane du
sternum ; la matité a, dans ce cas, une forme arrondie. Parfois enfin toutes les cavités cardiaques sont
dilatées et la matité se trouve augmentée dans toutes
les directions.

Il ne faudrait cependant pas se baser sur l'étude
seule de la matité pour diagnostiquer une hypertrophie cardiaque. En effet, dans l'emphysème pulmonaire il est souvent impossible de reconnaître l'hypertrophie du cœur droit quand le poumon recouvre
une grande étendue du segment cardiaque.

4° **Auscultation du cœur.**

Bruits du cœur. — Les différents mouvements qui s'opèrent dans le cœur, pendant la circulation, donnent naissance à des bruits dont l'importance est considérable.

A chaque contraction cardiaque on perçoit, au niveau de la région du cœur, deux bruits distincts ; le premier correspond à la systole du ventricule, c'est le premier bruit du cœur ou bruit systolique ; le second correspond à la diastole, c'est le second bruit ou bruit diastolique. Le premier et le second bruit sont séparés l'un de l'autre par une légère pause, et des deux bruits suivants par une pause plus prolongée ; de là un certain rhythme suivant lequel les bruits se reproduisent successivement.

Le premier bruit, ou bruit systolique, coïncide avec le choc de la pointe, avec le pouls carotidien, et il est légèrement en avance sur le pouls radial et le pouls crural. Ce fait est important à noter quand on veut déterminer avec rigueur à quel moment de la révolution cardiaque se produisent certains bruits anormaux. Les deux bruits n'ont pas la même intensité ; le bruit systolique est plus prononcé et dure plus longtemps que le bruit diastolique. Ces bruits prennent leur origine au niveau des orifices ; aussi l'auscultation doit-elle avoir surtout pour but de rechercher à quels phénomènes valvulaires et à quelles valvules se rapportent les différents bruits produits. La clinique nous apprend à cet égard les faits suivants.

Les bruits qui se produisent au niveau de la valvule mitrale se perçoivent avec leur maximum d'intensité au niveau de la pointe du cœur ; les bruits tricuspidiens ont leur maximum au niveau de la ligne médiane du sternum, et du cinquième cartilage costal. Les bruits qui prennent naissance

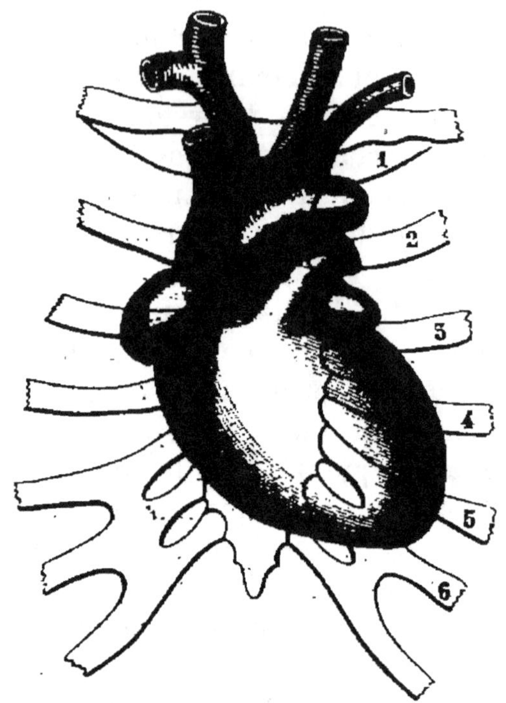

Fig. 93. — Diagramme indiquant les points au niveau desquels il faut rechercher le maximum des bruits produits à chaque orifice.

à l'orifice pulmonaire se perçoivent dans le deuxième espace intercostal gauche contre le sternum ; ceux de l'aorte dans le même espace à droite et contre le sternum également (fig. 93).

Les points que nous venons d'indiquer ne répondent pas anatomiquement au siège des différentes valvules. On ausculte les bruits produits dans l'artère pulmonaire et au niveau de la valvule tricuspide au niveau même où ils se produisent, mais il ne saurait en être de même pour les phénomènes sonores auxquels donne naissance la valvule mitrale. En effet, au niveau du deuxième espace intercostal, siège anatomique de cette valvule, le cœur est recouvert de poumon et l'expérience a prouvé que les sons atteignaient leur maximum à la pointe, qui se trouve immédiatement en contact avec la paroi thoracique.

De même les bruits qui prennent naissance à l'origine de l'aorte ne s'entendent pas dans le deuxième espace intercostal gauche, mais au contraire dans le deuxième espace intercostal droit, c'est-à-dire dans la direction de l'aorte ascendante et dans le sens même du courant sanguin. Si nous insistons sur ces foyers de production des bruits, et sur les points où on les perçoit le mieux à l'auscultation, c'est que leur exploration a une importance considérable dans l'étude des bruits anormaux sur lesquels nous aurons à revenir plus tard.

Les règles que nous venons d'indiquer n'ont cependant rien d'absolu. Ainsi on peut percevoir beaucoup plus nettement à gauche du sternum les bruits aortiques qu'à droite. En un mot, le siège du maximum des bruits aortiques ne suffit pas pour déterminer si le bruit se passe dans l'aorte ou dans l'artère pulmonaire.

Le tableau et la figure que nous reproduisons ici faciliteront du reste cette étude aux élèves.

NOM DE LA VALVULE.	SIÈGE ANATOMIQUE.	POINT D'AUSCULTATION.
1° Valvule mitrale.	Bord supérieur du 3ᵉ cartilage costal gauche contre le sternum.	Pointe du cœur.
2° Valvule tricuspide.	Point de réunion du 3ᵉ espace intercostal gauche avec le 5ᵉ cartilage costal droit.	Ligne médiane (extrémité inférieure du sternum) au niveau du 5ᵉ cartilage costal droit.
3° Valvules pulmonaires.	2ᵉ espace intercostal gauche à un centimètre et demi du bord du sternum.	2ᵉ espace intercostal gauche contre le sternum.
4° Valvules aortiques.	Entre la ligne médiane et le 3ᵉ cartilage costal gauche.	2ᵉ espace intercostal droit contre le sternum.

Origine des bruits du cœur. — Il nous semble inutile d'insister, dans un manuel de diagnostic, sur toutes les théories qui ont été émises à cet égard. Qu'il nous suffise de dire que le premier bruit du cœur est essentiellement d'origine valvulaire et, pour une faible partie, d'origine musculaire ; quant au deuxième bruit, il prend naissance au niveau des valvules sigmoïdes de l'aorte et de l'artère pulmonaire sous l'influence du choc en retour des colonnes sanguines ; la physiologie et la pathologie sont complètement d'accord sur ce dernier point.

Quand on ausculte le cœur, il faut étudier son rhythme, l'intensité des bruits, leur timbre et leur dédoublement.

Rhythme des bruits du cœur. — Chez certains individus en bonne santé le rhythme est tel que les deux bruits se ressemblent et que les deux pauses sont de même durée. Quant à l'intensité elle peut dépendre d'une meilleure conductibilité des sons ou bien d'une suractivité plus grande dans les contractions du cœur et dans la tension des valvules. Plus la paroi thoracique sera mince et plus les sons se transmettront avec facilité ; c'est ainsi que les bruits du cœur se perçoivent très facilement chez les enfants, chez les hommes maigres, chez les individus atteints de scoliose vertébrale, dont la face antérieure du cœur est en contact plus direct avec le thorax, que chez la femme ou chez les sujets gras ; dans l'emphysème il est également plus difficile de percevoir les bruits. Par contre, quand le poumon est infiltré et privé d'air, il sert de conducteur au son, et l'on a même proposé, comme élément de diagnostic, dans les cas douteux d'infiltration pulmonaire au début, d'étudier la transmissibilité des bruits du cœur. La présence d'air ou de gaz dans les organes voisins (pneumothorax, cavernes, pneumopéricarde, dilatation de l'estomac) peut également donner lieu à des phénomènes de résonnance qui renforcent les bruits du cœur.

Intensité des bruits. — Il est évident que l'intensité des bruits est aussi en relation avec l'activité cardiaque ; plus le cœur se contracte avec énergie, plus les valvules se tendent avec force et plus les bruits sont intenses. Toute fatigue corporelle, toute excitation nerveuse, un accès de fièvre, des palpitations sont accompagnés d'une suractivité cardiaque ; par contre, dans la syncope, dans les fièvres typhoïdes graves, dans tous les cas de dégénérescence graisseuse du cœur, les contractions sont faibles et les bruits affaiblis.

Renforcement et affaiblissement des bruits du cœur. — L'affaiblissement ou l'augmentation d'intensité peut ne porter que sur un bruit isolé ; il s'agit alors d'un phénomène diagnostique fort important. Ainsi le bruit aortique diastolique se trouve renforcé dans toutes les hypertrophies du ventricule gauche liées à des lésions des valvules sigmoïdes (sclérose artérielle, néphrite interstitielle) ; ce fait tient tout d'abord au travail plus grand effectué par le ventricule gauche, mais aussi à la force plus grande avec laquelle le sang refluera au moment de la diastole. L'augmentation d'intensité du bruit diastolique de l'artère pulmonaire pourra également servir de signe pour le diagnostic de l'hypertrophie du ventricule droit : enfin le bruit systolique du premier bruit est renforcé à la pointe dans le cas de rétrécissement mitral.

Les bruits du cœur peuvent être affaiblis dans les conditions suivantes : 1° les bruits diastoliques, aortique et pulmonaire, sont affaiblis dans les cas de rétrécissement de ces orifices ; ce fait est dû, tant à la diminution de la pression sanguine, qu'à l'élasticité moindre des valvules semi-lunaires. Dans le cas de rétrécissement ou d'insuffisance considérable de la valvule mitrale, le deuxième bruit peut être considérablement diminué ou même faire complètement défaut. En effet, quand le rétrécissement est très prononcé, la quantité de sang qui passe de l'oreillette dans le ventricule au moment de la diastole est fort peu considérable ; l'aorte, à son tour, ne reçoit que peu de sang ; les valvules semi-lunaires se tendent à peine et le bruit est à peine transmis. Des phénomènes analogues se produisent dans le cas d'insuffisance mitrale prononcée, car ici encore l'aorte ne reçoit que peu de sang puisque, au moment de la systole, une partie de ce liquide reflue dans l'oreillette gauche.

Le premier bruit systolique est également diminué dans le cas d'insuffisance aortique ; le sang revenant de l'aorte au moment de la diastole provoque une certaine tension de la valvule mitrale ; cette tension se trouve augmentée au moment de la systole et le bruit systolique lui-même s'en trouve amoindri. Les physiologistes, qui invoquent les contractions musculaires pour expliquer les phénomènes du premier bruit, admettent que les fibres hypertrophiées, et dilatées outre mesure, du ventricule gauche ne sont plus aptes à fournir des contractions énergiques et étendues.

Modifications du timbre des bruits. — Sous l'influence de certains états pathologiques les bruits du cœur prennent un timbre particulier. Ainsi dans le cas de sclérose artérielle, de dégénérescence athéromateuse, le deuxième bruit aortique est non seulement renforcé, mais présente un timbre métallique. Ces bruits à timbre métallique peuvent s'observer également dans le cas de collection gazeuse du péricarde, de pneumothorax gauche, d'excavation pulmonaire, de dilatation gazeuse de l'estomac, de météorisme. Le timbre métallique est dû alors à un phénomène de consonance qui se produit dans les cavités remplies d'air que traversent les bruits du cœur. On peut rattacher à la même catégorie le cliquetis métallique que l'on observe chez certains malades atteints de palpitations survenues sous l'influence d'un état hystérique ou d'une hyperesthésie nerveuse, ou dans les cas d'hypertrophie du cœur, quand la paroi thoracique est amincie et l'activité cardiaque assez énergique.

Dédoublement et redoublement des bruits du cœur. — Les bruits du cœur peuvent également se dédoubler, c'est-à-dire que chaque bruit peut se décomposer en deux et même plus rarement en trois bruits séparés. M. Potain divise les bruits multiples en *dédoublements* et *redoublements*, dédoublement quand les valvules se contractent d'une façon asynchrone, et redoublement quand un bruit nouveau s'ajoute au bruit anormal.

Il est évident que le rhythme cardiaque présentera des caractères différents suivant que le dédoublement portera sur le premier ou sur le

deuxième bruit. Si le dédoublement porte sur le
premier bruit, il aura son maximum au niveau de
la pointe ou de la ligne médiane ; si, au contraire,
il est diastolique, il se percevra au niveau du siège
des bruits aortique et pulmonaire. Ce phénomène
du dédoublement est beaucoup plus fréquent qu'on
ne pourrait le croire, et s'observe souvent chez
des malades impressionnables qui respirent irrégulièrement et dont le cœur bat avec force. Mais
il peut se produire pour ainsi dire physiologique-
ment et chez des individus parfaitement sains, et
peut également être l'indice d'une affection grave
du système circulatoire. La cause la plus probable
du dédoublement des bruits du cœur réside dans la
tension inégale des différentes valvules qui ne se
ferment pas au même moment et avec une unifor-
mité parfaite.

La respiration a une influence considérable sur
le dédoublement des bruits ; sur 500 individus
M. Potain a constaté ce fait 99 fois. Le dédoublement est presque toujours systolique, plus rarement
diastolique ; il ne porte presque jamais sur les deux
bruits simultanément. Le dédoublement du bruit
systolique correspond à la fin de l'expiration et au
commencement de l'inspiration ; le dédoublement
diastolique, par contre, se produit à la fin de l'inspiration et au commencement de l'expiration. Il s'agit,
dans les deux cas, d'une tension inégale des valvules
mitrale ou tricuspide, quand il s'agit du premier
bruit, ou bien des valvules sigmoïdes de l'aorte et
de l'artère pulmonaire, quand il s'agit du deuxième.

Les dédoublements pathologiques se distinguent par ce fait qu'ils sont indépendants des différents mouvements respiratoires. Les épaississements des valvules ou de leurs bords semblent être, dans un certain nombre de cas, la cause de ces dédoublements ; des valvules restées saines subissent une tension plus rapide et plus complète. Mais il est des cas où ces lésions anatomiques ne peuvent être mises en cause ; on invoque alors des troubles d'innervation sous l'influence desquels les muscles papillaires subiraient des contractions inégales. Enfin certains auteurs admettent que les deux ventricules peuvent se contracter successivement l'un après l'autre. Mais personne n'admet plus aujourd'hui cette théorie (Riegel, Frank).

M. Potain a décrit, sous le nom de *bruit de galop*, un redoublement du premier bruit qui s'observe dans l'hypertrophie cardiaque. Il est surtout caractéristique de l'hypertrophie cardiaque qui accompagne la sclérose du rein. On l'a cependant signalé aussi (Johnson) dans certains cas d'emphysème compliqués de troubles circulatoires, dans la sclérose artérielle généralisée, et même dans l'insuffisance mitrale.

Dans les affections valvulaires du cœur gauche, insuffisance et rétrécissement, le premier bruit est généralement simple, et la pulsation mitrale unique, tant qu'il n'y a pas de complications du côté du poumon et du ventricule droit.

M. Potain a également indiqué une relation pahogénique entre un groupe d'affections hépatiques et certains troubles cardiaques. Le bruit de galop, lié aux affections hépatiques, se distinguerait de celui qui accompagne l'hypertrophie du ventricule gauche, en ce que la sensation tactile et les bruits qui le caractérisent se perçoivent surtout à l'épigastre et non au-dessus de la pointe. Comme dans le bruit de galop des affections rénales, la sensation formée par le bruit anormal serait autant tactile qu'auditive, elle pourrait être perçue souvent au palper.

En résumé les affections rénales seraient caractérisées par un rhythme de galop dans la région de la pointe ; les affections hépatiques par un rhythme de galop épigastrique. Ces faits demandent encore confirmation.

Enfin le deuxième bruit du cœur peut encore être redoublé en cas d'adhérences du cœur avec le péricarde (Friedreich). La paroi thoracique antérieure, attirée avec force vers la colonne vertébrale pendant la systole, reviendrait brusquement à sa position normale lors de la diastole, et les vibrations thoraciques ainsi produites se manifesteraient sous forme d'un bruit séparé, court, immédiatement consécutif au deuxième bruit ventriculaire.

Contrairement à l'opinion de Marey, d'Espine considère la systole comme formée par une suite de plusieurs efforts. Ainsi la pulsation mitrale pourrait se décomposer en deux pulsations, et ce sont ces deux efforts successifs qui donneraient lieu au bruit de galop. Suivant d'Espine, le premier bruit ne se dédoublerait jamais, attendu que les contractions des deux ventricules sont toujours synchrones, mais il pourrait y avoir dédoublement du deuxième bruit, en ce sens que la fermeture des sigmoïdes peut être asynchrone dans l'aorte et dans l'artère pulmonaire, par suite d'une différence de tension dans ces deux vaisseaux.

Quant au redoublement du premier temps (bruit de galop) il en existe deux variétés : l'un se produit dans le ventricule gauche, l'autre dans le ventricule droit. Celui de gauche serait dû, suivant d'Espine, au double claquement de la valvule mitrale; il a son maximum à la pointe et s'observe dans le cas de tension aortique exagérée. Le bruit de galop néphrétique en est le type.

Quant au bruit de galop de droite, il serait dû, non, comme le pense M. Potain, à un réflexe gastro-hépatique, mais à un double claquement tricuspidien, et s'observerait dans le cas de tension exagérée dans l'artère pulmonaire. On peut rencontrer ce bruit de galop dans trois cas : dans le rétrécissement mitral pur, dans l'insuffisance aortique et mitrale, enfin dans l'hypertrophie avec dilatation et dégénérescence graisseuse du cœur droit.

L'augmentation de la tension artérielle est une condition *sine qua non* de la production du bruit de galop; mais elle est insuffisante à le produire à elle seule; il faut, de toute nécessité, faire intervenir le double claquement valvulaire dont le mécanisme est encore à trouver.

Bruits anormaux.

Les bruits anormaux peuvent se passer à l'intérieur du cœur, et à l'origine des gros vaisseaux, ou bien à l'extérieur ; aussi les divise-t-on en bruits endocardiques et bruits péricardiques.

1° **Bruits endocardiques.** — Quand on veut étudier, au point de vue de leur importance diagnostique, les bruits endocardiques, il faut rechercher tout d'abord leur siège, c'est-à-dire le point où on les perçoit à leur maximum d'intensité, puis le temps auquel ils se produisent. Cette dernière donnée est indispensable quand on veut savoir si des valvules sont insuffisantes ou si elles sont rétrécies.

Quant au timbre même des bruits endocardiques, caractère auquel on avait attaché autrefois une très grande importance, il ne saurait servir en rien pour préjuger de la cause ou du degré de la lésion.

Il en est de même de l'intensité du bruit qui dépend évidemment de la force de contraction du cœur. Quand le cœur est calme, ou bien quand les malades sont affaiblis et arrivent au terme fatal, il est souvent impossible de percevoir les bruits anormaux ; il suffit alors, dans certains cas, d'activer la respiration, de faire faire au malade quelques mouvements ou bien même de le faire changer de position, pour percevoir les bruits anormaux.

Il ne faut pas attacher trop d'importance à ces

diminutions ou à ces augmentations des bruits qui
tiennent, très probablement, à la contraction plus
ou moins énergique du muscle cardiaque bien plus
qu'à l'obstacle valvulaire lui-même. La meilleure
preuve c'est qu'après une hémorrhagie, où la tension vasculaire devient moindre, les bruits du cœur
sont souvent exagérés.

Quand les bruits sont très intenses, comme dans
le rétrécissement aortique, par exemple, ils peuvent
être perçus à distance. Nous avons déjà dit que ces
bruits pouvaient être perçus en même temps par
la palpation (frémissement cataire).

On distingue généralement les bruits, d'après le
moment auquel ils se produisent, en bruits systoliques et diastoliques. On a désigné également sous
le nom de bruit présystolique un bruit qui n'est
qu'une modification du bruit diastolique et qui est
pathognomonique du rétrécissement mitral; il précède immédiatement le bruit systolique tandis que
le bruit diastolique pur est séparé du précédent par
un temps de repos.

Un bruit anormal peut complètement couvrir le
bruit normal et se percevoir en même temps que
lui ; ce fait tient évidemment au degré plus ou moins
intense des lésions valvulaires. Certains auteurs
admettent que les bruits anormaux peuvent être
provoqués par un frottement de la colonne sanguine contre les valvuves altérées. Or les recherches
de Neumann, de Helhmholtz, Meyer, etc., ont
prouvé qu'un liquide qui passe sur une surface lisse
ou rugueuse ne produit jamais de frottements quand

la paroi est mouillée ; or le sang imbibe continuellement l'endocarde et la membrane interne des artères, de sorte que le terme de bruit de frottement peut être considéré comme un non-sens physique (Eichhorst). Il ne peut se produire dans ces conditions un bruit anormal que lorsque le liquide coule avec une très grande vitesse ou qu'il existe des dilatations et des rétrécissements. Cette dernière disposition existe dans les lésions valvulaires. De même la pression du liquide n'a aucune influence sur la production du bruit. Ceci étant donné nous pouvons passer en revue les différentes altérations mécaniques des valvules et des orifices du cœur et chercher à expliquer les bruits qui s'y développent.

1° *Rétrécissement aortique.* Au moment de la systole ventriculaire gauche le sang est obligé de traverser un orifice rétréci avant de parvenir dans l'aorte ascendante. Il se produira donc, en arrière du retrécissement, c'est-à-dire dans la portion ascendante proprement dite de l'aorte, un tourbillon liquide qui donnera lieu au bruit systolique.

2° *Dans l'insuffisance aortique* le sang reflue au moment de la diastole dans le ventricule gauche vide ; il se produira donc dans ce ventricule un tourbillon liquide d'autant plus énergique qu'il viendra se heurter contre le sang qui coule de l'oreillette dans le ventricule: d'où production d'un bruit diastolique.

3° *Dans le rétrécissement mitral* le sang qui coule du ventricule gauche est obligé de passer à travers un orifice rétréci avant de parvenir dans le ventricule ; il se produira également dans le ventricule, et pendant la diastole, un tourbillon liquide qui donnera lieu à un souffle diastolique. Comme ce souffle se confond avec le bruit systolique, on lui a donné le nom de bruit présystolique.

4° *Insuffisance mitrale.* Dans ce cas, le sang repasse, au moment de la systole ventriculaire, à travers des valvules insuffisantes, dans l'oreillette vide ; il s'y produit un tourbillon liquide d'autant plus intense qu'il vient se confondre avec le sang qui régurgite des veines pulmonaires. Le souffle produit sera donc un souffle systolique.

Il est inutile d'insister sur les phénomènes qui se passent dans le cœur droit, l'explication en est absolument identique.

En dehors des différents bruits et souffles dont nous venons de parler, et qui semblent liés à des lésions organiques des valvules et des orifices, il en est un certain nombre que l'on a désignés sous le nom de *bruits de souffle inorganiques*, accidentels ou anémiques. Ils se rencontrent en effet très fréquemment chez les sujets chlorotiques ou anémiés. Mais on les observe également chez des sujets affaiblis, cachectiques, ou bien dans les maladies graves aiguës, fébriles, telles que la pneumonie, le rhumatisme articulaire aigu, le typhus, la fièvre puerpérale, etc. Ces souffles sont généralement systoliques ; ils sont doux, faibles, brefs : ils sont presque toujours perceptibles au niveau de l'orifice pulmonaire et de la pointe du cœur, très

rarement au niveau des valvules aortiques et tricuspide. Ces souffles coïncident aussi très souvent
avec des phénomènes analogues dans les veines du
cou ; de plus ils se modifient et s'affaiblissent graduellement quand l'état général des malades s'a-
méliore.

On a cherché à expliquer la production de ces
souffles ; en tout cas leur origine est loin d'être
toujours la même. Ils semblent résulter parfois d'un
trouble d'innervation, d'où résultent une tension
inégale des membranes valvulaires et un fonctionnement irrégulier des valvules mitrale et tricuspide.
On a invoqué dans d'autres cas une insuffisance
passagère des valvules et surtout de la valvule mitrale ; les muscles papillaires ne se contracteraient
plus également ni avec leur énergie ordinaire, et il
en résulterait que la tension des valvules deviendrait à son tour plus faible et plus irrégulière.

On voit que l'interprétation des bruits de souffle
cardiaque qui se produisent dans les diverses ané-
mies, et en particulier dans la chlorose, est, sans
contredit, un des points les plus délicats et les plus
difficiles de la physiologie pathologique du cœur.
On peut rapporter à trois principales les hypothèses
émises :

La première, longtemps classique et régnant sans
conteste, indique comme siège du souffle le troisième espace intercostal droit qui avoisine le sternum (Hope, Bouillaud, Beau, Marey, Potain). Le
souffle prendrait naissance à l'orifice cardiaque.

La seconde appartient à Parrot, qui place le bruit

de souffle anémique dans le quatrième espace intercostal droit et dit qu'il se prolonge vers l'articulation sterno-claviculaire du même côté. Le point de départ de ce souffle serait la valvule tricuspide.

La troisième a été émise par Marschall Hugues et modifiée récemment par M. Constantin Paul; elle localise le bruit de souffle anémique dans le deuxième espace intercostal gauche, un peu en dehors du sternum, et l'attribue à l'artère pulmonaire.

On peut ajouter que, pour M. Potain, un certain nombre de souffles considérés comme anémiques doivent être rapportés à des souffles extra-cardiaques.

Enfin Balfour adopte la théorie de la *dilatation cardiaque* qui s'accompagne forcément d'insuffisances valvulaires.

En règle générale il est facile de distinguer un souffle inorganique d'un souffle organique quand on tient compte de son siège, de l'affection dont il dépend, et surtout des phénomènes sonores qui peuvent se passer dans les veines du cou. Il est bon cependant de s'assurer de l'absence de toute lésion consécutive du cœur.

M. Peter a indiqué un moyen pratique pour l'auscultation des bruits morbides du cœur. Il prend comme point de repère le mamelon gauche que chacun peut voir. Il y a une zone située au-dessus, zone *sus-mamelonnaire*, et une située au-dessous, zone *sous-mamelonnaire*. Il n'y a qu'à chercher si les bruits morbides ou les souffles sont entendus

dans l'une ou l'autre de ces zones et quelle peut
en être la valeur séméiotique. Ces données cliniques sont surtout importantes chez la femme, chez
laquelle la palpation et la percussion sont fréquemment entravées par le volume des seins. M. Peter
a résumé dans un tableau cette question en apparence si compliquée.

<table>
<tr><td rowspan="2">SOUFFLES.</td><td>De la zone sous-
mamelonnaire.</td><td>Tous sont dus à une lésion cardiaque.
Au premier temps ils signifient *insuffi-
sance mitrale* et sont très fréquents.
Avant le premier temps ils signifient *rétré-
cissement mitral.*
Au deuxième temps ils signifient égale-
ment *rétrécissement mitral*</td></tr>
<tr><td>De la zone sus-
mamelonnaire.</td><td>Les uns sont dus à une lésion cardiaque,
les autres, à une altération du sang.
Au premier temps ils signifient : ou *rétré-
cissement aortique* ou *anémie.*
Au deuxième temps (toujours d'origine
cardiaque) : ils signifient *insuffisance
aortique.*</td></tr>
</table>

Au lieu de dire souffle à la pointe ou souffle
à la base, pointe et base qu'on ne saurait apercevoir et qui d'ailleurs se déplacent, M. Peter désigne les souffles sous le nom de souffles sus et
sous-mamelonnaires. Le souffle sous-mamelonnaire peut siéger en dehors du mamelon, ce qui
signifie hypertrophie du cœur, il peut siéger en dedans et près du mamelon, ce qui veut dire que le
ventricule gauche n'a pas encore augmenté de volume, bien qu'il y ait lésion valvulaire. Enfin le
souffle sous-mamelonnaire peut se percevoir sous
le sternum ou le long d'un de ses bords et le plus
souvent du bord gauche, ce qui donne à supposer
que la lésion siège au cœur droit.

Quant au souffle sus-mamelonnaire du deuxième temps, il indiquerait une insuffisance des
valvules sigmoïdes de l'artère pulmonaire. En résumé : 1° un bruit de souffle perçu dans la zone
sous-mamelonnaire, au premier temps ou un peu
avant le premier temps, est toujours dû à une lésion
cardiaque (insuffisance mitrale ou rétrécissement);
2° le souffle est perçu dans la zone sus-mamelonnaire tantôt au premier temps, auquel cas le doute
est possible, tantôt au second temps et alors il est
toujours dû à une lésion cardiaque (insuffisance
aortique). Le souffle du premier temps, rude, intense (sans grande propagation dans les vaisseaux
du cou, sans chloro-anémie), signifie lésion des valvules aortiques (rétrécissement aortique avec pouls
petit et faible); dans la chloro-anémie le pouls est
lâche et dépressible.

2° Bruits péricardiques. — Les bruits péricardiques sont presque tous des bruits de frottement :
ils se produisent quand les surfaces du péricarde
deviennent rugueuses et frottent l'une contre l'autre. On les a désignés sous le nom de bruits de
grattement, de frottement, de râclement, de cuir
neuf. Mais parfois ils sont assez doux et l'on peut
alors se demander s'ils ne sont pas d'origine cardiaque proprement dite. Il existe un certain nombre de caractères qui permettent d'établir le diagnostic différentiel. Et d'abord les bruits péricardiques se distinguent des endocardiques parce qu'ils
ne sont pas toujours synchrones à la systole ou à
la diastole, comme ces derniers, mais se présen-

tent à des moments très variés de ces deux phases, empiétant sur la systole ou sur la diastole, suivant la région cardiaque où les deux feuillets péricardiques se trouvent en contact. La pression à l'aide du stéthoscope, modifie parfois l'intensité du bruit en favorisant le frottement, phénomène qui n'a jamais lieu pour les bruits endocardiques. De même l'inspiration renforce le bruit de frottement péricardique si elle coïncide avec la contraction cardiaque, car elle détermine l'abaissement du diaphragme et rend plus complet le contact des points opposés du péricarde (Traube). Les murmures péricardiques ne se propagent jamais à une aussi grande distance que les endocardiques; ils disparaissent souvent à une petite distance; ils disparaissent en outre sitôt que, par un changement d'attitude du corps, le cœur subit lui-même un déplacement. Ainsi les bruits s'affaiblissent ou disparaissent dans le décubitus dorsal et se renforcent, au contraire, dans l'attitude debout ou assise. Les bruits péricardiques semblent se passer sous l'oreille, les autres au contraire à une certaine profondeur. Les caractères de ces bruits varient souvent d'une heure à l'autre, ce qui n'a pas lieu pour les bruits endocardiques. Enfin la matité cardiaque présente presque toujours dans la péricardite des caractères particuliers.

Il peut également se produire des bruits extra-péricardiques dus au frottement de la face externe du péricarde contre le tissu pulmonaire, la plèvre ou le péritoine; les bruits ainsi engendrés s'affaiblissent quand le malade suspend sa respiration; cependant le diagnostic différentiel offre parfois des difficultés, et il n'est possible que lorsqu'on s'entoure de tous les autres renseignements fournis par l'exploration physique.

Les bruits de frottement ne se perçoivent pas pendant toute la durée de la péricardite; on les entend au début, alors que l'épanchement est peu abondant et que les feuillets peuvent encore frotter l'un contre l'autre; enfin, à la terminaison, quand le liquide est en partie résorbé. Pendant la période d'état le frottement ne se perçoit pas plus que dans la pleurésie.

Le bruit de frottement apparaît généralement, au début, à la base du cœur, dans le voisinage des vaisseaux; tantôt on ne le perçoit que pendant quelques heures, tantôt au contraire il se prolonge pendant des semaines et même des mois. Il est parfois si intense que les malades le ressentent eux-mêmes et qu'il trouble leur sommeil.

Les bruits de frottement peuvent se produire en cas de simple sécheresse du péricarde; c'est ce qui a lieu dans le choléra. Les plaques laiteuses, la tuberculose et le cancer du péricarde, les tumeurs musculaires peuvent donner lieu à des frottements péricardiques. L'hypertrophie simple peut entraîner un phénomène analogue sans qu'il existe de lésion du péricarde.

Quand il existe dans le péricarde un mélange d'air et de liquide, il se produit un bruit particulier, métallique, dont le rhythme suit les contractions

du cœur et auquel on a donné le nom de bruit de
moulin, de bruit de roue hydraulique; il est en
général très intense. Il ne faudrait pas confondre
ce bruit particulier, qui se passe dans le péricarde,
avec des bruits analogues, extra-péricardiques, qui
se produisent dans des cavités avoisinantes (pyopneumothorax, cavernes pulmonaires, accumulation
de gaz et de liquides dans l'estomac, etc.).

CHAPITRE II

DIAGNOSTIC PHYSIQUE DES AFFECTIONS DU CŒUR.

On peut diviser les affections cardiaques, au
point de vue du diagnostic physique, en trois groupes : 1° lésions du péricarde; 2° du myocarde;
3° de l'endocarde.

1° **Lésions du péricarde.** — Quand la surface de
la séreuse est atteinte d'altérations inflammatoires,
de tumeurs, en somme quand sa surface est altérée et devient rugueuse sous une influence quelconque, on peut percevoir des bruits de frottement
qu'il faut distinguer des bruits endocardiques et
des bruits extra-péricardiques (pleurésie).

Quand un épanchement péricardique se produit,
la matité cardiaque augmente d'étendue et change
de caractère; elle dépasse le niveau de la pointe; le
choc même de la pointe finit par disparaître complètement; parfois cependant on peut encore le

reconnaître en faisant asseoir le malade et le faisant incliner en avant. De plus les bruits du cœur paraissent sourds et éloignés.

Quand il existe dans le péricarde un mélange de gaz et de liquide, on observe parfois un bruit métallique qui ressemble à du clapotement.

Quand il existe une synéchie complète des feuillets péricardiques, on observe parfois une rétraction de la pointe au moment de la systole ventriculaire.

2° **Lésion du myocarde.** — Les lésions du myocarde peuvent être constituées par des dilatations ou des hypertrophies; du reste ces deux variétés existent presque toujours concurremment.

1° *Hypertrophie du ventricule gauche.* — L'activité cardiaque est plus considérable, le choc de la pointe est plus violent et se perçoit dans une plus grande étendue. La matité cardiaque est plus prononcée; le deuxième bruit est plus intense et prend un caractère métallique particulier quand on l'observe au niveau de l'aorte. L'hypertrophie du ventricule gauche se produit chaque fois qu'il est obligé de vaincre un obstacle, c'est-à-dire dans l'artériosclérose généralisée, dans la néphrite interstitielle, dans le rétrécissememt aortique, etc.

2° *Dilatation du ventricule gauche.* — Le choc de la pointe se perçoit en dehors de la ligne mamillaire et plus bas qu'à l'état normal; la matité cardiaque est plus étendue et prend une forme ovalaire; de plus, toute la région du cœur est ébranlée au moment de la systole. Cette dilatation s'observe surtout dans l'insuffisance aortique et dans les cas d'anévrysme de la portion ascendante de l'aorte.

3° *Hypertrophie du ventricule droit*. — Dans l'hypertrophie du ventricule droit le choc de la pointe est dévié à droite et le deuxième bruit est renforcé au niveau de l'artère pulmonaire. Cette hypertrophie est liée aux troubles de la circulation de l'artère pulmonaire (inflammation chronique des poumons, lésion des valvules mitrale et pulmonaire); elle est presque toujours accompagnée de dilatation.

4° La *dilatation du ventricule droit* est caractérisée par une déviation du choc de la pointe du même côté, la matité cardiaque augmentant d'étendue et prenant la forme d'un cercle. On rencontre cette dilatation non seulement dans les cas de lésions pulmonaires chroniques et de lésions valvulaires, mais encore chez les chlorotiques, les malades atteints de fièvre ou de consomption ; les dilatations doivent être attribuées dans ce cas à des troubles de nutrition qui diminuent la résistance de la paroi musculaire déjà très mince à l'état normal.

3° **Lésions de l'endocarde.** — 1° *Insuffisance mitrale.* Les signes physiques sont un souffle systolique présentant son maximum d'intensité à la pointe, une dilatation avec hypertrophie du ventricule droit et un renforcement du deuxième bruit pulmonaire.

2° *Rétrécissement mitral.* Souffle diastolique ou présystolique avec maximum à la pointe ; parfois dédoublement du deuxième bruit comme dans le cas précédent, dilitation et hypertrophie du ventricule droit.

3° *Insuffisance tricuspide*. Souffle systolique dont le maximum d'intensité se perçoit à la partie inférieure du sternum : dilatation du ventricule droit avec pouls veineux jugulaire et battements hépatiques.

4° *Rétrécissement tricuspide*. Cette lésion est fort rare et n'existe jamais seule ; elle est caractérisée par un souffle diastolique ou présystolique dont le maximum d'intensité est à la partie inférieure du sternum.

5° *Rétrécissement aortique*. Souffle systolique au niveau du deuxième espace intercostal droit ; hypertrophie et dilatation du ventricule gauche ; pouls petit, ralenti.

6° *Insuffisance aortique*. Souffle diastolique avec maximum dans le deuxième espace intercostal s'étendant à la partie supérieure du sternum ; hypertrophie et dilatation du ventricule gauche. Battements carotidiens très intenses ; pouls vite ; double souffle crural.

7° *Rétrécissement pulmonaire*. Souffle systolique avec maximum d'intensité dans le deuxième espace intercostal gauche. Hypertrophie et dilatation du ventricule droit ; cyanose.

8° *Insuffisance pulmonaire*. Souffle diastolique avec maximum d'intensité dans le deuxième espace intercostal gauche. Hypertrophie et dilatation du ventricule droit.

CHAPITRE III

PHÉNOMÈNES PRÉSENTÉS PAR LES ARTÈRES ET PAR LES VEINES.

Inspection des artères. — Quand on veut examiner les artères, il faut le faire par la vue, le palper, la percussion et l'auscultation.

Quand une artère fonctionne, elle est soumise à des mouvements rhythmiques connus sous le nom de pulsations. Quand le rhythme du cœur est normal, les artères ne battent que faiblement et c'est à peine si on perçoit leurs mouvements. Quand, au contraire, l'activité cardiaque est augmentée, le pouls artériel est renforcé et se perçoit à travers les téguments; souvent même les artères sont dilatées et affectent une forme sinueuse. Ces phénomènes particuliers s'observent surtout dans l'hypertrophie du ventricule gauche. Il n'en est pas de même dans les cas d'hypertrophie du ventricule droit, où le pouls est au contraire plus faible qu'à l'état normal. L'inspection seule des artères et leur état de dilatation ou d'affaissement permet donc parfois de reconnaître la nature ou le siège de la lésion.

Kuincke a également appelé l'attention sur l'existence de phénomènes capillaires (pouls capillaire), qui s'observeraient au niveau du lit de l'ongle et qui seraient caractérisés par de la rougeur au moment de la systole et de la pâleur au moment de la diastole. Ce phénomène serait surtout très apparent dans le cas d'insuffisance aortique.

Les artères peuvent également donner lieu à des pulsations dans la région épigastrique. Elles se produisent généralement entre l'appendice xiphoïde et les arcs costaux environnants et peuvent s'étendre jusqu'à la région ombilicale. Ces battements peuvent être dus à une simple transmission des mouvements du cœur ou bien au contraire ils sont le résultat de la transmission du pouls de l'aorte abdominale, ou plus rarement de celui de l'artère cœliaque ou de la mésentérique supérieure. La pulsation épigastrique, due à la transmission du pouls de l'aorte abdominale, peut être provoquée par un renforcement du pouls abdominal dû à une hypertrophie du ventricule gauche, par une transmission plus facile des pulsations résultant de l'amincissement ou du relâchement des parois abdominales, ou bien par l'interposition d'un corps solide tel que le lobe gauche du foie hypertrophié, par exemple. La pulsation due au pouls de l'aorte abdominale est en retard sur l'impulsion du cœur. Chez des malades amaigris on arrive parfois à comprimer l'artère contre la colonne vertébrale. On observe également des battements épigastriques chez des sujets nerveux et des femmes hystériques. Les pulsations épigastriques peuvent être dues à un anévrysme de l'aorte abdominale, de l'artère cœliaque ou de l'artère mésentérique ; mais dans ce cas il existe une tumeur pulsatile qui s'étend de toutes parts. On ne confondra pas ces battements avec les battements des veines hépatiques que l'on observe dans certains cas à cette région, mais spécialement dans l'hypochondre droit.

Les anévrysmes des artères superficielles peuvent donner lieu à des tumeurs pulsatiles. Quand l'anévrysme s'est développé aux dépens d'une artère profonde, on perçoit parfois des pulsations quand les organes situés au devant de l'anévrysme sont refoulés en avant. On confond parfois les pulsations transmises par une tumeur anévrysmale avec les soulèvements rhythmiques transmis par les tumeurs qui siègent au devant d'une artère volumineuse. Dans ce dernier cas, on observe simplement un soulèvement et un abaissement de la tumeur, tandis que dans le cas d'anévrysme l'impulsion systolique se perçoit dans tous les sens.

Enfin on peut encore percevoir des pulsations épigastriques quand le diaphragme est abaissé et qu'il existe une hypertrophie du ventricule droit, cette disposition s'observe dans l'emphysème pulmonaire. Dans ce cas, en effet, le cœur, attiré en bas, prend une direction plus verticale, le ventricule droit se rapproche du rebord des fausses côtes et de l'appendice xiphoïde et soulève ces parties au moment de la systole.

Palpation des artères. — Plus une artère bat avec force, plus il est facile d'en constater les mouvements. En comprimant une artère on peut percevoir un frémissement spontané qui est généralement limité à la carotide et à la sous-clavière et qui atteint son maximum dans l'insuffisance aortique.

29.

Quand on examine les artères correspondantes des deux côtés du corps, on constate généralement que les battements ont les mêmes caractères. A l'état pathologique il peut survenir des différences. Dans le cas d'embolie, par exemple, la pulsation peut faire complètement défaut ou bien être affaiblie ; des contractions spasmodiques de muscles ou la compression provoquée par une tumeur peuvent amener un résultat analogue.

Plus une artère est éloignée du cœur et plus son battement est en retard sur la systole cardiaque. Dans l'insuffisance aortique ce retard est beaucoup plus considérable, parce que le sang est obligé de vaincre la colonne sanguine qui reflue vers l'aorte. Dans le cas de dilatation anévrysmale de la portion ascendante de l'aorte, ce retard pourra être encore beaucoup plus grand. Les modifications des pulsations artérielles dans le cas d'anévrysmes aortiques sont très importantes au point de vue du diagnostic du siège de ces dilatations. En effet on percevra les pulsations des artères qui naissent avant la tumeur bien avant celles des artères qui sont situées entre le tronc innominé et la sous-clavière gauche ; les battements seront perçus dans la carotide droite et dans la radiale droite bien avant d'être sentis au niveau de la carotide gauche, de la radiale du même côté et des artères crurales. Quand il existe une dégénérescence calcaire sur un vaisseau ainsi altéré, on a la sensation d'une série de petites saillies annulaires. Cette altération s'observe très fréquemment au niveau des artères périphériques; son importance diagnostique est considérable, car on peut en conclure que l'aorte est atteinte de dégénérescence semblable.

Weil a décrit sous le nom de pouls paradoxal unilatéral la disparition du pouls radial d'un côté au moment de l'inspiration, plus rarement au moment de l'expiration. Ce phénomène s'observerait dans les cas de pleurésie et serait dû à des adhérences établies entre les parois de l'artère sousclavière et de la plèvre. L'artère pourrait se trouver ainsi tendue, repliée et même obstruée au moment des différents mouvements respiratoires.

Auscultation des artères. — Les artères volumineuses sont le siège de phénomènes sonores qui se produisent à chaque révolution cardiaque. Ils peuvent se développer dans l'artère même ou y arriver par propagation. L'auscultation des artères n'est pas chose facile. Il suffit en effet de la moindre pression du stéthoscope pour modifier les bruits. A l'état normal on observe au niveau des artères des bruits qui, à l'état pathologique, se transforment en souffle.

Quand, à l'état normal, on exerce une certaine pression à l'aide du doigt ou avec le stéthoscope, on perçoit, chaque fois que l'artère se remplit, un bruit qui va d'abord en augmentant pour disparaître ensuite quand la pression devient trop forte. Ce bruit est un bruit de compression qui se développe parce que la colonne sanguine se trouve subitement rétrécie. Si la pression est très forte, on obtient, au-dessus du point comprimé, un bruit bref.

On n'ausculte guère que la carotide et la sous-clavière, et de préférence la première. A l'état normal on perçoit, à chaque systole ventriculaire, au niveau de la carotide, deux bruits séparés par un court silence. Le premier de ces bruits est isochrone à la systole, le deuxième, à la diastole du cœur. Le premier bruit carotidien est dû en partie à la propagation du premier bruit aortique, mais surtout à l'extension systolique de la tunique artérielle. Le deuxième bruit ne prend pas naissance dans la carotide, il est uniquement constitué par le deuxième bruit aortique propagé ; ce qui le prouve, c'est que dans les cas où le deuxième bruit aortique est remplacé par un bruit de souffle diastolique, le deuxième bruit carotidien fait défaut et on trouve à sa place le souffle diastolique propagé. L'absence du deuxième bruit carotidien, ou sa substitution par un souffle, constitue le signe le plus important de l'insuffisance aortique.

On peut également ausculter l'artère sous-clavière au-dessus ou au-dessous de la clavicule.

Des souffles peuvent se propager depuis les orifices du cœur jusque dans la carotide et la sous-clavière. Ces souffles sont d'autant plus intenses qu'ils auront pris naissance an niveau de l'orifice aortique ou de l'orifice pulmonaire. Cependant des souffles nés au niveau des valvules mitrale ou tricuspide peuvent également se propager dans les gros vaisseaux. Dans le cas de lésions valvulaires du cœur, il peut également se produire des bruits autochtones dans les artères ; on les distinguera des bruits transmis parce que le caractère acoustique de ces derniers correspond à celui du souffle cardiaque. Certaines arltérations pathologiques localisées peuvent donner lieu à des bruits de souffle au niveau des gros troncs artériels avoisinants. C'est ainsi qu'on a signalé l'existence d'un souffle de compression au niveau de l'artère pulmonaire dans le cas d'inflammation ou d'induration du poumon gauche ou même de tumeurs. Graves l'a signalé dans un cas de pneumonie où il aurait disparu après guérison. Les lésions emboliques peuvent donner lieu à des phénomènes du même genre. On a également signalé des souffles dans l'artère sous-clavière. Friedreich les a constatés fréquemment chez des phthisiques et les explique par des adhérences de l'artère avec la plèvre ; ces adhérences entraîneraient le rétrécissement du vaisseau. Dans la catégorie de ces souffles nés sur place dans la carotide ou ses ramifications, il faut signaler le souffle encéphalique découvert par Fischer ; il consiste en un souffle doux, isochrone à la systole cardiaque, perceptible au niveau de la grande fontanelle et dans son voisinage. On observe ce souffle de la vingtième semaine à la deuxième année, et, en cas d'inocclusion de la fontanelle, jusqu'à la sixième année. Ce souffle se produit dans les sinuosités des artères de la base de l'encéphale : il est transmis à travers la masse cérébrale jusqu'à la superficie. On a voulu, mais à tort, en faire un signe important pour le diagnostic du rachitisme.

Les bruits autochtones se produisent dans les artères chaque fois qu'il existe une dilatation ou un rétrécissement subit du courant sanguin. C'est ce qui a lieu notamment dans les anévrysmes ; presque toujours on perçoit, dans ce cas, un souffle diastolique généralement perceptible à distance. Il est cependant des cas où l'on ne perçoit aucun souffle au niveau d'une tumeur anévrysmale ; ce fait a lieu quand la poche est remplie de caillots ; dans ces conditions, en effet, l'artère ne se trouve pas à proprement parler dilatée. Des souffles systoliques peuvent également se produire dans les petites artères quand elles sont sinueuses, dilatées, et que ces dilatations alternent avec des portions où la lumière du vaisseau est normale ; le courant sanguin subit alors des mouvements d'oscillation qui engendrent des bruits. C'est ainsi qu'on explique le souffle des artères thyroïdiennes dans le goître exophthalmique.

Des souffles peuvent également se produire quand deux courants sanguins, d'origine différente, viennent se jeter l'un dans l'autre. C'est ce qui a lieu, par exemple, quand une artère vient s'ouvrir dans une veine (communication d'un anévrysme de l'aorte avec la veine cave supérieure).

Enfin dans certaines conditions pathologiques les artères périphériques peuvent engendrer un bruit au moment de leur expansion par l'ondée sanguine. Pour que ce bruit se produise il faut qu'il y ait un excès de pression sur les parois de l'artère et une dilatation considérable de la membrane artérielle. On observe surtout ce phénomène dans l'hypertrophie considérable du ventricule gauche consécutive à l'insuffisance aortique. Il ne faudrait pas croire cependant que ces bruits autochtones des artères soient pathognomoniques de l'insuffisance ; en effet ils s'observent tout aussi bien dans certains cas de fièvre et d'anémie dans lesquels il ne saurait être question de lésions des valvules aortiques. En appliquant légèrement le stéthoscope sur l'artère crurale d'un malade atteint d'insuffisance aortique, on observe un bruit très net qui se produit à chaque systole artérielle. Mais si on applique le stéthoscope avec un peu plus de force sur l'artère, de manière à la comprimer légèrement, on perçoit, outre le bruit systolique, un souffle diastolique dû aux mouvements que subit la colonne sanguine au niveau du point comprimé ; ce phénomène a été indiqué par Durozier. Traube a également indiqué dans quelques cas d'insuffisance aortique un double bruit crural qui serait dû, le premier à la distension exagérée de la membrane artérielle, le second à son affaissement rapide.

Inspection des veines.—L'inspection des veines ne doit pas se faire uniquement au niveau des veines du cou : il est bon au contraire d'examiner également les veines périphériques atteintes souvent d'altérations fort importantes.

A l'état pathologique les veines peuvent présenter une distension appréciable à la vue ou bien des phénomènes de motilité qui dépendent de la respiration ou des mouvements du cœur.

A. *Congestion veineuse*. — A l'état normal, surtout chez les individus assez gras, il est difficile d'étudier les veines ; chez les sujets maigres, ces vaisseaux apparaissent sous forme de traînées bleuâtres. Quand il se produit une congestion veineuse elle peut se localiser à quelques veines ou bien, au contraire, s'étendre à tout un territoire vasculaire.

La congestion veineuse peut se produire dans le cas d'un obstacle local au cours du sang (thrombose, compression par une tumeur). A cette variété se rattache la dilatation des veines des parois abdominales que l'on observe dans les affections du foie ou du tronc de la veine porte, compliquées d'un trouble circulatoire dans ce vaisseau. Les tumeurs du médiastin agissent dans le même sens et peuvent produire des stases veineuses considérables, surtout quand elles vont jusqu'à comprimer la veine cave supérieure. De même aussi les thrombus des sinus de la dure-mère sont accompagnés de congestion veineuse souvent caractéristique.

La congestion veineuse, au lieu d'être purement locale, comme dans les cas précédents, peut atteindre tout le système veineux ; dans ce cas il s'agit soit d'une lésion du cœur, soit d'une lésion du poumon.

Dans le premier cas la force contractile du ventricule droit est abaissée ; il n'est plus capable de chasser tout son contenu ni de recevoir le sang de l'oreillette ; d'où réplétion de l'oreillette droite, des veines caves supérieure et inférieure et des veines qui s'y rendent. On observe notamment cette congestion veineuse dans les affections cardiaques où le cœur droit est chargé d'un travail de compensation ; c'est assez désigner les lésions mitrales. Cependant on observe le même phénomène dans certaines altérations du myocarde ou même du péricarde, quand un exsudat plus ou moins abondant comprime les vaisseaux.

Mais on peut également observer des congestions veineuses dans les maladies de l'appareil respiratoire. On sait, en effet, qu'à l'état normal le cours du sang vers le cœur est favorisé par la respiration qui provoque un véritable mouvement d'aspiration ; or ce mouvement d'aspiration dépend de l'élasticité pulmonaire. Aussi lorsqu'il existe des épanchements pleuraux, du pneumothorax, de l'emphysème pulmonaire intense, maladies dans lesquelles l'élasticité pulmonaire est plus ou moins compromise, la circulation veineuse se ralentit, l'activité fonctionnelle du ventricule droit s'abaisse, et le champ de la circulation capillaire du poumon se trouve diminué.

Certaines affections de l'abdomen, telles que l'ascite, le météorisme, les tumeurs volumineuses qui entravent les mouvements respiratoires, peuvent agir dans le même sens et provoquer une pléthore excessive des veines. C'est surtout au cou que se produisent les modifications les plus appréciables de la congestion veineuse. La distension des veines du cou est favorisée par le décubitus dorsal bien plus que

par l'attitude assise ou debout, grâce à la gêne qu'é-
prouve l'écoulement du sang vers l'oreillette dans
la première position. Dans certains cas la veine jugulaire externe peut atteindre le volume du petit
doigt; la veine jugulaire interne peut atteindre un
volume encore plus considérable qui est surtout
prononcé au niveau du bulbe. Au moment d'un
effort, d'un accès de toux, les veines atteignent leur
maximum de distension et le sinus de la veine jugulaire peut alors former une tumeur bleuâtre du
volume d'un petit œuf.

B. *Phénomènes de motilité.* — Les mouvements
respiratoires ont une influence évidente sur l'état
de réplétion des veines du cou. Dans l'inspiration
la veine s'affaisse et son contenu diminue; dans
l'expiration elle se distend et forme un cordon
bleuâtre. A l'état normal ces phénomènes d'affaissement et de distension ne s'observent d'une
façon bien nette que dans le cas d'un effort de toux,
par exemple. A l'état pathologique, c'est-à-dire
quand les veines sont déjà distendues par du sang,
on observe des distensions et des affaissements
rhythmiques déterminés par les phases de la respiration; ou bien, au contraire, il s'agit d'un simple
mouvement ondulatoire qui dépend, non seulement
de la respiration, mais encore de l'action du cœur.

Pouls veineux. — Les mouvements pulsatiles des
veines s'observent également dans le cas de distension anormale des veines. On distingue deux variétés de mouvements pulsatiles : la simple ondulation et le pouls veineux. Les ondulations veineu-

ses peuvent être provoquées par une artère avoisinante ; la veine jugulaire externe, par exemple, peut présenter des mouvements qui lui sont transmis par la carotide. Il suffit pour éliminer cette cause d'erreur d'écarter la carotide. Quant aux mouvements d'ondulation proprement dits, ils dépendent essentiellement de l'action du cœur, et sont le signe d'une pléthore pulmonaire ; dans ce cas, l'oreillette droite, distendue par un excès de sang, refoule une partie du sang qu'elle renferme dans la veine cave supérieure ; de là une distension de ce vaisseau, de la veine jugulaire et, en somme, une stase. La veine jugulaire distendue est mise en mouvement par le reflux du sang dans la veine cave supérieure. Ce mouvement se produit à chaque expiration ; il devient donc presque continu et se transforme en une véritable ondulation. Ces ondulations s'observent surtout dans l'emphysème pulmonaire et dans le rétrécissement auriculo-ventriculaire gauche.

Friedreich a signalé un affaissement diastolique des veines du cou qui se produit dans les synéchies péricardiques ; dans le cas d'adhérence complète du péricarde, la paroi thoracique se trouverait attirée en dedans au moment de la systole et projetée au contraire en avant au moment de la diastole. Il s'en suivrait un mouvement d'aspiration brusque qui viderait subitement les veines du cou.

Le pouls veineux proprement dit est dû au reflux de l'ondée sanguine qui, au moment de la systole cardiaque, s'élance dans la veine cave supérieure et, de là, par l'intermédiaire du tronc brachio-céphalique, dans la veine jugulaire interne. La plus grande partie de l'ondée rétrograde pénètre dans la jugulaire droite, car le tronc veineux brachio-céphalique de ce côté est situé pour ainsi dire sur le prolongement de la veine cave supérieure ; aussi le pouls veineux apparaît-il toujours à droite avant d'apparaître à gauche ; ce n'est que plus tard qu'on l'observe au niveau d'autres veines du cou, de la veine thyroïdienne et de la veine jugulaire externe, par exemple. Plus rarement le pouls veineux s'observe sur les veines des membres supérieurs ou du tronc.

Parfois le pouls veineux s'observe dans le domaine de la veine cave inférieure. Il peut atteindre alors les veines hépatiques et détermine, dans ce cas, des pulsations rhytmiques du foie.

Le pouls veineux consiste généralement en un soulèvement plus accessible à la vue qu'au toucher ; ce soulèvement est synchrone avec la systole cardiaque ou la précède quelquefois un peu ; il est surtout marqué dans le décubitus horizontal.

Le pouls veineux de la veine jugulaire interne ne peut s'expliquer que par l'insuffisance des valvules veineuses qui sont situées au niveau du sinus de cette veine. Cette insuffisance des valvules peut se produire, à la longue, à la suite de l'emphysème, du catarrhe chronique des bronches, surtout à la suite d'accès de toux pendant lesquels la veine peut se trouver subitement et fortement distendue. Mais le phénomène de régurgitation s'observe le plus souvent dans le cas d'insuffisance de la valvule tricuspide. En effet, dans ce cas, à chaque contraction du ventricule droit, une certaine quantité de sang se trouve refoulée dans l'oreillette droite, la veine cave supérieure et la veine jugulaire interne ; mais la plus grande partie de l'ondée sanguine rétrograde pénètre dans le tronc brachio-céphalique droit et dans la jugulaire du même côté. Tant que les valvules de la veine jugulaire restent saines, l'ondée sanguine rétrogade ne dépasse pas ces valvules : aussi le pouls veineux est-il limité, dans ces conditions, au sinus même de la veine jugulaire. Peu à peu les valvules deviennent insuffisantes, perdent leur élasticité, s'altèrent même, et alors les pulsations deviennent visibles dans toute l'étendue de la jugulaire jusqu'à l'angle de la mâchoire.

Le pouls veineux est exactement systolique, mais il peut se dédoubler et présenter une pulsation présystolique plus faible que la précédente. Cette pulsation présystolique est due à une contraction de l'oreillette droite. Le pouls veineux est toujours le signe d'une insuffisance tricuspidienne ; elle peut être liée à une lésion même de la valvule, ou bien à une insuffisance relative quand il existe une dilatation excessive de l'orifice auriculo-ventriculaire droit ou un rétrécissement mitral.

L'ondée sanguine rétrograde peut pénétrer non seulement dans la veine cave supérieure, mais encore dans la veine cave inférieure. La longueur du parcours de cette veine, avant qu'elle ne devienne accessible à la palpation, explique pourquoi le pouls veineux est rarement observé sur le trajet de ce vaisseau. Cette pulsation rétrograde se propage parfois jusqu'aux veines hépatiques, et si le foie est hypérémié et hypertrophié, ce qui est fréquemment le cas dans ces conditions, il est facile de reconnaître les battements à l'aide du doigt appliqué sur l'organe. Ces pulsations hépatiques, que l'on observe surtout au niveau de la portion droite du foie, constituent, dans certains cas, le premier symptôme de l'insuffisance tricuspide et elles ont, par conséquent, une importance diagnostique considérable. Quelques auteurs ont prétendu, à tort, que les battements hépatiques étaient dus à un soulèvement du foie par les battements de la veine cave inférieure ; mais il est impossible d'admettre que l'ondée sanguine de la veine cave inférieure soit assez puissante pour provoquer un pareil phénomène. Les battements hépatiques peuvent disparaître quand le cœur est affaibli et qu'il y a du météorisme, de l'ascite. C'est surtout après l'évacuation du liquide abdominal par la ponction qu'il est facile de saisir l'organe entre les doigts, de reconnaître les pulsations, et d'en prendre le tracé. Il est extrêmement rare d'observer ces pulsations dans les veines des membres inférieurs ; cela tient à ce que l'insuffisance des valvules des veines crurales est très rare elle-même et que la presque totalité du sang renvoyé par le cœur dans la veine cave inférieure pénètre dans les veines hépatiques.

On a prétendu également avoir observé du pouls

veineux dans des cas d'insuffisance tricuspidienne relative se produisant dans le cours d'un ictère.

Auscultation des veines. — En auscultant les veines on peut percevoir des bruits et des souffles. Ils ne s'observent guère qu'au niveau des veines jugulaires. Les bruits sont dus à ce que le sang, lancé avec force par le cœur, régurgite dans les veines caves; les valvules veineuses se déplissent alors plus rapidement; il s'agit presque toujours dans ces cas d'une insuffisance tricuspide. Ce bruit s'entend surtout au niveau du sinus de la veine jugulaire interne. Parfois, sous l'influence d'accès de toux, on peut percevoir dans les veines un bruit particulier de régurgitation.

Quant aux bruits de souffle, ils se développent chaque fois qu'il se produit un rétrécissement ou une dilatation sur le trajet d'une veine. On peut les observer chez des individus sains; ils atteignent leur maximum chez les sujets anémiques ou chlorotiques; on les désigne d'ordinaire sous le nom de *bruits de diable*. Quand on ausculte les veines au niveau de la fossette comprise entre les deux chefs du muscle sterno-mastoïdien, on perçoit, surtout chez les sujets anémiques ou chlorotiques, un souffle doux, tantôt, au contraire, un sifflement plus ou moins musical, accompagné d'un timbre particulier, qui peut être assez intense pour être perçu, non seulement par le malade, mais même à distance. Les caractères de ces bruits varient souvent d'une seconde à l'autre; les malades peuvent même les percevoir sous forme de bourdonnements d'oreilles qui ne cessent pas de les inquiéter vivement.

Ce qui prouve que ces bruits sont d'origine veineuse, et qu'ils ne sont nullement liés aux bruits endocardiques ou artériels, c'est qu'ils sont permanents et ne suivent en rien les modifications présentées par les contractions cardiaques.

Le bruit de diable est dû à un mouvement oscillatoire du courant sanguin dans la veine jugulaire, mouvement oscillatoire provoqué par le passage de l'ondée sanguine de la veine jugulaire dans une portion plus large, qui est le sinus de cette veine. Ce sinus veineux est de plus maintenu à l'état de béance par l'aponévrose cervicale à laquelle il adhère. Il ne s'agit, en somme, que d'un phénomène purement physiologique, et, ce qui le prouve, c'est qu'on peut le percevoir chez des gens parfaitement sains et qui ne présentent aucun symptôme d'anémie ni de chlorose.

L'intensité du bruit de diable dépend aussi de la position des malades ; quand ils sont assis ou debout, ce bruit est beaucoup plus intense que dans le décubitus : il est de même renforcé dans les inspirations profondes et affaibli dans les expirations forcées. L'écoulement sanguin est en effet accéléré au moment de l'inspiration et ralenti pendant l'expiration. Le bruit de diable est également plus fort dans la jugulaire droite que dans la gauche ; l'écoulement du sang est en effet favorisé du côté droit par la disposition de la veine innominée.

Le bruit de diable est également renforcé quand on fait tourner la tête du côté opposé. En effet, sous l'influence de la rotation de la tête, la jugulaire du côté correspondant se trouve plus ou moins comprimée. Enfin ce bruit de diable est encore renforcé au moment de la systole ventriculaire parce que la carotide comprime momentanément la veine au moment de la pulsation.

On peut percevoir le bruit de diable non seulement au niveau de la jugulaire, mais encore au niveau de la veine sous-clavière et de la veine cave supérieure ; on a également signalé un bruit de souffle très net au niveau des veines dilatées dans le cas de maladie de Basedow.

Étude du pouls.

A chaque contraction cardiaque une ondée sanguine est lancée dans l'aorte et de là dans le système artériel périphérique. Les artères subissent ainsi deux mouvements particuliers, une augmentation de diamètre et un allongement. Quand on applique un doigt sur une artère située superficiellement, on perçoit, au moment de la systole, un soulèvement ou un choc léger désigné sous le nom de pouls. On explore en général le pouls de l'artère radiale parce que cette artère est plus superficielle et plus accessible ; mais on peut tout aussi bien l'étudier sur d'autres artères, sur la carotide, surtout quand il s'agit d'établir une comparaison.

Les caractères du pouls sont extrêmement variables ; ils dépendent avant tout de l'activité du cœur, de la quantité de sang qu'il renferme, et de la structure des parois artérielles. On explore le pouls soit à l'aide du palper, soit à l'aide du sphygmographe.

Pour étudier le pouls on exerce le palper à l'aide de l'indicateur et du médius de la main droite que l'on applique sur l'artère radiale, en évitant toute pression qui pourrait modifier les caractères de la pulsation.

1° *Fréquence du pouls.* — On cherche tout d'abord à déterminer la fréquence du pouls. A l'état physiologique le nombre des pulsations par minute, chez un adulte, est de 60 à 80 ; la moyenne est de 72. Chez les enfants, le pouls est toujours beaucoup plus fréquent. Il ne faut pas juger de la fréquence du pouls par les premières pulsations ; au début d'un examen il peut y avoir une certaine émotion qui modifie les caractères du pouls. A l'état pathologique le pouls peut être ralenti ou accéléré.

Voici à peu près la moyenne des pulsations aux différents âges :

Chez l'embryon, de 130 à 150.

Chez le nouveau-né, 120.

Dans le courant de la première année, de 120 à 130.

Dans le courant de la deuxième, de la troisième et de la quatrième année, de 110 à 103.

Cinquième année, 90 à 100.

Septième année, 88 à 91.

De 12 à 14 ans, 80 à 88.

De 15 à 20 ans, 72 à 80.

Chez l'adulte, 70 à 75.

Chez le vieillard, 60 à 65.

On a remarqué qu'à condition égale, le nombre des pulsations était d'autant plus petit que le corps était plus long.

Le pouls est plus fréquent chez la femme que chez l'homme : on s'est basé sur ce fait pour chercher à diagnostiquer le sexe du fœtus pendant la vie intra-utérine (Frankenhauser).

Le pouls subit également des modifications suivant les différents moments de la journée : il présente deux maximums, l'un à 11 heures du matin et l'autre entre 6 et 8 heures du soir. La fréquence du pouls dépend également de l'alimentation ; si les aliments sont lourds, assaisonnés et accompagnés de boissons excitantes, le pouls sera à son tour plus fréquent. Les mouvements du corps, la marche rapide, accélèrent également le pouls.

Une température élevée accélère le pouls ; une température basse le ralentit. Ce fait est facile à contrôler quand on prend un bain chaud ou froid.

Les impressions psychiques ont une influence considérable sur la fréquence du pouls. Une simple émotion morale ne fait-elle pas rougir ou pâlir un individu ?

Ralentissement du pouls. — Certains poisons ralentissent le pouls ; la digitaline, l'extrait de fève de Calabar produisent cet effet : l'atropine, au contraire, l'accélère.

Quand un malade est plongé dans une atmosphère dont la pression est considérable, le pouls se ralentit ; il augmente, par contre, de fréquence quand le malade est plongé dans une atmosphère d'air dilué.

L'excitation du nerf vague, qui provoque chez les animaux un ralentissement marqué du pouls, amène un phénomène analogue chez l'homme. Quand on comprime la carotide chez un individu sain, on observe un arrêt du cœur et du pouls qui peut aller jusqu'à 7 secondes. Ce phénomène n'est nullement dû à l'interruption du courant sanguin dans le cerveau, mais bien au contraire à l'excitation du nerf vague qui se trouve accolé à la carotide. Cette expérience réussit surtout chez les sujets maigres et préférablement quand on comprime le pneumogastrique droit.

A l'état pathologique le pouls peut être ralenti dans une série de maladies. Dans l'ictère, par exemple, le pouls peut tomber à 50, 40, 30 et même 20 pulsations par minute : ce ralentissement serait dû à l'action des acides biliaires sur le muscle cardiaque et notamment sur les ganglions nerveux du cœur (Feltz et Ritter).

Dans la dégénérescence graisseuse du cœur le pouls peut tomber jusqu'à 8 et 10 pulsations à la minute : un ralentissement de ce genre peut du reste exister chez les vieillards. Un médecin anglais, le docteur Hewan, a cité son propre exemple ; son pouls est tombé à un moment donné de 72 à 24 pulsations par minute et n'a pas dépassé ce chiffre pendant 4 ans.

Le pouls est ralenti dans beaucoup d'affections des centres nerveux (tumeurs, épanchements sanguins et liquides) ; mais ce ralentissement a surtout une très grande importance dans le cours d'une méningite de la base : en effet, au début de cette maladie, le pouls est très ralenti et vers la fin, au contraire, il est très rapide. Ce fait tient à ce qu'au début de la méningite l'origine du pneumogastrique se trouve irritée, tandis que ce nerf est paralysé plus tard.

Une diminution brusque de la pression artérielle entraîne également un ralentissement du pouls : on observe ce phénomène à la suite d'une hémorrhagie abondante, ou à la suite d'une perte considérable de liquide (évacuation d'un épanchement ascitique ou pleurétique).

Au moment de la défervescence de certaines maladies fébriles aiguës, le pouls peut se ralentir pendant plusieurs jours. On a expliqué ce fait par l'action de produits particuliers, développés sous l'influence de la fièvre, et agissant sur le muscle cardiaque (Traube).

Accélération du pouls. — L'accélération du pouls est un des phénomènes les plus constants de la fièvre. Dans la majorité des cas il existe un certain rapport entre l'élévation de la température et la fréquence du pouls. D'après des recherches faites sur un grand nombre de malades atteints de fièvre, Liebermeister a trouvé que le pouls augmentait en moyenne de 8 pulsations par minute pour chaque degré d'élévation de température. Il a même établi une formule à l'aide de laquelle on peut approximativement calculer la fréquence du pouls par la température : $P = 80 + 8 (T - 37°)$.

Cependant ce rapport n'est pas toujours rigoureux, notamment chez des malades atteints d'affection du cœur ou bien de fièvre typhoïde, chez lesquels le pouls peut être considérablement ralenti.

En règle générale le pronostic d'une affection fébrile devient très grave quand le nombre des pulsations dépasse 160 par minute.

Le pouls s'accélère également dans le cas de collapsus ; quand, dans le cours d'une maladie, la température devient hyponormale et que les forces se perdent, le pouls devient parfois tellement fréquent qu'il peut battre jusqu'à 200 fois par minute et même devenir incomptable.

Dans le cas de paralysie du pneumogastrique, provoquée notamment par la compression d'une tumeur, le pouls peut s'accélérer au point de battre jusqu'à 160 fois par minute ; le fait a été observé dans des cas de pseudoleucémie avec développement des ganglions lymphatiques. Il en est de même dans certaines névroses du cœur, accompagnées de palpitations, dans le goître exophthalmique, par exemple. Il s'agit sans doute dans ces cas de lésions du centre vaso-moteur. On peut expliquer, de la même manière, l'accélération du pouls qui s'observe dans la plupart des lésions valvulaires, à la suite de troubles de compensation des valvules. Dans les affections du péritoine, accompagnées d'épanchement de liquide, l'accélération est également règle.

2° *Rhythme du pouls*. — On désigne sous le nom de rhythme du pouls la succession régulière, à l'état

normal, des battements artériels. Quand on explore le
pouls à l'aide du doigt, on perçoit une élévation de
l'artère au moment de la systole ; mais on perçoit
souvent une seconde élévation, sur laquelle nous
aurons à revenir en parlant des tracés graphiques.
Cette élévation est due à une ondée rétrograde qui
reflue, pendant la diastole artérielle, vers le centre
circulatoire, pour être refoulée à nouveau dans les
artères périphériques. Le pouls normal est donc
dicrote. Si la tension artérielle et le tonus vasculaire
diminuent, comme dans certaines maladies fébriles,
l'élévation diastolique dont nous avons parlé tout à
l'heure peut se transformer en véritable choc qui
succède au choc systolique. Il faut, en général, que
la température atteigne déjà un degré assez élevé
pour que ce phénomène se produise.

Le pouls devient généralement *arrhythmique* dans
la période des affections cardiaques où la compensation est rompue, notamment dans le rétrécissement auriculo-ventriculaire gauche.

Cette arrhythmie peut également s'observer à la
suite d'un usage immodéré et intempestif de la
digitale.

Enfin le rhythme du pouls peut encore être troublé quand il existe un anévrysme de l'aorte : dans
ce cas, en effet, les pulsations peuvent ne pas être
synchrones dans les deux artères crurales. Ce fait
a notamment lieu dans les anévrysmes de la crosse :
le sang éprouve alors un retard pour s'engager dans
les ramifications situées au delà de l'anévrysme.

Intermittences du pouls. — Après un certain nombre de pulsations se succédant régulièrement, une pulsation fait parfois défaut. Ce phénomène peut se produire assez régulièrement, après 3 ou 4 pulsations; tantôt, au contraire, on peut en compter jusqu'à 30, 40, et même plus, avant que l'intermittence se produise. On a distingué deux sortes d'intermittences : l'intermittence vraie et l'intermittence fausse. Dans la première, qui peut être considérée comme la moins grave, la systole ventriculaire semble faire complètement défaut : dans la seconde, le cœur se contracte, mais si faiblement, que cette contraction ne se manifeste pas par le pouls. On a désigné également ce phénomène sous le nom de faux pas du cœur; cette variété est beaucoup plus grave. La pulsation qui suit une intermittence est généralement beaucoup plus intense que la précédente. Il semble que le cœur veuille rattraper le temps perdu dans la systole qui suit l'intermittence.

Le pouls intermittent peut s'observer chez des individus en apparence parfaitement sains et indépendamment de toute affection cardiaque. Il peut s'agir alors d'un simple trouble fonctionnel qui constitue parfois le premier symptôme d'un état cachectique latent. L'intermittence du pouls s'observe également chez les individus qui font abus de café, de thé ou de tabac.

Dans certaines affections cardiaques, où la déplétion du ventricule gauche se fait dans de mauvaises conditions et où, par conséquent, l'activité du cœur est diminuée, notamment dans l'insuffisance et dans le rétrécissement mitral, l'intermittence est très fréquente. Elle s'observe également dans le cas de dégénérescence graisseuse du cœur et d'angine de poitrine.

On peut dire, en somme, que les intermittences cardiaques les plus pénibles et les plus nettement caractérisées s'observent le plus souvent sans qu'il existe aucune lésion organique du cœur. En elle-même, c'est-à-dire isolée et passagère, l'intermittence ne saurait avoir aucune valeur diagnostique dans les affections cardiaques ; mais quand l'intermittence est persistante et qu'il s'y ajoute d'autres signes, elle peut faire soupçonner l'existence d'une lésion valvulaire. De même elle peut accompagner les états pathologiques les plus variés, et elle est parfois l'indice d'un trouble général et profond de la santé.

Il est extrêmement rare que le pouls intermittent soit rhythmé. Cependant Traube a désigné sous le nom de *pouls bigéminé* une variété spéciale de pouls intermittent, dans laquelle l'intermittence s'observe après chaque deux pulsations. Le pouls bigéminé est généralement un type agonique et s'observe dans les cas de paralysie avancée du cœur. Le même auteur a également décrit, sous le nom de pouls *alternant*, une variété dans laquelle, après chaque pulsation franche, survient une pulsation plus faible, qui est séparée de la pulsation franche qui suit par une pause plus courte que de celle qui précède. Enfin on a décrit sous le nom de pouls *paradoxal* une variété dans laquelle la pulsation devient plus faible au moment de chaque inspiration et peut même disparaître d'une façon complète.

3° *Des différentes qualités du pouls.* — Les cliniciens attachaient autrefois une très grande importance aux différentes qualités du pouls. On peut distinguer à cet égard : 1° l'expansion, 2° la force ou la tension, 3° l'amplitude.

1° Au point de vue de l'expansion on distingue le pouls rapide du pouls lent. Quand le pouls est rapide, le vaisseau artériel atteint dans un temps fort court son maximum d'expansion et se contracte à nouveau très rapidement.

Quand le pouls est lent, les mouvements d'expansion et de contraction se succèdent avec lenteur. Dans l'insuffisance aortique le pouls est rapide, dans le rétrécissement il est au contraire très lent.

2° Au point de vue de la tension, on dit qu'un pouls est dur ou mou. Le caractère de dureté du pouls se mesure au degré de compression qu'il faut exercer sur l'artère pour y arrêter complètement les pulsations.

Le pouls est dur dans l'hypertrophie du ventricule gauche. Dans certaines maladies inflammatoires, surtout quand elles sont accompagnées de douleurs, comme dans la péritonite, le pouls est généralement très dur.

Chez certains malades amaigris, et dont le pouls est dur, on a parfois, au palper, la sensation d'une corde tendue, d'où le nom de pouls tendu.

Il ne faut pas confondre avec la dureté du pouls la résistance due à une dégénérescence athéromateuse des parois.

3° L'étude de l'amplitude permet de distinguer :

a) Un pouls égal et inégal. Quand le pouls est inégal, certaines pulsations sont plus amples que les autres, et quand elles se reproduisent avec une certaine régularité, c'est-à-dire quand une pulsation plus ample succède à une pulsation moins ample, on dit que le pouls est non seulement inégal, mais encore alternant. Le pouls inégal est presque toujours irrégulier.

b) Pouls plein et vide. Plus l'apport du sang qui pénètre dans une artère sera grand, plus la dimension du conduit sera considérable. Aussi le pouls deviendra plein : 1° dans le cas où l'énergie des contractions cardiaques augmente, bien que l'élasticité et les contractions artérielles restent les mêmes, 2° dans le cas de diminution des contractions et de l'élasticité du conduit artériel, alors que l'énergie cardiaque reste normale, 3° dans le cas d'une gêne dans l'écoulement du sang artériel, alors que l'énergie des contractions cardiaques et vasculaires reste normale.

c) Pouls ample et petit. L'amplitude du pouls dépend de la quantité de sang qui pénètre dans le système artériel; on en juge par les ondulations latérales que présente l'artère au moment de sa réplétion. Chez un adulte sain le pouls est plus ample que chez l'enfant et chez le vieillard.

Les anciens médecins attribuaient une très grande importance aux différents caractères présentés par le pouls et avaient établi une série de distinctions qu'il est inutile de conserver dans l'état actuel de la science.

On se sert encore, en clinique, de quelques termes que nous croyons devoir indiquer. Ainsi on dit que le pouls est fort (plein, ample), qu'il est faible (mou, vide, petit), qu'il est contracté, filiforme (mou et vide), onduleux, etc.

Étude sphygmographique du pouls. — De tout temps l'étude du pouls avait attiré l'attention des médecins; mais depuis la découverte de la température du corps, ce mode d'exploration était presque rentré dans l'oubli. L'invention du *sphygmographe* a permis d'étudier d'une manière toute spéciale les caractères pathologiques du pouls.

Bien que l'apprentissage de cet instrument soit long et difficile, tout praticien doit s'y être exercé, car le palper seul ne saurait indiquer les détails fournis par le tracé sphygmographique, détails dont l'importance diagnostique est souvent considérable.

Hérisson, le premier, eut l'idée d'appliquer à l'étude clinique du pouls un instrument destiné à rendre perceptibles à l'œil les battements des vaisseaux.

Ludwig, puis Vierordt, construisirent ensuite des sphygmographes destinés à enregistrer les pulsations artérielles.

Marey a doté la séméiologie cardiaque d'un procédé d'investigation qui a pu être modifié mais non surpassé. L'instrument de Marey se compose d'un ressort fixé par des vis et portant à son extrémité libre une surface arrondie qui repose sur le vaisseau à explorer et le déprime (fig. 94). Chaque fois que le pouls de l'artère soulève le ressort, le mouvement

se transmet par une arête verticale rigide à un levier horizontal qui re-
pose sur elle. Ce levier
oscille dans un plan ver-
tical, et son extrémité
libre , munie d'une
plume, peut tracer ses
mouvements sur une
plaque mobile, tout
comme dans un appareil
enregistreur.

Le sphygmographe
peut rendre, en clinique,
des services très grands,
car il permet d'enregis-
trer des différences que
l'exploration digitale
simple ne saurait recon-
naître.

Un médecin anglais,
Dudgeons, a inventé ré-
cemment un sphygmo-
graphe qui présente cer-
tains avantages sur celui
de Marey. L'appareil en-
registreur est, comme
dans le spygmographe
de Marey, constitué par
une série de ressorts et
de leviers actionnés par
les pulsations artérielles ; une aiguille métalli-

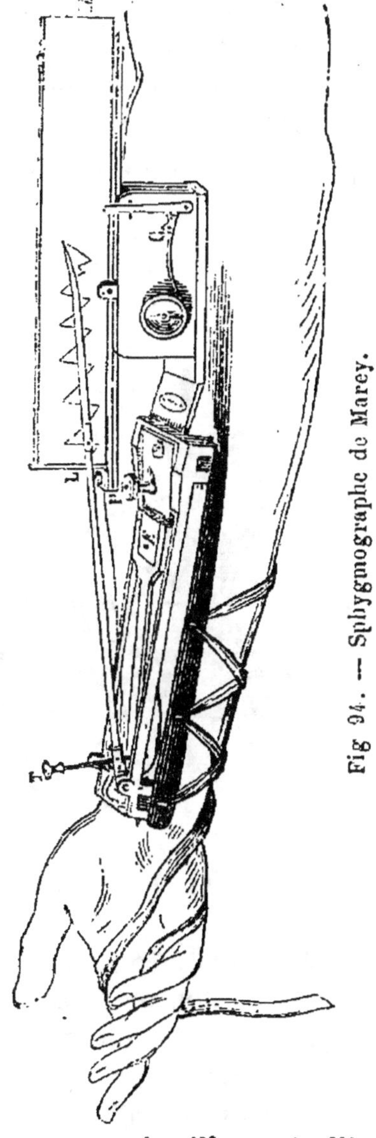

Fig 94. — Sphygmographe de Marey.

que fine, longue d'environ 2 centimètres, oscillant dans un plan horizontal, trace ses mouvements sur une bande de papier, horizontalement couchée sur un cylindre tournant, et pressée sur lui par deux anneaux métalliques qu'entraîne la rotation du cylindre. Un mouvement d'horlogerie

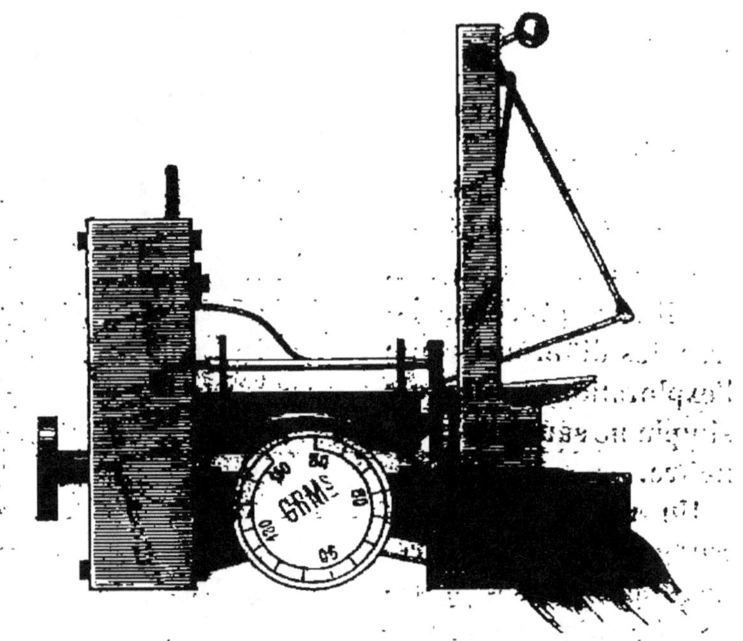

Fig. 95. — Sphygmographe de Dudgeon.

meut ce cylindre, sur lequel peut se dévider indéfiniment, comme dans un laminoir, la bande de papier (fig. 95). L'appareil remonté marche près de deux minutes ; on conçoit qu'on puisse avec lui obtenir des tracés d'une longueur indéterminée, en le remontant plusieurs fois au cours de l'expérience.

Le sphygmographe de Dudgeons, bien plus portatif que celui de Marey, puisqu'il mesure à peine 6 centimètres en longueur et en hauteur, est infiniment plus facile à appliquer ; il paraît être également plus sensible ; mais les tracés qu'il fournit ne ressemblent pas exactement à ceux obtenus avec l'instrument de Marey : l'étude comparative est à faire pour les besoins de la clinique. Comme on peut le voir par le tracé ci-joint, le dicrotisme normal du pouls est très marqué, et la ligne d'ascension est plus brusque que celle que l'on obtient avec le sphygmographe de Marey (fig. 96).

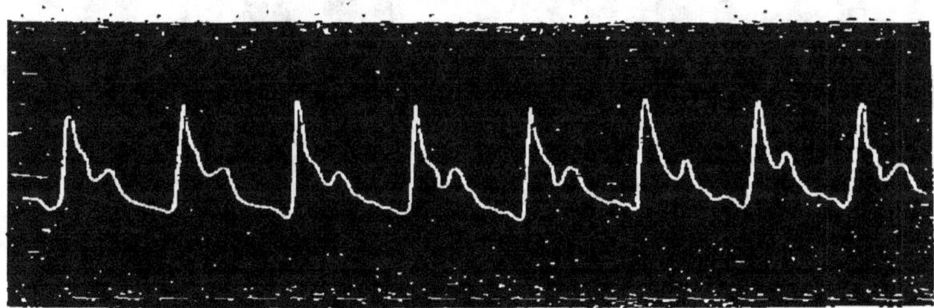

Fig. 96. — Tracé du pouls normal pris avec le sphygmographe de Dudgeons.

Pour bien comprendre les variations que le pouls peut présenter à l'état pathologique, il faut d'abord bien connaître le tracé du pouls normal. Le tracé du pouls se compose d'une série de courbes dont chacune représente une pulsation. Chaque courbe est formée par une ligne d'ascension, un sommet et une ligne de descente (fig. 97). Quand on examine le tracé d'un pouls normal, on voit que la ligne ascendante (g c) est parfaitement droite et régulière ;

la ligne de descente (*c h*), par contre, présente
plusieurs saillies, qui sont dues au mouvement
d'élasticité de la paroi artérielle et à l'ondée rétrograde qui est venue se heurter contre les valvules semi-lunaires de l'aorte. Les saillies qui sont
dues à la première cause sont peu considérables
(*e f*), celle au contraire qui est provoquée par l'ondée rétrograde (*d*) est beaucoup plus importante. Il
résulte de l'examen de ce tracé que le pouls normal est dicrote. Quant aux sommets (*c*), ils correspondent au moment où l'équilibre s'établit

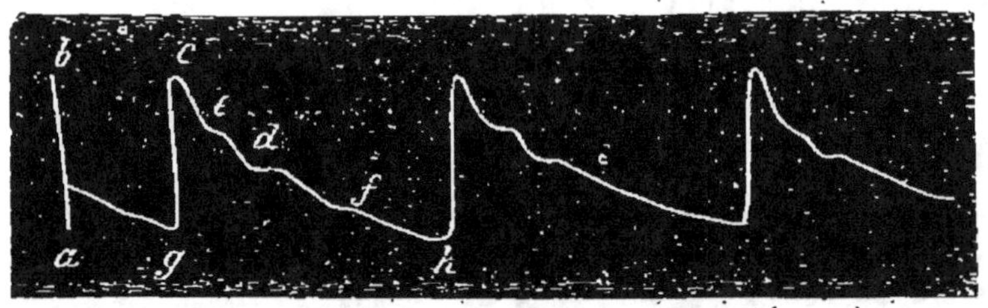

Fig. 97. — Tracé du pouls normal.

entre l'afflux et l'écoulement du sang, et ils sont
toujours plus ou moins étendus suivant l'âge du
sujet et suivant la force du pouls.

Le pouls de l'enfant ne présente pas de particu-
larité bien nette ; chez le vieillard, au contraire,
l'élasticité des artères est fortement compromise,
aussi le pouls se trouve-t-il ralenti par suite de
l'entrave qui est apportée au passage de la diastole à la systole. La systole n'a pas lieu immédiatement et il se produit un arrêt qui est caractérisé, sur
le tracé, par un sommet fortement arrondi. De plus,

les saillies de la ligne de descente ont presque disparu ou sont en tout cas fortement altérées (fig. 98).

Quand on examine un tracé sphygmographique, on
voit qu'à l'état normal la ligne de niveau du tracé,
c'est-à-dire celle qui correspond à chacune des
courbes du pouls, présente un niveau à peu près
uniforme. Cependant on observe chez certains in-

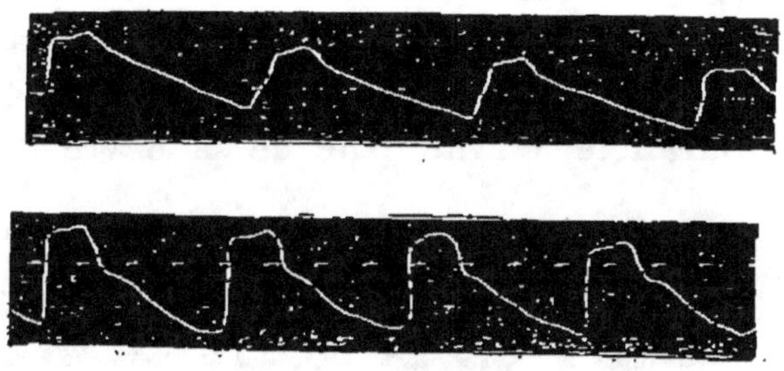

Fig. 98. — Pouls sénile.

dividus bien portants, mais surtout chez des convalescents, une différence assez marquée entre les
courbes de l'inspiration et de l'expiration. Les différentes pulsations n'ont pas la même étendue, les
plus grandes appartiennent à l'expiration, les petites
à l'inspiration. Ces dernières sont, en outre, beaucoup plus rapprochées les unes des autres. Ces phénomènes se produisent surtout quand on fait respirer les malades profondément et lentement.

On désigne sous le nom de pouls paradoxal de
Kussmaul une variété de tracé dans lequel le pouls
est beaucoup plus petit dans l'inspiration et plus
plein dans l'expiration. On observerait ce tracé
spécialement dans la médiastinite. L'aorte se trou-

verrait attirée et serrée par les fausses membranes au moment de l'inspiration. Le pouls paradoxal se produirait également dans les rétrécissements du larynx, sous l'influence d'une augmentation de pression.

L'influence de la fièvre sur le pouls est considérable. Le pouls, en effet, devient plus rapide sous l'influence de l'affaiblissement du cœur. On peut dire, qu'en règle générale, la fièvre abaisse la tension vasculaire et que l'abaissement de cette tension est parallèle à l'intensité de la fièvre. De là

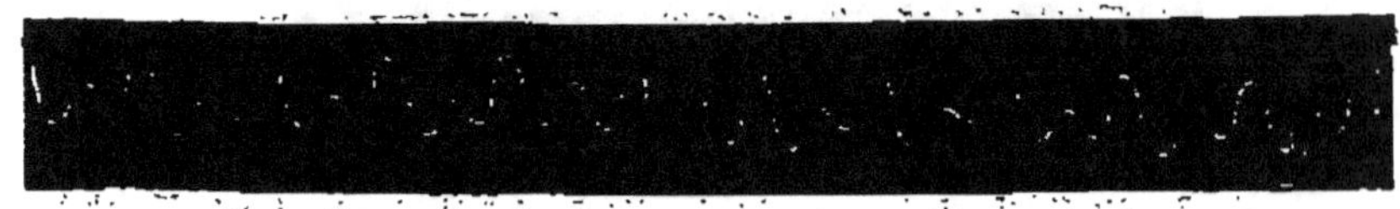

Fig. 99. — Pouls ondulé dans la fièvre typhoïde.

le dicrotisme du pouls. Nous avons signalé tout à l'heure, dans la ligne de descente du pouls normal, une série de saillies secondaires ; dans le tracé fébrile la ligne de descente est d'abord complètement droite, puis elle remonte en formant une courbe rétrograde qui atteint presque la moitié de la courbe principale (fig. 99). Ce phénomène est dû à la diminution de tension, c'est-à-dire à la paralysie vasculaire provoquée par l'augmentation de la température. Il est évident que le volume de l'ondée rétrograde sera en rapport avec l'intensité de la fièvre ; dans certains cas cette ondée sera à peine plus considérable qu'à l'état normal ; dans d'autres elle sera tellement considérable qu'on ne pourra la distinguer de l'ondée principale. Cette variété s'observe surtout quand la température s'élève jusqu'à 41° et 42°. Il ne faudrait pas croire cependant qu'à chaque température correspond un tracé particulier du pouls ; en effet, ce tracé peut dépendre de l'âge des artères, d'athéromes, etc.

Dans les affections aiguës, les changements du tracé du pouls suivent en règle générale les modifications de la température. Il n'en est pas de même des affections chroniques, et ce fait a une très grande importance pratique.

Fig. 100. — Pouls dans la colique de plomb.

La fièvre seule ne diminue pas la tension. Certains médicaments (le nitrite d'amyle, le chlorhydrate de pilocarpine), l'anémie, les hémorrhagies profuses, entraînent une paralysie plus ou moins grande des vaisseaux.

La tension peut être augmentée. Dans ce cas l'ondulation rétrograde est plus petite. Dans la colique de plomb, par exemple, où la tension vasculaire se trouve augmentée, les ondulations dues à l'élasticité des artères sont plus fortes et l'ondée rétrograde plus faible (fig. 100). Il en est de même dans la néphrite parenchymateuse aiguë ; nous ne parlons pas de la néphrite interstitielle, où il existe une hypertrophie cardiaque compensatrice.

La digitale ralentit également le pouls et augmente la tension. Enfin, après la ponction d'un épanchement pleural abondant, le pouls, de faible qu'il était, devient généralement fort et tendu.

L'étude sphygmographique du pouls a surtout une importance considérable au point de vue du diagnostic des lésions valvulaires. Elle seule, en effet, peut décider, dans bien des cas, du diagnostic. Dans

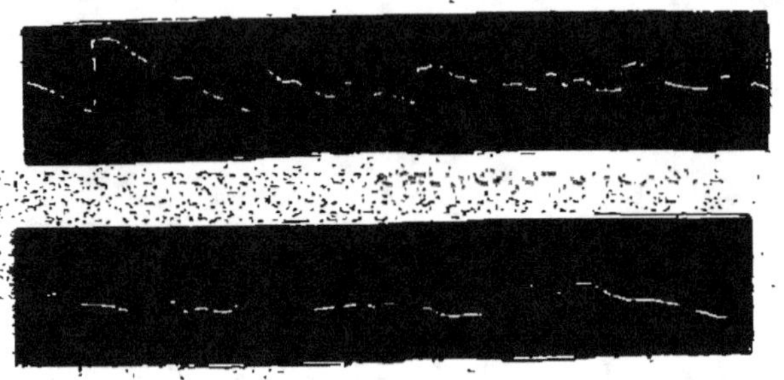

Fig. 101. — Deux types de pouls dans l'insuffisance mitrale.

l'insuffisance mitrale compensée il y a diminution de la tension et disparition des ondées élastiques ; quant aux irrégularités, elles n'appartiennent pas à l'insuffisance, mais aux troubles de compensation et à la dégénérescence secondaire du myocarde (fig. 101).

Dans le rétrécissement mitral le pouls est petit, les ondées élastiques manquent, et l'ondée rétrograde persiste (fig. 102).

Dans l'insuffisance aortique pure, c'est-à-dire qui n'est liée ni à des athéromes ni à des dégénérescences du myocarde, la ligne d'ascension est rapide et élevée, ce qui tient à l'hypertrophie du ventricule gauche. Comme la tension est considérablement augmentée, les ondulations élastiques, et notam-

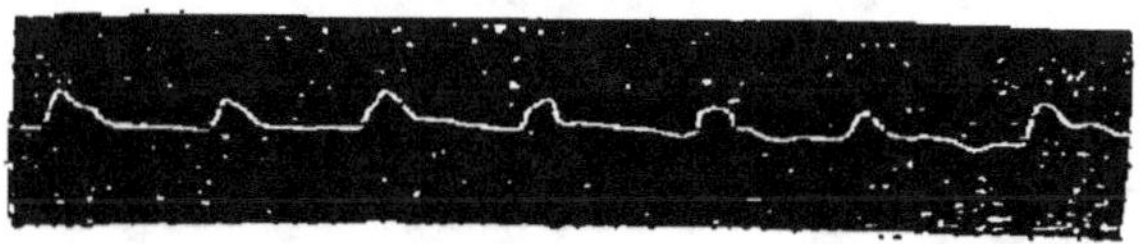

Fig. 102. — Pouls dans le rétrécissement mitral.

ment la première, sont très élevées ; l'ondée rétrograde, au contraire, est très petite (fig. 103).

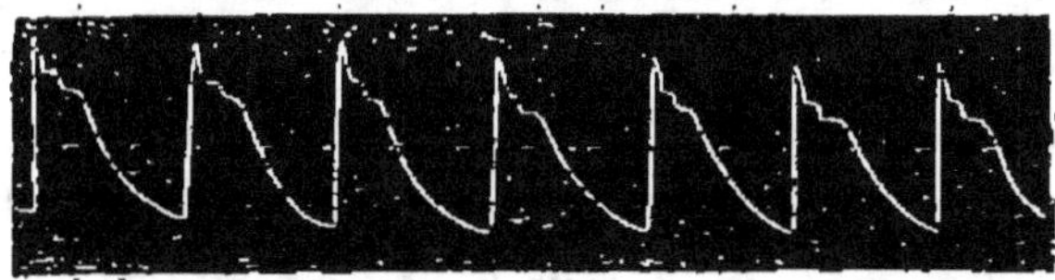

Fig. 103. — Pouls dans l'insuffisance aortique.

Dans le rétrécissement aortique le pouls est petit par suite d'une diminution considérable de la tension (fig. 104).

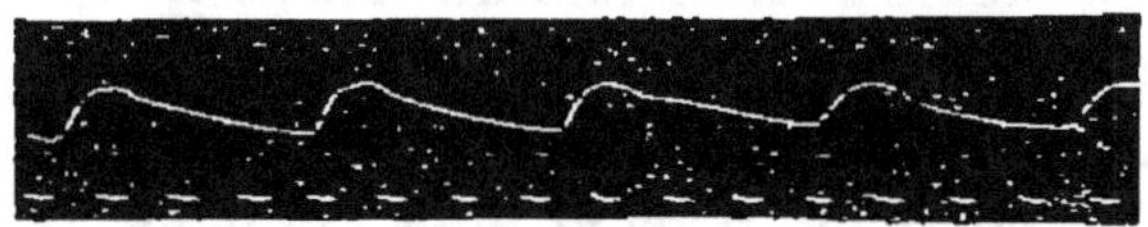

Fig. 104.

Enfin l'étude sphygmographique du pouls a encore une grande importance dans le diagnostic des affections compliquées du cœur. Dans les arythmies, dans les irrégularités du pouls, où il y a perte d'équilibre entre la force d'impulsion du cœur et le

31.

travail à fournir, la tension artérielle subit des modifications très grandes, et la forme et la durée de chaque courbe présentent également des différences d'un grand intérêt.

Les variétés de pouls connues sous le nom de pouls bigéminé et de pouls alternant sont beaucoup plus communes qu'on aurait pu le croire d'après la description de Traube.

Dans le pouls bigéminé, une systole artérielle insuffisante suit une diastole artérielle complète, c'est-à-dire qu'avant que l'artère soit revenue complètement sur elle-même, il survient une nouvelle diastole, suivie d'une systole artérielle plus complète que la précédente. Le pouls bigéminé peut présenter des variétés très grandes; mais son tracé offre ceci de particulier qu'il existe toujours une asymétrie complète entre la ligne d'ascension et de descente.

Quant au pouls alternant, il est caractérisé par des pulsations régulièrement élevées et basses.

En somme, le pouls bigéminé et le pouls alternant représentent des variétés de pouls irréguliers. Ces irrégularités s'observent dans les lésions organiques du cœur qui ne sont plus compensées, dans les myocardites, dans les cachexies, etc.

Caractères du pouls dans les différentes affections cardiaques.

NATURE DE LA LÉSION.	CARACTÈRES DU POULS AU TOUCHER.	CARACTÈRES SPHYGMOGRAPHIQUES.
Hypertroph. du ventricule gauche.	Pouls ample, développé.	Élévation assez brusque de la ligne ascendante. A cause de l'augmentation de tension, ondées élastiques de la ligne descendante très marquées.
Hypertroph. du ventricule droit	Pouls petit, faible, souvent irrégulier.	Ligne d'ascension peu élevée.
Rétrécissement aortique.	Pouls régulier, petit, dur, d'autant plus petit que le rétrécissement est plus prononcé.	Ascension oblique de la ligne ascendante. Plateau large et arrondi. Ligne de descente allongée qui montre la lenteur de l'abaissement de la tension vasculaire.
Insuffisance aortique.	Pouls plein, développé, frappant brusquement le doigt.	Ascension brusque et verticale du tracé. Ligne de descente rapide, au début, à cause de la diminution de tension, et petitesse de l'ondée rétograde. En cas d'athérome, le sommet, au lieu d'être pointu, peut devenir arrondi.
Insuffisance mitrale.	Pouls petit, souvent irrégulier, parfois imperceptible.	A cause de la diminution de tension, tracé saccadé, irrégulier, surtout quand la compensation est rompue. Ondée rétrograde à peine sensible, ondées élastiques conservées.
Rétrécissement mitral.	Pouls très petit, irrégulier, fréquent.	Courbe du tracé très petite, vu la faible tension. Ondée rétrograde conservée, ondées élastiques à peine sensibles.

CHAPITRE IV

GÉNÉRALITÉS SUR LE DIAGNOSTIC DES MALADIES DU CŒUR.

A parcourir les différents traités de pathologie, les traités de diagnostic et de percussion, on pourrait supposer que rien n'est plus facile que le diagnostic d'une affection cardiaque. Mais au lit du malade tout cet échafaudage théorique vient souvent à s'effondrer, et la clinique nous montre parfois qu'il n'existe pas d'étude plus difficile et plus délicate. Ce n'est pas à dire pour cela que les différents moyens physiques que nous avons à notre disposition doivent être rejetés, mais il serait imprudent de s'y fier d'une façon exclusive quand on veut s'épargner de cruelles méprises. En effet, ces éléments de diagnostic si précieux font souvent défaut dans la pratique, et force est alors de recourir à d'autres moyens. Ce serait une erreur de supposer qu'on peut toujours arriver au diagnostic par la même méthode d'examen. En effet les signes varient à l'infini, et ils présentent pour ainsi dire autant de variétés qu'il y a de malades.

Quand le soupçon est éveillé dans l'esprit du médecin sur l'existence d'une affection cardiaque, il doit mettre toute son attention à examiner les signes physiques et fonctionnels. En effet, s'il est souvent facile d'établir approximativement le pronostic d'une affection cardiaque, il est bien plus difficile de poser un diagnostic exact, et cette tâche est souvent beaucoup plus difficile qu'on ne pourrait le supposer à la lecture des livres et des traités de diagnostic où ces différents problèmes semblent être résolus de la manière la plus simple. Il semble en effet qu'il suffise de déterminer le siège de la pointe, la dimension approximative du cœur et la localisation du maximum d'un bruit de souffle, pour préciser avec exactitude la lésion.

Or, en dehors des cas où les signes physiques semblent tellement nets qu'ils n'y ait pas de confusion possible entre les lésions de telle et telle valvule, il existe une série d'affections cardiaques, et ce sont les plus dangereuses, qui évoluent d'une façon absolument latente.

Aussi faut-il, au point de vue de la clinique et au point de vue du diagnostic, diviser les affections cardiaques en deux grandes classes : celles qui sont caractérisées par des signes physiques et rationnels, dont le diagnostic est pour ainsi dire classique, puis, et c'est là un groupe important qu'on observe tous les jours, celui des maladies du cœur larvées, où les signes physiques sont absolument muets et où les signes rationnels eux-mêmes sont plus ou moins incomplets.

En effet, tantôt les maladies du cœur se présentent avec l'ensemble classique des symptômes fonctionnels et des signes physiques ; c'est ce que M. Germain Sée appelle les *formes typiques* ; tantôt cette symptomatologie est dissociée, et il en ré-

sulte deux formes nouvelles : (*a*) une *forme anatomique*, dans laquelle la lésion cardiaque est exclusivement caractérisée par des signes physiques; (*b*) une *forme incomplète, fruste* ou *anormale* dans laquelle la maladie se cache pour ainsi

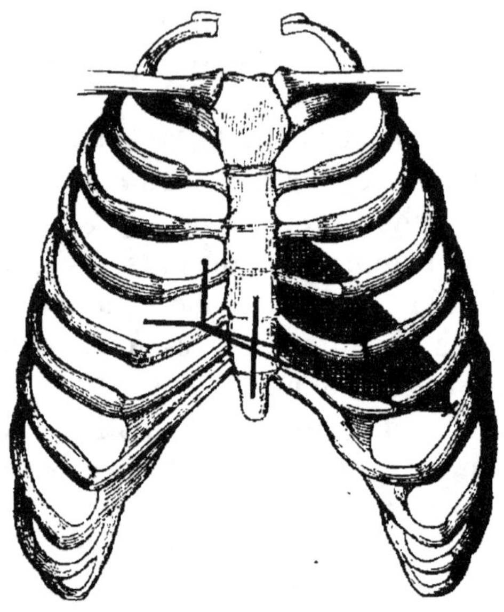

Fig. 105.

dire derrière des troubles fonctionnels que l'on ne
peut, si l'on n'est prévenu, rattacher à leur véritable
cause.

Ces formes anormales, M. Germain Sée les subdivise à leur tour en un certain nombre de formes
secondaires : c'est ainsi qu'il distingue une forme
pulmonaire, une forme *hydropique*, une forme *fonctionnelle* qui comporte elle-même plusieurs variétés,

une forme *gastro-hépatique*, une forme *cérébrale*, et enfin une forme *typhoïde* ou *septique*.

On voit par là qu'autant le diagnostic est souvent facile dans les cas classiques, autant il devient difficile, délicat, dans ces formes frustes où le clinicien a besoin de déployer tout son savoir et toute son habileté.

Les notions fournies par l'examen et l'auscultation du cœur sont souvent fugaces. On ne se souvient pas des nuances, et le clinicien le plus expérimenté ne se rappelle plus, au bout de quelques jours, que les signes les plus caractéristiques.

Pour parer à cet inconvénient et s'habituer à porter un diagnostic méthodique, il faut, comme pour le poumon, reporter sur des schèmes, où sont figurés les rapports normaux du cœur, la topographie exacte du cœur soumis à l'examen et y joindre celle des bruits pathologiques constatés. On aura ainsi un dossier bien autrement facile à dépouiller qu'une observation écrite. On pourra noter par des hachures, par des rayures, par des ombres, le siège, la direction, l'étendue des bruits anormaux et indiquer, en regard, par des renvois, le sens des teintes ou des signes ainsi appliqués.

Le dessin que nous reproduisons ci-joint, indique un abaissement de la pointe et un allongement du cœur dans un cas d'affection mitrale. Le triangle occupé par des hachures indique la topographie du bruit de souffle qui occupe une surface très étendue (fig. 105).

LIVRE SIXIÈME

APPAREIL DIGESTIF ET SES ANNEXES.

CHAPITRE PREMIER

EXAMEN DE LA CAVITÉ BUCCALE.

Il suffit, en général, pour examiner la cavité buccale, de faire ouvrir largement la bouche au malade, et d'inspecter successivement les lèvres, les
gencives, les dents, la langue et la voûte palatine.
On place le malade devant une fenêtre, la tête légèrement inclinée en arrière ; on peut également
utiliser, dans certains cas, un jet de lumière artificielle.

On abaisse la langue avec le manche d'une cuillère ou, mieux encore, avec un abaisse-langue en
métal on en caoutchouc durci. Les enfants ou les
aliénés s'opposent parfois avec énergie à tout examen de la bouche. Il suffit, dans ce cas, de fermer
fortement les narines du malade et de profiter du
moment où il desserrera les dents, en aspirant un
peu d'air, pour introduire vivement l'abaisse-
langue. On a également proposé de glisser une

sonde ou les barbes d'une plume entre la dernière
molaire et la muqueuse buccale et d'aller ainsi ti-
tiller la luette; on profite des efforts de vomissement faits par le malade pour glisser la spatule.

Il peut être utile, au point de vue du diagnostic,
d'examiner la sécrétion des glandes salivaires : en
introduisant dans les canaux excréteurs de petits
tubes en verre, à extrémité mousse, il sera facile
de recueillir une certaine quantité de liquide
(Eichhorst).

Lèvres. — A l'état normal, les lèvres ont une coloration rosée. Elles deviennent très pâles dans l'a-
némie, la chlorose, à la suite d'une syncope. Elles
sont au contraire très rouges dans les maladies
aiguës; dans la plupart des affections cardiaques
et des affections des voies respiratoires compliquées
de stase veineuse, elles prennent une teinte livide
due à la cyanose. Dans les maladies aiguës graves,
accompagnées de prostration et d'adynamie, notamment dans la fièvre typhoïde, elles deviennent sèches, se fendillent et se recouvrent de croûtes d'un
brun noirâtre. Enfin, au début d'une pneumonie
notamment, elles peuvent se recouvrir de vésicules
d'herpès.

Tantôt les lèvres sont écartées l'une de l'autre,
notamment dans l'adynamie, tantôt, au contraire,
elles sont fortement rapprochées comme dans le
tétanos. Elles peuvent même être déviées en cas
de paralysie faciale. Enfin, chez des malades atteints de convulsions on peut apercevoir entre les

lèvres une spume plus ou moins abondante (épilepsie, éclampsie, apoplexie, hydrophobie).

Chez les scrofuleux, le volume des lèvres, surtout celui de la lèvre supérieure, est souvent augmenté, et il donne à la face une expression presque pathognomonique. On a prétendu également que le volume plus considérable de la lèvre inférieure était un indice d'appétits sexuels. On rencontre souvent, au niveau de la commissure des lèvres, des ulcérations caractéristiques de la syphilis.

Gencives et dents. — Les gencives ont une teinte rosée à l'état normal; à l'état pathologique leur coloration et leur structure peuvent se modifier profondément. Elles sont pâles dans la chlorose, dans l'anémie, à la suite d'hémorrhagies et à la fin de toutes les maladies cachectiques. Elles sont au contraire rouges, parfois recouvertes d'un enduit pultacé, fuligineux, dans les affections aiguës et notamment dans la fièvre typhoïde. Cette rougeur devient livide dans la stomatite simple et surtout dans le scorbut, où les gencives deviennent saignantes. Chez les saturnins il existe, sur le bord libre des gencives, un liséré d'un gris bleuâtre. Ce liséré a une teinte verte chez les ouvriers qui manipulent des sels de cuivre. Les gencives peuvent aussi se couvrir de fausses membranes diphthéritiques.

Enfin les gencives peuvent être tuméfiées et devenir fongueuses comme dans le scorbut et la stomatite mercurielle. Elles peuvent même s'ulcérer,

notamment chez les enfants atteints de stomatite
ulcéro-membraneuse.

L'étude attentive du système dentaire fournit
des renseignements fort utiles. Chez les enfants,
l'évolution dentaire peut expliquer l'apparition
d'accidents que l'on serait tenté de mettre sur le
compte de causes diverses. La carie dentaire, surtout quand elle est très étendue, est généralement
l'indice d'une mauvaise constitution ou d'une santé
délicate ; en tous cas la mauvaise dentition engendre de la dyspepsie par suite du broiement incomplet des aliments. Il est fréquent d'observer de
très belles dents en avant, tandis que les molaires
sont gâtées ou même n'existent plus. Chez les scrofuleux les dents ont souvent une teinte bleuâtre,
notamment autour des trous de carie.

Chez les arthritiques les dents sont généralement épaisses, l'émail est grossier et les dents s'u-
sent vite ; les deux incicives supérieures sont allongées et massives. Les goutteux perdent fréquemment leurs dents par suite de périostite, sans qu'on
puisse constater aucune carie. Ces caractères particuliers permettront, dans bien des cas, de reconnaître chez un malade l'existence d'une diathèse
goutteuse.

Les modifications apportées dans le système dentaire par la syphilis congénitale ont donné lieu,
dans ces dernières années, à des recherches nombreuses. Dans ce cas, les incisives sont presque
toujours petites, mal formées ; les canines elles-
mêmes sont altérées ; les dents sont étroites, ar-

rondies, leurs bords sont coupés inégalement et
dentelés ; elles sont séparées les unes des autres
par un espace plus ou moins grand (fig. 106). La

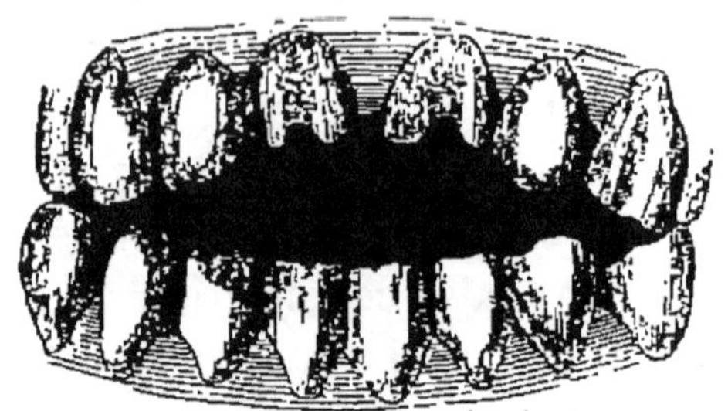

Fig. 106. — Altération des dents dans la syphilis héréditaire,
d'après Hutchinson.

lésion peut se limiter aux incisives supérieures,
toutes les autres dents offrant les caractères normaux. Dans ce cas les incisives sont courtes, étroites, et présentent, au niveau de la partie moyenne

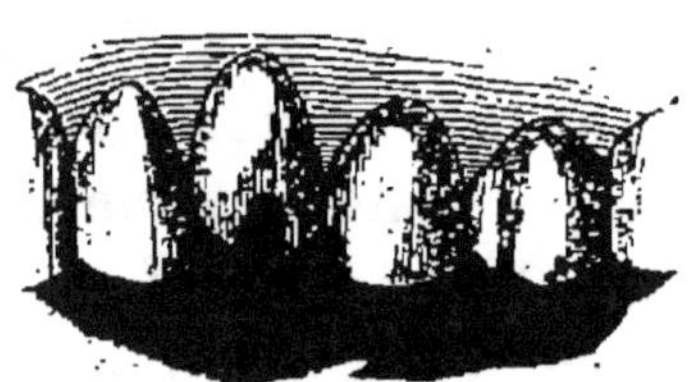

Fig. 107. — Altération des dents dans la syphilis héréditaire,
d'après Hutchinson.

de leur bord inférieur, une échancrure assez profonde et, de plus, un sillon qui s'étend sur la face
antérieure de la dent jusqu'au niveau de la gen-
cive. Ces échancrures sont généralement symétriques. Il est des cas où une seule des incisives

supérieures est échancrée (fig. 107). Les lésions que nous venons d'indiquer, et qui permettent parfois d'affirmer la syphilis héréditaire, ne s'observent qu'après la seconde dentition. Il ne faudrait pas confondre l'échancrure, accompagnée du sillon vertical dont nous venons de parler, et qui semble être le propre de la syphilis héréditaire, avec une autre lésion que l'on constate chez beaucoup d'enfants : celle-ci est caractérisée par de petites échancrures multiples et un état rugueux de l'émail avec stries transversales multiples. On observe cette altération chez les enfants débiles et mal nourris.

La coloration des dents peut se modifier par suite d'un abus de l'usage du tabac. Les dents peuvent également se recouvrir d'un enduit grisâtre résultant de sécrétions épithéliales altérées.

Langue. — L'examen de la langue a été un peu abandonné à tort, car il peut donner des renseignements cliniques et des indications qu'aucun autre organe ne saurait fournir. Si, en effet, l'auscultation et la percussion, par exemple, nous rendent compte du siège et de l'étendue d'une affection pulmonaire, l'examen de la langue nous fournit, sur la tolérance et la résistance du malade, des renseignements qui s'imposent. Quand on veut examiner la langue, il faut la faire tirer complètement hors la bouche, de manière à examiner complètement sa surface jusqu'au niveau des grosses papilles; il faut, de plus, compléter cet examen à l'œil nu par le toucher, par le palper, afin de se rendre compte de son épaisseur, de sa résistance. Les malades ne tirent pas tous la langue de la même manière ; ainsi, dans les pyrexies, notamment dans la fièvre typhoïde, on a bien du mal à décider un malade à tirer la langue et souvent plus encore à la lui faire rentrer. Le tremblement de la langue est un indice d'alcoolisme ou bien d'intoxication saturnine ; quand le tremblement paraît au début d'une affection fébrile, et notamment d'une affection typhoïde, il est souvent d'un indice pronostique fâcheux.

Quand la langue reste étalée, humide, mobile, c'est un indice que l'organisme n'est pas encore profondément influencé ; mais si la langue devient sèche, depuis un simple état poisseux jusqu'à l'état crevassé, cela prouve que l'économie est gravement influencée. On observe dans la fièvre typhoïde toutes les variations de cet état, depuis le simple embarras gastrique jusqu'à la dessiccation presque complète de la surface de la langue, qui devient brune, sèche et fendillée. Cette modification particulière de la muqueuse est favorisée parce que les malades respirent presque toujours la bouche ouverte. Cet état de sécheresse particulier de la langue ne s'observe pas seulement dans la fièvre typhoïde ; il est fréquemment l'indice d'une déchéance profonde de l'organisme, et quand il se produit chez un vieillard, à la suite d'une indisposition en apparence légère, il constitue souvent la première révélation d'un état qui pourra amener une terminaison fatale dans un avenir rapproché.

A l'état normal, la langue est généralement humide, rosée, et présente à peine quelques mucosités à sa base ; à l'état pathologique, elle peut se recouvrir d'un enduit plus ou moins épais, tantôt blanchâtre, tantôt jaune, tantôt brunâtre. L'enduit blanchâtre et pâteux permet souvent, à lui seul, de soupçonner par exemple l'existence du rhumatisme articulaire aigu. Le moindre trouble dans les affections digestives, ou l'approche d'une affection aiguë, provoque des modifications dans l'enduit de la langue. Cet enduit est surtout épais le matin, au réveil, et cause un goût désagréable dans la bouche. Ces enduits sont formés d'un mélange de cellules épithéliales, de salive et de sels biliaires. Dès que la langue se nettoie, on peut être sûr que l'assimilation des aliments, qui ne se faisait pas jusqu'alors, va se rétablir et que la maladie va suivre une voie favorable.

La *coloration* de la langue a aussi son importance. Rosée à l'état normal, elle peut devenir rouge, noirâtre vers sa partie moyenne, cyanosée dans les cas de troubles circulatoires, au contraire pâle et décolorée dans l'anémie et la chlorose. Dans la scarlatine, la langue est rouge, desquamée, et présente un aspect qui l'a fait comparer à celui d'une langue de chat.

Le *volume* de la langue demande également à être étudié. Tantôt elle est épaisse, large, étalée et les dents peuvent même venir imprimer leur moule sur ses bords ; tantôt, au contraire, elle est comme amincie, effilée. L'épaississement partiel de la langue peut être provoqué par des néoformations, l'épithélioma, les gommes ; une sclérose spécifique de la langue. Des plaies et des ulcérations de différente nature peuvent également s'y produire ; c'est ainsi qu'on rencontre, sur ses bords, des plaies plus ou moins profondes produites par des morsures, chez les épileptiques, des ulcérations spécifiques, chez les fumeurs.

Il n'est pas jusqu'aux *mouvements* de la langue qui ne puissent pas être profondément modifiés à l'état pathologique. Elle peut être complètement ou incomplètement paralysée. La paralysie incomplète, sous forme d'hémiplégie, est un indice d'hémorrhagie cérébrale ou d'embolie. La paralysie subite et complète est presque toujours liée à une hémorrhagie considérable de la protubérance et des ventricules latéraux. Enfin la langue peut être simplement embarrassée, la parole hésitante, et, quand ce phénomène se produit chez un individu en apparence bien portant, il fait craindre l'invasion prochaine d'une paralysie générale.

CHAPITRE II

PHARYNX.

L'examen du pharynx se fait par la vue et par le toucher. Le malade doit être placée en pleine lumière, en face d'une fenêtre ou d'une lampe, la tête légèrement inclinée en arrière et fixée. Le médecin, placé devant lui, mais un peu de côté, de manière à ne pas intercepter les rayons lumineux, lui ordonne d'ouvrir largement la bouche et introduit un abaisse-langue. Il peut ainsi examiner successivement les piliers, les amygdales, la luette et la paroi postérieure du pharynx. Dans la pratique, on se sert généralement du manche d'une cuillère ou d'un instrument plat, tel qu'un couteau à papier, ou même du doigt quand on n'a pas d'instrument sous la main. Chez les enfants, souvent difficiles à examiner et que tout instrument effraye, l'abaissement rapide de la langue à l'aide du doigt constitue parfois un excellent procédé. En clinique on se sert d'un abaisse-langue en forme de spatule, métallique et porté sur un manche, ou bien en caoutchouc durci à facette légèrement inclinée de côté. Ces instruments s'introduisent facilement dans la bouche, et comme le médecin a à sa disposition un bras de levier assez puissant, il peut maintenir la langue abaissée pendant un temps assez long.

Dans certain cas il faut recourir au toucher et introduire le doigt dans la bouche. Cette exploration, bien que fort désagréable à cause des nausées qu'elle provoque, est indispensable quand on veut se rendre compte de l'état des piliers et de la paroi postérieure du pharynx dont il importe, dans bien des cas, de reconnaître la consistance et les déformations.

En même temps qu'on examinera le pharynx, on verra si le voile du palais est paralysé ou non, si les amygdales sont à l'état normal ou bien hypertrophiées, si elles sont recouvertes de fausses membranes, ou si elles sont rouges et enflammées.

CHAPITRE III

ŒSOPHAGE.

Inspection. — L'œil ne peut suivre l'œsophage que dans un espace fort restreint, au niveau du cou et du côté gauche. On peut observer à ce niveau des diverticulums qui se dilatent, au moment de la pénétration des aliments, pour se vider rapidement s'il y a vomissement.

Dans le cas de rupture de l'œsophage il peut se produire de l'emphysème sous-cutané dans la région du cou ; quand cette rupture se fait dans les bronches, les liquides avalés repassent parfois par les voies aériennes. On a pu constater ainsi, à l'aide du laryngoscope, dans un cas de communication de l'œsophage avec la bronche gauche, le passage de poudre de charbon et de lait coloré de l'œsophage dans la trachée (Obernier).

Examen de l'œsophage à l'aide de la sonde. — Quand on veut examiner l'œsophage, on a recours à des tiges en baleine, terminées par des renflements olivaires, de calibre variable, ou bien à la sonde œsophagienne, sonde très longue, flexible, à extrémité conique. Avant d'introduire la sonde, on la plonge dans de l'eau chaude pour la ramollir et en rendre l'extrémité plus flexible ; on enduit ensuite la sonde avec un corps gras ou un peu d'albumine.

Quand on introduit pour la première fois une sonde ou un instrument explorateur dans l'œsophage, les malades sont pris de nausées et parfois même de suffocation : il leur arrive, dans leur effroi, de se soulever et d'arracher la sonde. On évite cet inconvénient en introduisant la sonde avec sûreté et rapidité.

On introduit généralement la sonde par la bouche. Le malade est assis, la tête renversée en arrière ; on lui fait ouvrir largement la bouche et tirer la langue. Pour éviter de se faire mordre, le médecin fera bien de placer un gros morceau de liège entre les dernières molaires. Le médecin déprime ensuite la langue avec l'indicateur de la main gauche, qu'il porte jusqu'à l'épiglotte. Il conduit la sonde le long de ce doigt, jusqu'à la paroi postérieure du pharynx, en évitant le larynx.

On pousse ensuite vivement, mais avec prudence, la sonde dans l'œsophage. En cas d'obstacle, on retire un peu la sonde et on la pousse à nouveau, mais avec douceur. La sonde provoque parfois un spasme œsophagien ; la sonde se trouve subitement serrée et ne peut avancer. On attend alors pendant quelques secondes avant de continuer l'opération.

Quand le cathétérisme par la bouche est impossible, on introduit la sonde par les fosses nasales. Dans ce dernier cas on fait coucher le malade et renverser la tête fortement en arrière. La sonde est introduite dans l'une des narines et poussée jusqu'à la paroi postérieure du pharynx. On se sert parfois d'un mandrin recourbé qui contourne le voile du palais ; on le retire dès que la sonde apparaît dans l'arrière-bouche.

La sonde ordinaire peut être arrêtée par un obstacle ; on a recours dans ce cas à des bougies de moindre calibre (bougies exploratrices de Verneuil).

Quand on veut explorer l'œsophage avec une sonde, il faut s'assurer qu'il n'existe pas de tumeurs anévrysmales de l'aorte thoracique : on a signalé, en effet, des cas dans lesquels la sonde avait perforé la poche anévrysmale et provoqué une mort subite. Inutile d'indiquer la précaution à prendre de ne pas pénétrer dans les voies respiratoires ; il se produit du reste dans ce cas de la toux et de la dyspnée. Cependant il est des cas, notamment lorsqu'il existe une paralysie de l'épiglotte et des cordes vocales, où cet accident pourrait se produire ; il a même été observé. Les vomissements qui se produisent pendant que la sonde est introduite dans l'œsophage ne sont pas sans danger ; des parcelles alimentaires peuvent pénétrer dans les voies respiratoires et provoquer des accidents mortels. Enfin on ne doit jamais introduire la sonde avec trop de force afin d'éviter toute fausse route ; on a cité en effet des cas où la sonde avait pénétré dans le médiastin, dans la plèvre et dans les poumons.

En explorant l'œsophage à l'aide de la sonde on peut provoquer de la douleur ; quand cette douleur se reproduit à chaque exploration, et toujours au

même niveau, il faut redouter l'existence d'une lésion de la muqueuse. Ce diagnostic sera d'autant
plus probable que la sonde ramènera des mucosités
sanguinolentes.

La sonde peut se trouver arrêtée par des *diverticules* (fig. 108); on a alors la sensation d'un espace

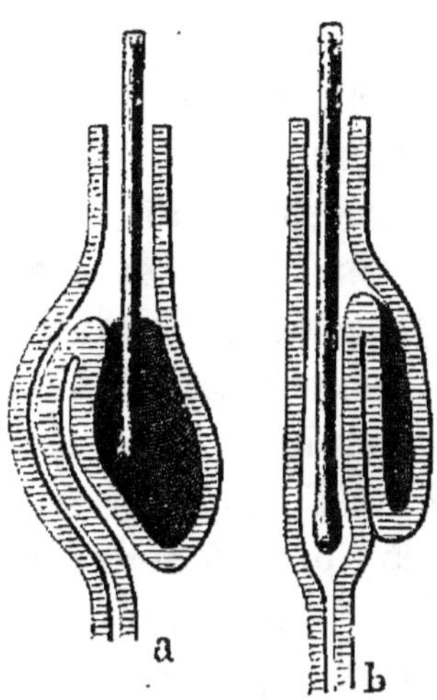

Fig. 108. — Diverticules de l'œsophage. Introduction de la sonde (*).

(*) *a.* Le diverticule étant dilaté par des substances alimentaires.
— *b.* Le diverticule étant vide (d'après V. Ziemssen et Zenker,
Maladies de l'œsophage).

vide dans lequel l'extrémité de la sonde peut se
mouvoir librement. Cependant on ne peut affirmer
l'existence d'un diverticule que dans le cas où la
sonde, tantôt franchit l'orifice du diverticule et par-
court tout l'œsophage, tantôt pénètre par l'orifice
dans la poche.

32.

L'exploration à l'aide de la sonde permet parfois de diagnostiquer la cause et le siège d'un rétrécissement. Dans le cas d'épithélioma, par exemple, on peut ramener dans l'œil de l'instrument des débris dont l'examen microscopique aura une grande valeur. Quand on tient à déterminer la forme et la longueur d'un rétrécissement, on peut se servir de bougies en cire ou en gutta, que l'on trempe préalablement dans l'eau chaude.

Quand il existe un diverticulum d'un volume assez notable et accessible au palper, on peut chercher à le dilater en faisant avaler successivement au malade une pincée d'acide tartrique et de bicarbonate de soude : la percussion de la tumeur donne alors un son tympanique.

L'auscultation de l'œsophage ne peut présenter que des données fort secondaires quand on les compare aux signes cliniques précédents. Hamburger a cherché à utiliser, pour le diagnostic des maladies de l'œsophage, l'auscultation du bruit produit par le passage d'une sonde, et surtout le bruit de déglutition qui varie selon la lésion existante. On perçoit ces bruits en arrière du thorax, dans l'espace interscapulaire. Quand on fait avaler une gorgée de liquide au moment de l'application du stéthoscope, on perçoit, à l'état normal, une sorte de glouglou qui est modifié par la présence d'une lésion organique et notamment d'un rétrécissement. Dans ce dernier cas, le bruit de déglutition s'arrête subitement au niveau du rétrécissement ; ou bien l'écoulement du liquide au niveau du point rétréci rappelle un bruit de frottement.

Quand il existe une dilatation ou un diverticulum au-dessus du rétrécissement, on perçoit un bruit de ruissellement, de régurgitation ou de gargouillement. Si le rétrécissement est produit par une tumeur, par un exsudat, par une ulcération à bords saillants et inégaux, le passage de la sonde peut donner lieu à un véritable bruit de frottement. Enfin dans le cas de communication de l'œsophage avec les voies aériennes, on observerait parfois un véritable bruit amphorique.

CHAPITRE IV

ESTOMAC.

Quand on examine un sujet sain, on ne perçoit rien de particulier, à la vue, au niveau de la région stomacale. Il n'en est pas de même quand l'estomac est dilaté, car, dans ce cas, la région épigastrique est fortement soulevée et présente une saillie à convexité inférieure, formée par la grande courbure de l'estomac.

La petite courbure de l'estomac est recouverte par le lobe gauche du foie et n'est pas accessible au palper. Elle peut néanmoins le devenir s'il existe une dilatation excessive.

Quand on veut déterminer les limites d'un estomac, même chez un individu sain, on peut appliquer le procédé de Frerichs, qui consiste à dilater la cavité stomacale à l'aide d'acide carbonique. Il suffit de donner au malade une certaine quantité d'eau de Seltz ou de lui faire avaler quelques cuillerées de potion de Rivière. Ce procédé a une très grande importance dans le diagnostic des affections de l'estomac.

Dans certains cas on observe des mouvements péristaltiques de l'estomac. Ces mouvements sont surtout fréquents dans les cas de rétrécissement du pylore avec dilatation et hypertrophie de la paroi. La région épigastriqne peut être le siège de battements transmis par l'aorte. On a également signalé des battements épigastriques qui s'observent surtout chez les femmes atteintes d'affections nerveuses.

I. — PALPATION DE L'ESTOMAC.

En palpant la région épigastrique on peut provoquer de la douleur ; elle peut être localisée ou diffuse. Quand l'estomac est distendu par des gaz, on peut l'atteindre par le palper. Quand cette distension est excessive, il semble qu'on a sous les doigts un coussin en caoutchouc fortement distendu d'air. En dehors de cela, on ne peut, à l'aide du palper stomacal, reconnaître les parois de l'estomac, que lorsqu'elles sont altérées par une néoformation cancéreuse, par exemple ; on a alors sous le doigt la sensation de tumeurs parfois bosselées, plus souvent lisses, assez mobiles.

Quand l'estomac renferme des liquides et des gaz

en assez grande quantité, ce qui est le cas dans les
dilatations de l'estomac, on peut percevoir, à l'aide
du choc successif des deux mains, un bruit de clapotement souvent très net. Ce phénomène peut
exister à l'état normal, mais en règle générale il
constitue un des signes caractéristiques de la dilatation.

On peut se servir de la sonde œsophagienne pour
compléter les renseignements fournis par le palper. En effet il est un certain nombre de cas où il
est intéressant et même nécessaire de connaître les
limites inférieures de l'estomac, c'est-à-dire le niveau de la grande courbure; on peut ainsi, après
avoir introduit une sonde dans l'estomac et l'avoir
poussée profondément, reconnaître sa présence à
l'aide du palper (Leubé).

A l'état normal l'extrémité de la sonde ne s'a-
baisse pas au-dessous de l'ombilic. Si donc la sonde
peut être perçue chez un malade à un niveau inférieur, on est en droit de diagnostiquer une dila-
latation.

M. Thiébaut a imaginé, pour explorer l'estomac,
un appareil simple et exempt de dangers, auquel
il a donné le nom de *gastromètre* (1).

Cet instrument, dont la figure 109 donne une idée
exacte, se compose :

a), d'une sonde œsophagienne en gomme, portant une échelle métrique ;

(1) *De la dilatation de l'estomac*, par le Dr H. Thiébaut, chef de
clinique à la faculté de médecine de Nancy, édition J.-B. Baillière.
1882, page 183.

b), d'une balle de plomb s'adaptant à l'extrémité de cette sonde, où elle joue le rôle d'embout, pendant l'introduction ; un fil suspenseur la maintient en place.

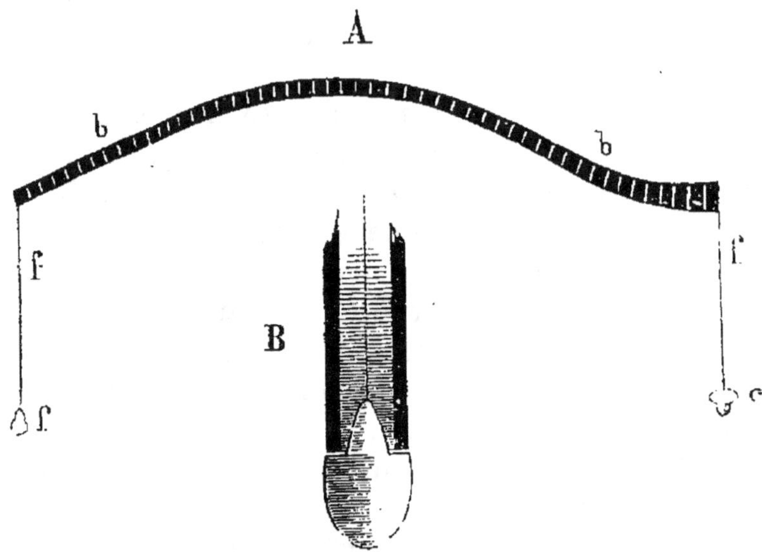

Fig. 109. — A. Gastromètre. — Sonde en gomme, longue de 0^m.49, n° 24, filière Charrière ; — *b*, graduation métrique portant 49 divisions ; — *p*, petite masse de plomb pesant 6 grammes, destinée à descendre au fond de l'estomac ; — *f*, fil supportant la masse de plomb et glissant dans le canal formé par la sonde ; — *c*, plaquette d'ivoire empêchant la sortie du fil hors de la sonde.
B. Extrémité stomacale du gastromètre. — Disposition qu'affecte l'embout de plomb maintenu en place à l'extrémité de la sonde, par traction sur le fil (*f*) ; l'appareil est prêt à être introduit.

Ainsi armé, le *gastromètre* étant introduit jusqu'au delà du cardia, on poursuit la manœuvre en donnant sa liberté à la balle de plomb qui tombe à la partie déclive de l'estomac. Tirant ensuite légèrement sur le fil, on s'arrête au moment où la tension de celui-ci, et la sensation du poids qui y est suspendu, annoncent que la balle ne fait plus qu'effleurer le fond par son extrémité. On remarque le point du fil répondant à l'embouchure du gastromètre et la longueur dont cette dernière déborde les dents incisives, données suffisantes pour assurer le diagnostic ; une simple soustraction fournit, en effet, la distance des incisives à la partie déclive de l'estomac.

Cette mesure, l'auteur l'utilise pour marquer extérieurement le point répondant à la limite inférieure du viscère ; c'est ce qui constitue l'originalité de sa méthode. De nombreuses recherches lui ayant appris que le chemin parcouru par la sonde, depuis les incisives jusqu'à l'angle saillant du cartilage thyroïde, est de 12 à 13 centimètres, chez l'adulte, il déduit encore ce chiffre du résultat déjà connu et obtient la distance de ce point de repère au fond de l'estomac, si bien que, portée sur le plan antérieur du corps, cette hauteur définitive montre le niveau qu'atteint la limite inférieure de l'organe.

II. — PERCUSSION DE L'ESTOMAC.

Le son produit par la percussion de l'estomac est fort variable. Il peut être tympanique, métallique, obscur ; ces différences tiennent à l'état de vacuité, de plénitude ou de distension de l'organe. De là la difficulté d'établir des caractères bien définis pour les limites de la percussion de l'estomac.

Une partie seulement de l'estomac peut être atteinte par la percussion, c'est-à-dire celle située dans l'hypochondre gauche et au niveau de l'épigastre. Si l'estomac est distendu par des gaz, on percevra, en haut et à gauche, le son pulmonaire et,

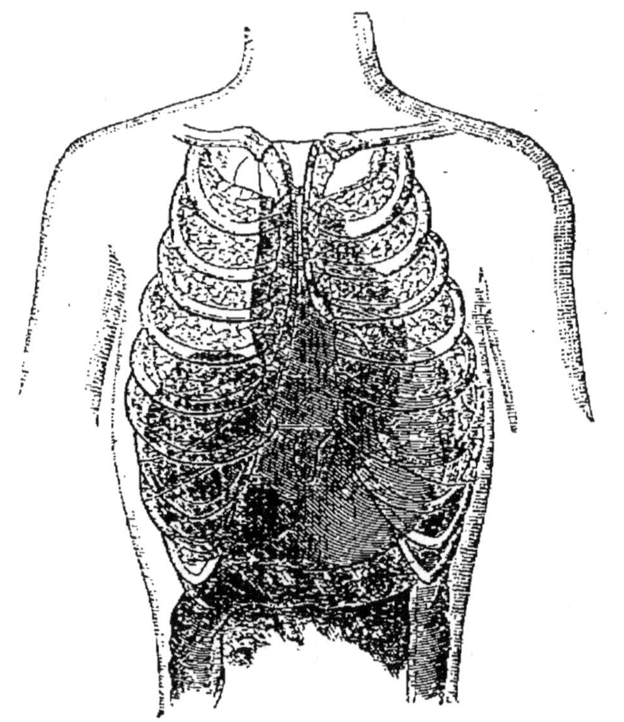

Fig. 110. — Rapports de l'estomac.

plus bas, le son tympanique de l'estomac. En haut, et à droite, la limite supérieure est constituée par le passage de la matité hépatique au son tympanique (fig. 110)

Inférieurement il n'est possible d'établir nettement la limite entre l'estomac et le côlon que dans les cas où ce dernier renferme des matières fécales. L'estomac est donc limité par trois lignes. La première le sépare du poumon, la deuxième, du foie, et la troisième, du côlon. Mais il suffit que l'estomac soit vide, ou rempli de matières dures, pour qu'il soit impossible d'établir une limite exacte entre cet organe, le foie et le côlon.

En percutant l'estomac on obtient une figure qui s'étend, dans l'hypochondre gauche, du sixième au neuvième cartilage costal gauche, et, latéralement, du niveau du choc de la pointe du cœur jusqu'à la ligne axillaire antérieure (espace semi-lunaire de Traube).

L'espace que l'on peut atteindre directement par la percussion de l'estomac aurait, d'après Vagner, 20 centimètres dans sa plus grande largeur et 15 centimètres dans sa plus grande hauteur.

Cet espace peut diminuer ou augmenter. Il peut diminuer sans qu'il existe pour cela une lésion de l'estomac. En effet le lobe gauche du foie peut augmenter de volume. Il peut exister une pneumonie ou une pleurésie du côté gauche, une hypertrophie cardiaque, un épanchement péricardique, une lésion splénique. Dans tous ces cas les limites de percussion de l'estomac se trouveront modifiées et diminuées.

Cet espace peut devenir plus considérable dans le cas d'atrophie du foie, de rétraction du poumon, d'abaissement de l'estomac et surtout de dilatation de cet organe.

Pour percuter l'estomac, on examine généralement les malades couchés sur le dos. Si l'organe
renferme du liquide, on ne pourra en reconnaître
la présence dans cette position. Aussi est-il bon de
compléter l'examen des malades dans la station debout, après leur avoir fait avaler une certaine quantité de liquide. On obtient alors une zone de matité
à limite horizontale supérieure et à limite inférieure
convexe. Cette limite inférieure ne doit jamais atteindre l'ombilic à l'état sain ; elle le dépassera
considérablement à l'état de dilatation. Pour compléter le diagnostic on pourra également vider l'estomac à l'aide du siphon.

Quand l'estomac est fortement distendu par des
gaz ainsi que l'intestin, le poumon peut être refoulé.
De même les limites inférieures de l'estomac et
notamment celles de la région pylorique peuvent
être modifiées par des altérations du pylore, par
des tumeurs, etc. La région pylorique peut se trouver ainsi abaissée et portée vers la ligne médiane.

La percussion est très importante pour le diagnostic des tumeurs de l'estomac. En effet, on
n'obtient jamais au niveau de ces tumeurs un son
parfaitement mat ; le contraire a lieu pour les tumeurs du foie.

III. — AUSCULTATION.

Il se produit, surtout dans la dilatation de l'estomac, des bruits de clapotement que l'on perçoit
même à distance et que l'on peut provoquer soit

à l'aide de la pression des mains, soit en faisant asseoir et coucher brusquement le malade.

Quand on ausculte des malades atteints de dilatation, on entend parfois un bouillonnement spécial qui·semble dû à la production d'une grande quantité de bulles gazeuses qui viennent crever sur la surface du liquide. Ce fait est attribué par certains auteurs à des fermentations gazeuses.

On a également voulu appliquer l'auscultation au diagnostic des rétrécissements du cardia. Le passage des liquides de l'œsophage dans la cavité stomacale serait accompagné d'un clapotement métallique spécial dû à la chute des gouttelettes liquides dans la cavité.

Vomissements.

Les substances rendues par le vomissement sont constituées tantôt par les aliments ou les boissons ingérés normalement, ou bien par des produits pathologiques tels que le sang, la bile, le pus, les matières fécales, des parasites, des médicaments ou des substances toxiques, etc. On peut examiner les matières vomies à l'œil nu et au microscope. Il faut tout d'abord étudier la quantité des matières rendues, leur consistance, leur réaction, leur odeur (1).

(1) Il est utile, dans certains cas, d'aller chercher directement dans l'estomac, soit avec la sonde soit avec la pompe stomacale, les liquides qui peuvent s'y trouver. L'examen de ces liquides pourra servir à éclairer le diagnostic.

La *quantité* des matières vomies est très variable. Dans la dilatation de l'estomac la masse de liquide contenue dans cet organe peut atteindre jusqu'à dix litres ; c'est donc surtout dans ce cas que l'on observera les vomissements les plus abondants.

La *consistance* des matières vomies dépend, avant tout, de l'alimentation et des modifications que la digestion a imprimées aux substances contenues dans la cavité stomacale ; tantôt les matières rendues seront grumeleuses, en purée, tantôt exclusivement liquides.

La *réaction* des matières vomies est généralement acide ; cette acidité est surtout prononcée dans le catarrhe chronique et dans la dilatation de l'estomac. Quant à la réaction alcaline, elle s'observe dans les vomissements purement liquides du choléra et de l'alcoolisme.

Les matières vomies ont presque toujours *une odeur* acide, masquée parfois par le mélange de substances alimentaires. L'odeur fécaloïde constitue un symptôme important dans le cas d'obstruction intestinale, de volvulus, etc. Chez les malades atteints d'urémie les matières vomies ont souvent une odeur ammoniacale prononcée, presque urineuse, due à la formation du carbonate d'ammoniaque. Dans le cas de carcinome, accompagné de dilatation, l'odeur est souvent putride et rappelle la présence d'hydrogène sulfuré. Enfin l'odeur des matières vomies peut avoir une certaine importance au point de vue médico-légal, ou quand il s'agit de déterminer la nature d'une substance toxique qui a entraîné des symptômes cérébraux. C'est ainsi que les matières vomies ont une odeur alliacée, très nette, à la suite d'un empoisonnement par le phosphore ; l'alcool se reconnaît également à son odeur, etc.

Quand les matières alimentaires ont été rendues peu de temps après leur ingestion, on reconnaît facilement leur nature.

Les matières vomies peuvent être exclusivement liquides et aqueuses ; on observe ce fait chez les alcoolisés, chez les malades atteints d'ulcère simple ou de carcinome ; ces derniers avalent, pendant la nuit, une grande quantité de salive et de mucosités qu'ils rendent le matin au réveil. Ces vomissements aqueux renferment peu de substances solides ; par l'addition d'un peu de perchlorure de fer ils prennent une coloration rouge sang, due au sulfocyanure de potassium renfermé dans la salive. En ajoutant de l'alcool, on fait précipiter, sous forme de flocons, une substance qui transforme l'amidon en glucose.

On observe également des vomissements aqueux dans le choléra asiatique ; on rencontre dans les matières vomies des flocons nombreux composés de lambeaux d'épithélium cylindrique de l'estomac. On y a trouvé également de l'urée, du carbonate d'ammoniaque, du chlorure de sodium.

Dans le cas de pyrosis, les malades rendent parfois des matières muqueuses, filantes, tantôt incolores, tantôt légèrement colorés par la bile.

Hémathémése. — L'aspect du sang vomi dépend du siège de l'hémorrhagie et de la quantité de sang rendue. Les matières vomies peuvent ne renfermer que des quantités insignifiantes de sang qui se présente sous forme de stries ou d'un piqueté rosé. Ces hémorrhagies insignifiantes se produisent dans les efforts de vomissement, dont la violence détermine la rupture de quelques vaisseaux superficiels de la muqueuse.

Quand le sang, même en petite quantité, a séjourné pendant un temps plus ou moins long dans la cavité stomacale, les matières colorantes s'altèrent sous l'influence du suc gastrique. Le liquide prend alors une teinte d'un brun sale ou même noirâtre, d'où le nom de vomissement couleur marc de café. On attribuait autrefois à ce vomissement noirâtre une importance très grande dans le diagnostic des affections carcinomateuses de l'estomac. Or le vomissement couleur marc de café peut s'observer dans des conditions fort différentes. C'est ainsi qu'on le rencontre dans l'ulcère simple de l'estomac, dans l'inflammation de la muqueuse de cet organe, provoquée par des liquides toxiques, dans les cas où le sang a subi une altération profonde, et notamment dans la cholémie. Quand le sang fait irruption en grande abondance dans la cavité de l'estomac, il ne tarde pas à être rendu sous forme de caillots généralement noirâtres; il est beaucoup plus rarement rouge et mousseux. La quantité de sang est fort variable et peut atteindre plusieurs litres.

Il est essentiel de déterminer l'origine du sang rendu par le vomissement. En effet, le sang peut

provenir de l'appareil respiratoire, de l'œsophage,
du pharynx, des cavités nasales; en somme, le
sang peut être vomi et provenir d'un tout autre organe que de l'estomac.

Quand le sang provient de l'estomac, il est généralement foncé, coagulé, dépourvu de bulles d'air;
dans l'hémorrhagie pulmonaire, au contraire, le
sang est rutilant, spumeux ; dans le cas de doute,
la réaction chimique aura une certaine importance :
le sang hémoptoïque est alcalin, celui qui provient
de l'estomac est généralement acide. De plus, en
examinant au microscope le liquide rendu, on observe, en cas d'hémoptysie, des cellules épithéliales qui proviennent des voies respiratoires ; dans
le cas d'hématémèse, au contraire, on rencontre
presque toujours des parcelles alimentaires.

On peut également observer l'hématémèse à la
suite de certains états congestifs, sous forme d'hémorrhagie supplémentaire chez la femme, dans les
troubles de circulation de la veine porte qui accompagnent les affections du foie, des poumons,
de la rate et du cœur, enfin dans certaines lésions
des parois vasculaires qui accompagnent le scorbut, les altérations du sang, et dans les fièvres
éruptives.

Vomissements purulents. — Le pus, qui peut s'observer dans les matières vomies, ne provient jamais
de l'estomac mais toujours d'organes circonvoisins, et se déverse simplement dans cet organe.
On observe notamment cette complication dans les
abcès du foie.

Vomissements bilieux. — Quand la bile se trouve mélangée aux matières vomies et qu'elle a été en contact avec le suc gastrique, elle perd généralement sa teinte jaunâtre pour prendre une teinte verte. On observe les vomissements bilieux dans la plupart des affections cérébrales et surtout dans la péritonite. Dans ce dernier cas les vomissements sont généralement fréquents et verdâtres.

Vomissements fécaloïdes. — Les matières vomies ont une odeur fécaloïde assez nette ; elles sont tantôt verdâtres, tantôt d'un brun foncé ; généralement liquides, elles peuvent être aussi formées par des masses fécales d'une consistance plus solide. Les vomissements fécaloïdes sont presque toujours dus à un rétrécissement ou à une obstruction située au niveau du côlon ou de l'S iliaque. Cependant on a signalé des faits de ce genre liés à une simple paralysie intestinale provoquée par une péritonite ou des lésions typhiques. Il ne faudrait pas confondre les vomissements fécaloïdes avec ceux que l'on observe chez certains malades atteints de rétrécissement de l'œsophage accompagné de diverticulum : dans ce cas, en effet, les matières alimentaires peuvent s'accumuler dans la poche et y rester un temps fort long avant d'être vomies. On a signalé chez certains malades atteints d'affections de l'estomac ou des intestins la production de gaz à odeur fécaloïde ; ces gaz peuvent prendre feu quand le malade s'approche d'une lumière pour allumer un cigare, par exemple, et donnent lieu à une flamme assez étendue de teinte bleue ou jaunâtre ; il se produit fréquemment une détonation au moment où ces gaz s'enflamment.

Entozoaires. — Des malades peuvent rendre des ascarides, des fragments de tænia et même des vésicules d'échinocoque provenant d'organes voisins et notamment du foie.

Champignons. — Chez les malades atteints de catarrhe chronique de l'estomac ou de carcinome, on observe parfois de la sarcine. La présence de ce parasite n'a cependant rien de caractéristique.

CHAPITRE V

INTESTINS.

L'examen de l'intestin peut se faire à travers les parois abdominales ou bien directement par le rectum.

I. — INSPECTION.

On observe les mouvements péristaltiques de l'intestin chez certains malades dont les parois abdominales sont amincies, et notamment chez des femmes qui ont eu des accouchements nombreux. Ces mouvements péristaltiques, qui portent principalement sur les anses de l'intestin grêle et sont surtout visibles au niveau de la région ombilicale, s'observent dans les cas où l'intestin est bridé ou obstrué. Ce phénomène constitue alors un signe diagnostic fort important, car il permet parfois de déterminer le siège approximatif de la lésion. Quand il existe une obstruction intestinale, on peut observer une tumeur formée par l'intestin dilaté; il en est de même quand l'intestin est enflammé (typhlite, pérityphlite). Des scybales accumulées dans l'intestin peuvent constituer des tumeurs en chapelet dont la forme et le siège se modifient en général sous l'influence d'une médication purgative. On distinguera ces tumeurs purement stercorales des noyaux cancéreux de l'intestin ou du péritoine qui ne changent ni de siège ni de forme.

L'intestin peut être distendu par des gaz. On désigne cet état sous le nom de météorisme. La paroi abdominale est en général très tendue dans ce cas, et les organes tels que le foie, la rate, les poumons et le cœur, peuvent être fortement refoulés.

Chez d'autres malades, au contraire, l'intestin revient pour ainsi dire sur lui-même. Il s'affaisse à tel point qu'en déprimant la paroi abdominale, on arrive à toucher la colonne vertébrale et à sentir les battements de l'aorte. Ce phénomène s'observe dans certaines affections cérébrales (méningite) où le ventre est déprimé en bateau. Dans ce cas les intestins sont contracturés sous l'influence d'une excitation du pneumogastrique.

Enfin, la masse intestinale peut se pelotonner et former, dans un point de l'abdomen, une tumeur globuleuse (péritonite chronique).

On oublie souvent, et bien à tort, de rechercher les lésions qui peuvent se produire au niveau de l'anus et du rectum. Nous citerons pour mémoire les hémorrhoïdes, fissures, fistules, lésions spécifiques, etc. Chez certains malades cachectiques, épuisés, le toucher rectal fera parfois connaître l'existence d'un épithélioma ou d'une lésion carcinomateuse. On peut examiner le malade sur le côté, une fesse étant fortement relevée; mais il vaut mieux, en règle générale, faire placer le malade à quatre pattes et s'aider d'un spéculum anal qui permet d'examiner l'état de la muqueuse. Chez la femme, l'examen du rectum se trouve facilité par le double examen rectal et vaginal.

II. — PALPATION.

En palpant la paroi abdominale on peut éveiller, en certains points, de la douleur. Cette douleur peut être l'indice d'ulcérations intestinales (tuberculose), mais elle présente surtout un caractère diagnostic important quand elle siège dans l'une ou l'autre fosse iliaque. On a signalé une sensibilité spéciale du cæcum dans la fièvre typhoïde, mais la douleur est surtout vive quand il existe de la typhlite ou une inflammation de l'appendice vermiculaire.

La palpation de l'abdomen permet parfois de localiser une affection catarrhale. On provoque alors, dans les portions d'intestin qui ne doivent renfermer normalement que des matières fécales so-

lides ou demi-solides, de véritables gargouillements.
Dans la dysenterie on observe une sensibilité excessive au niveau de la fosse iliaque gauche.

A l'aide du palper on peut également reconnaître
la présence de masses stercorales. Le palper donne
parfois lieu à la production d'un phénomène spécial dû au mélange de matières liquides et de gaz
(gargouillement). On a beaucoup insisté autrefois
sur la production de ce phénomène qui s'observe au
niveau de la région cæcale des malades atteints de
fièvre typhoïde.

Enfin dans la péritonite on pourra percevoir, à
l'aide du palper, des symptômes de frottement.

III. — PERCUSSION.

Le son abdominal est généralement tympanique,
mais il peut subir des variations multiples. L'intestin rempli de gaz donne à la percussion un son
métallique dont la tonalité dépend du calibre de
l'anse intestinale percutée et de la tension de la
paroi.

Quand l'intestin renferme des masses solides, la
sonorité est moindre, mais le timbre reste toujours
tympanique. Quant à vouloir distinguer à l'aide de
la percussion une anse intestinale d'une autre, il
ne faut pas y compter; en effet, l'intestin grêle
fortement distendu par des gaz peut donner à la
percussion un son tympanique analogue à celui
du cæcum.

On a prétendu également qu'on pouvait dis-

tinguer, à l'aide de la percussion, les limites du côlon transverse de celles de l'estomac. C'est tout au
plus si la chose serait possible après l'injection
d'une certaine quantité d'air ou de liquide dans le
gros intestin.

La percussion a une grande importance quand il
s'agit de déterminer, par exemple, le siège d'un obstacle survenu dans l'intestin (occlusion intestinale).
Si en effet l'obstacle est situé au niveau de la partie
moyenne de l'intestin grêle, la tympanite occupera
surtout la région ombilicale, tandis que les intestins
seront déprimés au niveau des fosses iliaques. Si
l'obstacle siège à la fin de l'iléon, on constatera une
tympanite généralisée de l'abdomen ; enfin, s'il
existe au niveau de l'S iliaque, le météorisme sera
complet et la masse médiane de l'intestin grêle distendu sera encadrée par de gros cylindres formés
par les côlons ascendant, transverse et descendant,
qui se dessineront à travers l'épaisseur de la paroi
abdominale : dans tous ces points il y aura une
sonorité exagérée.

IV. — AUSCULTATION.

On peut percevoir, même à distance, les bruits
produits par des gaz qui circulent dans l'intestin.
(borborygmes). On peut percevoir également, à
l'aide de l'oreille, certains bruits de frottement à
peine sensibles au palper. Enfin, on a prétendu
(Sommerbrodt) qu'en comprimant l'intestin atteint de perforation, on entendait un bruit ampho-

rique spécial dû au passage de l'air dans le péritoine.

Matières fécales.

L'examen des matières fécales est très important
pour le diagnostic des maladies de l'estomac et de
l'intestin. Certaines modifications des fèces permettent d'établir un véritable diagnostic anatomique ou bien mettent sur la voie d'un diagnostic
fonctionnel qui pourra éclairer l'intervention thérapeutique.

Examen des matières fécales à l'œil nu. —
Les matières fécales rendues par un individu bien
portant renferment, à l'état normal, de l'eau, de
la bile, de l'albumine, des sels, des matières extrac-
tives et des résidus alimentaires non solubles. La
quantité rendue dans les 24 heures est, en moyenne,
de 120 à 180 grammes. Il est évident que le genre
d'alimentation modifie cette proportion ; une nourriture exclusivement azotée laisse peu de résidus ;
par contre, une alimentation végétale en donne
beaucoup.

Le nombre des selles peut varier de une à trois
dans les 24 heures. Quand il y a absence de selles,
on dit que le malade est constipé ; quand elles sont
au contraire plus nombreuses et plus abondantes
qu'à l'état normal, on dit qu'il y a diarrhée.

Coloration. — A l'état normal les selles ont une
coloration brunâtre, due à la présence de matières
colorantes de la bile. L'alimentation peut amener
des changements de coloration. Après l'ingestion

de préparations de fer ou de bismuth, les selles deviennent noires; elles prennent parfois une teinte jaune ou rouge sang après l'ingestion de poudre de rhubarbe, de gomme-gutte ou de safran.

La coloration des selles est également en relation avec l'intégrité des sécrétions intestinales. Chez les enfants, les selles sont généralement jaunes et deviennent souvent vertes quand elles sont exposées à l'air. A la suite de constipation opiniâtre elles deviennent brunes ou même noirâtres.

Quand il y a obstruction des voies biliaires, et obstacle au cours régulier de la bile, les matières fécales deviennent grises; leur coloration ressemble à celle de la terre glaise.

L'*odeur* des matières fécales est très variable. La bile semble destinée à la détruire en partie. Ainsi dans les cas où l'écoulement de la bile se trouve entravé, les matières fécales répandent une odeur de putréfaction souvent épouvantable. Quand il existe des lésions cancéreuses de l'intestin, des suppurations de la muqueuse, des lésions intestinales aiguës (typhus), les selles ont souvent une odeur repoussante. Par contre, quand les selles sont profuses, abondantes (choléra), elles perdent toute odeur fécale et sont simplement fades.

Substances étrangères. — On peut trouver dans les matières fécales une série de substances étrangères (matières alimentaires non digérées, tendons, tumeurs, parasites, etc.). — Les gros mangeurs, ou les gens qui digèrent mal, rendent fréquemment, avec les matières fécales, des parcelles de fruits (quartiers d'oranges), de légumes (carottes). Les aliénés avalent parfois les corps étrangers qui leur tombent sous la main et les rendent dans les selles (boutons, épingles, pièces de monnaie, dés, etc.). On a signalé quelques rares observations de larves d'insectes.

Signalons, en outre, la présence de calculs biliaires, de calculs intestinaux (enthérolytes), de portions gangrénées de muqueuse intestinale (invagination), de parasites, échinocoques, etc.

En dehors des concrétions volumineuses, des calculs, on a encore signalé la production, dans l'intestin, du sable ou du gravier intestinal. Cette matière sableuse intestinale, différente de la gravelle biliaire et des concrétions stercorales, reconnaît pour origine les matières siliceuses ou organiques végétales venues du dehors. Sur ces noyaux, comme autour d'un centre, des couches de matières azotées et du phosphate ammoniaco-magnésien se déposent, comme sur un corps étranger quelconque séjournant dans le gros intestin.

Consistance. — A l'état normal les selles sont demi-molles ; elles prennent une consistance pierreuse à la suite de constipations opiniâtres. Ce fait s'observe dans tous les cas où il y a ralentissement des contractions intestinales ou arrêt mécanique des matières.

Les matières fécales se moulent parfois sur les parties au niveau desquelles elles passent ; c'est ainsi qu'on a signalé l'existence d'une véritable dépression ou d'une rainure chez des malades atteints de polype rectal ; dans les cas de rétrécissement du rectum les matières sont souvent amincies, aplaties, comme passées à la filière.

On rencontre la constipation dans les cas où les sucs intestinaux sont moins abondants (diurèse abondante, diaphorèse, anémie, chlorose, abus de purgatifs), à la suite de la paralysie intestinale, qu'elle soit produite par l'action de certains agents (opium, plomb) ou liée à des affections du système nerveux. Les arrêts mécaniques des matières fécales (obstruction, invagination, compression de l'intestin par des tumeurs) produisent le même résultat.

Quand les sécrétions intestinales deviennent très abondantes, les selles sont liquides, diarrhéiques ; ce fait se produit quand les nerfs sensibles de l'intestin sont excités anormalement ; les mouvements péristaltiques de l'intestin se succèdent alors rapidement, et la résorption n'a pas le temps de se produire. De même la diarrhée peut s'observer à la suite d'une simple impression morale, après l'action du froid, etc.

Le nombre des selles et la quantité de matières rendues dans les déjections sont très variables.

Mélange de matières anormales dans les selles. — Sous l'influence de certains états pathologiques, les selles peuvent prendre un aspect particulier. De la bile, du mucus, du pus, de l'eau, du sang, de la graisse, peuvent se mélanger aux matières fécales.

a) Selles bilieuses. — Elles s'observent surtout dans la fièvre typhoïde. Elles sont jaunes et ressemblent à une purée de pois ; leur odeur est repoussante et elles présentent une réaction alcaline très prononcée. Au repos, elles se séparent en deux couches ; la première est claire, la seconde renferme du pus, de l'épithélium et des masses granuleuses.

Quand les matières fécales donnent la réaction typique des matières colorantes de la bile, on peut conclure que les mouvements péristaltiques de l'intestin grêle et du gros intestin sont plus précipités qu'à l'état normal et qu'il existe un catarrhe de l'intestin grêle.

b) Mucus. — La présence du mucus pur indique non seulement un catarrhe du rectum, mais encore de l'S iliaque et de la portion inférieure du côlon descendant. Quand des cybales très dures sont enveloppées de mucosités, on peut admettre qu'il existe une inflammation du rectum et de la partie inférieure du côlon s'étendant jusqu'à l'origine du côlon transverse. Ces mucosités peuvent cependant manquer quand les matières fécales sont formées par des boules d'un petit volume. Quand les matières fécales, solides ou de consistance demi-solide, sont mélangées de mucosités hyalines que l'on ne peut apercevoir qu'au microscope, il existe un catarrhe de la portion supérieure du gros intestin et même de l'intestin grêle. Dans le cas de catarrhe du gros intestin, s'étendant jusqu'au cœcum, les matières fécales demi-liquides sout également mélangées de mucosités, mais ces dernières sont visibles à l'œil nu. Si les matières fécales présentent des îlots composés de mucosités et surtout des granulations jaunâtres, on peut admettre une affection de l'intestin grêle.

c) Dans les inflammations des follicules du gros intestin les selles sont mucilagineuses, incolores ; on dirait qu'elles renferment du sagou ; d'autres fois elles paraissent vitreuses, comme dans les stades les plus récents de la dysenterie.

d) Le *pus* peut se mêler aux selles dans les cas de cancer de l'intestin, de rétrécissement syphilitique du rectum ; il peut également provenir d'une autre origine (phlegmon iliaque, pérityphlite suppurée, abcès ouverts dans l'intestin).

e) *Eau.* — Les selles peuvent être liquides, presque incolores ; on observe ce fait dans la maladie de Bright, dans toutes les hydropisies, dans le choléra. Dans cette dernière maladie les selles sont légèrement colorées au début, puis elles deviennent complètement incolores, comme de l'eau de riz, et perdent même toute odeur fécale.

f) *Sang.* — Du sang provenant des vaisseaux de l'estomac ou de l'intestin peut également se rencontrer dans les selles. Dans le premier cas il est toujours altéré avant d'être rendu ; il prend une teinte brunâtre, ressemble à de la poix et se mélange intimement aux matières fécales.

Dans le cas contraire, sa présence se reconnaît à la coloration brune et noirâtre des selles. Quand l'hémorrhagie est assez copieuse, comme dans la fièvre typhoïde et dans la dysenterie, le sang rendu est complètement pur.

Le sang peut également provenir de tumeurs malignes de l'intestin ou d'hémorrhoïdes fluentes. Dans certains cas de stase dans la circulation de la veine-porte ou de la veine-cave inférieure (maladies du foie, du cœur et des poumons), on observe aussi des hémorrhagies souvent fort abondantes.

g) Graisse. — A l'état normal on peut rencontrer dans les selles de la graisse sous forme de petites masses ressemblant à des boules de beurre ou de suif, ou bien d'un liquide oléagineux qui se fige sous l'influence du froid. On en observe surtout en abondance dans les selles des jeunes enfants et chez l'adulte, à la suite de l'ingestion d'aliments gras et, surtout, de l'huile de foie de morue.

Quand la **graisse** est en assez grande abondance pour être aperçue à l'œil nu, on peut être sûr qu'il s'agit d'un état pathologique. Dans toutes les affections du foie, accompagnées d'arrêt de la circulation biliaire, la graisse non émulsionnée n'est plus résorbée et apparaît dans les matières fécales. Dans le catarrhe de l'intestin pareil fait se reproduit surtout sous l'influence de la diète lactée.

On a voulu faire de la présence de la graisse dans les matières fécales un signe pathognomonique des lésions du pancréas. Les faits que nous venons d'indiquer précédemment et les expériences physiologiques ont prouvé le peu de valeur de cette assertion.

Examen microscopique des matières fécales.

— Il est souvent fort important de procéder à l'examen microscopique des matières fécales. Quand on
veut faire cet examen il faut saisir, à l'aide d'une
pince, de petites parcelles de matières, les porter sur
une petite lamelle de verre et les mélanger à de la
glycérine ou à une solution de chlorure de sodium
à 0,5 p. 100. On peut également se servir de matières colorantes pour colorer les préparations.

En examinant des matières fécales on peut rencontrer :

1° Des *fibres musculaires*. Elles sont généralement colorées en jaune par les matières colorantes
de la bile et ont subi des altérations variées : la
striation a en partie disparu, elle peut être remplacée par une altération granuleuse, ou bien même
il ne subsiste de la fibre musculaire que des blocs
jaunâtres et arrondis.

Quand on trouve chez des individus, qui ne font
pas d'excès alimentaires, des fragments musculaires
à peu près conservés, il est à supposer que leur digestion se fait dans de mauvaises conditions et qu'il
existe un catarrhe de l'intestin grêle (1). La présence de substances amylacées indique le même
fait. Le tissu conjonctif peut s'observer dans les

(1) La recherche de l'indican dans les urines permet également
de localiser le diagnostic de l'affection catarrhale. En effet, dans le
cas où le catarrhe siège uniquement dans le gros intestin, même
lorsqu'il y a de la diarrhée, l'augmentation de l'indican est peu
prononcée, aussi longtemps que la nutrition générale n'est pas affectée. Dans tous les cas, par contre, où l'affection catarrhale siège
dans l'intestin grêle, la proportion de l'indican est nettement augmentée.

mêmes conditions ainsi que les fibres élastiques qui ne se décomposent pas sous l'influence de la digestion, même chez des individus sains.

2° La *graisse* peut s'observer dans les selles de gens qui font des excès alimentaires ; elle existe en grande quantité dans les matières fécales des malades dont la résorption intestinale est troublée par une cause ou par une autre. Ce trouble s'observe surtout dans l'ictère et dans les affections du pancréas. On sait, en effet, que la bile et le suc pancréatique président à la résorption des graisses. En général, cependant, les affections catarrhales de l'intestin modifient peu la résorption de la graisse. Quand on en rencontre en grande quantité dans les fèces, on peut en conclure que les mouvements péristaltiques de l'intestin se trouvent accélérés dans une vaste proportion.

3° L'*albumine* coagulée est généralement résorbée dans l'intestin ; quand les malades sont soumis à un régime lacté exclusif, on peut rencontrer dans leurs selles des fragments de caséine.

4° On rencontre dans presque toutes les selles, des parcelles végétales provenant de légumes dont la résorption est presque toujours incomplète.

5° A l'état sain on observe parfois quelques cellules à épithélium cylindrique dans les fèces, mais ce fait est rare.

A l'état pathologique, par contre, l'épithélium intestinal est rendu en abondance; ce fait est surtout remarquable dans le choléra asiatique où de grands lambeaux épithéliaux se retrouvent dans les selles.

6° Quant aux corpuscules de mucus et de pus, ils s'observent dans tous les cas d'inflammation aiguë ou chronique de la muqueuse du gros intestin, dans la dysenterie, etc.

7° Les *globules sanguins* peuvent aussi se trouver dans les selles ; on ne les rencontre intacts que dans les cas où le sang provient de la portion terminale de l'intestin et a été rendu aussitôt après son exsudation ; dans le cas contraire le sang s'altère chimiquement et physiquement au contact des sucs intestinaux, et les globules subissent une série de modifications de volume, de contour et de couleur.

8° Toutes les selles renferment des *cristaux*. Le phosphate ammoniaco-magnésien s'y rencontre d'une façon constante ; on le reconnaît facilement à sa forme et à sa solubilité dans l'acide acétique. On avait prétendu que ces cristaux s'observaient spécialement dans les selles des malades atteints de fièvre typhoïde ; il n'en est rien. Ils feraient défaut dans les selles des malades atteints d'ictère.

On a également signalé la présence de cristaux de cholestérine et d'autres acides gras.

9° On observe des *parasites végétaux* dans toutes les selles ; on y a rencontré des bactéries, des spirilles, des vibrions, des sarcines, etc. Existe-t-il un rapport entre la présence de ces parasites et le développement de certaines affections à évolution intestinale ? Le fait est possible, probable, mais nullement démontré.

10° Quant aux *parasites animaux*, ils sont encore

plus nombreux. Certaines affections chroniques du gros instestin paraissent même liées à la présence de ces parasites. Aussi l'examen microscopique est-il de toute nécessité dans tous ces cas.

Nous citerons parmi ces parasites les amibes, les infusoires (*cercomonas intestinalis, paramæcium coli*), les vers nématoïdes (diarrhée de Cochinchine), l'ankylostome duodénal, les ténias, l'oxyure vermiculaire, etc.

CHAPITRE VI

PANCRÉAS.

Les données fournies par l'examen de cet organe ne reposent sur aucun indice sérieux. Il est impossible d'atteindre le pancréas à l'aide du palper chez un individu sain. Quand cette glande est très hypertrophiée, elle se présente sous forme d'une tumeur allongée, située un peu au-dessus d'une ligne moyenne tirée entre l'ombilic et l'appendice xyphoïde. Comme le pancréas est situé au devant de l'aorte abdominale, les tumeurs de cette glande paraissent être le siège de battements qui peuvent les faire confondre avec des anévrysmes de l'aorte. Des tumeurs des organes voisins, des engorgements ganglionnaires, ont été souvent confondus avec des lésions du pancréas.

CHAPITRE VII

FOIE.

Le diagnostic des affections hépatiques est souvent entouré de très grandes difficultés. Il est des cas où des altérations même profondes du foie ne donnent lieu à aucune manifestation fonctionnelle ou physique, et où les différents modes d'exploration dont nous disposons (inspection, palpation, percussion) sont complètement en défaut.

Inspection du foie. — A l'état normal la région hépatique n'est reconnaissable à aucune voussure, à aucune saillie ; chez les enfants, dont le foie est volumineux, on remarque un développement plus marqué de la région hépatique. Ce développement est surtout prononcé quand le foie est hypertrophié. Les dernières côtes peuvent même être soulevées au point d'être tordues ; mais les espaces intercostaux restent toujours déprimés, caractère important quand il s'agit de différencier une tumeur hépatique d'un épanchement pleural.

Quand le foie est hypertrophié il déborde les fausses côtes : son bord saillant se reconnaît parfois quand on examine l'abdomen obliquement ; de plus ce bord suit les mouvements qui lui sont imprimés par le diaphragme au moment de l'inspiration et de l'expiration.

Mais le bord du foie peut se percevoir au-dessous

des fausses côtes sans qu'il y ait pour cela hypertrophie hépatique. En effet le foie peut être refoulé
en bas par un épanchement pleural, par un pneumothorax, par une tumeur thoracique. Chez les
femmes qui ont eu des accouchements multiples, le
foie s'abaisse aussi très fréquemment. Un météorisme prononcé ou un épanchement ascitique
peuvent s'opposer à l'examen dont nous venons de
parler ; mais dès qu'une ponction a été faite, le diagnostic devient très facile.

La paroi abdominale elle-même peut s'altérer
quand, sous l'influence d'un travail pathologique,
la surface du foie se soude à la paroi ; c'est ainsi
qu'on peut observer des tumeurs formées par des
collections purulentes, par de la bile, des calculs, etc. ; on a même signalé un certain nombre
d'observations de fistules biliaires.

La vésicule biliaire dilatée par de la bile, du
pus, de la sérosité, peut former une tumeur d'un
volume souvent considérable, à surface lisse. La
vésicule peut aussi subir une dégénérescence cancéreuse ; dans ce cas la tumeur devient inégale,
bosselée.

La région hépatique peut être le siège de deux
ordres de battements ; les premiers s'observent au
niveau du lobe gauche. et sont dus à des mouvements transmis par l'aorte sous-jacente ; les autres
ont une importance clinique considérable ; ils se
passent dans le parenchyme hépatique et constituent un des caractères les plus essentiels de l'insuffisance tricuspide.

Palpation du foie. — Quand on veut palper le foie il faut placer le malade dans une position horizontale, les jambes fléchies, la bouche ouverte, de manière à éviter toute tension des parois abdominales. Cet examen se fait à l'aide des deux mains, d'une manière douce, pour ne pas provoquer la contraction des muscles. Pour se rendre compte de l'état de la surface du foie il est bon d'imprimer aux doigts un véritable mouvement de rotation.

A l'état normal on ne peut atteindre ni la surface, ni le bord tranchant du foie chez l'adulte ; il n'en est pas de même chez l'enfant et chez la femme.

Le palper du foie est souvent fort difficile par suite de météorisme ou de la présence d'un épanchement ascitique. Il faut alors, à l'aide des doigts, provoquer un mouvement brusque de manière à faire disparaître momentanément la couche d'air ou de liquide interposée. On a même conseillé d'examiner dans ces cas les malades couchés sur le ventre et appuyés sur les coudes.

Le foie peut être déplacé par suite d'une pleurésie, d'un pneumothorax, d'une tumeur médiastine, d'un épanchement péritonéal situé entre le foie et le diaphragme. La forme même de l'organe palpé permettra de reconnaître s'il s'agit d'un organe sain ou hypertrophié. Ce fait est d'autant plus important qu'on a confondu des tumeurs hépatiques avec des tumeurs cancéreuses du péritoine et j'ai vu moi même un cas dans lequel le rein droit, transformé en une énorme tumeur,

sous l'influence d'une dégénérescence cancéreuse,
avait été confondu avec une tumeur hépatique. On
évitera les erreurs en faisant prendre au malade
différentes positions de manière à déterminer la
place exacte occupée par le foie.

La surface du foie peut être unie ou bosselée.
Ces bosselures peuvent être petites, multiples et se
rencontrent généralement dans la cirrhose. Quand
elles sont très volumineuses, elles indiquent la présence d'échinocoques. Dans le cas de cancer, les
saillies atteignent également un certain volume,
mais présentent toujours, à leur centre, une dépression plus ou moins profonde.

Quand il existe un abcès du foie, étant donné
que le foyer purulent est rapproché de la surface, il
est possible dans certains cas de constater de la
fluctuation.

Quand la tumeur hépatique a atteint un certain
volume on peut se rendre compte de la consistance
même de la tumeur. Cet élément de diagnostic est
important. Dans le cas de dégénérescence amyloïde
par exemple, ou de tumeur à échinocoques, on a la
sensation d'une masse dure, ligneuse, même carti-
lagineuse. On a signalé l'existence d'un frémissement particulier dans les cas de tumeurs hydatiques (frémissement hydatique), mais ce signe
manque, comme l'a indiqué Frerichs, dans la moitié
des cas. Il faut, pour qu'il se produise, que les
vésicules hydatiques ne soient pas complètement
distendues. Pour le percevoir il faut saisir une masse
hydatique entre le pouce et le médius de la main

gauche et imprimer un choc rapide à l'aide d'un des doigts de la main droite.

Le foie subit également des mouvements isochrones à ceux de la respiration. Quand la surface de l'organe est altérée, il peut se produire des bruits de frottement perçus par la main.

Certains observateurs ont prétendu qu'on pouvait palper la vésicule biliaire à l'état normal. Ce qui est certain, c'est que sous l'influence d'une oblitération du canal cystique la vésicule peut se développer au point d'atteindre le volume d'une tête de fœtus. Ces tumeurs sont souvent d'un diagnostic difficile, surtout dans les cas où le côlon transverse vient s'interposer entre elles et le rebord transverse du foie.

Dans le cas de dégénérescence carcinomateuse de la vésicule, on observe une tumeur résistante, bosselée ; des masses fécales accumulées dans le côlon transverse ont pu donner lieu à des erreurs de diagnostic qu'il est facile d'éviter en étudiant les modifications apportées à la forme de la tumeur après l'action d'un purgatif.

La vésicule peut être dilatée par des calculs; quand ils ne sont pas trop nombreux et qu'ils glissent facilement les uns sur les autres ils donnent, au palper, une sensation de cliquetis métallique tout particulier.

La palpation du foie peut provoquer des accès de toux (Naunyn). Ce phénomène est dû à l'excitation des rameaux terminaux du pneumogastrique.

Percussion du foie. — Pour percuter le foie

avec fruit il faut en connaître exactement les rapports anatomiques. Cet organe est presque entièrement situé dans l'hypochondre droit. La partie supérieure du foie est recouverte à droite par le poumon, d'où ce fait particulier qu'il existe deux matités, l'une absolue, la plus petite, correspondant à la portion du foie immédiatement en contact avec les parois thoraciques, et l'autre, relative, plus étendue, correspondant à la portion de l'organe recouverte par le poumon.

Une petite portion du foie déborde la ligne médiane et s'étend à cinq ou sept centimètres vers le côté gauche. A ce niveau, le bord supérieur gauche du foie se trouve situé immédiatement au-dessous du cœur. Il est donc impossible de le limiter exactement. Quant au bord inférieur du foie, il se termine au niveau de l'extrémité vertébrale de la douzième côte pour de là remonter, petit à petit, en avant et vers la ligne médiane, au niveau d'un point situé à distance à peu près égale entre l'appendice xyphoïde et l'ombilic. Il n'est pas toujours facile de reconnaître, à l'aide de la percussion, le bord inférieur du foie. En arrière il se confond avec la matité du rein; ailleurs le son tympanique de l'estomac et de l'intestin permet de le délimiter facilement, mais il suffit de masses liquides contenues dans l'un de ces organes pour donner lieu à une erreur. Le bord inférieur du foie présente deux sillons importants; celui qui correspond à la vésicule du foie est situé entre la ligne mamillaire droite et le bord externe du grand droit de l'abdomen. Quant au second sillon, qui correspond au ligament suspenseur, il se trouve presque au niveau de la ligne médiane. Pour percuter les parties antérieures et latérales du foie, on fait généralement coucher le malade sur le dos; quand il s'agit, au contraire, de la face postérieure, on percute le malade assis ou debout.

Les limites de la petite matité du foie correspondent supérieurement au bord inférieur du poumon et inférieurement au bord même du foie.

La limite supérieure se trouve ainsi située au niveau du bord inférieur du cinquième cartilage costal pour la ligne sternale, au niveau du bord supérieur du sixième cartilage costal pour la ligne parasternale droite, au niveau du bord inférieur de la sixième côte pour la ligne mamillaire droite, au niveau du bord inférieur de la septième côte pour la ligne axillaire du même côté, de la neuvième côte pour la ligne scapulaire et de la onzième côte près de la colonne vertébrale. Cette limite supérieure du foie forme autour du thorax une ligne à peu près horizontale.

Quant à la limite inférieure de l'organe, elle se confond, près de la colonne vertébrale, avec la matité rénale; elle correspond à la onzième côte au niveau des lignes scapulaires et axillaires et elle se croise avec le rebord du thorax au niveau de la ligne mamillaire.

Elle remonte ensuite à gauche, en passant au milieu d'une ligne qui réunit le commencement de l'appendice xyphoïde à l'ombilic, et se termine au niveau de la pointe du cœur entre les lignes para-sternale et mamillaire du même côté.

En règle générale, la matité hépatique se trouve séparée de la matité splénique par une zone tympanique qui appartient à l'estomac.

Quant à la grande matité supérieure du foie, elle suit la matité que nous venons de décrire à une distance parallèle d'environ trois à quatre centimètres.

La matité hépatique peut subir des modifications physiologiques et pathologiques.

La matité hépatique diminue à chaque inspiration. A ce moment, en effet, le bord inférieur du poumon s'abaisse de trois à quatre centimètres. Cet abaissement devient surtout prononcé quand le malade est couché sur le côté gauche.

A l'état pathologique la matité du foie peut subir des modifications bien autres : elle peut faire complètement défaut, être augmentée ou diminuée.

1° La matité hépatique peut disparaître dans les cas de déplacement de l'organe. On perçoit alors, au niveau de la matité hépatique, un son tympanique. Ce fait peut se produire à la suite de météorisme, d'ascite ou de tumeur abdominale qui refoule le foie. De même dans le cas d'emphysème pulmonaire prononcé, de pleurésie, de pneumothorax, de tumeur du médiastin, de collection liquide développée entre le diaphragme et la face convexe du foie, cet organe peut être refoulé vers la cavité abdominale.

Un examen attentif permettra toujours de reconnaître le siège exact de l'organe, surtout quand il est possible de le refouler vers son siège ordinaire à l'aide du palper.

Des gaz, répandus dans la cavité péritonéale, peuvent également s'interposer entre le foie et la paroi thoracique, et l'on obtient alors, à l'aide de la percussion, un son tympanique.

Signalons, pour mémoire, la transposition des organes, cas dans lequel le déplacement du cœur permettra facilement de découvrir le siège du foie.

2° La matité hépatique peut être diminuée sans indiquer pour cela une diminution du volume de l'organe. Ainsi, dans l'emphysème pulmonaire, dans le météorisme, l'ascite, les tumeurs du péritoine et des ovaires, la matité hépatique peut être diminuée.

Dans l'atrophie jaune aiguë du foie et dans la cirrhose atrophique, la diminution de matité est liée à une diminution réelle de l'organe.

3° La matité hépatique peut être augmentée ; dans ce cas, la limite supérieure de l'organe restant fixe, le bord inférieur s'abaisse plus qu'à l'état normal. De plus, le lobe gauche du foie s'étend plus à gauche et se confond presque toujours avec la rate.

Cependant des masses alimentaires accumulées dans l'estomac ou dans le côlon, des tumeurs de ces organes, des exsudats pleurétiques, des indurations pulmonaires, peuvent en imposer pour un développement anormal du foie.

Gerhardt a prétendu qu'on pouvait délimiter la vésicule biliaire chez un individu sain dans le cas de vacuité de l'estomac et de l'intestin. En tout cas la chose est possible quand la vésicule est dilatée ou dégénérée par suite d'une lésion cancéreuse.

Auscultation du foie. — L'auscultation du foie ne fournit aucun renseignement sérieux. On peut percevoir des bruits vasculaires, des bruits de frottement qui n'ont pas grande importance, diagnostique.

CHAPITRE VIII

RATE.

Cet organe, dont les fonctions sont très importantes, présente des modifications physiologiques et pathologiques d'un haut intérêt ; malheureusement l'examen en est assez délicat.

Inspection de la région splénique. — Il faut que la rate ait pris un développement considérable, c'est-à-dire qu'elle constitue une véritable tumeur, pour que la région splénique présente des modifications visibles à l'œil nu. Il est de ces tumeurs qui prennent un développement tel qu'elles envahissent une partie de l'abdomen et plongent même jusque dans le bassin. Leurs contours sont parfois assez nets et présentent des échancrures que l'on observe à l'état normal, de sorte qu'il est facile d'en reconnaître les caractères. Elles sont, en règle générale, mobiles, changent de place avec les différentes positions du malade et subissent même des mouvements isochrones aux mouvements respiratoires.

On a signalé des abcès de la rate caractérisés par

des tumeurs proéminentes et fluctuantes de la région splénique, mais il est évident que le diagnostic se trouve, dans ces cas, entouré de telles difficultés qu'il est à peu près impossible de déterminer le point exact de la suppuration.

Palpation de la rate. — La rate n'est pas accessible à la palpation à l'état normal. On a prétendu qu'on pouvait atteindre cet organe en faisant coucher le malade sur le côté droit, et en profitant d'une expiration lente et prolongée pour atteindre, avec la main, le bord antérieur de l'organe. En tout cas, cet examen ne saurait donner que des résultats fort problématiques.

Il faut, pour que la rate soit accessible au palper, qu'il y ait hypertrophie ou déplacement. Dans les deux cas la palpation est d'une utilité indispensable pour le diagnostic. La percussion, en effet, comme nous le verrons tout à l'heure, ne donne, dans ces conditions, que des résultats absolument incertains.

La palpation a pour but de nous renseigner sur la forme, le volume, la consistance, la sensibilité, la mobilité de l'organe, et de nous indiquer de plus les modifications qu'aurait pu subir sa surface.

En règle générale, la rate hypertrophiée a la forme de la rate normale, c'est-à-dire d'une tumeur allongée, présentant, au niveau de son bord antérieur et supérieur, une série d'échancrures au nombre de une à quatre.

Quant au volume de ces tumeurs il est très variable, et il en est qui envahissent tout l'abdomen.

Les tumeurs spléniques sont généralement très consistantes, surtout quand elles ont un certain volume. Dans les hypertrophies de cet organe, qui accompagnent les maladies infectieuses aiguës, la consistance est plutôt molle. On a indiqué la fluctuation dans des cas d'abcès, et le frémissement hydatique dans les tumeurs à échinocoques. Les tumeurs spléniques ne provoquent en général aucune douleur, à l'exception toutefois des tumeurs cancéreuses.

Les tumeurs spléniques sont très mobiles ; elles se déplacent sous l'influence des mouvements respiratoires, de la pression et des différentes positions du malade.

Ces tumeurs sont, en règle générale, lisses ; elles sont ondulées et bosselées dans les cas de cancer, de sarcome, de gomme, etc.

Cohnheim a publié l'observation d'un malade chez lequel il était possible de reconnaître les veines dilatées pendant la vie.

La palpation de la rate hypertrophiée peut provoquer des accès de toux très pénibles (Naunyn).

Percussion de la rate. — La percussion de la rate est fort difficile et donne lieu fréquemment à des erreurs.

La rate constitue une masse ovalaire, allongée, dont le grand diamètre s'étend obliquement de la neuvième à la onzième côte du côté gauche. L'extrémité supérieure et postérieure correspond à la colonne vertébrale, l'extrémité inférieure et antérieure à la ligne médiane. La longueur moyenne

est d'environ douze centimètres et demi, la largeur
de sept centimètres et demi. En règle générale,
l'extrémité postérieure correspond au corps de la
dixième vertèbre dorsale et l'extrémité antérieure
à la ligne axillaire. On sait que la rate présente

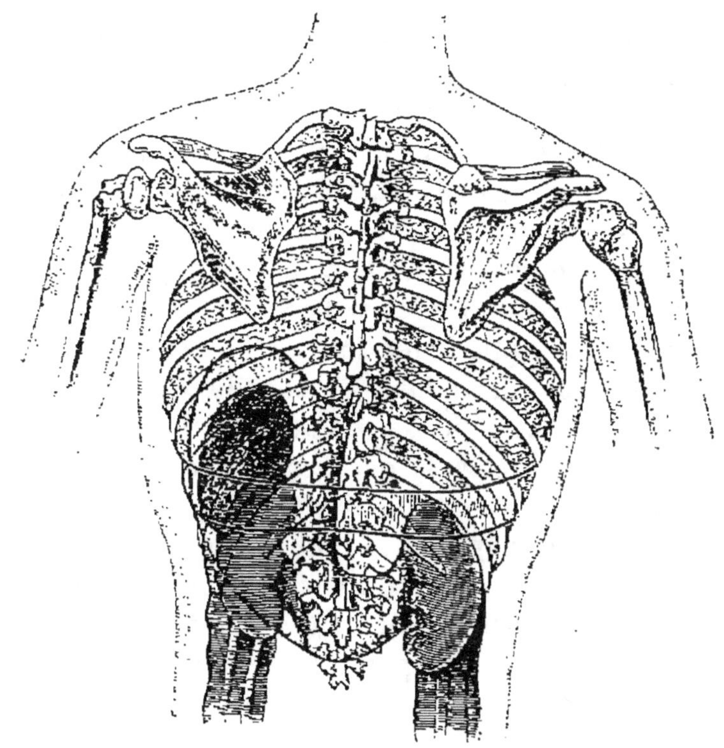

Fig. 109. — Rapports de la rate.

trois surfaces : l'une, extérieure et convexe, qui
correspond à la concavité diaphragmatique ; l'autre,
concave et intérieure, qui s'applique sur la grande
courbure de l'estomac ; enfin une surface plus petite

et inférieure, qui recouvre la partie supérieure du rein gauche. Ce fait a son importance, car il prouve qu'il est impossible de distinguer, à l'aide de la percussion, la limite de la matité splénique et rénale. De plus, une portion notable de la rate est recouverte par le poumon. On ne peut donc atteindre, à l'aide de la percussion, qu'une partie fort minime de l'organe, limitée, à la partie supérieure, par le poumon, en avant, par l'estomac et par le côlon, inférieurement par le rein (fig. 109). Il est aisé de comprendre que des épanchements pleurétiques, des indurations pulmonaires circonscrites pourront en imposer pour des tumeurs spléniques ; erreur semblable pourra survenir si l'estomac, ou surtout le côlon, sont remplis de matières solides ou liquides.

Il est des cas où le lobe gauche du foie s'étend jusqu'à la rate et déborde même cet organe. Dans ces conditions encore la percussion sera fort difficile et délicate.

Quand on veut percuter la région splénique il faut le faire doucement ; on a en effet à compter avec le son tympanique pulmonaire, situé à la partie supérieure, avec le son tympanique de l'intestin situé au-dessous, et le son tympanique de l'estomac situé en avant.

Ce qui augmente encore la difficulté, c'est que la forme et la direction de la rate ne sont pas toujours les mêmes. La rate a souvent une forme irrégulière, quadrangulaire, parfois lancéolée ; au lieu d'être obliquement dirigée, elle occupe quelquefois une situation verticale.

Pour percuter la rate, on fait coucher le malade obliquement sur le côté droit, le bras gauche relevé sur la tête. On fera bien de contrôler les résultats ainsi obtenus en percutant le malade dans la station debout. Il faut également faire entrer en ligne de compte les modifications apportées par les mouvements respiratoires. Ainsi, en percutant la rate d'un malade couché sur le côté droit, pendant une profonde inspiration, la zone de matité devient parfois insignifiante.

A l'état pathologique, la percussion de la rate peut donner lieu aux modifications suivantes : 1° la matité splénique peut faire complètement défaut; 2° elle peut être diminuée d'étendue ; 3° elle peut être considérablement augmentée.

1° La matité splénique peut faire défaut quand la rate elle-même est absente ou changée de place. Elle peut également disparaître dans les cas de tympanisme, de météorisme ou d'ascite.

2° La zone de matité est diminuée dans les cas d'emphysème pulmonaire prononcé; le poumon, augmenté de volume, recouvre alors la plus grande partie de l'organe. Dans le cas de météorisme et d'ascite, la rate, refoulée vers le diaphragme, peut être également en partie cachée.

3° La matité peut augmenter d'étendue dans le cas de leucémie, de malaria, etc. Cependant, il faudra toujours rechercher avec soin si cette matité est persistante, si elle a bien la forme de la matité splénique, et surtout si elle est confirmée par la palpation, sans quoi on s'exposerait à des méprises graves. Quand l'augmentation de volume de la rate est considérable, le cœur lui-même peut être déplacé et sa pointe venir battre dans le quatrième espace intercostal.

La rate peut également subir des déplacements; elle peut être abaissée dans le cas d'accumulation de liquide dans la plèvre; mais elle peut même devenir mobile et descendre dans le petit bassin. C'est ainsi qu'on a indiqué la présence de la rate dans une tumeur herniaire inguinale. On pourra porter le diagnostic du déplacement si la percussion indique l'absence de la matité splénique.

Auscultation de la rate. — L'auscultation de la rate n'a qu'une importance fort minime. En appliquant un stéthoscope sur la région splénique on peut percevoir, dans le cas où la capsule serait altérée, un bruit de frottement péritonéal.

Bright a également signalé le frottement péritonéal au niveau des tumeurs spléniques. Ce frottement peut se percevoir au moment de l'inspiration et de l'expiration, ou être provoqué par la palpation.

Ce frottement est analogue à celui que l'on observe dans la plèvre et le péricarde, et peut aller du simple frôlement au frottement du cuir neuf.

Certains observateurs ont également signalé des bruits vasculaires perçus au niveau de la région splénique dans les cas de fièvres intermittentes, de typhus et de tumeurs leucémiques. Ces bruits se passaient sans doute dans les gros troncs vasculaires de l'abdomen.

LIVRE SEPTIÈME

ORGANES GÉNITO-URINAIRES

CHAPITRE PREMIER

REINS.

L'examen direct des reins est, sinon impossible, du moins très difficile. En avant, et latéralement, ils sont recouverts d'anses intestinales nombreuses, en arrière de couches musculaires épaisses (voyez fig. 109). Aussi, sauf quelques rares exceptions, le diagnostic des affections rénales se fait-il par l'urine plutôt que par l'examen de l'organe malade lui-même.

Inspection de la région rénale. — L'exploration de la région rénale est souvent délicate et difficile. Il faut avoir soin de placer la région postérieure dans une bonne lumière, de manière à éviter l'éclairage oblique, car dans ce cas le côté le mieux éclairé semble toujours saillant.

Les tumeurs volumineuses du rein peuvent occuper toute une partie latérale de l'abdomen, s'étendre depuis la douzième côte jusqu'au bassin, atteindre même la ligne ombilicale et former ainsi une saillie assez considérable. Ces tumeurs peuvent refouler la rate, le foie : elles présentent généralement ce caractère particulier, qu'elles ne se déplacent pas sous l'influence des mouvements respiratoires ; mais, pour en reconnaître la nature et le volume exact, il faut recourir à la palpation. Le côlon ascendant ou descendant forme presque toujours une saillie plus ou moins allongée en avant de ces tumeurs. Il peut se faire néanmoins que l'intestin soit rejeté de côté ou en arrière, et complètement aplati, notamment dans le cas de dégénérescence cancéreuse du rein.

L'examen de la région postérieure, qui est plus familier aux chirurgiens, est surtout important quand il s'agit de rechercher les inflammations limitées dans le tissu cellulaire périnéphrétique. Dans ces cas, la peau devient presque toujours lisse, tendue, luisante ; elle peut même prendre une teinte érysipélateuse et œdémateuse.

Palpation des reins. — Pour pratiquer la palpation des reins il faut tout d'abord faire coucher le malade la tête appuyée sur un oreiller de petites dimensions, et pratiquer ensuite le palper avec les deux mains, doucement, et en n'appuyant avec force qu'au bout d'un certain temps. Le palper peut révéler dans certains cas de la douleur.

Sauf chez des sujets très amaigris, à paroi abdominale flasque, il est impossible d'atteindre les reins à l'aide du palper. Il n'en est pas de même dans les cas de reins flottants ; tantôt le rein flottant apparaît presque à la surface, on peut en reconnaître les contours et la forme spéciale, tantôt, au contraire, il est situé plus profondément. Le rein flottant peut changer de position suivant les différents mouvements du malade; il est même des cas où on peut le replacer dans sa position normale. Il est une variété anatomique constituée par le rein en fer à cheval, formé par la fusion des deux reins. On arrive, par le palper, à reconnaître cette disposition spéciale, qu'il faut bien se garder de confondre avec une dilatation anévrysmale de l'aorte.

Quant aux tumeurs du rein, elles se reconnaissent par leur forme allongée et ovalaire, et leur peu de mobilité; cependant on peut leur imprimer un mouvement d'arrière en avant et d'avant en arrière, en appliquant une main sur la région lombaire et l'autre sur la paroi abdominale correspondante. La surface des tumeurs rénales est lisse ou inégale; cette dernière variété s'observe surtout dans le cancer. Il est des cas, néanmoins, où il est impossible de distinguer, à l'aide du palper, une tumeur du rein de celle d'un organe voisin : c'est ainsi qu'une tumeur rénale pourra être confondue avec une tumeur du foie ou de la rate.

Percussion des reins. — La percussion des reins est une illusion. Cette méthode d'exploration ne peut aboutir à quelques bons résultats que dans les cas de déplacement du rein ou de tumeur de cet organe. Quand il existe un rein flottant ou un déplacement du rein, on observe, à la région postérieure, à la place de la matité rénale, un son tympanique. Quand le rein est très mobile et qu'on parvient à le replacer dans sa position normale, on peut faire apparaître la matité.

Mais la percussion est surtout importante quand il s'agit de déterminer une lésion du rein ou des organes circonvoisins. Ainsi il est possible de distinguer une tumeur du foie d'une tumeur du rein parce qu'on trouve entre les deux matités une zone tympanique due au côlon ascendant. De même on pourrait confondre les tumeurs de la rate avec celles du rein gauche ; mais ces dernières ne suivent pas les mouvements respiratoires, de plus elles descendent plus bas. On a confondu des tumeurs du rein avec des kystes ovariques. Mais ces derniers se développent de bas en haut ; de plus, ils se sont recouverts d'anses intestinales. On a également confondu les tumeurs du rein avec des tumeurs des ganglions abdominaux ; mais, dans ce dernier cas, la percussion permettra de reconnaître que les reins sont dans leur position normale.

Capsules surrénales. — Les capsules surrénales dégénérées peuvent arriver à former des tumeurs considérables : mais comme les capsules sont situées, à l'état normal, au sommet du rein, il est impossible de les distinguer des tumeurs de cet organe.

Bassinets, Uretères. — Les maladies de ces organes se reconnaissent généralement par des altérations de l'urine. Les uretères peuvent être le siège d'obstacles au passage de l'urine qui donnent

lieu à la production de l'hydronéphrose. La tumeur
formée par l'hydronéphrose est généralement perceptible à la région des lombes ainsi qu'en avant,
à travers la paroi abdominale. Ces tumeurs peuvent
acquérir un volume considérable. Les chirurgiens
ont cherché à faire pénétrer les instruments jusque
dans le canal de l'uretère, mais ce mode d'exploration ne peut évidemment pas s'appliquer aux recherches médicales.

CHAPITRE II

VESSIE.

Quand la vessie est fortement distendue par de
l'urine, elle forme une tumeur ovoïde, qui peut
remonter jusqu'à l'ombilic. Dans ces conditions
il est quelquefois possible de reconnaître les contours de la vessie à l'œil nu. En promenant la main
sur le bas-ventre on reconnaît l'existence d'une
tumeur lisse, tendue; une pression, même légère,
provoque généralement une envie d'uriner. Cependant, chez les malades plongés dans le coma, ce
phénomène ne se produit pas, et c'est alors surtout
qu'il y a lieu de s'assurer de l'état de plénitude ou
de vacuité de la vessie, car ces malades urinent
presque toujours par regorgement. La percussion
de la vessie, distendue par l'urine, donne une matité
très nette, à moins que des anses intestinales ne
soient venues s'interposer entre la paroi abdominale et l'organe.

On a confondu parfois une vessie distendue par
de l'urine avec une tumeur utérine ou ovarique ; il
suffira, dans le cas de doute, d'introduire une sonde
et de vider l'organe. Dans le cas où cette opération
serait impraticable, on s'aidera du toucher vaginal
ou rectal pour éclairer le diagnostic.

Prostate. — Les affections prostatiques se dia-
gnostiquent à l'aide du toucher rectal.

CHAPITRE III

SIGNES FOURNIS AU DIAGNOSTIC PAR L'EXAMEN DES URINES.

Au point de vue du diagnostic et du pronostic de
certaines affections générales ou locales, l'examen
des urines est d'une importance telle qu'il constitue souvent le seul moyen de déterminer la nature
et le siège de quelques maladies. Appliquée à la
recherche de certains médicaments ou principes
toxiques, l'analyse des urines indiquant si ces substances sont ou ne sont pas éliminées par cette
sécrétion, donne d'utiles renseignements sur l'é-
tat de saturation plus ou moins avancé de l'organisme, et, d'après ces données, le médecin juge
s'il doit ou non continuer le traitement, ou bien y
apporter des modifications.

Les urines peuvent être modifiées dans leur
quantité, leur *coloration*, leur *odeur*, leur *transparence*, leur *poids spécifique*, leur *acidité*, leur *composition chimique*, par augmentation ou diminution de

quantité de leurs éléments normaux ou par addition de substances nouvelles.

Pour analyser les urines, il faut recueillir toutes les urines de la journée et opérer sur la masse excrétée en 24 heures, afin de se mettre dans des conditions chaque jour semblables et d'éviter par là toute cause d'erreur (1).

Les urines sont recueillies dans des vases en verre gradués.

Pour faciliter l'étude des urines nous la diviserons en six parties :

1° Caractères physiques des urines ;

2° Éléments organiques normaux ;

3° Éléments inorganiques normaux ;

4° Éléments anormaux ;

5° Substances médicamenteuses ou autres, éliminées par les urines ;

6° Tableau résumé des opérations chimiques de l'analyse qualitative et quantitative des urines.

I. Caractères physiques des urines.

A l'état normal les urines sont claires, d'une teinte jaune paille. Après les repas elles sont parfois plus foncées ; les libations copieuses en atténuent au contraire la teinte.

Quand on agite l'urine, il se forme une mousse qui disparaît rapidement par le repos ; elle persiste

(1) Pour faire exécuter une analyse d'urine au dehors, on doit réunir l'urine des 24 heures, bien mélanger, mesurer et envoyer un échantillon de 250 centimètres cubes, avec le chiffre de l'émission totale.

pendant un temps plus ou moins long dans les urines albumineuses et bilieuses. Les urines fortement sucrées ou chargées de viscosité coulent plus difficilement que les urines normales. Quand une urine alcaline contient beaucoup de pus elle s'épaissit par la formation d'albuminates alcalins, et peut prendre la consistance d'une véritable gelée.

Quand on laisse reposer des urines normales pendant un certain temps, on observe à la surface une pellicule irisée très mince formée de mucus et de cellules épithéliales, et en suspension dans le liquide, de petits nuages formés par les mêmes éléments qui, en se déposant au fond du vase, forment un dépôt floconneux très mobile et de teinte blanchâtre.

Certaines urines pathologiques, notamment les urines fébriles, sont claires et transparentes au moment de leur émission ; mais par le refroidissement, elles laissent assez rapidement déposer un sédiment généralement rougeâtre d'urates qui se redissolvent par la chaleur. Elles deviennent troubles, blanchâtres dans certains états cachectiques et déposent une matière blanche saline ou graisseuse. Dans le premier cas, on observe au microscope des cristaux de phosphate ammoniaco-magnésien, et le dépôt, non redissous quand on chauffe, est soluble dans les acides; dans le second, on voit des gouttelettes d'huile comme dans le lait (chylurie).

1° Volume de l'émission urinaire. — La quantité d'urine sécrétée dans les 24 heures par un individu sain oscille entre 1400 et 1800 centimètres cubes. La moyenne est de 1600 centimètres par 24 heures et de 1 centimètre cube par kilogramme de poids du corps et par heure. Les femmes, buvant moins, urinent généralement moins que les hommes. Le genre de vie, d'alimentation, la température extérieure ont une grande influence sur la quantité d'urine émise.

Le système nerveux, la pression sanguine, l'état du sang et les modifications survenues dans la structure du tissu rénal modifient également, et d'une façon très sensible, la quantité des urines. Les expériences de Claude Bernard ont prouvé l'action du système nerveux; l'influence de la pression sanguine se fait sentir chaque fois que la pression aortique est augmentée (emploi de la digitale, hypertrophie du ventricule gauche); enfin l'état du sang (ingestion abondante de liquides) et l'état d'intégrité ou d'altération du filtre rénal agissent également sur la quantité et la qualité du liquide filtré.

La quantité des urines est *augmentée* dans les cas suivants :

1° Lésions du quatrième ventricule accompagnées de polyurie ; lésions cérébrales de sièges divers; état névropathique, hystérie.

2° Diabète insipide et diabète sucré : on sait que, dans ce dernier cas surtout, la quantité d'urine émise peut atteindre jusqu'à dix et même quinze litres dans les vingt-quatre heures (polydypsie primitive).

3° Augmentation de pression dans le système

artériel, après l'emploi de la digitale et de quelques diurétiques médicamenteux ou alimentaires, sous l'influence de l'hypertrophie du ventricule gauche qui accompagne la néphrite interstitielle, après l'ingestion de boissons abondantes.

4° Convalescence de maladies graves, surtout à la suite de la fièvre typhoïde et de la pneumonie.

La quantité des urines est *diminuée* dans les cas suivants :

1° Diminution de la pression sanguine, stase vasculaire et rénale ;

2° Déperdition de grandes quantités de liquide. Cette déperdition se produit dans la période aiguë de toutes les maladies fébriles, par suite de la perspiration cutanée augmentée par la fièvre. Les sueurs profuses sans augmentation de température produisent un résultat identique. La quantité des urines diminuera également après des vomissements répétés (anurie et vomissements renfermant de l'urée chez les hystériques). Une diarrhée profuse entraîne souvent aussi de l'anurie (choléra) ;

3° Néphrite parenchymateuse aiguë et chronique ;

4° Fin de la plupart des maladies mortelles aiguës ou chroniques ;

5° Obstruction des conduits excréteurs de l'urine. La diminution ou l'abolition complète de l'émission de l'urine est, dans ce cas, le résultat d'un phénomène purement mécanique (obstruction des uretères par une tumeur comprimant ces conduits ou par des calculs).

2° **Coloration des urines**. — La coloration des urines présente des variétés très grandes tant à l'état normal qu'à l'état pathologique. Ces variations dépendent de la concentration de l'urine, de l'alimentation, de la nature de la maladie, du traitement employé, et peuvent aller du jaune le plus clair au brun le plus foncé. La couleur de l'urine limpide (sinon on doit la filtrer) est appréciée dans le vase gradué qui la renferme et comparée à l'une des neuf teintes de la table de Vogel qui divise les urines, au point de vue de leur coloration, en trois grands groupes :

1° Urines jaunes comprenant les teintes :

    1) jaune pâle.

    2) jaune clair.

    3) jaune.

2° Urines rougeâtres comprenant les teintes

    4) jaune rougeâtre.

    5) rouge jaunâtre.

    6) rouge.

3° Urines brunes ou très foncées ; comprenant les teintes :

    7) rouge brunâtre.

    8) brun rougeâtre.

    9) brun noir.

La coloration des urines est due à la présence de matières colorantes diverses, urobiline (qui est peut-être identique à l'urochrôme et à l'hémaphéine), urophéïne, uroérythrine, indican ou uroxanthine et ses produits de décomposition : l'urrhodine (rouge d'indigo) et l'uroglaucine (bleu d'indigo). L'urobi-

line seule a été bien étudiée, ainsi que l'indican ;
l'*uroxanthine* existe à l'état normal dans l'urine et
augmente notablement à la suite de certains états
pathologiques (choléra, diarrhée cholériforme,
carcinôme du foie, maladie d'Addison, péritonite,
obstruction de l'intestin grêle, surexcitation de la
moelle épinière, affections aiguës et chroniques des
reins); par suite d'une décomposition partielle dans
la vessie elle peut communiquer à l'urine des teintes
vertes, bleues, violettes.

Pour rechercher l'indican, on ajoute à 50 centimètres cubes d'urine le quart de son volume d'acide
sulfurique concentré et l'on agite ; le liquide un peu
refroidi est versé dans un tube et agité avec 5 ou
6 centimètres cubes de benzine lourde qui, par le
repos, vient surnager avec une couleur bleue due à
l'uroglaucine produite. On peut hâter la séparation
de la benzine qui s'est prise en gelée par l'addition
de quelques gouttes d'alcool.

C'est à un principe mal défini, l'*hémaphéine*, que
l'on attribue la coloration rouge des urines dans
certaines affections organiques du foie (cirrhose,
carcinôme) et dans certains cas de pneumonie; ce
pigment, qui donne souvent naissance à un sédiment acajou, est précipité par saturation de l'urine
acidulée par le sulfate ammonique, et peut être recueilli sur un filtre ; sa solution alcoolique colorée
en rouge acajou présente au spectroscope une large
bande d'absorption dans le bleu. Les urines héma-
phéiques donnent avec l'acide nitrique une coloration brun acajou; un linge trempé dans ces urines

prend une teinte couleur tranche de melon ou chair de saumon plus ou moins marquée.

L'intensité de la coloration de l'urine dépend de la quantité de liquide émise et de la proportion de matière colorante sécrétée. Les urines abondantes sont généralement claires, jaunâtres ; les urines rares, par contre, sont rougeâtres et même brunes. En été, après une transpiration profuse, elles sont concentrées et fortement colorées. L'urine du matin est en général foncée et concentrée ; celle de la journée est plus claire, surtout après les repas. L'urine des enfants, celle des nouveau-nés principalement, est presque incolore.

La coloration des urines a son importance à l'état pathologique. Quand les urines sont très abondantes (diabète insipide, diabète sucré, néphrite interstitielle, anémie, névroses) elles sont claires et pâles. Au contraire dans la stase rénale et les affections chroniques de l'estomac, du cœur et du foie, les urines sont rares et fortement colorées.

La coloration des urines peut être modifiée par des substances anormales qui ont pour origine un état pathologique ou qui ont pénétré dans l'organisme par les voies digestives.

Premier groupe.

A. *Hématurie.* — Le sang mélangé à l'urine modifie profondément la couleur de celle-ci qui peut varier du rouge au brun foncé. Il faut avoir soin de déterminer si le sang vient du rein ou des organes excréteurs. Ce diagnostic différentiel offre parfois de grandes difficultés.

Dans l'hémorrhagie rénale, le sang ordinairement perdu en faible quantité est mélangé intimement et uniformément à l'urine qui présente la même coloration au début et à la fin de l'émission, et peut renfermer des cylindres fibrineux et des corpuscules de pus, s'il y a maladie de Bright primitive.

Dans l'hémorrhagie vésicale, l'urine qui s'écoule au commencement de la miction est beaucoup moins colorée que celle qui s'écoule à la fin ; de plus elle renferme assez souvent des caillots fibrineux assez étendus.

Dans l'hémorrhagie des bassinets et des uretères, on rencontre parfois des caillots de fibrine, décolorés, allongés, moulés dans les uretères, des corpuscules purulents, et des fragments de calculs ou graviers. Mais ces éléments de diagnostic font souvent défaut. Dans ces deux derniers cas la quantité de sang est parfois très forte.

L'hémorrhagie uréthrale est généralement peu abondante. Dans ce cas l'urine n'est pas colorée par le sang, les premières gouttes émises sont seules formées de sang.

Quand on veut rechercher histologiquement du sang dans l'urine on laisse déposer le liquide dans un verre conique : on décante la partie limpide qui surnage, et l'on place une petite quantité du dépôt restant sur une lame porte-objet que l'on porte sous le microscope.

Dans la plupart des cas d'hématurie on retrouve les globules rouges en plus ou moins grande quantité dans l'urine. Leurs contours sont souvent gonflés et crénelés ; ils ont perdu en partie leur coloration. Ce fait se produit surtout quand le sang vient des reins, et qu'il a séjourné pendant plus ou moins longtemps dans les tubes de Bellini.

On a décrit dans ces dernières années une forme spéciale d'hématurie, l'hémoglobinurie (scorbut ; fièvres typhoïde, putride, intermittente, pernicieuse), dans laquelle on n'observe pas de globules au microscope. L'urine est simplement colorée en rouge ou en brun plus ou moins foncé par la matière colorante du sang ; les globules rouges ont été dissous et détruits.

La coloration d'une urine sanguinolente dépend évidemment de la quantité des globules rouges ou de la proportion de matière colorante dissoute qui s'y trouve mélangée. Quand le sang est mélangé en abondance à l'urine, cette dernière a une teinte d'un rouge foncé, et il se forme un dépôt plus ou moins volumineux au fond du vase.

On peut avoir parfois des doutes sur la présence du sang dans l'urine. L'examen microscopique ou l'analyse chimique permettront toujours d'établir le diagnostic :

1° On traite l'urine à examiner par quelques gouttes d'une solution de potasse ; on porte à 100° et on laisse refroidir ; les phosphates se précipitent, entraînant avec eux la matière colorante du sang, sous forme de flocons d'un rouge sang ou rouge brun par transmission, avec un reflet verdâtre par réflexion.

2° L'urine alcalinisée par un peu d'ammoniaque ou de potasse est additionnée d'une petite quantité de tannin, puis d'un peu d'acide acétique jusqu'à réaction acide nette. Quand l'urine renferme du sang il se produit un dépôt coloré de tannate d'hématine.

Les dépôts obtenus dans les deux réactions précédentes peuvent être consacrés à la préparation de cristaux caractéristiques d'hémine.

On peut également constater la présence du sang à l'aide de l'analyse spectrale. L'hémoglobine se reconnaît par deux bandes d'absorption situées entre les lignes D et E de Fraunhofer, et la méthémoglobine (certains empoisonnements, hydrogène phosphoré et arsénié, chlorate de potasse) par une raie unique placée entre les lignes C et D.

B. *Urine ictérique.* — L'urine (ictère, empoisonnement par le phosphore) peut renfermer des matières colorantes de la bile ou des sels biliaires. Sa couleur devient alors jaune verdâtre et même brune. L'urine ainsi colorée mousse fortement par l'agitation, et l'écume conserve la coloration jaune, verte ou brune du liquide. Une coloration jaune brun plus ou moins foncée est due à la présence de la bilirubine; la coloration verdâtre qui est la plus habituelle est due à la biliverdine ou à la biliprasine. Un fragment de papier à filtre blanc ou un morceau de toile blanche plongé dans l'urine ictérique garde après dessiccation une teinte jaune plus ou moins verdâtre.

La recherche des matières colorantes de la bile
dans l'urine a une grande importance diagnostique,
surtout dans les cas où les tissus ne sont pas encore
imprégnés de matière colorante.

L'un des meilleurs procédés et le plus simple est
celui de Gmelin. On verse de l'urine dans un verre
à pied, puis en inclinant le vase on laisse couler, le
long des parois, de l'acide azotique contenant des
traces de composés rutilants, de manière à ne pas
mélanger les deux liquides. L'acide plus dense va
au fond du verre, et si l'urine renferme de la bile
on voit se former à la limite de séparation des deux
liquides, et de bas en haut, une série d'anneaux colorés superposés, d'abord vert, puis au-dessous bleu,
violet et jaune. La zone verte est seule caractéristique des éléments biliaires. Certaines urines chargées d'indican pourraient en effet fournir des anneaux
colorés, à l'exception toutefois de l'anneau vert.

Quand l'urine ne renferme que des traces de bilirubine et que la réaction de Gmelin ne réussit pas,
on agite une grande quantité de liquide qui doit
avoir une réaction acide, avec du chloroforme qui
dissout les matières colorantes ; on laisse reposer,
puis l'on décante avec une pipette ; on verse ensuite
de l'acide azotique un peu rutilant sur le chloroforme
qui donne les anneaux indiqués précédemment s'il
renferme la moindre trace de la matière colorante
de la bile fraîche.

La recherche des acides biliaires est également
très importante ; on ne les rencontre jamais en effet
dans l'ictère hématogène. Pour en découvrir la

présence, on ajoute une parcelle de sucre à 100 centimètres cubes d'urine et l'on y plonge une bande de papier à filtre blanc qu'on laisse ensuite sécher. Une goutte d'acide sulfurique concentré étalé sur le papier donne naissance après quelque temps à une coloration d'un violet pourpre intense, qui se produit encore si l'urine ne contient que des traces très faibles de sels biliaires.

On peut répéter cette expérience d'une autre manière en versant quelques gouttes d'urine dans une capsule en porcelaine chauffée sur un bain-marie ; on ajoute une goutte d'eau sucrée, puis 4 à 5 gouttes d'acide sulfurique concentré ; il se produit alors sur les bords de la capsule une bande colorée en rouge violet.

Les deux réactions précédentes ne sont caractéristiques des acides biliaires qu'en l'absence de toute trace d'albumine qu'il faudrait d'abord éliminer par la coction avec un peu d'acide acétique.

C. *Chylurie*. — L'urine chyleuse présente une coloration blanche rappelant celle du lait ou du chyle ; par le repos elle se recouvre d'une couche crémeuse qui, examinée au microscope, renferme beaucoup de graisse soluble dans l'éther. Cette altération spéciale de l'urine, dont l'origine nous est encore inconnue, s'observe sous les tropiques ; on l'a rencontrée dans nos pays, mais seulement chez des malades qui avaient habité les pays chauds.

D. *Lipurie*. — Dans la lipurie, la graisse, au lieu de se trouver à l'état de véritable émulsion comme dans la chylurie, surnage l'urine sous forme de grosses gouttes analogues aux yeux du bouillon. Cl. Bernard a rencontré cet état particulier de l'urine chez des chiens soumis à une alimentation grasse forcée. On a prétendu à tort que la lipurie constituait un signe diagnostique des altérations du pancréas ou du rein.

E. *Mélanurie.* — Chez les malades atteints de tumeurs mélaniques, l'urine prend parfois une coloration noire spéciale. Ce signe peut devenir important dans les cas où il est impossible de faire directement le diagnostic par l'examen des tumeurs. Quand on laisse reposer l'urine d'un malade atteint de tumeurs mélaniques, elle prend, au bout de quelques heures d'exposition à l'air, une teinte foncée presque noire; celle-ci se développe plus rapidement sous l'influence de l'acide azotique.

F. *Pyrocatéchine.* — La pyrocatéchine, qui est peut-être identique à l'alcaptone de Bœdecker, communique à l'urine la propriété de prendre à l'air une teinte rouge foncée rappelant celle du bourgogne. En ajoutant un peu de potasse l'urine devient brune et même noire. Cette urine a également la propriété de réduire la liqueur de Barreswill et le nitrate d'argent ammoniacal. La pyrocatéchine se rencontre assez fréquemment dans l'urine humaine; l'urine de cheval qui en contient à l'état normal brunit à l'air.

Deuxieme groupe.

A. Parmi les médicaments dont l'absorption amène des modifications dans la coloration des urines, il faut citer avant tout l'*acide phénique*. Quand l'acide phénique a été absorbé en assez grande quantité, l'urine prend une teinte plus ou moins brune, quelquefois noire ou d'un noir verdâtre ; c'est là le premier signe de l'intoxication phénique. Les autres préparations de goudron peuvent produire des colorations analogues quand elles sont absorbées en trop forte quantité. Le phénol se trouve dans les urines à l'état de phénolsulfates alcalins solubles ; pour le retrouver on traite 200 à 250 centimètres cubes de liquide par l'azotate de baryum qui précipite les sulfates ; on filtre et le produit limpide traité par l'acide chlorhydrique et chauffé à 80° donne un nouveau précipité s'il y a des phénolsulfates que les acides minéraux décomposent en acide phénique et sulfates.

B. Après l'ingestion de préparations de *bois de campêche*, de feuilles de *séné* ou de *rhubarbe*, on observe également des colorations semblables à celles que cause la présence du sang ou des matières colorantes biliaires. L'urine qui renferme l'hématoxyline du campêche, alcalinisée par la potasse ou l'ammoniaque, prend une teinte d'un bleu violet. L'acide chrysophanique du séné et de la rhubarbe colore l'urine dans les mêmes conditions en carmin foncé. De plus l'acide nitrique décolore partiellement ces urines, tandis qu'il fonce les urines sanguinolentes ou biliaires.

C. Des phénomènes analogues se produisent après l'absorption de la *santonine*, sous l'influence de laquelle les urines sont excrétées en plus grande abondance, et présentent une coloration variant du jaune au vert; cette coloration passe au rouge cèdre ou au pourpre par l'addition d'un alcali.

3° **Odeur des urines.** — Elle ne présente pas un grand intérêt pour le médecin.

L'odeur de l'urine normale est généralement fade ou légèrement aromatique, par suite de la présence d'acides volatils de la série aromatique. L'urine exposée à l'air pendant un certain temps devient d'abord de plus en plus acide, puis alcaline, et prend une odeur ammoniacale. Dans la décomposition putride l'odeur devient repoussante (odeur urineuse).

Certains aliments, oignons, choux et surtout asperges, communiquent aux urines une odeur d'une fétidité spéciale.

L'ingestion ou l'inhalation de la térébenthine communique à l'urine une odeur de violettes; le copahu, le cubèbe, le tolu, le safran lui communiquent leur odeur spéciale; il en est de même de la valériane, du castoreum, du musc, de l'asa fœtida.

Dans la glycosurie l'urine fraîche est inodore; mais si on la conserve pendant un certain temps, elle prend une odeur fétide, insupportable et caractéristique. Dans l'albuminurie, l'urine en voie de fermentation ammoniacale peut présenter une odeur assez prononcée d'œufs pourris.

4° **Réaction des urines.** — A l'état normal l'urine est légèrement acide et rougit le papier bleu de tournesol. On ne sait à quel composé (phosphate

acide de soude, acides lactique, urique, hippurique)
attribuer cette acidité, dont le degré n'est du reste
pas constant. L'urine de la nuit est plus acide que
celle du jour; après un repas riche en éléments
herbacés, elle devient neutre et même alcaline.

L'urine normale abandonnée à l'air subit d'abord
la *fermentation acide*, sous l'influence de laquelle
la couleur du liquide se fonce, tandis que par suite
de l'augmentation de l'acidité, des cristaux d'acide
urique se déposent au fond du vase. Cet état peut

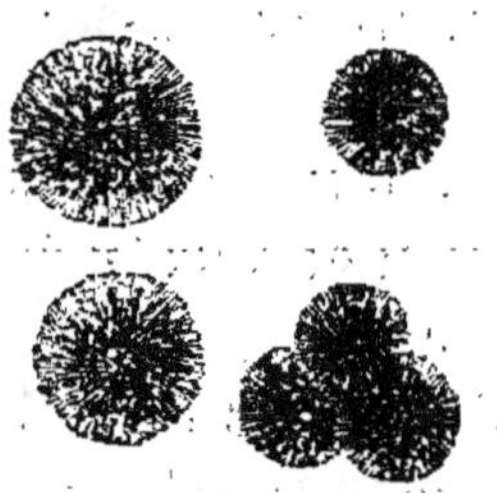

Fig. 110. — Carbonate de chaux.

persister pendant des semaines; puis l'urine subit
la *fermentation ammoniacale* qui se montre d'autant
plus rapidement que la température extérieure est
plus élevée et l'urine plus diluée. La couleur du liquide redevient claire, moins foncée ; l'acide urique
se redissout, et il se dépose un sédiment blanc grisâtre, d'aspect cristallin au microscope ; ce sédiment
est formé de phosphates calcique et ammoniaco-
magnésiens et de carbonates terreux (fig. 110), souvent mélangés à de l'urate ammoniaque. L'urine
présente alors une odeur fétide, l'odeur urineuse, et

communique au papier rouge de tournesol une coloration bleue qui disparaît par la dessiccation, à
moins que des alcalis fixes ne soient mélangés à
l'urine. Quelquefois l'addition d'un acide en dégage
des bulles d'acide carbonique. La fermentation
ammoniacale de l'urine est caractérisée par la transformation de l'urée en carbonate d'ammoniaque
sous l'influence d'un ferment figuré, torulacée, qu'il
est facile de recueillir sur un filtre.

Les urines sont *acides* dans une série de maladies
accompagnées de fièvre, telles que la fièvre typhoïde,
le rhumatisme articulaire aigu, la pneumonie, la
pleurésie, etc. D'ailleurs les sédiments de ces urines
sont formés d'urates, puisque les phosphates sont
facilement solubles dans un milieu acide. L'acidité
de l'urine peut être augmentée à la suite de l'ingestion d'acides inorganiques, plus rarement organiques, qui sont en partie éliminés sans avoir
subi de modifications chimiques. Ce fait se passe
notamment dans les empoisonnements par les
acides minéraux.

Les urines *neutres* ou *alcalines* sont plus rares.
Les urines peuvent devenir alcalines, à la suite
d'une médication alcaline, ou bien après l'ingestion de sels alcalins d'acides végétaux qui se transforment dans l'organisme en carbonates.

Chez les malades atteints de dilatation de l'estomac,
les urines restent souvent alcalines, surtout dans
les cas où le contenu acide de l'estomac est rejeté
par des vomissements ou éliminé par la sonde
(lavage de l'estomac).

Les urines deviennent également alcalines après l'usage de bains chauds ou même de bains froids. Dans tous ces cas le papier de tournesol rouge plongé dans l'urine prend une teinte bleue.

Dans les cas auxquels on vient de faire allusion, l'alcalinité de l'urine dépend en grande partie de la quantité d'alcalins qui ont pénétré dans l'organisme. Mais l'urine peut également devenir alcaline par suite d'une transformation de l'urée en carbonate d'ammoniaque ; cette hydratation se produit dans la vessie sous l'influence d'une torulacée qui se trouve dans le mucus vésical. Le papier rouge de tournesol bleui par une telle urine redevient rouge par la dessiccation, par suite de la volatilisation de l'alcali ; un tube de verre humecté d'acide chlorhydrique approché de l'urine s'entoure immédiatement de vapeurs blanches de chlorure d'ammonium. Les réactions précédentes ont une certaine importance diagnostique ; en effet, elles ne se produisent guère que dans les cas de catarrhes vésicaux.

Ajoutons, pour terminer ce qui a trait à la réaction de l'urine, que quelquefois, très rarement il est vrai, elle rougit et bleuit à la fois le papier de tournesol (réaction amphotère).

5° **Poids spécifique de l'urine.** — La densité d'une urine dépend de la quantité du liquide et de la proportion des sels ou des éléments qui y sont dissous ou tenus en suspension.

La densité de l'urine varie en moyenne entre 1,017 et 1,020. A la suite d'une absorption considérable de liquide, le poids spécifique peut tomber à 1,002, et s'élever à 1,040 dans le cas opposé. Comme la coloration des urines est généralement en rapport avec la densité, on peut dire que les urines claires ont une densité faible, les urines fortement colorées une densité élevée; cette conséquence, vraie pour le diabète insipide, est complètement fausse dans le cas de diabète sucré, où l'urine abondante et très peu colorée peut avoir une densité de 1,045, par suite de la présence du sucre.

On observe de grandes variations de la densité des urines dans les maladies aiguës ou chroniques; c'est un élément de diagnostic qu'il ne faut pas négliger.

Dans toutes les maladies aiguës, surtout dans leurs premiers stades, les urines sont concentrées, *lourdes*, et leur poids spécifique peut s'élever jusqu'à 1,035. Ce fait tient à une élimination plus considérable de l'urée, des sulfates et des phosphates alcalins. Dans un certain nombre de maladies où les échanges nutritifs sont entravés, où les phénomènes d'oxydation sont ralentis, par exemple dans la goutte, dans la néphrite parenchymateuse aiguë ou chronique, dans le diabète, dans l'oxalurie, le poids spécifique peut s'élever jusqu'à 1,040. Les urines par contre sont *légères*, c'est-à-dire que leur poids spécifique est beaucoup moindre dans certains états nerveux, chez les hystériques, dans certaines albuminuries, dans la dégénérescence amyloïde des reins.

36.

Pour déterminer le poids spécifique d'une urine, on se sert d'un uromètre qu'on plonge dans le liquide versé dans une éprouvette assez large pour qu'il y puisse flotter librement. L'uromètre porte des divisions allant de 1,000 (densité de l'eau à 15°) jusqu'à 1,040. On attend que l'instrument soit au repos et le chiffre qui correspond au niveau inférieur du ménisque superficiel indique le poids spécifique de l'urine. On peut tirer de ce poids spécifique, avec une exactitude souvent suffisante pour les besoins cliniques, le poids du résidu solide du litre d'urine, en multipliant par 2,31 les deux derniers chiffres de la densité exprimée avec trois décimales.

6° Fluidité et viscosité des urines. — A l'état normal la consistance de l'urine ressemble à celle de l'eau ; mais quand l'urine se trouve mélangée à des éléments pathologiques, notamment à du pus, il se produit une fermentation alcaline et l'on voit alors apparaître dans le liquide une masse filante, d'aspect gélatineux, qui donne à l'urine une consistance visqueuse. Dans le cas d'hématurie, surtout lorsque l'hémorrhagie est abondante, la consistance du liquide se trouve augmentée. Dans la fibrinurie et dans les urines qui sont émises à la suite de l'application de larges vésicatoires, on peut observer dans le liquide une quantité considérable de fibrine qui trouble quelquefois la miction.

7° Sédiments urinaires. — Quand une urine est restée au repos pendant un certain temps, on

observe un dépôt tantôt nuageux, tantôt plus consistant, formé de mucosités ou bien d'une masse
pulvérulente de teinte tantôt rouge (sédiments bri-
quetés d'urates et d'acide urique), tantôt blanc
grisâtre (phosphates). La valeur diagnostique du
sédiment urinaire résulte de son étude physique et
chimique.

On doit toujours commencer par l'examen microscopique du dépôt qui s'est produit au fond de l'urine
versée dans un vase conique et abandonnée au
repos. On observe ainsi des éléments organisés ou
non organisés, c'est-à-dire des éléments cellulaires
ou bien des sels d'aspect cristallin ou non. Ces
éléments peuvent être normaux et alors constitués
par des produits de régression dont l'élimination
est nécessaire et qui, s'ils étaient retenus dans
l'organisme, pourraient provoquer des désordres.
Tantôt au contraire ce sont des produits pathologiques tels que la leucine, la tyrosine, des cylindres
épithéliaux, du pus, etc., et il est évident que la
présence de l'une ou de l'autre variété de ces substances aura pour le clinicien une valeur diagnostique considérable.

Quand on rencontre dans une urine des sédiments organisés, on songe immédiatement à l'existence d'une affection locale, c'est-à-dire qu'ils font
présager une affection des reins ou des organes
chargés de l'élimination de l'urine. Quand il s'agit
par contre de sédiments non organisés, la recherche devient beaucoup plus difficile; car les modifications apportées à la quantité et à la nature des

sédiments tiennent presque toujours à un état général de l'organisme.

Nous renvoyons l'étude des sédiments urinaires à celle de chacun des corps qui existent normalement dans l'urine ou s'y trouvent dans des cas pathologiques pouvant donner naissance à des dépôts.

II. Éléments organiques des urines normales.

1° Urée. — L'urée constitue à peu près à elle seule la moitié des matériaux solides de l'urine. Elle représente le terme ultime de l'oxydation des matières albuminoïdes dans l'organisme animal, et le principal produit de métamorphose régressive de la plupart des matières azotées introduites dans l'organisme. A l'état normal un adulte du poids de 62 à 68 kilogr. excrète dans les vingt-quatre heures 25 à 40 grammes d'urée, soit en moyenne 33 grammes.

On doit admettre qu'un homme sain qui n'engraisse ni ne maigrit, élimine autant d'azote par ses urines qu'il en ingère quotidiennement dans ses aliments; or l'azote de l'urée représente environ les 90 centièmes de l'azote total des urines; l'urée est donc l'élément essentiel auquel on doit rattacher l'élimination de l'azote de notre économie; et si dans un cas quelconque on veut juger de l'augmentation ou de la diminution dans les pertes en azote (ou en urée), il faut toujours comparer les entrées et les sorties de cet élément, et ne dire qu'il y a diminution d'urée que quand il entre plus d'azote avec les aliments qu'il n'en sort sous forme d'urée, qu'il y a au contraire augmentation d'urée dans le cas inverse; il faut enfin bien se garder de conclure quoi que ce soit du résultat de la simple comparaison du chiffre d'urée excrété avec celui que l'on trouve dans l'urine humaine. C'est de cette façon que l'on trouve dans l'urine normale la *quantité d'urée augmentée* dans toutes les affections fébriles aiguës, bien que la quantité d'aliments introduits soit moindre, la proportion d'urine éliminée plus petite et que le poids brut de l'urée paraisse inférieur à celui d'une urine normale. En règle générale la proportion de l'urée est en raison directe de la température; l'augmentation d'urée continue tant que la fièvre s'élève; plus tard au contraire, au moment de la rémission, la quantité d'urée est moins considérable qu'à l'état normal.

Dans un certain nombre de maladies la quantité d'urée éliminée dans les vingt-quatre heures peut atteindre 50, 60 et même 80 grammes. Nous citerons entre autres la fièvre typhoïde, la variole, l'érysipèle de la face, la pneumonie, la pleurésie, le rhumatisme articulaire aigu. Dans l'azoturie simple ou symptomatique du diabète sucré, la proportion d'urée peut atteindre au début 80 et même 100 grammes par jour; elle baisse ensuite tout en restant supérieure à la normale, au-dessous de laquelle elle tombe cependant dans la dernière période de la maladie ; une augmentation notable se produit encore dans les accès de fièvre intermittente, et débute avant l'apparition de la période de froid.

La *diminution* dans la proportion de l'urée éliminée peut tenir à l'absence ou à l'insuffisance de nutrition de l'organisme. A l'état pathologique l'urée

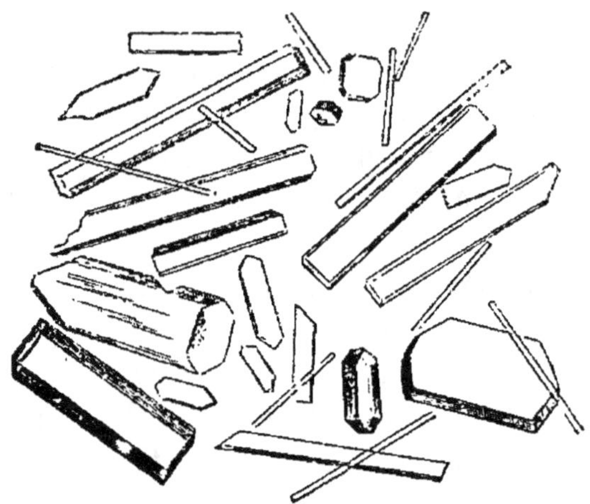

Fig. 111. — Urée.

diminue dans tous les cas où les oxydations organiques se font incomplètement, dans l'emphysème pulmonaire notamment, et dans toutes les affections cardiaques accompagnées de troubles circulatoires profonds. Il est d'autres cas où la quantité d'urée produite est normale, mais où l'excrétion est diminuée par suite d'une rétention dans l'organisme, chez les hydropiques notamment où la sérosité est chargée d'une forte proportion d'urée (fig. 111).

Dans le choléra, l'élimination de l'urée est pour ainsi dire nulle dans le stade algide, mais dès que la sécrétion urinaire se rétablit, la proportion d'urée devient telle qu'elle peut atteindre 60 et même 80 grammes dans les vingt-quatre heures. Un phénomène analogue se produit chez les malades atteints de sueurs critiques, dont la peau se recouvre dans ce cas d'une véritable couche de cristaux d'urée. Les affections chroniques dans lesquelles les oxydations sont ralenties sont caractérisées par une diminution d'urée qui redevient plus abondante dans les exacerbations intercurrentes. L'excrétion de l'urée est minima à la fin des maladies mortelles.

L'urée est soluble dans son poids d'eau froide, dans cinq fois son poids d'alcool; elle est insoluble dans l'éther. Nous indiquerons sommairement plus loin les procédés chimiques qui permettent de doser la quantité d'urée contenue dans une urine.

2° **Acide urique et urates.** — La proportion d'acide urique éliminée dans les vingt-quatre heures varie de 0,5 à 1 gramme, et ne se trouve guère en relation nette avec celle de l'urée, bien que souvent il y ait augmentation ou diminution simultanée des deux éléments. Une nourriture animale augmente la proportion d'acide urique, une nourriture végétale la diminue.

La proportion d'acide urique se trouve *augmentée* dans beaucoup de maladies aiguës, fièvre typhoïde, rhumatisme articulaire aigu, variole, fièvres infectieuses, dans lesquelles la désassimilation des tissus est suractivée, ainsi que dans les affections des voies respiratoires et du système vasculaire dans lesquelles il y aurait au contraire diminution dans

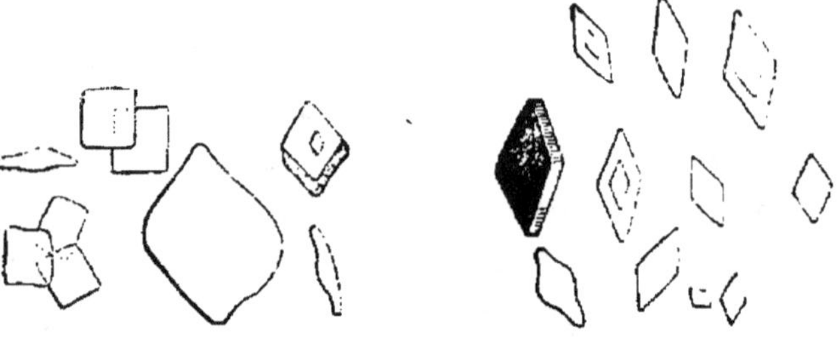

Fig. 112. — Acide urique.   Fig. 113. — Acide urique.

les oxydations. Par contre la proportion d'acide urique se trouve *diminuée* dans les affections chroniques, à la suite d'hémorrhagies, dans l'anémie

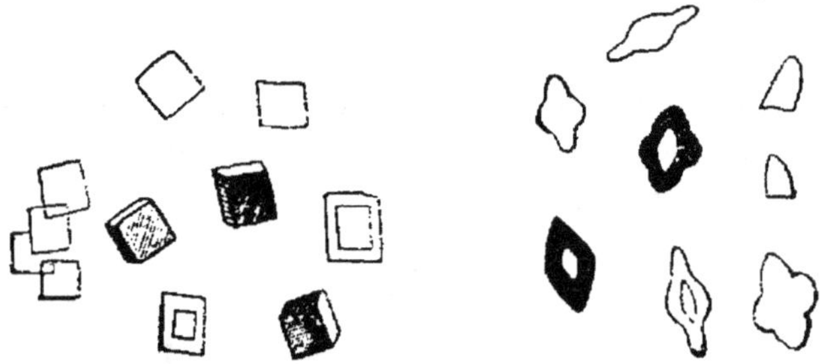

Fig. 114. — Acide urique.   Fig. 115. — Acide urique.

et dans la chlorose, dans les affections de la moelle et des reins, dans la goutte et le rhumatisme chroniques.

La richesse de l'urine en acide urique peut être

augmentée sans que celui-ci soit pour cela éliminé en plus grande quantité; nous voulons dire par là que l'urine plus concentrée renfermera plus d'acide urique par litre, mais sera émise en quantité plus faible. C'est ce qui a lieu à la suite de transpiration abondante en été, dans le rhumatisme articulaire aigu lorsqu'il n'y a plus de fièvre, ou bien à la suite de certaines crises sudorales.

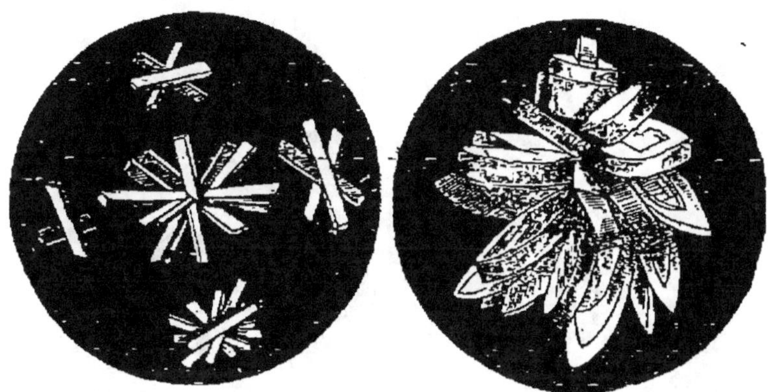

Fig. 116. — Acide urique.   Fig. 117. — Acide urique.

La dissolution de l'acide urique et de ses sels peu solubles dans l'eau est favorisée dans l'urine par la température du corps ; aussi dès que l'urine est refroidie, souvent ils se précipitent sous une forme cristalline et donnent lieu à un sédiment briqueté qui se redissout dans le liquide dès qu'on le chauffe à 40°. Ce phénomène se produit quelquefois avec des urines normales soumises à l'action d'une basse température (hiver).

L'acide urique se présente sous forme de lamelles rhomboédriques minces, de prismes à six pans.

de cristaux fusiformes, de haltères, de tonneaux
(fig. 112 à 117).

L'existence de dépôts d'urates acides, alcalins ou
neutres dans une urine peut faire croire dans certains cas à la présence du sang, du pus; mais il
suffit de chauffer le liquide pour éviter toute erreur.
L'urate acide de soude se présente généralement

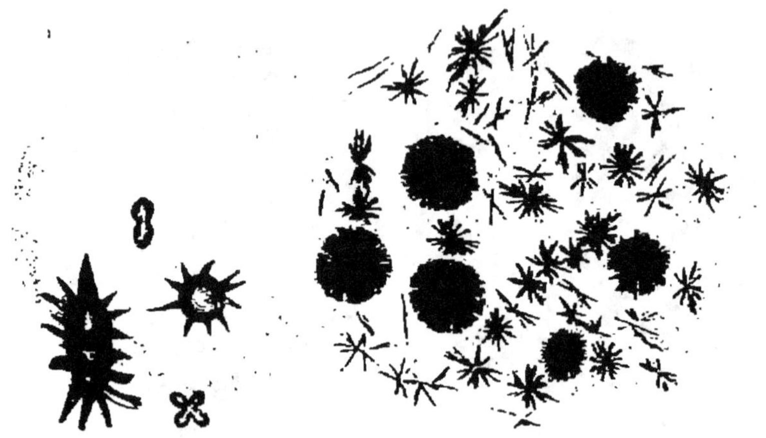

Fig. 118.—Urate de soude.   Fig. 119. — Urate de soude.

sous forme de petits grains amorphes ou de petits
prismes assemblés en étoiles légèrement colorées en
rose (fig. 118-119). En ajoutant une goutte d'acide
acétique à la préparation, on obtient des cristaux
d'acide urique. L'urate acide de soude se présente
dans toutes les urines concentrées, à la suite de
sueurs abondantes, dans le rhumatisme articulaire
aigu, et dans les urines critiques.

L'urate de soude et l'urate de magnésie se présentent également sous forme de granulations

amorphes qui se dissolvent par la chaleur et se décomposent sous l'action de l'acide acétique ou
chlorhydrique.

Quant à l'urate d'ammoniaque (fig. 120), il ne se

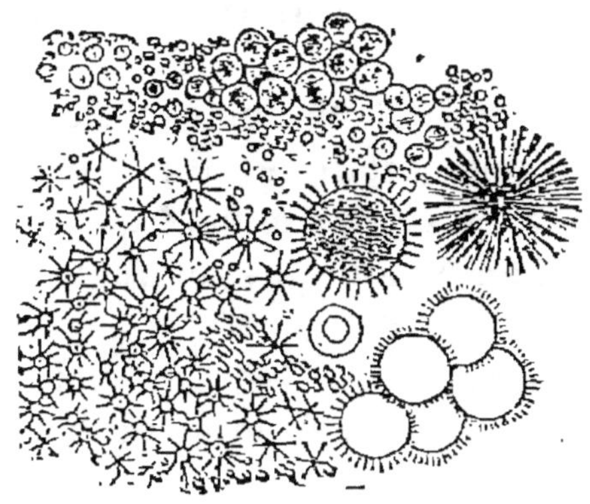

Fig. 120. — Urate d'ammoniaque.

rencontre que dans les urines alcalines, associé
aux phosphates alcalins ; il se montre sous forme

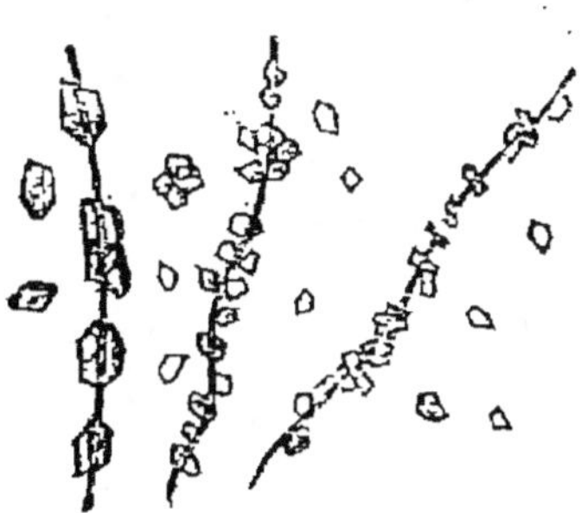

Fig. 121. — Cristaux d'acide urique obtenus par le procédé du
(d'après Garrod).

de petites sphères hérissées de pointes fines et
semblables au fruit d'une châtaigne. Il entre géné-

ralement dans la composition des calculs vésicaux.

On croyait autrefois que la proportion de l'acide
urique et des urates de l'urine goutteuse était très
considérable ; Garrod et Charcot ont démontré le
contraire (fig. 121).

Chauffés doucement dans une capsule avec quelques gouttes d'acide azotique jusqu'à évaporation,
l'acide urique et ses sels donnent un résidu brun
que les vapeurs ammoniacales colorent en pourpre
(réaction de la murexide).

3° **Acide hippurique.** — Cet acide contenu
dans l'urine normale, mais en quantité très faible

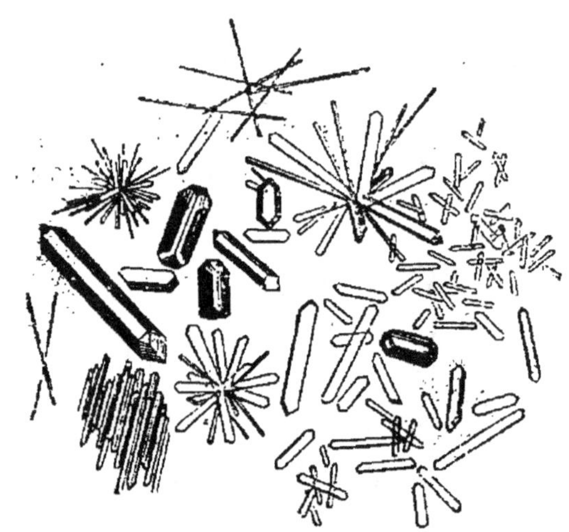

Fig. 122. — Acide hippurique.

(0^{gr},2 à 1 gramme par jour), ne se rencontre que
rarement et toujours à l'état cristallin dans les
sédiments urinaires. Il augmente dans l'urine :

1° A la suite d'absorption d'acides aromatiques : acide benzoïque, acide quinique, acide salicylique, acide cinnamique, libres ou sous forme de baumes;

2° A la suite de l'ingestion de certains légumes ou de fruits qui renferment ces acides, tels que les prunes, les mûres, etc. (jusqu'à 2 grammes d'acide);

3° Enfin l'acide hippurique existe en plus grande quantité dans les urines fébriles et dans le diabète sucré, dans certaines affections du foie et notamment dans l'ictère.

L'acide hippurique est soluble dans 600 parties d'eau, plus soluble dans l'alcool, insoluble dans l'éther.

L'acide hippurique se présente sous forme de prismes incolores à quatre pans, avec modification des extrémités par deux ou quatre facettes, et souvent groupés en étoiles (fig. 122).

4° **Créatinine.** — A l'état normal un adulte élimine environ 1 gramme de créatinine dans les 24 heures. La proportion de créatinine augmente à la suite d'un régime azoté, diminue dans le cas contraire et reste indépendante de l'activité musculaire.

La créatinine *augmente* dans les maladies fébriles aiguës, dans la fièvre typhoïde (premier septénaire), dans la pneumonie; elle *diminue* chez les anémiques, les chlorotiques, les tuberculeux, les malades plongés dans le marasme.

La créatinine est soluble dans onze parties d'eau froide et facilement dans l'alcool chaud.

5° **Xanthine.** — Ce corps se rencontre en très

petite quantité dans l'urine normale ; mais il a de l'intérêt, parce qu'on l'observe dans certains calculs de la vessie et dans les concrétions des reins et des canaux biliaires. Le résidu de la réaction de la murexide est jaune ; il devient rouge par la potasse et violet à chaud.

6° **Hypoxanthine.** — On a constaté la présence de la sarcine ou hypoxanthine dans des urines de leucémie splénique.

7° **Oxalate de chaux.** — On rencontre l'acide oxalique toujours sous forme de sel de chaux sédimentaire dans tous les cas où il y a absorption ou production et élimination abondante d'acide oxalique. Ainsi après l'ingestion de certaines plantes qui le contiennent (oseille, tomate, rhubarbe, gentiane, etc.), de certaines boissons riches en acide carbonique (eau de Seltz, Champagne), de médicaments alcalins (carbonates et sels végétaux), d'aliments fortement sucrés, il y a élimination notable d'acide oxalique. De même on a signalé la présence de l'oxalate de chaux dans l'urine des malades atteints d'ictère catarrhal, de diabète, de troubles respiratoires, dans l'urine des rachitiques, des convalescents de maladies graves et particulièrement du typhus. L'oxalate de chaux s'observe également dans la spermatorrhée, dans la dyspepsie, dans certaines affections nerveuses, notamment après les attaques d'épilepsie.

On a décrit sous le nom d'oxalurie une maladie qui s'observe généralement chez les gens qui s'adonnent aux plaisirs de la table, et dans laquelle l'urine dépose abondamment de l'oxalate de chaux.

Ce sel est facile à reconnaître à la forme octaédrique de ses cristaux qui sont marqués d'une croix formée par deux diagonales, d'où l'apparence d'une

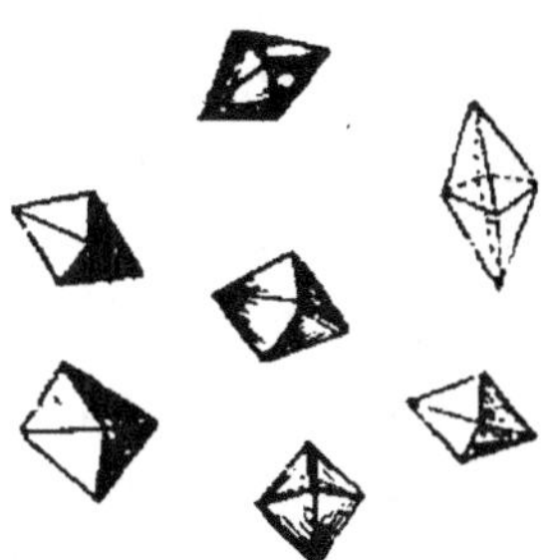

Fig. 123. — Oxalate de chaux.

enveloppe de lettre (fig. 123). Il se dissout dans une goutte d'acide azotique et reparaît à l'état cristallin par addition d'une quantité suffisante d'acétate de soude qui substitue de l'acide acétique à l'acide minéral.

III. Éléments minéraux des urines normales.

Les sels minéraux de l'urine sont les chlorures, les sulfates et les phosphates. Tous trois proviennent certainement de nos aliments, mais les deux derniers sont en partie le résultat de l'oxydation des substances albuminoïdes. Un adulte élimine en moyenne dans les 24 heures de 15 à 25 grammes de ces sels.

1° **Chlore et chlorures.** — Le chlorure de

l'urine le plus important est le chlorure de sodium ; mais comme on ne peut facilement faire la part du chlore combiné à ce métal, on exprime tout simplement les résultats en chlore total. C'est ainsi qu'un adulte excrète environ 6 à 8 grammes de chlore par jour correspondant à 10 ou 13 grammes de sel marin ; cette proportion peut d'ailleurs varier à l'infini sous l'influence de l'alimentation.

Le chlorure de sodium est nécessaire à l'organisme pour la production de certaines sécrétions, suc gastrique, suc pancréatique, pour la conservation du globule sanguin, pour la formation de certains tissus, etc. Quand l'économie est privée de ce sel, il se produit des troubles marqués et notamment de l'albuminurie. Quand au contraire les entrées sont trop fortes, d'autres accidents et en particulier ceux du scorbut surviennent plus ou moins rapidement: il faut donc ingérer assez mais pas trop de sel avec les aliments; et comme pour l'azote de l'urée, l'intégrité physiologique de l'économie animale exige un état d'équilibre entre les entrées et les sorties de cet élément minéral.

La proportion totale de chlorure de l'urine est *augmentée* à la suite d'une alimentation très salée, ou de l'ingestion d'aliments diurétiques, ou de boissons abondantes, dans le diabète insipide où elle peut atteindre 29 grammes, dans l'hydropisie sous l'influence de la digitale ou d'un diurétique. Cette augmentation, qui est fâcheuse dans le diabète, est au contraire favorable dans l'hydropisie où le corps renferme un excès de chlorures provenant de l'extravasation de la partie aqueuse du sang.

La quantité de chlorure excrétée par la voie rénale est *diminuée* dans un assez grand nombre de circonstances ; et presque toujours cette diminution, quand elle est très forte, devient un symptôme qui assombrit le diagnostic. Cette diminution se produit dans toutes les affections fébriles aiguës ; les chlorures peuvent même disparaître presque complètement ; mais ils augmentent à mesure que l'état du malade s'améliore, et pendant la convalescence

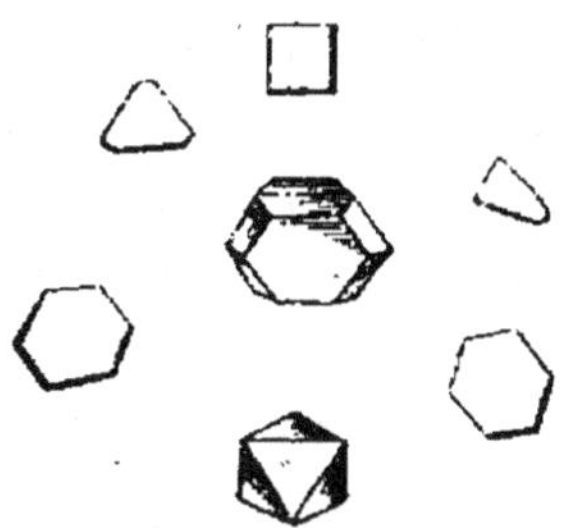

Fig. 124. — Chlorure de sodium.

ils dépassent quelquefois la normale. Cette diminution se rattache d'abord au manque d'appétit, et à l'absence d'alimentation salée, puis à une déperdition par la sueur et les selles. Une seule exception à cette loi générale se présente dans la fièvre intermittente, dont les accès s'accompagnent en général d'une forte augmentation dans l'excrétion des chlorures. La proportion des chlorures diminue en général dans toutes les affections chroniques, sauf dans le diabète insipide ou sucré et dans les hydropisies.

37.

Quelquefois les urines très concentrées renferment des cristaux de chlorure de sodium sous forme de cubes ou d'octaèdres très faciles à reconnaître au microscope (fig. 124) ; dans les mêmes conditions il peut se former des prismes ou des lamelles rhomboïdales de chlorure de sodium et d'urée.

2° **Acide phosphorique et phosphates.** — L'urine normale renferme des phosphates acides de soude, de chaux et de magnésie. L'acide phosphorique est introduit dans l'organisme par l'intermédiaire des aliments. Une alimentation protéique augmente considérablement (du double) la proportion des phosphates qui sont éliminés en partie par les urines et en partie par les matières fécales.

La proportion d'acide phosphorique éliminé en 24 heures par un individu sain est en moyenne de 3 gr. 5. Quand les principes azotés et les chlorures se trouvent en proportion anormale dans une urine, on peut être sûr que la proportion des phosphates se trouve également modifiée. Au début des affections fébriles aiguës, l'élimination de l'acide phosphorique diminue ; cette diminution va croissant quand la maladie a une terminaison funeste. Vers la période de déclin de la fièvre, l'acide phosphorique est au contraire éliminé en grande quantité. Il semble que l'organisme ait une tendance particulière à retenir les phosphates au début de la fièvre.

La proportion des phosphates est très variable

dans les affections chroniques ; c'est ainsi qu'ils
sont augmentés dans les affections chroniques du
cerveau, dans la phthisie au début, le rhumatisme,
l'ostéomalacie et le rachitisme, dans le catarrhe
de la vessie, le diabète et la polyurie phosphatique :
par contre ils sont diminués dans les affections
chroniques des reins, dans l'anasarque généralisée,
dans les affections chroniques de la moelle, dans la
chlorose vraie. L'augmentation qui se manifeste
dans les affections osseuses porte surtout sur les
phosphates terreux.

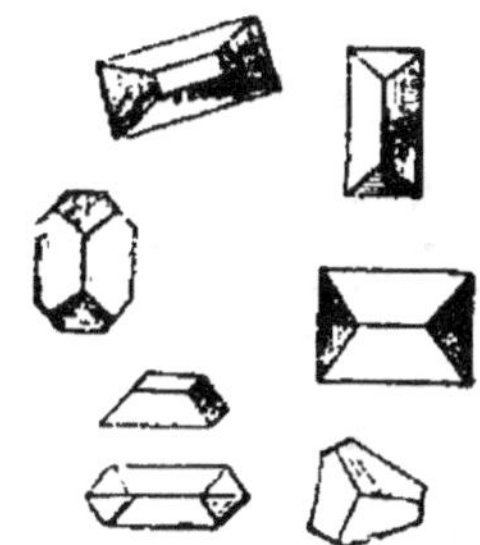

Fig. 125. — Prismes de phosphate ammoniaco-magnésien.

Quand l'urine est ammoniacale, par suite d'une
fermentation qui s'est produite aux dépens de l'urée
dans la vessie ou qui ne s'est développée qu'après
la miction, les phosphates terreux sont précipités à
l'état de sels calcique neutre et ammoniaco-magnésien qui forment un sédiment blanc, ne se redis-
solvant pas par la chaleur, mais par l'addition d'a-
cide acétique. Au microscope le phosphate ammoniaco-magnésien se reconnaît à sa forme de cou-

vercle de cercueil (fig. 125); le phosphate de chaux
souvent est amorphe, d'autres fois sous forme d'aiguilles minces groupées en rosaces ou en globules (fig. 126).

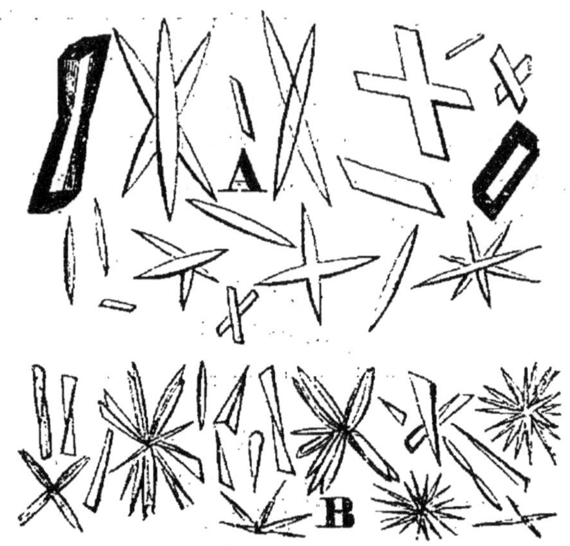

Fig. 126. — Phosphate bibasique de chaux (Méhu) (*).

Un phénomène de précipitation du même ordre
que le précédent se produit quand l'urine est
rendue alcaline par l'usage des sels alcalins; il se
précipite en ce cas des phosphates neutres de chaux
et de magnésie.

3° **Acide sulfurique et sulfates.** — L'acide
sulfurique des sulfates des urines provient directement des aliments, et aussi de la transformation
des albuminoïdes. Il s'en élimine environ 2 grammes

(*) A, du sperme; B, de l'urine.

dans les 24 heures. L'alimentation purement animale, l'ingestion de substances renfermant du
soufre dans leur constitution, et toutes les conditions qui activent les combustions dans l'organisme, *augmentent* la proportion des sulfates.

A l'état pathologique la proportion des sulfates
est *augmentée* dans les premières phases de la
fièvre typhoïde et dans le diabète avec alimentation
animale. Elle est au contraire *diminuée* dans les
affections fébriles aiguës et dans les maladies chroniques, notamment dans celles des reins.

Pour déceler la présence des sulfates dans l'u-
rine on se sert d'un mélange de chlorure de baryum
et d'acide chlorhydrique qui donne naissance à un
précipité pulvérulent blanchâtre de sulfate de baryum.

IV. Éléments anormaux de l'urine.

Parmi les éléments anormaux de l'urine on
compte l'albumine, le sucre, les cylindres urinaires,
les globules blancs et les globules rouges du sang,
le pus, les cellules épithéliales, les matières colorantes de la bile, les acides biliaires, les spermatozoïdes, les entozoaires, les infusoires, etc.

1° **Albumine.** — Nous commencerons par la
substance la plus importante et l'une de celles que
l'on rencontre si fréquemment dans l'urine pathologique, que l'on doit toujours la rechercher.

L'albumine peut se présenter sous diverses formes souvent coexistantes. La présence de l'albu-

mine dans l'urine peut tenir à différentes conditions pathogéniques qui sont : 1° surcharge du
sang en substances albuminoïdes ; 2° dilution et
appauvrissement du sang (hydrémie), d'où exsudats sanguins et œdèmes ; 3° augmentation considérable de la pression sanguine dans les reins ;
4° absence de chlorure de sodium. Enfin une urine
peut encore renfermer de l'albumine quand elle se
trouve mélangée à du sang extravasé en nature, ou
à du pus, et après l'absorption d'une quantité exagérée d'albumine.

L'albuminurie peut être passagère, éphémère,
ou bien au contraire être permanente et définitive ; la proportion d'albumine d'ailleurs très variable peut osciller entre des traces seulement ou
des quantités considérables supérieures à 8 ou
12 grammes et pouvant monter, très rarement il
est vrai, jusqu'à 30 grammes dans les vingt-quatre
heures.

L'albuminurie est un symptôme passager d'une
série d'affections fébriles graves, telles que la fièvre
typhoïde, la diphthérie, la pneumonie ; on l'observe
en outre pendant la période de desquamation des
affections éruptives, variole, scarlatine, rougeole.
Dans tous ces cas cependant, la quantité d'albumine éliminée est assez minime ; et dès que la
fièvre tombe dans une affection aiguë, l'albumine
disparaît également de l'urine.

L'albuminurie devient permanente dans les
affections chroniques des reins, maladie de Bright,
dégénérescence amyloïde, de même aussi dans un

certain nombre d'affections du cœur ou des poumons qui s'accompagnent à un moment donné de troubles circulatoires et de stase rénale.

Les urines albumineuses ne présentent pas de caractères particuliers qui permettent de les reconnaître à première vue ; dans certains cas cependant elles sont abondantes et pâles ; par l'agitation elles deviennent généralement mousseuses ; leur poids spécifique est presque toujours diminué ; elles renferment également moins d'urée.

La recherche de l'albumine dans l'urine doit toujours se faire simultanément par les deux procédés de la coction et de l'acide azotique.

1° *Coction.* — L'urine limpide (sinon on la filtre), acidulée par quelques gouttes d'acide acétique sans excès pour maintenir les phosphates et carbonates terreux en dissolution, est portée à 70° ; il se produit un trouble plus ou moins abondant suivant la proportion d'albumine ; mais l'on doit toujours constater qu'à ce moment l'urine est encore acide, sinon il faudrait ajouter de l'acide acétique ; quelquefois la simple addition d'acide acétique produit à froid un coagulum qui est dû à de la mucine (rarement à de la caséine) que l'on sépare par filtration.

2° *Réaction de l'acide azotique.* — On verse dans un verre à pied une couche de 3 à 4 centimètres d'urine, puis on laisse couler doucement le long des parois, de l'acide azotique qui tombe au fond du vase ; abstraction faite des anneaux colorés qui peuvent apparaître, on voit se produire à la limite de séparation un trouble ou un précipité s'il y a de l'albumine. Quelquefois on observe simultanément ou seul, un anneau placé plus haut dans l'urine, et dû à l'acide urique des urates.

Par l'agitation le précipité d'albumine peut se dissoudre dans l'excès d'acide azotique (albuminose ?).

Dans les urines très concentrées on peut obtenir dans ces circonstances un précipité d'azotate d'urée qui devient cristallin; enfin les urines de malades qui ont ingéré des baumes, résines ou essences contiennent des résinates solubles, dont l'acide résineux déplacé par l'acide minéral donne un précipité que l'on peut confondre avec l'albumine; ce précipité est soluble dans l'alcool, tandis que celui de l'albumine y est généralement insoluble; quelquefois cependant, dans certaines néphrites, le précipité d'albumine s'est redissous dans l'alcool, mais y est devenu insoluble quand le mélange urinaire et nitrique a été porté à 100°. Dans ces cas, nous avons observé que l'albumine directement précipitable dans l'urine par l'alcool se redissolvait dans un excès du réactif, et cependant c'était bien de l'albumine, ainsi que le démontraient la coction et la coloration rouge par le réactif de Millon.

2° **Mucus.** — Toute urine normale, surtout celle de femme, renferme un peu de mucus sous forme d'un léger nuage qui descend peu à peu au fond du vase, et qui provient de la sécrétion des muqueuses vésicale et vaginale (femme).

La mucine augmente dans toutes les inflammations du système uropoiétique et en outre, chez
la femme, dans celle de la muqueuse génitale. Elle
augmente aussi dans les affections fébriles, fièvre
typhoïde, pneumonie, etc. La présence d'une
grande quantité de mucus prédispose l'urine à la
fermentation acide ou ammoniacale.

3° **Sucre**. — Des recherches récentes paraissent démontrer qu'à l'état normal l'urine ne renferme pas la moindre trace de sucre ; on croyait
auparavant qu'elle pouvait en renfermer 0^{gr},10
dans les vingt-quatre heures. Quand le sucre
apparaît dans l'urine, et en quantité considérable,
il y a *diabète*. Cependant on peut observer passa-
gèrement du sucre dans les urines de malades
atteints d'aliénation mentale, d'altérations graves
du système nerveux, de troubles dans la circulation abdominale, ou même à la suite d'opérations
douloureuses, de l'emploi à l'intérieur de l'essence
de térébenthine et d'injections sous-cutanées de
nitrite d'amyle. Quand l'émission du sucre devient
considérable, il ne tarde pas à se produire des
troubles graves et profonds de l'organisme, et l'on
retrouve alors du sucre non seulement dans l'urine,
mais encore dans la salive, la sueur et dans tous
les liquides de l'organisme.

L'urine saccharine présente des caractères particuliers : sa quantité est notablement augmentée ;
elle peut aller jusqu'à 15 litres dans les vingt-
quatre heures. Elle est pâle, d'une teinte jaune
paille avec reflets verdâtres, parfaitement limpide,

ne donne pas de sédiment même après un repos prolongé. Bien que très abondante, l'urine a un poids spécifique très élevé, 1028 au minimum, ordinairement 1030 à 1040, et dans quelques cas rares 1050 à 1060. La proportion d'urée est toujours plus considérable qu'à l'état normal. On peut encore rencontrer dans l'urine quelques sédiments d'acide urique ou d'oxalate de chaux. L'urine saccharine fermente très rapidement, et on ne tarde pas à y observer de nombreuses cellules de levûre.

Pour déceler la présence du sucre dans l'urine, on peut se servir de différents procédés dont nous n'indiquerons que deux, recommandables, l'un par son extrême simplicité, l'autre par la certitude absolue que donnent ses indications quand on l'emploie convenablement.

Dans certains cas l'urine renferme à la fois du sucre et de l'albumine, et d'autres fois des pigments qui peuvent entraver les réactions ; on doit toujours se débarrasser de ces corps étrangers, mais surtout de l'albumine ; pour cela il suffit de précipiter l'urine par l'acétate de plomb et le liquide filtré par le sulfate de soude ; une nouvelle filtration donne une solution limpide et généralement incolore ; c'est cette solution qu'on devra employer à la recherche de la glucose dans les urines.

1° *Réaction de Bouchardat.* — L'urine un peu riche en glucose, chauffée dans un tube avec de la potasse en excès, prend une coloration jaune

brun plus ou moins prononcée ; déterminée par
l'excès de l'air, elle commence toujours à se montrer dans la partie superficielle du liquide.

2° *Réaction par la liqueur cupro-potassique*. —
Nous donnons la préférence à la liqueur de
Barreswill ; mais pour prévenir l'altération spontanée du réactif, nous recommandons de conserver
dans deux flacons séparés, d'une part la solution
aqueuse de sulfate de cuivre, d'autre part la solution potassique de sel de Seignette. Pour opérer,
on verse dans un tube 1 centimètre cube de sulfate de cuivre, puis autant de solution tartro-
potassique ; on obtient ainsi un liquide bleu foncé
qu'on étend de 5 à 6 centimètres cubes d'eau ; d'autre part, on alcalinise un peu d'urine avec de la
potasse. On porte ensuite le liquide bleu à 70°
ou 80° et on y introduit deux à quatre gouttes de
l'urine rendue alcaline ; on chauffe encore un peu
et on attend ; s'il y a la moindre trace de glucose,
il se produit un précipité plus ou moins abondant
d'abord jaune, puis rouge d'oxyde cuivreux qui,
seul, est caractéristique de la glucose ; une coloration verte n'indiquerait que des urates en abondance. Les principes normaux de l'urine gênant
la réaction, il est absolument nécessaire, pour
arriver à un résultat certain, d'opérer comme il
vient d'être dit, c'est-à-dire d'employer un excès
de réactif et quelques gouttes seulement d'urine
rendue alcaline. D'après l'abondance du dépôt
rouge qui s'est formé au fond du tube, on peut
jusqu'à un certain point juger approximativement

de l'abondance du sucre dans l'urine examinée.

Suivant Bouchardat on peut approximativement apprécier la quantité de sucre contenue dans une urine en multipliant les deux derniers chiffres de la densité par 2 ; on multiplie le résultat obtenu par le nombre de litres émis, et on retranche du produit 60 grammes représentant les autres éléments constituants de l'urine (1).

4° **Cylindres urinaires.** — Dans les affections chroniques et aiguës des reins, on observe dans les sédiments urinaires des éléments cylindriques particuliers, allongés, qui ont leur origine dans le parenchyme rénal et dans les canalicules urinifères. L'existence de cylindres dans une urine indique toujours un état pathologique et presque toujours l'existence d'une albuminurie. Dans l'ictère cependant, on a noté des cylindres hyalins de l'urine sans albuminurie (Nothnagel).

Les auteurs distinguent plusieurs variétés de cylindres : cylindres épithéliaux, cylindres hyalins, cylindres granuleux, cylindres amyloïdes. Les cylindres urinaires se présentent en règle générale sous la forme d'un corps allongé, parfois contourné, l'extrémité étant tantôt arrondie, tantôt coupée irrégulièrement ; les cylindres peuvent être droits ou contournés ; tantôt leurs bords sont unis, tantôt au contraire ils présentent de distance en distance des dilatations variqueuses. On observe

(1) Exemple : Densité d'une urine sucrée = 1045.
Emission 2,500 centimètres cubes.
Poids du sucre = (45 × 2 × 2,500) — 60 = 165 grammes.

parfois dans l'urine de petites masses allongées,
formées par de la mucine ou par des molécules
albumineuses ; elles sont beaucoup plus étroites
que les vrais cylindres et n'ont pas l'aspect typique
de ces derniers.

Gaînes épithéliales. — On trouve parfois dans
l'urine des *gaînes épithéliales* (fig. 127) plus ou moins
complètes formées par une agglomération de cellules polyèdriques disposées régulièrement les unes à

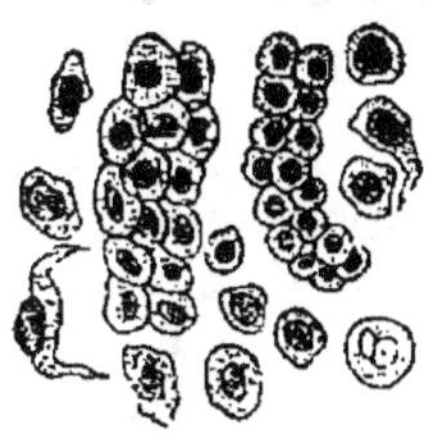

Fig. 127. — Épithélium rénal et gaines des tubes urinifères.

côté des autres. Ces gaînes épithéliales peuvent se
rencontrer non seulement dans les néphrites, mais
encore dans les pyrexies (scarlatine). On ne confondra pas ces gaînes épithéliales avec des cellules
provenant de la vessie ou des voies génitales de la
emme.

Cylindres épithéliaux. — On peut trouver dans le
sédiment urinaire des cellules épithéliales granuleuses contenant des granulations graisseuses ou
transparentes et colloïdes ; ces cellules sont unies
par une matière homogène ou légèrement granuleuse difficile à voir, mais qui cependant est indé-
niable, puisque les cellules ne se disjoignent pas
les uns des autres.

Cylindres hématiques. — Dans les inflammations aiguës du parenchyme rénal accompagnées d'hémorrhagies dans la capsule de Malpighi, les globules sanguins, agglutinés dans les canalicules urinifères par un peu de fibrine, forment parfois des éléments cylindriques qui peuvent être entraînés par l'urine. Quand ces petits cylindres ont séjourné pendant un certain temps dans les canalicules, les globules sanguins se décolorent et il faut une attention spéciale pour ne pas les confondre avec des cylindres hyalins.

Cylindres hyalins. — Le plus grand nombre des cylindres que l'on observe dans les maladies des

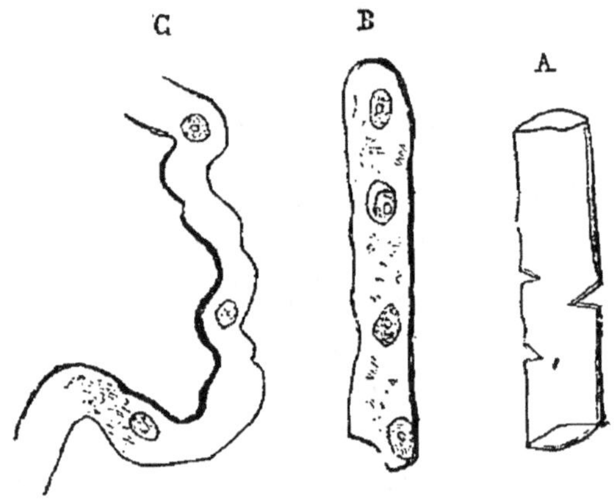

Fig. 128 (*).

(*) A, cylindres hyalins avec cassure sur les bords; B, cylindre hyalin ayant entraîné à sa surface des fragments de cellules; C, cylindre contourné (d'après Cornil et Ranvier).

reins amenant l'albuminurie sont formés par une matière homogène (fig. 128), hyaline, colloïde, sans granulations dans son intérieur. Leurs bords sont bien accentués, leurs extrémités sont circulaires ; ils peuvent atteindre jusqu'à 1 millimètre et être contournés en tire-bouchon ou ramifiés suivant les tubes où ils ont pris naissance. Ils se colorent facilement par l'iode ou par le violet d'aniline. Ces cylindres sont fréquemment couverts de cellules granuleuses ou de corpuscules lymphatiques; ils peuvent accidentellement contenir des cristaux d'urate de soude, de phosphate tribasique de soude ou d'acide urique.

Cylindres granuleux. — Ils se distinguent des précédents parce que leur substance au lieu d'être

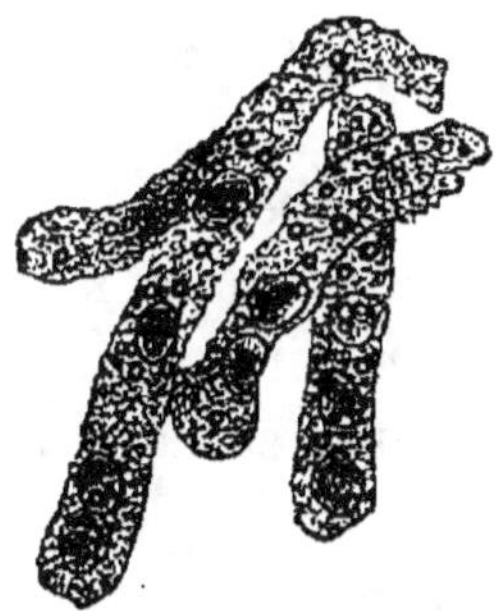

Fig. 129. — Cylindres granuleux trouvés dans l'urine albumineuse.

homogène est granuleuse ; le volume de ces granulations est très variable (fig. 129).

Cylindres cireux. — Ces cylindres réfractent fortement la lumière et ont une teinte légèrement jaunâtre ; ils sont généralement très courts et très larges. On les rencontre généralement dans la dégénérescence amyloïde des reins.

Cylindres amyloïdes. — En présence d'une solution iodo-iodurée ils prennent une teinte bleue acajou, et deviennent d'un bleu violet après l'addition d'acide sulfurique.

Quand on veut procéder avec fruit à la recherche des diverses variétés de cylindres, il faut, après avoir laissé reposer l'urine dans un verre à expériences, décanter le liquide et prendre avec une baguette une goutte du dépôt, la porter sur une lame de verre, la recouvrir d'une lamelle et l'examiner au microscope à un faible grossissement.

On a cherché de différents côtés à baser le diagnostic des affections rénales sur l'étude des cylindres urinaires. Mais dans l'état actuel de la science il est assez difficile d'établir à cet égard des règles précises.

Ainsi on peut rencontrer des cylindres hyalins sous toutes leurs formes dans la période de desquamation de la scarlatine, dans le choléra, la variole, la fièvre typhoïde et dans d'autres maladies infectieuses.

De même on peut rencontrer dans la néphrite aiguë, dans le mal de Bright, et dans la dégénérescence amyloïde des reins toutes les variétés de cylindres, sans qu'il soit possible d'établir un diagnostic différentiel par l'examen de ces derniers. Cependant, quand on ne rencontre dans les sédiments urinaires, et cela pendant plusieurs jours, que des cylindres épithéliaux, il n'existe très probablement qu'une néphrite desquamative dont le pronostic est généralement favorable. Quand des globules de pus se mélangent en plus ou moins grand nombre à ces cylindres, on peut craindre une inflammation plus ou moins intense du parenchyme rénal ou des bassinets.

La présence des cylindres hyalins et granuleux se rattache généralement à l'existence d'affections chroniques des reins; et quand ils se présentent d'une façon persistante dans les urines, leur existence peut être considérée comme un symptôme grave.

L'apparition de granulations graisseuses dans les cylindres ou de cellules épithéliales granulo-graisseuses dans les urines se rapporte généralement au deuxième stade de la maladie de Bright.

Dans les périodes plus avancées de cette maladie, les cylindres deviennent plus étroits et les cellules épithéliales se ratatinent. Dans la dégénérescence amyloïde des reins on rencontre, outre les cylindres précités, des cylindres cireux ou amyloïdes.

Quant à l'apparition des cylindres hématiques ou des globules sanguins, elle se rattache toujours à l'existence d'une inflammation aiguë du parenchyme rénal.

5° **Globules de pus.** — Quand l'urine renferme une certaine proportion de globules purulents, elle est souvent alcaline, et les éléments cellulaires forment au fond du verre une masse de consistance visqueuse que l'on pourrait confondre avec du mucus.

La présence du pus dans l'urine est la preuve d'une affection aiguë ou chronique des voies urinaires ou d'un foyer purulent communiquant avec ces voies. En général le pus s'observe dans les inflammations des bassinets, et dans les catarrhes de la vessie.

Pour distinguer le pus du mucus, il suffit de traiter le sédiment suspect par un peu de potasse ou d'ammoniaque ; si l'on a affaire à du pus, il se formera bientôt une masse vitreuse, filante, et même compacte ; si c'est du mucus, le liquide deviendra au contraire plus fluide et se chargera de flocons blanchâtres.

6° **Globules sanguins.** — La présence de globules sanguins dans l'urine est toujours la preuve d'un état pathologique. Il est facile de les reconnaître à leur forme arrondie, biconcave ; ils sont généralement plus pâles que ceux qui se trouvent éliminés dans d'autres conditions. Quand la composition de l'urine est normale, les globules peuvent conserver leurs caractères pendant très longtemps ; dans le cas contraire les globules perdent leur matière colorante et se présentent sous forme de disques incolores. Quand l'urine est très concentrée, les globules deviennent irréguliers, framboisés et ressemblent à une pomme épineuse. Quand l'urine est fortement alcaline les globules sanguins se dissolvent rapidement.

Nous avons déjà parlé, à propos de la coloration de l'urine, des différents caractères cliniques des urines sanguinolentes. Il nous suffira d'ajouter que dans les cas d'hémorrhagies abondantes, le sang ne vient pas du parenchyme rénal, mais de l'appareil excréteur (inflammation des bassinets et des uretères, ulcérations et cancers de la vessie, calculs).

Quand l'urine est éliminée en petite quantité et qu'il n'existe aucun symptôme d'une affection des organes d'excrétion, on peut songer à une altération du parenchyme rénal. Cette supposition se trouve confirmée par la présence de cylindres.

7° **Épithéliums.** — On rencontre dans presque toute urine des cellules épithéliales provenant de la vessie ou de l'urèthre, ou même du vagin chez la femme. A l'état pathologique ses éléments cellulaires peuvent être éliminés en très grande quantité. Leur forme spéciale permet très souvent de déterminer la

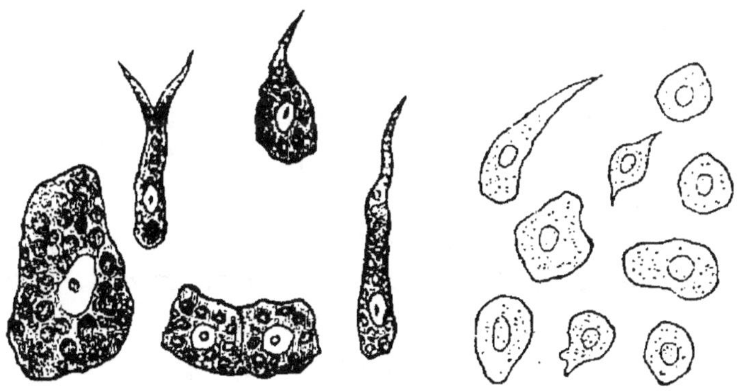

Fig. 130. — Épithélium venant du rein.   Fig. 131. — Épithélium de la vessie.

partie des organes urinaires dont ils proviennent. L'épithélium des canalicules urinaires est cubique (fig. 130) ; dans les cas d'inflammation du rein ces éléments paraissent isolés ou accolés les uns aux autres ; leur noyau apparaît généralement avec un contour très net. L'épithélium des anses de Henle est pavimenteux, celui des tubes droits au contraire est cylindrique. Quant aux bassinets, ils sont tapissés par un mélange d'épithéliums pavimenteux et conique ; les uretères sont couverts d'un épithélium pavimenteux régulier formé de cellules polygonales à noyau central très nettement dessiné. Quant à la vessie, son épithélium (fig. 131) est beaucoup plus volumineux et présente plusieurs couches ; la couche supérieure est formée de cellules polygonales aplaties, la couche profonde de cellules cubiques ou arrondies. L'urèthre de la femme est tapissé de cellules analogues ; quant à celui de l'homme il est formé de cellules analogues à celles de l'épithélium rénal.

A l'état normal on ne rencontre jamais d'éléments épithéliaux des reins dans l'urine. La présence de ces éléments indique donc toujours une inflammation du parenchyme rénal.

Dans le cas de dégénérescence graisseuse, les cellules épithéliales renferment une grande proportion de granulations graisseuses.

Quand les reins subissent la dégénérescence amyloïde, on peut s'en convaincre même pendant la vie ; il suffit pour cela de traiter les cellules éliminées par l'urine avec un peu d'iode, elles prennent alors une teinte brun-acajou ; si on y ajoute un peu d'acide sulfurique elles se colorent en brun-violet.

8° **Spermatozoïdes**. — Les spermatozoïdes

se reconnaissent par leur forme caractéristique
(fig. 132) ; quand l'urine n'est pas trop acide ni concentrée ils peuvent conserver leurs mouvements
pendant plus de vingt-quatre heures ; quand elle
est alcaline ces mouvements s'arrêtent ; mais on
peut encore reconnaître la forme des spermatozoïdes dans une urine putréfiée, même au bout de

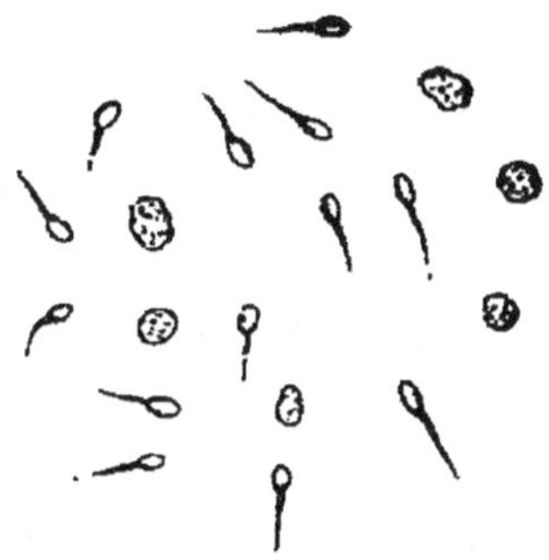

Fig. 132. — Spermatozoïdes.

trois mois. Quand, dans le cours d'une spermatorrhée, la quantité de sperme mélangé à l'urine est
considérable, ce dernier liquide peut prendre un
aspect gras et peut faire songer au premier abord à
une chylurie.

La présence de spermatozoïdes dans l'urine peut
se rattacher au coït, à une pollution nocturne ou à
des habitudes d'onanisme. On observe parfois des
spermatozoïdes dans l'urine de malades qui viennent d'avoir une crise épileptique ou une attaque
d'apoplexie.

9° **Fragments de tissus.** — Les altérations tuberculeuses et cancéreuses de l'appareil urinaire

sont parfois accompagnées de l'élimination d'éléments cellulaires (1), de fibres élastiques, de produits caséeux et même de fibres musculaires provenant des parties environnantes.

On a également signalé la présence de poils développés sur la muqueuse vésicale (Rayet) ces poils peuvent provenir également de kystes fœtaux ouverts dans la vessie. Broca a observé dans un cas semblable, non seulement des poils noirs, mais encore des lamelles de tissus cartilagineux.

10° **Entozoaires.** — Différents helminthes ont été rencontrés dans les urines ; nous citerons à titre de curiosité les hydatides, le *distoma hœmatobium* qui s'observe dans les pays chauds, la *filaria sanguinis humani* qui a été observée dans la chylurie, le strongle géant, enfin des lombrics qui avaient perforé la muqueuse intestinale et pénétré ensuite dans les voies urinaires.

11° **Infusoires.** — On rencontre dans les urines alcalines des infusoires en grand nombre, connus sous le nom de *circomanas urinarius*. On observe fréquemment dans les mucosités vaginales le *trichomonas vaginalis* qui peut se mêler à l'urine.

12° **Champignons.** — On a observé dans ces derniers temps, dans l'urine de malades atteints de maladies infectieuses aiguës, des quantités considérables de micrococcus réunis en colonies ou sous forme de chaînettes. Ces champignons disparaissent généralement au moment de la défervescence.

(1) On pourrait, dans les dépôts, caractériser le bacille de Koch, par le procédé indiqué dans l'examen des crachats de phthisiques.

On a rencontré des filaments de leptothrix, du *penicilium glaucum*, et le mycoderme de la levûre dans les urines diabétiques. Enfin on a encore signalé dans l'urine la présence de la sarcine.

13° **Kyestéine.** — Quand on laisse reposer pendant un certain temps l'urine des femmes enceintes, elle se recouvre d'une pellicule composée de phosphate ammoniaco-magnésien et de mucédinées. Cette pellicule, à laquelle Nauche a donné le nom de kyestéine, et qu'il croyait caractéristique de la grossesse, s'observe dans beaucoup d'urines.

14° **Cystine.** — On ne rencontre la cystine que dans les urines pathologiques, et notamment dans les cas de calculs. La cystinurie peut exister à l'état de maladie isolée; on croit, mais c'est là une

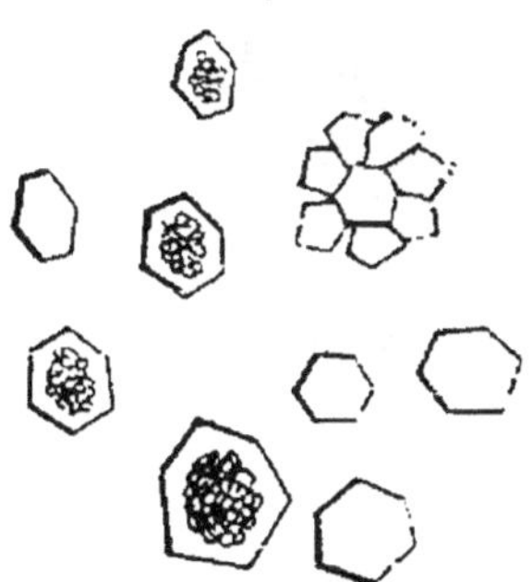

Fig. 133. — Cystine.

pure hypothèse basée sur la présence du soufre dans la molécule de cystine comme dans celle de la taurine, que la cystinurie est liée à un trouble dans l'excrétion de la bile.

La cystine cristallise sous forme de tablettes régulières à six côtés (fig. 133).

L'urine qui contient beaucoup de cystine est généralement claire et subit rapidement la fermentation alcaline en dégageant de l'hydrogène sulfuré. La cystine ne donne pas la réaction de la murexide; sa solution ammoniacale (l'acide urique est insoluble) est précipitée par l'acide acétique.

15° **Leucine et tyrosine.** — Ces deux substances n'existent pas dans l'urine normale. On les a observées principalement dans l'atrophie jaune

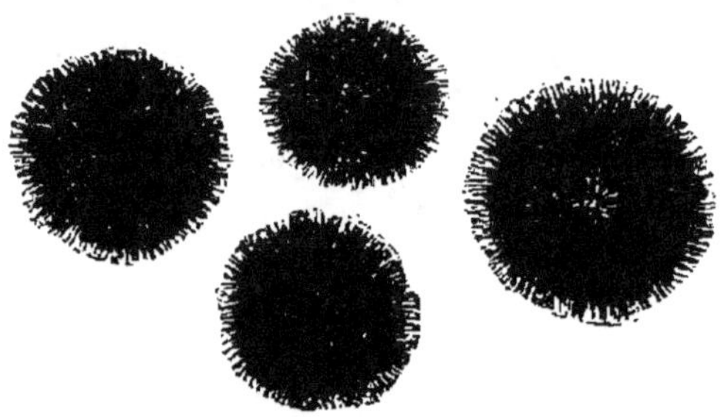

Fig. 134. — Sphères de tyrosine hérissées de pointes et provenant de l'urine dans un cas d'atrophie aiguë du foie.

aiguë du foie, mais aussi dans l'empoisonnement par le phosphore, dans la fièvre typhoïde, la variole, la leucémie.

La tyrosine cristallise sous forme de fines aiguilles brillantes isolées ou agglomérées en étoiles (fig. 134).

Les cristaux de leucine se présentent sous forme de sphères à striation concentrique que l'on pourrait confondre avec des gouttelettes de graisse (fig. 135),

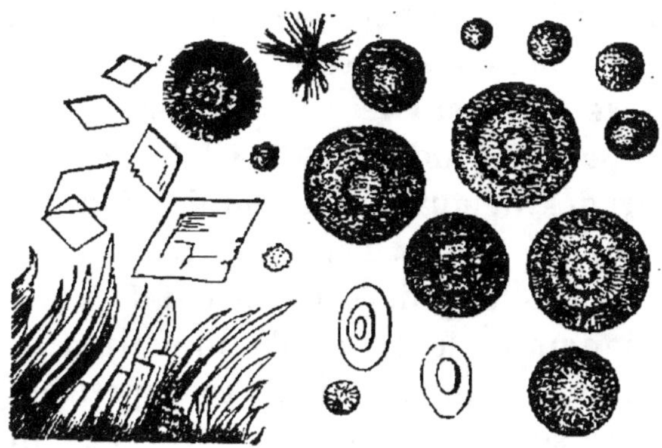

Fig. 135. — Formes variées sous lesquelles se présente la leucine.

mais qui s'en distinguent par leur insolubilité dans l'éther.

V. Substances médicamenteuses ou autres éliminées par les urines.

Une foule de substances médicamenteuses ou toxiques sont éliminées par les urines, tantôt sous leur forme primitive, tantôt après avoir subi des transformations préalables dans l'organisme; on doit insister immédiatement sur ce fait que les corps très solubles passent rapidement dans l'urine, et que ceux qui sont susceptibles de modifications sous l'influence vitale peuvent échapper en partie à cette action et apparaître en nature, lorsque la quantité ingérée devient assez forte pour que l'économie humaine n'ait pas le temps de les transformer en totalité. Cette partie de l'étude des urines se borne à celle des corps dont il importe le plus au médecin de connaître les transformations et de constater la présence dans les urines, bien que tous soient très intéressants pour le physiologiste.

1° **Corps inorganiques.** — 1. *Métaux lourds.* — La plupart des métaux lourds, l'antimoine, l'arsenic, l'étain, l'or, le plomb, l'argent, etc., apparaissent dans les urines lorqu'ils sont introduits à forte dose dans l'économie, leur voie d'élimination normale étant la bile et le foie. La recherche précise de ces substances se fait d'après les procédés indiqués dans les traités spéciaux ; on ne doit insister ici que sur les réactions essentiellement cliniques, les seules que le médecin soit à même de mettre en usage, vu le peu de temps qu'il peut y consacrer et la complication que présente souvent le manuel opératoire de l'analyse rigoureuse.

Mercure. — Procédé de Fürbringer ; on introduit 500 centimètres cubes d'urine dans une fiole bouchée de trois quarts de litre ; on ajoute 7 à 8 centimètres cubes d'acide chlorhydrique jusqu'à forte réaction acide, puis 5 grammes de limaille de laiton (Zn. Cu) qui, au contact de l'acide, constitue un couple sous l'influence duquel l'urine agitée de temps en temps et exposée pendant six heures à une température de 40° laisse le mercure se déposer à l'état d'amalgame sur l'alliage ; celui-ci recueilli sur un filtre, lavé à l'eau, puis à l'alcool et à l'éther et séché, est introduit dans un tube d'essai et calciné fortement sur une lampe à alcool; les

vapeurs de mercure se condensent sur les parois
froides ; on sort l'alliage et à sa place on introduit
une parcelle d'iode dont les vapeurs viennent transformer le mercure en iodure mercurique, rouge à
froid, jaune à chaud. Un excès d'iode donnera des
cristaux de ce corps qui dissimuleront le sel de
mercure et qu'il faut volatiliser dans un simple courant d'air. Ce procédé très simple dans son emploi
ne donne des résultats nets que quand la quantité
de mercure est un peu forte, bien que son auteur
ait prétendu avoir retrouvé ainsi 1 milligramme de
mercure dans 1 litre d'urine.

Il est préférable, quand on le peut, de recourir
au procédé de la pile, qui est applicable également
à la recherche du plomb et du cuivre ; dans un
vase à précipité contenant 500 centimètres cubes
d'urine fortement acidulée par l'acide chlorhydrique
on plonge deux fils de platine réunis aux pôles de
deux piles de Bunsen ou de quatre piles Leclanché
associées en série ; au bout de douze heures le fil
correspondant au pôle négatif est retiré, lavé à l'eau
sans frottement, puis introduit dans un tube d'essai
au fond duquel on a mis un peu de liqueur de
Labarraque, additionnée d'acide acétique ; sous
l'influence du chlore qui se dégage, le mercure qui
s'est déposé sur le platine se transforme en sublimé ;
après agitation dans l'air pour chasser l'excès de
chlore on frotte le fil sur une feuille de papier à
filtre blanc imprégné d'une solution au centième
d'iodure de potassium ; la moindre trace de mercure
est décelée par une raie rouge d'iodure mercurique.

L'extraction du mercure par la pile ne réussit plus si l'urine est riche en iodure de potassium, à moins qu'on ne chasse au préalable l'iode en chauffant l'urine avec de l'acide sulfurique saturé de vapeurs rutilantes.

Plomb. — La recherche du plomb se fait aussi facilement par l'emploi de la pile que l'on vient de décrire; au lieu d'une strie rouge c'est une raie jaune d'iodure de plomb qui prendra naissance au contact du papier ioduré.

Cuivre. — Si l'urine renferme du cuivre, le fil de platine introduit après chloruration dans la flamme d'une lampe Bunsen ou d'une lampe à alcool se colorera en vert par suite de la volatilisation de chlorure cuivrique.

2. Passent facilement dans les urines : les carbonates, borates et silicates alcalins qui les rendent neutres ou alcalines, — les sels de lithine, d'ammoniaque, le sulfocyanure de potassium, les chlorures, bromures, iodures et chlorates alcalins, les sulfures dont une partie à l'état de sulfates, — les sels de magnésie; — ne passent que difficilement les sels de chaux.

Bromures et iodures. — On constate facilement la présence du brome et de l'iode dans les urines en ajoutant à 50 centimètres cubes de ce liquide 2 à 3 centimètres cubes d'acide azotique rutilant, puis un centimètre cube de sulfure de carbone; après agitation, ce dernier réactif se réunit au fond du vase, coloré plus ou moins fortement en jaune (brome) ou en rose violacé (iode) ; si l'urine ne renferme que des traces de ces composés, il faudrait évaporer 1 litre d'urine additionnée de 2 grammes de potasse caustique, calciner, épuiser par 30 centimètres cubes d'eau et soumettre la solution aqueuse à la réaction précédente.

Chlorates. — On constate facilement l'élimination rapide des chlorates alcalins par les urines en colorant très légèrement 50 centimètres cubes du liquide par du sulfate d'indigo et ajoutant un excès d'acide sulfureux. En présence des chlorates, le liquide, qui doit être à peine verdâtre, sera décoloré.

Sulfures. — L'addition de quelques gouttes de nitroprussiate de soude à 50 centimètres cubes d'urine légèrement alcalinisée par la potasse y produira une coloration violacée fugace, si elle contient des sulfures.

3. *Acides minéraux.* — A la suite de l'usage de limonades sulfurique, nitrique, phosphorique, ces acides passent dans les urines sous formes de sels alcalins ; une partie reste libre par un usage prolongé de ces boissons acides.

2° **Composés organiques.** — 1. *Composés neutres.* — L'*alcool* et le *chloroforme* passent en partie seulement dans les urines. — Le *chloral* en nature n'est éliminé qu'en très faible proportion ; la majeure partie est transformée en acide urochloralique.

La *nitrobenzine* est éliminée à l'état d'acide nitrohippurique.

2. *Composés acides et salins.* — Ingérés à l'état libre, les *acides organiques*, oxalique, citrique, tar-

trique, malique, gallique passent sous cette forme dans les urines. Leurs sels alcalins sont éliminés sous forme de carbonates ; l'usage immodéré ou longtemps continué d'aliments qui renferment de l'acide oxalique fait apparaître ce composé dans les urines, rarement à l'état libre, mais sous forme d'oxalate de chaux.

L'*acide benzoïque* et ses sels sont transformés en acide hippurique ; il en est de même des éthers benzoïques, de l'essence d'amandes amères, de l'acide cinnamique (baumes de Tolu, du Pérou, benjoin, borax).

L'*acide salicylique* (et ses sels) n'est transformé que partiellement en acide salicylurique ; la majeure partie, éliminée en nature, se reconnaît à la coloration violette que produit l'addition modérée de perchlorure de fer.

L'*acide pyrogallique* (toxique) passe inaltéré dans les urines ; l'acide *tannique* est transformé au préalable en acide gallique ; l'acide succinique apparaît à la suite de l'usage des asperges.

Après l'ingestion de résine (térébenthine et baumes divers), l'urine contient de l'abiétinate alcalin dont l'acide insoluble est précipité par l'addition d'acide nitrique ; on a vu que la solubilité de ce précipité résineux dans l'alcool n'est pas toujours un caractère suffisamment différentiel de l'albumine coagulée dans les mêmes conditions.

Le *sulfovinate de soude* est éliminé en nature ; il en est de même des sulfophénates alcalins en lesquels se transforme au préalable le *phénol*.

3. *Bases organiques.* — La plupart des alcaloïdes, et en particulier la morphine, la quinine et la strychnine sont éliminées en forte proportion par les urines.

4. *Matières colorantes et odorantes.* — Beaucoup de matières colorantes et odorantes sont éliminées par les urines ; tels sont les pigments de l'indigo, de la garance, de la gomme gutte, de la rhubarbe, du campêche, des carottes, des mûres, etc.., et les principes odorants de la valériane, du safran, de la térébenthine, des baumes, de l'asa fœtida et du castoréum.

VI. Résumé d'analyse des urines.

Les éléments d'une analyse complète des urines sont consignés dans le tableau ci-contre, dont les chiffres correspondent à une composition moyenne chez la classe ouvrière, à l'état physiologique, composition d'ailleurs légèrement modifiée par les variations de régime. La détermination quantitative de certains principes, tels que chlore, sulfates, phosphates, créatinine, glucose, etc., qui exige, outre le temps nécessaire, des appareils spéciaux et de la part de l'opérateur une habitude manuelle, toutes choses qui ne sont pas toujours à la disposition du praticien, constitue une œuvre de laboratoire dont on trouvera le détail dans les traités spéciaux (1).

(1) Voir spécialement à ce sujet : *De l'urine et des sédiments urinaires* de Neubauer et Vogel, traduction française de L. Gautier, Paris, 1877.

	COMPOSITION NORMALE DES URINES d'un homme adulte (poids de 62 à 68 kil.) de 24 heures.
Maladie :	
Urines sécrétées du ....au............188.....	
Émission des 24 heures : ....cent. cubes.	1600 à 1800
Densité à 15° :	1017 à 1020
Couleur :	jaune
Réaction :	acidule
	Grammes.
Acidité de l'urine exprimée en acide oxalique.	1,8 à 2,3
Dépôts :	
Examen microscopique :	

	Les urines de 24 heures contiennent	COMPOSITION NORMALE DES URINES
	Grammes.	Grammes.
Eau...	....	1600 à 1800
Matières solides (desséchées à + 105°).....................................	....	57.2 à 65,20
Matières inorganiques....................	....	19 à 22
Matières organiques......................	....	38,2 à 43,20
Urée..	....	28 à 33
Acide urique...............................	....	0,5 à 0,8
Créatinine..................................	....	0,8 à 0,9
Ammoniaque des sels ammonia- caux..	....	0,5 à 0.62
Matières extractives.....................	....	6 à 8
Azote des matières extractives.	....	
Chlore des chlorures....................	....	5 à 8
Acide sulfurique des sulfates...	....	1,5 à 2.5
Acide phosphorique total......	....	2,8 à 3,5
Acide phosphorique combiné aux alcalis..............................	....	2,2 à 2,8
Acide phosphorique combiné aux terres..............................	....	0.6 à 0.7
Glucose......................................	....	0
Albumine....................................	....	0
Matières colorantes anormales .	....	
Rapport de l'urée à l'acide uri- que..	....	
Rapport de l'azote de l'urée à l'azote total	....	
Observations :.............................	....	
....		
....		
....		

Il en est autrement des procédés analytiques dont l'indication suit, et qui, n'exigeant qu'un matériel très restreint et une manipulation des plus simples, se trouvent par cela même à la portée de chaque médecin qui doit absolument pouvoir les exécuter par lui-même ; car malgré le développement de l'enseignement que lui distribuent si largement les écoles, le pharmacien n'est que trop souvent encore aujourd'hui au-dessous de sa tâche, et bien peu sont capables d'apporter au médecin le concours si utile des connaissances de chimie physiologique et analytique que tous devraient posséder.

L'examen clinique d'une urine comporte les déterminations suivantes, qui ont été d'ailleurs étudiées en détail à propos de chacun des éléments auxquels elles sont relatives :

1° Volume de l'émission totale en 24 heures (p. 624).

2° Coloration de l'urine exprimée par l'une des teintes de la table de Vogel (p. 627).

3° Odeur du liquide (p. 637).

4° Réaction au tournesol (p. 638).

5° Détermination du poids spécifique (p. 642); pour chaque 3 degrés de température en plus ou en moins que 15°, augmenter ou diminuer la densité trouvée et exprimée avec 3 décimales, de une unité du dernier ordre.

6° Examen de l'état de fluidité ou de viscosité de l'urine (p. 642).

7° Étude microscopique et chimique des dépôts sédimenteux, qui peuvent être constitués par de l'acide urique et des urates (p. 649), des phosphates (p. 659), des oxalates (p. 655), du mucus (p. 665), des globules de pus ou de sang (p. 673 et 674), de l'acide hippurique (p. 652), de la cystine, etc...

8° Détermination approximative du résidu total au moyen du poids spécifique (p. 643).

9° Dosage de l'urée au moyen de l'hypobromite de soude.

Principe : $CH^4 Az^2O + 6 Br + H^2O = CO^2 + 6 Br + Az^2$. 1 décigramme d'urée dégage ainsi 35,4 centimètres cubes d'azote et 1 centimètre cube de gaz correspond par suite à $\dfrac{0,1}{35,4} = 0^{gr}0,0028249$ d'urée.

Appareils. — 1° Un tube de verre fermé à un bout, d'une contenance de 35 centimètres cubes, divisé en dixièmes de centimètre cube. 2° Une pipette jaugée de 1 et 2 centimètres cubes. 3° Une terrine pleine d'eau.

Réactif de Knop : 5 grammes de brome dissous dans 30 grammes de lessive de soude de $D = 1,3$ et additionnés de 125 grammes d'eau. Le liquide doit avoir une belle couleur jaune d'huile d'olive.

Manuel opératoire. — Verser dans le tube gradué environ 7 centim. cubes de réactif (soit par exemple 7 cent. 2), plus par dessus et sans mélanger 7 à 8 centimètres d'eau distillée ; lire la division exacte à laquelle affleure le liquide (soit 14 cent. 8) ; verser ensuite 1 centimètre d'urine (2 centimètres si l'urine est pauvre), fermer exactement le tube avec le pouce et agiter en faisant osciller jusqu'à ce que le déga-

gement gazeux ait cessé et que les bulles de mousse
se soient dissipées ; introduire l'extrémité du tube
tenu à la main sous l'eau et déboucher ; le gaz
azote produit déplace un volume de liquide égal
au sien ; incliner et enfoncer le tube jusqu'à coïnci-
dence des niveaux liquides dans le tube et en dehors,
boucher avec le doigt, retirer, retourner, déboucher
et laisser le liquide se réunir ; lire le volume de
liquide restant (soit 11 cent. 7) ; il y avait primitive-
ment 14 cent. 8 $+$ 1 centimètre $=$ 15 cent. 8 de liquide ; la différence 15 cent. 8 — 11 cent. 7 $=$
4 cent. 1 représente le volume d'azote produit dans
les conditions de l'expérience par l'urée de 1 centimètre d'urine. On peut alors appliquer la formule

$$Q = 0,0028249 \times v \times E$$

dans laquelle Q est le poids d'urée des 24 heures,
v le volume d'azote obtenu, E l'émission totale de
la journée exprimée en centimètres cubes.

Une opération exacte exige des corrections de température et de pression que l'on peut éviter à l'aide
du *baroscope* et des tables baroscopiques d'Esbach.

Le baroscope se compose d'un tube recourbé en
U dont l'une des branches est terminée par une
boule et l'autre ouverte ; il contient du mercure qui
indique par sa hauteur dans la branche fermée la
tension du gaz dans les conditions actuelles de
l'expérience. Supposons qu'il marque 71 ; dans la
table baroscopique qui est à deux entrées, on
cherche dans la ligne horizontale supérieure le
chiffre 71, dans la ligne verticale de gauche le chiffre

41 (4 cent. 1 d'azote), et à l'intersection des lignes qui passent par ces deux chiffres on trouve immédiatement 11,3 qui indique exactement le poids en grammes d'urée contenu dans 1 litre d'urine; l'émission totale E en contiendra donc

$$\frac{11,3 \times E}{1000}$$

Par ce procédé, le temps nécessaire à une analyse urométrique est réduit à 4 ou 5 minutes pendant lesquelles les autres éléments constituants normaux de l'urine tels que l'acide urique et la créatinine, qui ne sont attaqués que lentement par le réactif hypobromite, ne donnent qu'une quantité d'azote tout à fait négligeable. Si l'urine renfermait de l'albumine on devrait au préalable l'éliminer soigneusement par la coction à 70° (voir p. 663).

10° Recherche des éléments anormaux; albumine (p. 663), sucre (p. 665), matières colorantes biliaires (p. 633), acides biliaires (p. 633), matière colorante du sang (p. 631), indigo (p. 628), hémaphéine (p. 628), phénolsulfates (p. 636), etc.

11° Dosage de l'albumine par le réactif citro-picrique d'Esbach.

Appareil : tube de verre de 50 centimètres environ, fermé d'un bout et divisé en 2 parties par des lignes marquées V et R; la partie inférieure porte une graduation spéciale.

Réactif : Solution aqueuse de 10 grammes d'acide picrique et 20 grammes d'acide citrique pur étendue au litre.

Manuel opératoire : Verser l'urine jusqu'au trait U, le réactif jusqu'au trait R ; boucher avec le pouce et retourner 10 ou 12 fois sans agiter ; laisser ensuite reposer 24 heures ; lire à ce moment le chiffre de la graduation qui correspond au niveau supérieur du coagulum albumineux et qui donne immédiatement en grammes la quantité d'albumine contenue dans 1 litre d'urine.

L'urine en expérience doit être acide, sinon on l'acidule par l'acide acétique ; elle ne doit pas être trop chargée d'albumine, sinon on étend de 1 ou 2 volumes d'eau, et l'on tient compte de la dilution en doublant ou triplant le résultat.

12° Dosage approximatif de la glucose par le procédé de Bouchardat (p. 668).

13° Recherche des éléments anormaux d'origine médicamenteuse ou toxique (p. 681).

A la suite de ce résumé des opérations nécessitées par l'examen clinique des urines, il est utile d'indiquer les appareils et réactifs que doit posséder le médecin pour les mettre à exécution.

Étagère à tubes d'essais garnie.	Acide chlorhydrique.
Verres à pied de 50 cc.	— azotique.
Petites capsules.	— azotique rutilant.
Lampe à alcool.	— acétique.
Une pince en fer.	Tannin solide.
Densimètre pour urines.	Potasse.
Tube de 35 cc. et pipette de 1-2 cc.	Ammoniaque.
pour dosage de l'urée.	Iodure de potassium.
Albuminimètre d'Esbach.	Solution potassique de sel de
Table de couleur de Vogel.	Seignette.
Baguettes de verre.	Liqueur de Labarraque.
Papier à filtre blanc.	Hypobromite de soude.
Papier bleu et rouge de tournesol.	Réactif citro-picrique.
Sucre en poudre.	Sulfate de cuivre.
Limaille de laiton.	Azotate de baryum.
Acide sulfurique.	— d'argent.

CHAPITRE IV

APPAREIL GÉNITAL DE LA FEMME.

Pour examiner l'utérus il est nécessaire de joindre au palper le toucher intravaginal qui permet de saisir pour ainsi dire tout l'organe entre les deux mains. Ce procédé permet de distinguer facilement les tumeurs de l'ovaire de celles de l'utérus. On est forcé parfois de recourir au toucher rectal combiné au toucher vaginal.

Il est impossible de limiter exactement, par la percussion, l'utérus ou les tumeurs ovariques. Le palper donne ici des renseignements bien supérieurs à ceux que fournissent les autres modes d'exploration.

Nous avons déjà parlé de l'examen au spéculum et de l'exploration à l'aide de la sonde utérine (page 115). Nous ne pouvons nous étendre ici sur un sujet qui appartient plus spécialement à la gynécologie.

CHAPITRE V

MÉTHODE A SUIVRE POUR L'EXAMEN DES MALADES ATTEINTS D'AFFECTIONS DE L'ABDOMEN.

Le diagnostic des maladies abdominales est d'une importance capitale; il exige, de la part des médecins, une connaissance approfondie de toutes les lésions qui peuvent se développer dans la cavité péritonéale. Ici, plus qu'ailleurs, la vie ou la mort du malade dépendent souvent d'un bon diagnostic.

1º Inspection.

Habitus extérieur. — Dans les maladies accompagnées de douleur et de fièvre, péritonite, hépatite, dysenterie, cystite, les malades sont couchés sur le dos ou sur le côté, le tronc courbé en avant, les cuisses fléchies sur l'abdomen; la face est grippée, pâle, souvent recouverte de sueurs froides, le pouls est petit, filiforme. La pression exaspère la douleur.

Dans les affections avec douleurs, mais sans fièvre (névralgie, coliques intestinales, hépatiques, néphrétiques), l'abdomen est rétracté, la pression soulage la douleur. Il y a des rémissions franches. La figure s'altère promptement, mais se remet tout aussitôt.

Dans les affections utérines la face est pâle, les yeux sont cernés, enfoncés, il existe des douleurs lombaires, de la gastralgie. Outre ce facies utérin on a décrit le facies ovarien : l'émaciation, le front ridé, les yeux excavés, les narines dilatées, effilées, les lèvres serrées, les commissures labiales déprimées donnent à la face un aspect caractéristique.

Dans les affections chroniques de l'abdomen la peau est jaune, les lèvres sont décolorées; les malades sont accablés, tristes.

Examen de la peau. — On peut constater à la surface de l'abdomen des éruptions (taches rosées lenticulaires, sudamina, taches ombrées, pétéchies), des tumeurs (hernies), des syphilides, des fistules vésicales ou intestinales, des cicatrices, des traces d'application de sangsues ou de vésicatoires, des vergetures, indice d'une distension de la paroi abdominale produite par une grossesse ou par un épanchement ascitique, enfin, dans le cas d'obstacle à la circulation intra-abdominale, des dilatations des veines sous-cutanées.

Augmentation de volume de l'abdomen. — Elle peut être produite par des gaz (météorisme, tympanite), des liquides ou des tumeurs. La tuméfaction générale est le plus souvent produite par la présence, dans la cavité péritonéale, d'un liquide ou d'un gaz ; d'un liquide, tel que de la sérosité, du pus, des fausses membranes ou du sang ; des gaz, provenant de perforation du tube digestif ou même des bronches. Quand le péritoine contient du liquide en assez grande abondance, et notamment de la sérosité (ascite), la voussure de l'abdomen se modifie par les changements d'attitude du malade ; s'il se couche sur le côté, la voussure disparaît dans les parties les plus élevées pour se prononcer davantage dans les parties les plus déclives. Quand le malade est debout, la moitié inférieure de l'abdomen fait surtout saillie ; dans le décubitus dorsal, au contraire, cette saillie est moindre, puisque le liquide s'étale en largeur et fuse vers les fosses iliaques. Quand le liquide devient très abondant, la voussure est considérable et ne subit presque aucun changement dans les différentes attitudes du malade ; en même temps

la peau de l'abdomen devient luisante, pâle, elle se
couvre de vergetures, comme dans la grossesse, et
on y aperçoit des traînées bleuâtres dues aux dilatations des veines épigastriques (circulation colla-
térale).

Diminution de volume de l'abdomen. — Elle peut
avoir pour origine une contraction des muscles des
parois (méningite, colique de plomb), un déplacement des viscères (hernie, étranglement interne)
ou une diminution de leur volume (affaissement de
l'intestin dans le cancer du pylore, dans la péritonite chronique).

2° Mensuration.

La mensuration permet d'apprécier les modifications subies par l'abdomen dans le cours d'une
maladie.

3° Température.

Quand il se fait un travail inflammatoire dans un
point localisé de l'abdomen (entérite, dysenterie,
péritonite, pérityphlite, phlegmon iliaque, etc.), la
peau devient chaude dans les points correspondants
à la partie lésée, et cette chaleur se traduit parfois
par un état de sécheresse tout particulier de la surface. Cette élévation de la température locale ne se
constate pas seulement à la main, mais surtout au
thermomètre, et l'on fera bien, dans certains cas,
de recourir à la thermométrie locale telle qu'elle
a été conseillée par M. Peter.

Cette recherche sera surtout importante dans les affections douloureuses ; car si la douleur n'est pas de nature inflammatoire, la température ne s'élèvera pas et réciproquement.

4° Palpation.

Le palper fournit des renseignements beaucoup plus précis que l'inspection, et permet de reconnaître l'étendue de la lésion, les rapports qu'elle peut avoir avec les organes voisins, l'état des organes malades, leur consistance, leur mobilité.

Pour pratiquer le palper abdominal on fait coucher le malade sur le dos, on relève sa chemise, en couvrant les membres inférieurs et la région pubienne, et en découvrant la base de la poitrine afin de pouvoir comparer l'abdomen au thorax. On fait prendre au malade, suivant le besoin, diverses attitudes, mais celle qui se prête le mieux aux recherches est la suivante : Le malade doit avoir la poitrine soutenue et relevée par des oreillers, la tête appuyée, la bouche ouverte, les jambes fléchies sur les cuisses et celles-ci fléchies sur le bassin, les bras étendus le long du corps ; on lui recommande de ne faire aucun effort, de se laisser aller comme s'il était mort, de respirer librement et doucement en ouvrant la bouche et de ne point agiter la paroi abdominale par la respiration (Racle).

Le médecin, placé d'un côté du lit, applique les mains sur l'abdomen en les appuyant, très légèrement d'abord, afin que les muscles s'habituent à leur contact ; sans cette précaution on s'expose à voir les muscles se raidir comme une planche et on est parfois obligé de les malaxer pour les assouplir. Il est essentiel de pratiquer le palper avec l'extrémité des doigts réunis ou écartés, mais toujours sur de larges surfaces, en explorant d'abord tout l'abdomen, sauf à revenir ensuite vers les points qui exigeraient un examen plus complet.

Quand on veut rechercher du gargouillement ou provoquer le clapotement stomacal, ou sentir une tumeur masquée par du liquide, par un épanchement ascitique, par exemple, il est parfois nécessaire d'exercer une pression brusque avec l'extrémité des doigts. On est presque toujours obligé, dans ce cas, de faire prendre au malade des attitudes diverses, c'est-à-dire de le faire coucher tantôt du côté droit, tantôt du côté gauche, ou bien même de l'examiner debout ou incliné en avant.

Le palper a encore pour but de reconnaître la *fluctuation*, c'est-à-dire la sensation de flot provoquée par les mouvements d'un liquide. Pour percevoir ce phénomène on applique toute la surface palmaire d'une main sur un côté de l'abdomen, et, avec le médius de l'autre main, on donne des chiquenaudes contre la paroi. L'intensité de la sensation de flot varie suivant la masse du liquide et la tension de la paroi. Quand, au lieu d'un épanchement généralisé, il existe un épanchement enkysté, cette sensation de flot fait défaut ; ainsi, dans l'ascite, la fluctuation change avec la position du malade, et l'on ne peut la percevoir que dans les endroits où le liquide est proche de la paroi abdominale. Dans l'hydropisie de l'ovaire, elle ne varie pas avec la position, elle est perçue partout où la percussion dénote la présence de liquide.

Il faut éviter de prendre pour de la fluctuation les mouvements de tremblement que l'on peut communiquer à la peau par la percussion. Quand le liquide est en petite quantité, il faut faire prendre au malade le décubitus latéral, qui accumule le plus de liquide possible dans un seul point. On explore ensuite, avec une seule main, dont on applique le pouce et le médius à une distance plus ou moins grande, tandis qu'on percute légèrement avec l'indicateur ; s'il y a du liquide épanché, les autres doigts éprouvent la sensation du flot. Il est des cas où l'épanchement est tellement abondant, l'abdomen tendu et la paroi œdématiée, qu'il est difficile, sinon impossible, de percevoir la fluctuation.

La palpation est également très importante pour la recherche des tumeurs développées dans la cavité abdominale.

La pression exercée sur les parois de l'abdomen peut provoquer de la *douleur* (péritonite). On peut également percevoir, à l'aide du palper, un bruit de frottement dû aux surfaces plus ou moins rugueuses des feuillets du péritoine qui viennent à se rencontrer.

5° **Percussion.**

Quand il existe de la tympanite due à une accumulation de gaz dans le tube digestif, ou un épanchement gazeux dans le péritoine, provenant d'une perforation du tube digestif et des bronches et provoquant une tympanite péritonéale généralisée, le son de percussion est essentiellement tympanique. Quand il existe, outre des gaz, des liquides dans l'intestin, on peut percevoir, dans quelques points, un son hydroaérique ou hydro-pneumatique.

Quand un épanchement liquide s'accumule dans l'abdomen, le son tympanique est localisé à la partie supérieure du ventre, les intestins nageant au-

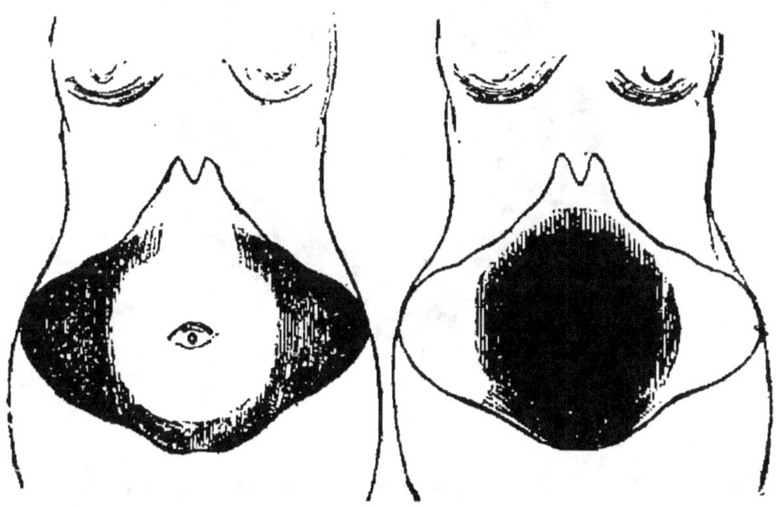

Fig. 130. — Représentant le siège de la sonorité et de la matité révélées par la percussion dans des cas types d'ascite et d'hydropisie de l'ovaire, le malade étant dans le décubitus dorsal (Wells).

dessus du liquide. Cependant, quand l'épanchement occupe exclusivement la cavité pelvienne, il est impossible de le reconnaître à la percussion ; mais, dès que l'épanchement augmente, la matité apparaît dans la partie inférieure, formant une limite supérieure à laquelle on a donné le nom de ligne de niveau. Il est surtout facile de reconnaître cette ligne quand le malade est dans la station debout. Les limites de la matité se modifient évidemment

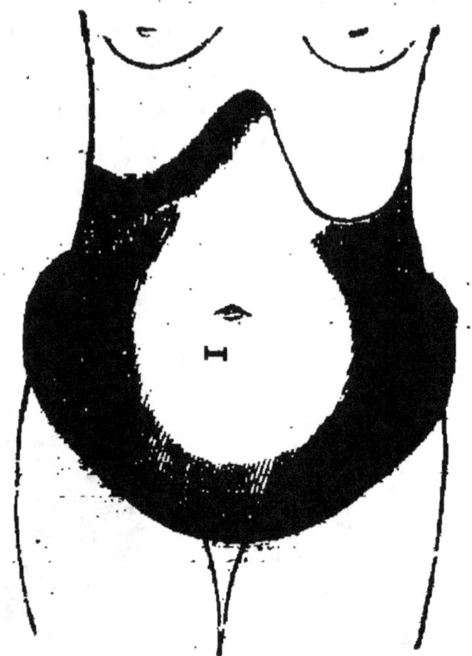

Fig. 137. — Kyste de l'ovaire ; diagnostic différentiel avec l'ascite (*).

(*) AA, matité ascitique ; I, résonnance intestinale.

avec les changements d'attitude du malade, le liquide obéissant aux lois de la pesanteur.

Ainsi, dans le décubitus latéral, le son est mat dans les parties déclives et clair dans les parties les plus élevées. De même, si on fait coucher sur le dos

un malade atteint d'un épanchement peu abondant,
la matité tend à disparaître parce que le liquide se
distribue plus uniformément dans tout l'abdomen.
De plus, la limite de matité fournit un contour
irrégulier, parce que le liquide s'infiltre entre les
anses intestinales. Si le liquide est plus abondant,

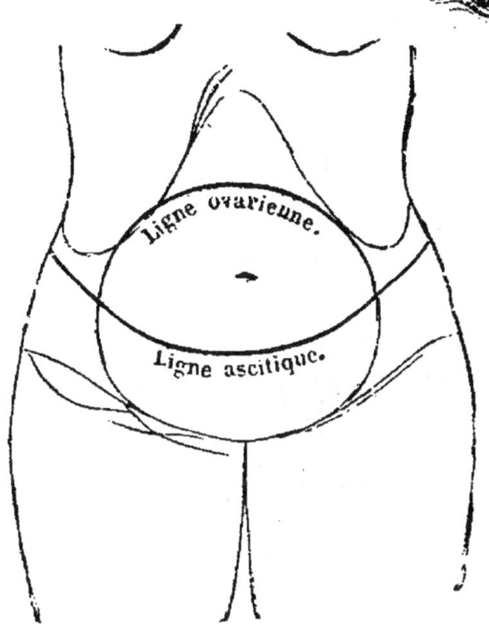

Fig. 138. — Caractères différentiels des hydropisies de l'ovaire et du
péritoine dans la position verticale (Barnes).

il y aura de la matité dans les parties latérales et
inférieures et de la sonorité au niveau de la région
ombilicale. Ces modifications de la sonorité dans
les différentes attitudes des malades atteints d'ascite sont très importantes à noter, et fournissent parfois des renseignements utiles pour le diagnostic.

Ainsi dans le cas de kyste ovarique, la malade étant couchée sur le dos, on constate de la matité à la région ombilicale et de la sonorité au niveau des parties latérales (fig. 136 et 137).

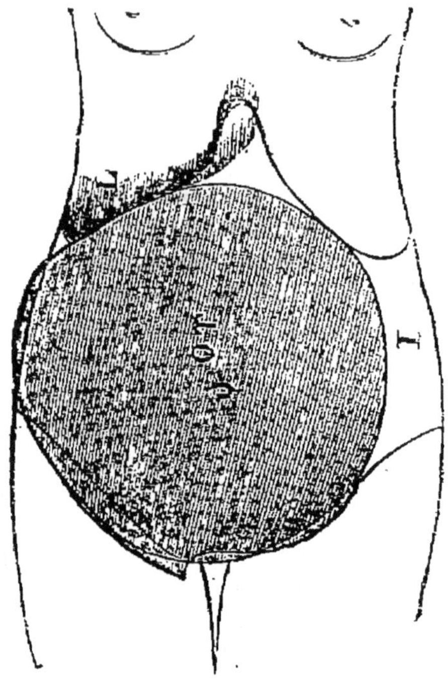

Fig. 139 (*).

(*) OT, matité correspondante à la tumeur ovarique; I, résonnance intestinale; L, foie (Barnes).

Quand l'ascite devient plus abondante encore, le liquide monte de l'épigastre jusqu'à l'ombilic, et même au delà, et l'intestin remonte jusqu'à l'épigastre.

La percussion permet également de reconnaître

le niveau du liquide qui, chez un malade atteint d'ascite et se tenant debout, se présente sous la forme d'une ligne à concavité supérieure. Le passage du son mat, fourni par la percussion de la zone liquide, au son tympanique, fourni par l'intestin, permet de limiter cette ligne. Dans le kyste ovarique, au contraire, la ligne de matité présente une convexité supérieure (fig. 138).

Dans certains cas, la tumeur ovarique peut être rejetée sur le côté, et l'on obtient alors, au niveau du côté resté libre, une sonorité tympanique (fig. 139).

On voit, par ces différents exemples, quelle est l'importance de la percussion au point de vue du diagnostic différentiel de l'ascite avec l'hydropisie de l'ovaire.

6° **Auscultation.**

On peut percevoir dans les affections abdominales des bruits provoqués par les mouvements spontanés des liquides et des gaz (borborygmes) ou des bruits provoqués par la pression exercée sur les parois (gargouillements).

Quand il existe une perforation intestinale, on peut percevoir un bruit de souffle particulier, accompagné d'une résonance métallique, et provoqué par la pression.

Quand des gaz et des liquides sont accumulés dans le péritoine, on peut, en imprimant des secousses au malade, percevoir un bruit de clapotement analogue au bruit de succussion qui s'observe dans les affections pleurales. Une tumeur à échinocoques ou un kyste ovarique, contenant des gaz et des liquides, peuvent provoquer le même bruit.

On a signalé aussi la crépitation des calculs biliaires, un bruit de souffle dans les veines distendues en cas de cirrhose, du tintement métallique dans les tumeurs kystiques des reins ou des ovaires.

7° **Examen des liquides.**

La nature du liquide contenu dans une tumeur a une haute importance pour le diagnostic. Ainsi M. Méhu a établi que l'absence de fibrine spontanément coagulable est le seul élément caractéristique qui permette de distinguer les liquides ovariens des liquides ascitiques purs.

L'examen microscopique permettra de reconnaître, dans un liquide extrait par une ponction exploratrice, la présence de pus, de cristaux, de crochets (tumeurs à échinocoques), etc.

LIVRE HUITIÈME

DIAGNOSTIC DES MALADIES.

___

Nous venons d'initier l'élève au diagnostic élémentaire. Après avoir indiqué les différentes méthodes d'interrogation des malades, décrit les différents procédés d'exploration, appris, en un mot, à faire l'étude analytique du malade, à reconnaître tous les symptômes qui existent ou ont existé, il nous resterait à résoudre un autre problème, que la clinique nous pose, celui du *diagnostic nosologique*.

Les différents éléments qui constituent la maladie étant étudiés, connus, analysés, le clinicien a pour ainsi dire en main toutes les données à l'aide desquelles il peut établir un travail de *synthèse clinique*, qui aboutit au diagnostic nosologique. En tenant compte de l'agencement des divers symptômes, de leur évolution successive, de leur subordination réciproque, le médecin arrive à comparer chaque cas individuel avec un type clinique fourni par l'observation antérieure, type dont la description se trouve dans les traités classiques de pathologie interne.

Pour être complet, nous aurions dû faire ici ce travail de synthèse qui aboutit au diagnostic nosologique, réunir tous les éléments du problème, agencer tous les signes que nous avons appris à rechercher, à analyser. Or, cette description sort de notre cadre. L'éducation de l'élève est faite ; il sait comment il doit étudier, rechercher les manifestations pathologiques des différents organes ; il a en main tout ce qu'il faut pour résoudre les problèmes que la clinique lui pose et comparer la maladie avec les notions de pathologie qu'il a déjà acquises.

Donner ici, comme dans certains manuels, un résumé, un tableau des signes de chaque maladie, nous semblerait superflu, fastidieux. Ce serait empiéter sur le domaine de la pathologique spéciale et rendre, de plus, un mauvais service aux élèves, qui se contenteraient souvent de ces indications forcément incomplètes.

Aussi, nous allons simplement montrer, par un exemple, comment les symptômes s'agencent, se coordonnent, pour constituer la maladie.

Prenons un malade atteint de *pneumonie*. Il a de la fièvre, un point de côté ; à la percussion, on constate de la matité à la base de la poitrine ; à l'auscultation, du souffle et des râles crépitants ; de plus, ce malade tousse et rend des crachats rouillés.

Mais aucun de ces signes n'a de caractère spécial. La fièvre se rencontre dans une infinité de cas pathologiques ; le point de côté s'observe dans la pleurodynie, dans la névralgie intercostale, dans la

pleurésie, dans la tuberculose, dans le pneumo-
thorax. On constate de la matité dans l'œdème du
poumon, dans l'apoplexie pulmonaire, dans la tuberculose, la pleurésie, l'hydropneumothorax. Le
râle crépitant ne se perçoit pas uniquement dans
la pneumonie; on peut le rencontrer dans la bronchite capillaire, dans l'œdème du poumon; le frottement pleurétique simule même quelquefois ce
bruit. Quant au souffle, toutes les causes d'induration pulmonaire (les tubercules, l'apoplexie pulmonaire, la pleurésie, etc.) le produisent. Les crachats rouillés eux-mêmes peuvent s'observer dans
l'infarctus du poumon.

Or, l'interrogatoire du malade prouve que le
début de la maladie a eu lieu à jour fixe, par un
frisson accompagné d'une fièvre intense (T. 39°,5);
que la température a atteint 40° et même 40°,6; qu'il
y a eu quelques rémissions légères le matin de 0°,2
à 1°, avec une exacerbation vespérale. Le malade
s'est plaint, dès le début, d'un point de côté sous le
mamelon et se couchait sur le côté malade; la toux,
pénible, d'abord sèche, a été suivie ensuite d'une
expectoration visqueuse, collante, plus tard rouillée,
sanglante, jus de pruneau; enfin, le malade a expec-
toré de petits blocs blanchâtres, moules fibrineux
des petites bronches; au palper, on percevait une
augmentation des vibrations thoraciques du côté
malade; à la percussion, au début, un son tympanique, puis un son mat, vide. A l'auscultation,
la respiration était indéterminée au début; puis
sont survenus des râles crépitants, plus tard, de

la bronchophonie. Ces râles se sont transformés bientôt en gros râles sous-crépitants, puis en râles muqueux. Enfin, la défervescence a été brusque et le retour à la température normale s'est fait du septième au huitième jour.

L'expérience clinique prouve que la maladie connue sous le nom de pneumonie est la seule qui présente cette évolution cyclique, caractéristique ; c'est donc une pneumonie que nous avons observée.

Nons pourrions ainsi puiser dans le cadre pathologique un certain nombre d'exemples qui prouveraient tous que le diagnostic ne peut se faire avec les symptômes seuls. L'observation nous a appris qu'on rencontre souvent réunis en groupe plusieurs symptômes évoluant d'une certaine manière. Ce groupe, nous le classons avec une étiquette de convention et nous l'appelons pneumonie, méningite tuberculeuse, fièvre typhoïde, syphilis, insuffisance aortique. Mais il faut, pour arriver à ce résultat, c'est-à-dire pour reconstruire chaque type clinique, l'étude approfondie de la pathologie appuyée sur l'expérience lentement, laborieusement acquise de la clinique. Le succès n'est qu'à ce prix.

FIN.

TABLE DES MATIÈRES

CHAPITRE II

CHAPITRE III

CHAPITRE IV

CHAPITRE V

CHAPITRE VI

CHAPITRE VII

CHAPITRE VIII

CHAPITRE IX

CHAPITRE X

CHAPITRE XI

CHAPITRE XII

LIVRE QUATRIÈME

APPAREIL RESPIRATOIRE.

CHAPITRE PREMIER

CHAPITRE II

CHAPITRE III

CHAPITRE IV

LIVRE CINQUIÈME

APPAREIL CIRCULATOIRE.

CHAPITRE PREMIER

CHAPITRE II

CHAPITRE III

CHAPITRE IV

LIVRE SIXIÈME

APPAREIL DIGESTIF ET SES ANNEXES.

CHAPITRE PREMIER

CHAPITRE II

CHAPITRE III

CHAPITRE IV

CHAPITRE V

CHAPITRE VI

CHAPITRE IV

CHAPITRE V

LIVRE HUITIÈME

FIN DE LA TABLE DES MATIÈRES.